新编骨与关节外科治疗学

（上）

姜雪峰等◎主编

吉林科学技术出版社

图书在版编目（CIP）数据

新编骨与关节外科治疗学/ 姜雪峰等主编. -- 长春 : 吉林科学技术出版社, 2016.9
ISBN 978-7-5578-1173-0

Ⅰ. ①新… Ⅱ. ①姜… Ⅲ. ①骨疾病—外科手术②关节疾病—外科手术Ⅳ. ①R687

中国版本图书馆CIP数据核字(2016) 第202465号

新编骨与关节外科治疗学
XINBIAN GU YU GUANJIE WAIKE ZHILIAOXUE

主　　编　姜雪峰　李俊杰　许江峰　唐玲玲　朱东昀　欧阳晓
副 主 编　李志浩　李　勇　冯国君　孙明启
　　　　　陈明伟　李晓江　何　伟　施水彬
出 版 人　李　梁
责任编辑　张　凌　张　卓
封面设计　长春创意广告图文制作有限责任公司
制　　版　长春创意广告图文制作有限责任公司
开　　本　787mm×1092mm　1/16
字　　数　889千字
印　　张　36.5
版　　次　2016年9月第1版
印　　次　2017年6月第1版第2次印刷

出　　版　吉林科学技术出版社
发　　行　吉林科学技术出版社
地　　址　长春市人民大街4646号
邮　　编　130021
发行部电话/传真　0431-85635177　85651759　85651628
　　　　　　　　　85652585　85635176
储运部电话　0431-86059116
编辑部电话　0431-86037565
网　　址　www.jlstp.net
印　　刷　虎彩印艺股份有限公司

书　　号　ISBN 978-7-5578-1173-0
定　　价　145.00元
如有印装质量问题　可寄出版社调换
因本书作者较多，联系未果，如作者看到此声明，请尽快来电或来函与编辑部联系，以便商洽相应稿酬支付事宜。

主编简介

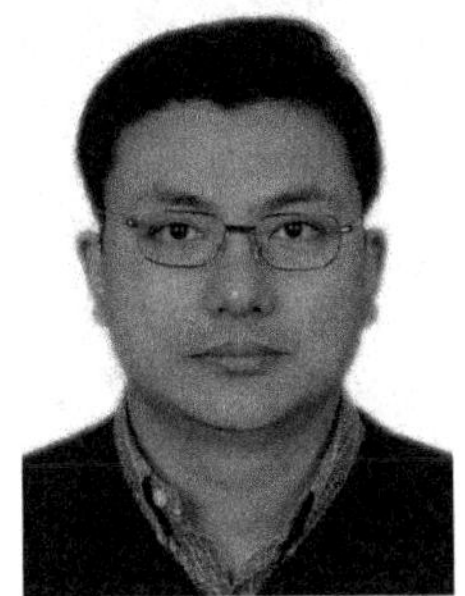

姜雪峰

1974年出生。江苏省江阴市人民医院骨关节中心一科主任，主任医师，硕导。1996年毕业于复旦大学上海医学院。中华医学会运动医疗分会全国青年委员、江苏省委员；中华医学会江苏省分会骨科分会关节镜学组委员。于2003年、2006年分别赴上海六院、北京积水潭医院学习关节镜及关节置换技术；2009年赴香港玛丽医院矫形科学习关节置换技术；2012年省卫生厅公派赴德国科隆学习关节及足踝技术；2013年赴韩国madi肩关节医院学习肩关节镜技术。主攻方向：膝关节外科（创伤、矫形、关节镜）、运动医学关节镜。

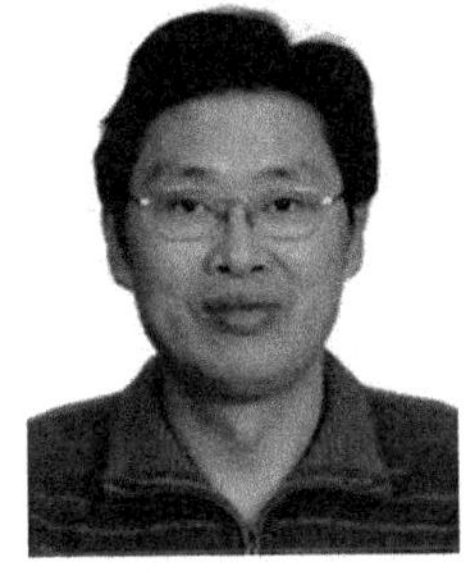

李俊杰

1966年出生。1990年毕业于南京医科大学医疗系，现为南通市中医院骨伤科主任医师，南京中医药大学兼职副教授。从事骨伤科临床工作26年，多次参加国内外骨科进修学习。擅长骨科关节、创伤及脊柱疾病的手术治疗。具有丰富的临床经验，发表各类学术论文10余篇。

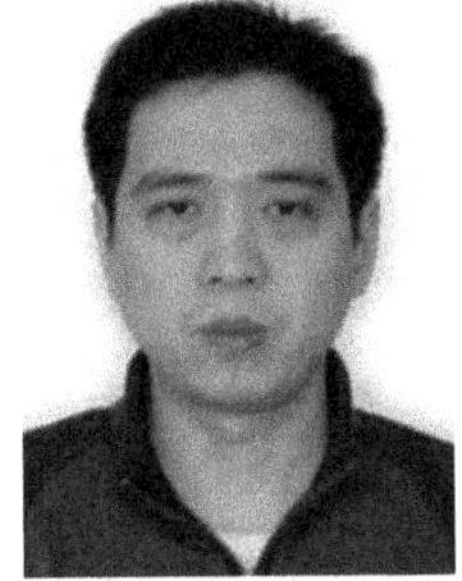

许江峰

1976年出生。江苏省江阴市南闸医院骨科病区主任，副主任医师，中共党员。毕业于扬州医学院，曾在上海市中山医院及多家三甲医院进修学习。擅长及主攻方向：1. 四肢创伤骨折，尤其对复杂关节内骨折的诊断、手术治疗有一定经验；2. 熟练开展髋、膝、半肩等关节置换外科常规手术；3. 胸腰段骨折及腰椎进行性疾病的诊断及治疗。发表核心期刊论3篇。

编委会

主　编　姜雪峰　李俊杰　许江峰
唐玲玲　朱冬昀　欧阳晓

副主编　李志浩　李　勇　冯国君　孙明启
陈明伟　李晓江　何　伟　施水彬

编　委（按姓氏笔画排序）

田明波　郑州人民医院
冯国君　河北医科大学第二医院
朱冬昀　临邑县人民医院
许江峰　江苏省江阴市南闸医院
孙明启　内蒙古医科大学第二附属医院
李　勇　十堰市太和医院
（湖北医药学院附属医院）
李志浩　荆州市中心医院
李俊杰　江苏省南通市中医院
李晓江　长春中医药大学附属医院
吴志明　湖北医药学院附属襄阳医院
何　伟　汉川市人民医院
陈明伟　郑州市骨科医院
欧阳晓　徐州市肿瘤医院暨徐州市第三人民医院
赵　莹　邢台医专第二附属医院
施水彬　湖北省荆州市第一人民医院
姜雪峰　东南大学医学院附属江阴医院
唐玲玲　云南省第三人民医院

前 言

近年来，骨科学的理论和技术已取得了前所未有的发展，对指导诊断、治疗骨科疾病发挥了重要作用。由于国际间学术交流的频繁和深入，在骨科领域内，不仅治疗方法多种多样，而且治疗原则和学术思想也有不同程度的改变，有的科研项目已达国内和国际先进水平，多少年来，我国骨科学工作者一直坚持不懈的努力，始终与新技术的发展保持同步，不断吸收国内外新的技术，并不断创新，取得了许多新的成果。

《新编骨与关节外科治疗学》共四篇，第一篇总论篇，重点介绍了骨科的基础知识，包括骨与关节生物力学研究、骨与关节损伤的急症处理、骨关节运动治疗学和人工关节置换术；第二篇创伤骨科篇，详细论述了骨科各部位损伤及护理，包括手部损伤及上肢骨折、下肢骨折、脊柱损伤、关节脱位及骨科护理；第三篇骨关节疾病与康复篇，着重介绍了骨科常见疾病及运动医学与康复；第四篇关节镜临床应用篇，主要介绍关节镜基础及各部位关节镜的技术应用；第五篇麻醉篇，主要介绍现代临床麻醉范畴及骨科手术麻醉。全文紧扣临床，简明实用，内容丰富，资料新颖，适用于骨科及相关科室的医护人员，尤其是主治医师、研究生和医学生参考。

本书在编写过程中，由于编者写作风格不尽相同，写作时间和篇幅有限，如有不足或错误之处，希望广大读者予以批评、指正，以便再版时修正。

编 者

2016 年 9 月

目　录

第一篇　总论

第二篇　创伤骨科

第三篇　骨、关节疾病与康复

第四篇　关节镜临床应用

第五篇　麻醉

第一篇

总论

第一章　骨与关节生物力学研究

第一节　概述

生物力学（Biomechanics）被定义为研究人体活动的力和运动的一门学科。涉及多学科、多领域专业知识，如工程学、体育、医学、生物医学工程学、仿生学和康复工程学等有关的一般性问题，并用以解释和指导人体活动、损伤及进一步指导诊治。在骨科领域中，应用生物力学的概念和原理解释人体正常和异常的解剖及生理现象，有助于骨科医生进一步更好地理解和治疗人体运动系统疾患的疾病，因此，日渐成为现代骨科医生必须具备的科学理论基础，通过学习，避免出现原则性错误，更好地服务于临床诊治。

生物力学的基础是三大定律——能量守恒、动量定律、质量守恒三定律并加上描写物性的本构方程。上述基本概念，可用来解释生物活动现象。

生物力学研究的重点是与生理学、医学有关的力学问题。依研究对象的不同可分为生物流体力学、生物固体力学和运动生物力学等。

一、基本的生物力学概念

人体的任何运动和位移，都会对骨骼系统的骨产生复杂的力。一般来说，这些力可分为三种类型，作用于骨的外力（External Force）、肌肉收缩和韧带张力等软组织引起的内力（Internal Force）及骨之间的内反应力（Internal Reaction Force）。力也称为负荷（Load），其作用于骨可引起骨的轻微变形。特殊骨的力反应可用定量分析方法叙述承受力和引起变形之间的关系，用以阐述力学性能的改变。

在决定骨的变形和断裂特性中，组成骨组织的物质特性很重要，例如：松变的骨与正常骨有同样的几何学结构，但负荷情况下，会发生较大的变形，且在较小的力作用下，就会发生骨断裂。

二、应力和应变

任何物体承受力时，会引起物体的变形，改变了原有的尺度（Dimension）。在物体内将会产生内力（Internal Force），物体任何一点均会发生变形。变形点称之为应变（Stain）。内力强度点称之为应力（Stress），应变指局部的变形，是形变量与原尺度之比。应力指局部力的强度，是单位面积之力。

骨在任何一点遭受力产生的应变，从数学上说，与任何一点的应力有关。应力和应变之间的定量关系，受组成整个骨的物质特性的影响。如果整个骨承受很重的力，就会超出骨组织所能耐受的极限应力或应变。在这一点上，将会产生机械性的损伤（Mechanical Failure），骨的断裂也会发生。如果组成骨的物质特性很差，例如骨软化，造成骨断裂的应力和应变要比正常组织构成的骨要低。

当单骨受力时，应力和应变很不同，且方式很复杂，将涉及整个骨的结构。为了完整地描述任何一点应力和应变的特征，通过每一点的三个独立平面中的每个与正常和异常剪力应变（shear strain）相对应的六个应力值，必须详细说明。

正常应力 = 垂直于所给平面的单位面积的力

剪式应力 = 平行于所给平面的单位面积的力

三、常见骨应力

1. 拉力和压力　是比较常见的应力，骨骼系统在几何学的结构上较复杂，力的类型也较复杂。这些力产生整个骨的很复杂的应变和应力类型及形变。简单的负荷结构，能充分证实一些基本的力学概念。

以一根棒为例，假使给予一个棒可以承受的足够的力，棒的结构会造成内损害（Internal Damage），逐渐产生失控或屈服（Yielding）。失控发生在力变形曲线的某一点，称为屈服点。如果继续给予负荷，超过屈服点，会产生棒明显的变形，甚至发生完全断裂，类似骨折的发生。在棒断裂过程中，所有的能量被棒吸收，吸收了能量的棒将所吸收的能量转化到了棒折端间所产生的位移和变化。

应力和应变存在于棒任何一点横断面上也应考虑，由于负荷简单，在这些平面的应力和所有横断面上的应力是相等的。

在张力负荷时，结构表面承受外力相等但相反的负荷力，而在结构内，则形成拉张应力与应变。拉张应力可认为是许多小的力提升结构表面，最大的拉张应力发生于施加负荷垂直的平面上。在拉张负荷下结构将伸长和变窄。在临床中最常见的拉张应力引起形变，是各部位的撕脱骨折，如尺骨鹰嘴撕脱性骨折，就是在肱三头肌强力拉张下发生骨的折断所致。

2. 挤压应力　在挤压负荷时，结构表面承受相等但相反的负荷，在结构内，形成挤压应力与应变。挤压应力可认为是直接加于结构面上的许多小的应力。最大的挤压应力发生于施加负荷的垂直面上。在挤压负荷下，结构缩短而增宽。显微镜观察显示骨结构表现挤压负荷时，骨组织衰竭表现为骨单元的斜向折裂和压缩。临床上多见的腰椎压缩性骨折，即属于此类暴力所致（图 1－1）。

3. 弯曲　圆棒以两种方式承受弯曲（Bending）负荷，这两种类型的弯曲一般称为纯弯曲（Pure Bending）和三点弯曲（Three Point Bending）。图示一根简单的圆棒承受纯弯曲负荷，在圆棒一侧产生凸面，而另一例产生凹面。这种作用，在整个长度的圆棒产生不变的弯曲负荷（Bending Loading），在圆棒凹侧的材料将会产生压应变（Compression Strain），而在凸侧的材料会产生张应变（Tensile Strain），在圆棒任何横切面产生的应变会导致横切面产生应力。圆棒凹侧有较高的压应力，而在圆棒的凸侧有较高的张应力（图1-2）。

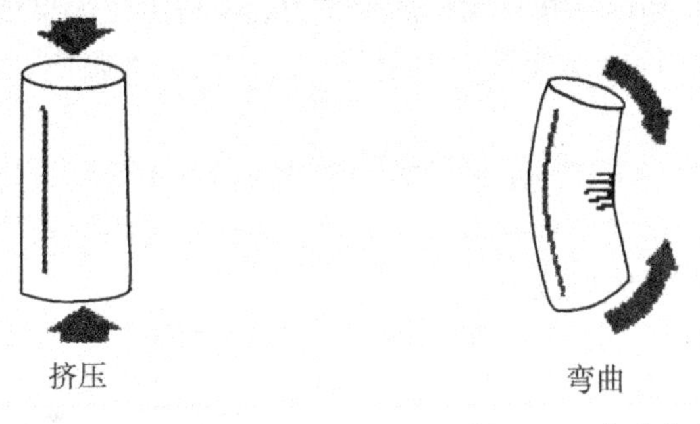

图1-1　挤压应力　　图1-2　弯曲负荷

在弯曲时，骨结构承担的负荷使结构按轴心弯曲。骨干弯曲时，它承受拉张和挤压的综合应力。在中位轴的一侧为拉张的应力与应变，而另一侧则为挤压的应力与应变。在中位轴上，无应力，也无应变。应力的大小与离骨中位轴的距离成正比。离中位轴越远，应力就越大。弯曲时牵拉凸侧使之比原来变长，挤压凹侧使之比原来缩短。介于凸侧与凹侧之间，既无牵拉，又无挤压（即没有长度的变化）。在这点上既然不改变长度，也就没有应变或应力。更准确地说，它是由弯曲引起的应力及应变都等于零的中心层。此层称为中位轴（Neutral Axis）（图1-3）。

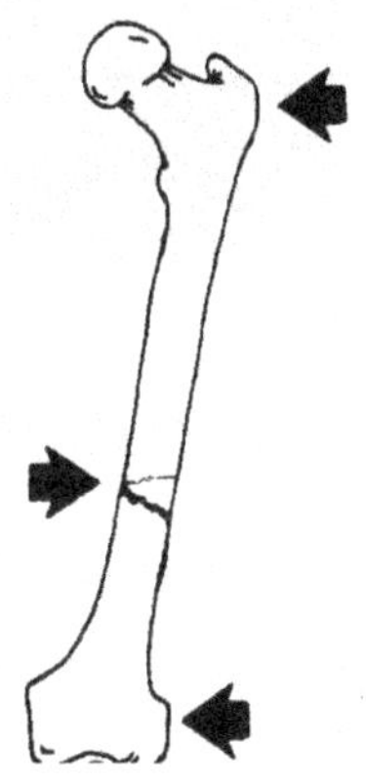

图1-3　弯曲的压力与应变

体内骨所承受的弯曲力，很容易通过单根圆棒的负荷来模仿，圆棒两端支撑，对侧负荷受力，即形成三点弯曲。在这种负荷情况下，通过圆棒切面的弯矩（Bending Moment）在承受负荷点上最大，而且此点易发生损害。在圆棒横切面上，三点弯曲也会产生剪式应力，但是在纯弯曲的情况下，不产生剪式应力。

4. 旋转及剪切应力　在扭旋时，结构上承受的负荷将使之在其轴线上扭旋，在结构内产生转矩（或力矩）。同弯曲一样，应力的幅度与离开中位轴心的距离成正比，距离越远，应力的幅度就越大。右图所示圆棒承受旋转负荷（图1-4），顺其纵轴扭转，在棒的任何横切面上，剪性应变（Shear Strain）将会发生。在横向和纵轴方向，剪性应变同时联合有剪性应力，剪性应力和应交的大小，与棒的中心轴的距离有比较大的差别，例如在棒材料的表面，剪性应力最大。圆棒旋转产生的应力，一般认为是横切面或纵切面产生的应力。但是，已有资料证实，在棒的斜切面存在较明显的张应力和压应力。如果棒承受旋转负荷时，发生断裂，方向往往是沿着斜行或螺旋形切面走行。由于该平面张应力较大，损伤先在此平面发生。

在剪切位负荷时，力与结构面是平行的，在结构内产生剪应力与应变，可以说剪应力是在结构平面上有许多小的与之平行的负荷。剪切应力在结构内呈角状形变。凡是结构承受拉张或挤压负荷时，都将产生剪切应力。

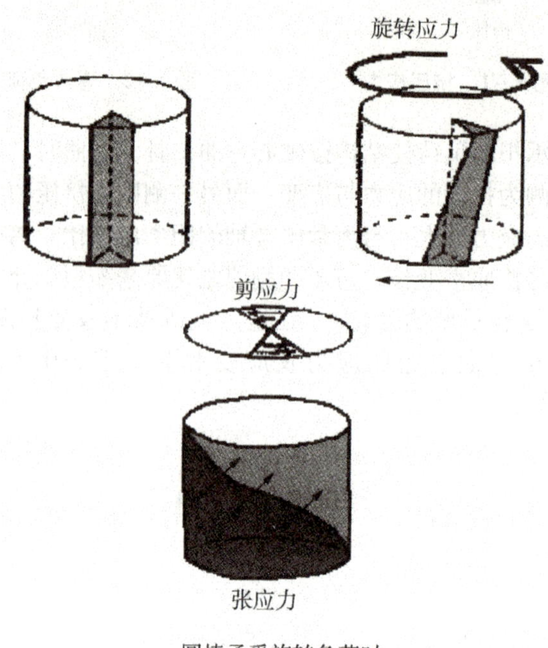

图 1-4　圆柱受旋转及剪切应力

四、骨结构及生物力学性能

骨骼系统的主要作用是保护内脏、提供坚实动力交接和肌肉的连接，以便肌肉活动和身体的活动。骨有其独特的结构和机械性能，使之能发挥作用。除牙齿的牙质和象牙质外，骨是体内最硬的结构。它也是人体内最有动力和终身保持代谢活力的组织之一。它可根据机械需求的变化来改变其性能和形态。

1. 骨结构　骨由细胞、纤维的有机细胞外母质和细胞基质所组成。骨的特点是含有大量的无机物质，由矿物质盐类形成，与有机母质紧密结合。骨的无机组成部分使组织变硬而坚强，而有机成分则使之具有可屈性柔韧性。

骨的无机（矿物）成分主要是钙和磷酸盐，主要为小结晶形式，类似人工合成的羟基磷灰石结晶。矿物质占骨干重量的65%～70%，使骨主体形态呈现固体特质。同时骨也是人体内重要的矿物质储备基地，也有人称其为钙库。从显微镜下观察，骨的基本结构单位是骨单元（Osteon）和 Havers 系统。

2. 骨的生物力学性能 骨是刚性和柔性的杂合体，既含有刚强特性的矿物质成分，又含有柔韧可屈的有机基质成分，其生物力学性能与此特点处处相关。

不同性质的骨结构各有其机械性能。骨皮质比骨松质为硬，它能承受较大的应力，但在衰竭前，承受较小的应变。在体外，骨松质在应变超过 75% 时才会折断，而骨皮质如果应变超过 2% 就将折断。内于骨松质呈泡沫状结构，它能承受更多的能量贮存而不易折断（图 1－5）。

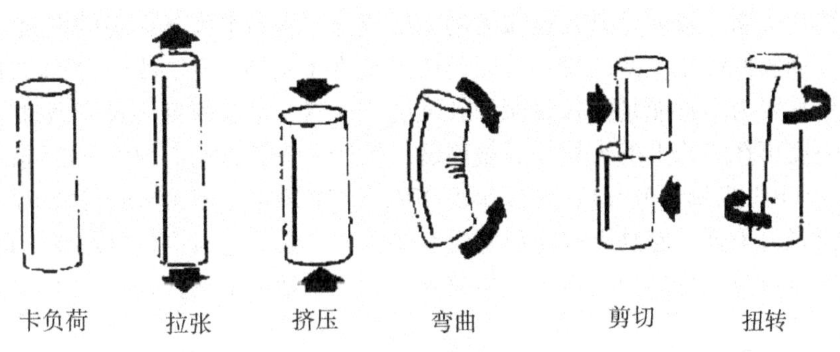

图 1－5 各种负荷模式图

一般来说，如果骨组织钙化程度好，其本身就较硬，在某一点承受应力产生的应变也较小，遭受相同应力作用下发生形变就小。然而，组成骨组织物质的质较差时立方体承受同样的应力，将会产生很大的应变。因为，骨的物质较软，易于受损。

（姜雪峰）

第二节 关节软骨的生物化学和生物力学性能

关节是骨骼系统中骨与骨之间的功能性连结。动关节的关节骨端有一薄层（1～5mm）而致密白色结缔组织，称为透明关节软骨。唯一例外是颞颌关节，其滑膜关节是由纤维软骨所覆盖。纤维软骨与弹性软骨，即第三类软骨，从胚胎学和组织学来看，与透明软骨有密切关系，但其机械性能和生物性能有很大区别。关节软骨的主要功能是：①承受力学负荷，使关节负荷扩散到一个较大的区域，以减少接触应力。②润滑作用，使对侧关节面做相对运动时的摩擦力和磨损减低到最小限度。实验表明，正常关节软骨的压应力和拉应力与关节面相平行。到目前为止软骨的压力和拉力特性较明确，但是，所承受的应力大小尚不能确切计算，软骨承受负荷的方法尚未完全明了，需进一步研究。

一、软骨的负荷

软骨被认为具有弹性特征，在承受负荷后 2 分钟内就会发生变形，将负荷很快去除后，大约 90% 以上的瞬间变形可瞬间恢复。在正常步态周期中，承受负荷时间在 0.5～1.0 秒，承受负荷的高峰低于 0.5 秒。任何部位关节软骨的硬度对其力学功能是相当重要的，可通过压痕试验测定。当关节软骨承受负荷时，会发生瞬间变形，紧接着有一依赖时间的蠕动期，即使负荷维持恒定，但压痕时间不断增加。在蠕动期，压痕最初增加很快，30 分钟后逐渐减慢，增加率很慢，1 小时后达到平衡。当负荷去除后，原有的软骨厚度恢复。正常情况下，单一软骨面上的局部压痕程度不同。例如，股骨头软骨最硬区位于股骨头向头分布形成的带状区中，并向前面和后面延伸形成环状，带状区的直径与髋臼相对应的髋臼软骨轮廓相似。最软的软骨位于股骨头小窝周围。

二、软骨的张力特性

软骨承受张力负荷与关节软骨面相平行时，其硬度和强度与胶原纤维平行于张力方向排列的范围有密切关系。胶原纤维是抗张力的主要成分，张力继发于压力的作用，与关节面相平行，软骨表面胶原纤维主要的排列方向与压力垂直于关节产生的最大表面张应力相一致。胶原纤维的最重要力学性能是其拉张刚度和强度。虽然一根胶原纤维没有做过拉张实验，但胶原的拉张强度可在结构上的大量胶原做测试。例如人体肌腱约有80%的胶原（干重），其拉张硬度为 1×10^3 兆帕（MPa），硬度为50MPa。与钢相比，钢的硬度约为 220×10^3MPa。胶原纤维的拉张力虽强，有高百分比但它没有挤压力，因为它有高的纤细率，即长与厚的比率，容易在挤压负荷下变形，抗挤压性能较差，在挤压暴力下易损伤（图1-6）。

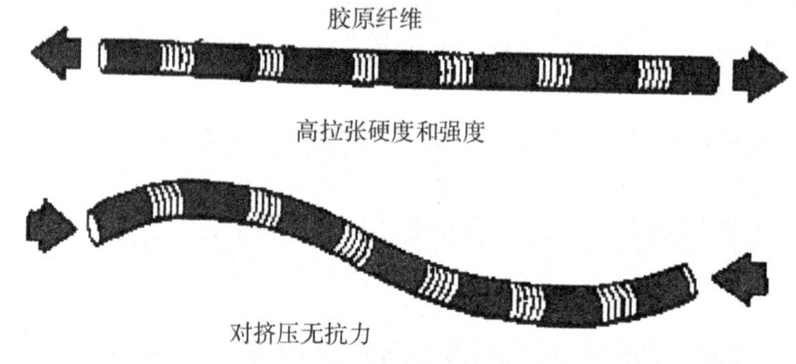

图1-6 胶原纤维的拉张力

张力强度随关节面下的深度增加而减少。在软骨表面区，胶原纤维主要的排列方向与主要的张力方向和劈裂类型相平行。用一锐利锥刺关节面时，由于关节面纤维排列类型是有秩序的，会产生一拉长的裂口，而不是圆孔。关节软骨的劈裂类型表明，表浅区胶原纤维的排列方向和最大的张应变方向，都是由摩擦和压力产生的。但是，由于摩擦产生的张应变相当小，这是因为在软骨性关节面之间的相互摩擦作用较低之故。平行于关节面的张力，主要继发于压力。

邻近微纤维形成区的正常软骨区，胶原纤维表面的张力强度较低。远离损伤区的软骨仍保留其张力特性。

在正常软骨，张力强度主要取决于胶原纤维含量的多少和纤维排列的次序、而与张力强度和糖蛋白的含量之间无关系。

关节软骨的应力分布，在中间区和深部区不同于表浅区。当软骨面承受负荷时，基质内的液体向侧面移动，与胶原纤维网状结构的抗力相遇，产生平行于关节软骨面的张应力。应力大小和方向取决于承受负荷的部位和程度。因为承受负荷的部位随关节运动的范围变化很大，因而应力的大小和方向也有所不同，在不同方向均可发生张应力。软骨最深层区的胶原纤维具有垂直排列的倾向，因而这部分胶原纤维还有另外一种将基质固定于软骨下骨的功能。

实验表明，当髋关节承负 2 000 次负荷周期（Load cycle），软骨会遭到严重的振动和溃疡形成，使软骨和软骨下骨均发生不可恢复性变形，最初软骨变软变薄，最终逐渐完全消失，造成骨较广泛损伤。

基质内的液体压，形成于胶原纤维内的张应力，在软骨表浅区，纤维排列方向与其表面相平行，使表浅区的张应力强度和刚度增加。这种应力的产生有四种可能的方式，即研磨、滑动、压力和液体压。

关节软骨主要是个负重面，且把承受的压力传给下面的骨床。干骺部的软骨下骨松质有两种作用：负重大时由于骨骼变形，关节获得最大的接触面，负重面积也较大；骨松质的排列呈放射状，把大部分的应力向下传递给骨干。关节负重面由两层薄的软骨构成，其间有一层极薄的滑液相隔。软骨坐落在比较厚的骨松质垫子上。要减少软骨承受的压力，就需要把负荷分布在尽可能大的接触面上。软骨下的骨松质虽较硬，但能发生足够的变形和最大限度的负重接触面，使关节充分地适应负荷。

小梁骨的变形也吸收一些小的震荡和减少能量。自然也能发生小梁骨的微骨折。骨折的能量被骨组织吸收。只要显微骨折发生的频率比愈合率低，骨松质的可变形性就不会有明显的改变。因为软骨下骨对关节适应负重有重要作用，软骨下骨若失去顺应性，关节应力就增加，导致关节软骨的应力局部高度集中。

三、关节软骨的黏弹性

黏弹性材料的两个基本反应为爬行和应力松懈。当一个材料处于恒定负荷（无时间依赖）或一个衡定形变，以及反应有差异（时间依赖），则这种材料的力学行为被称为黏弹性。从理论上来说，这种材料的反应属黏液和弹性固定联合作用的反应，故称为黏弹性。软骨中有两种成分对承受负荷起重要作用，即蛋白多糖和胶原。前者能保留软骨基质中的水分。能调节水的流动；后者组成基质内的张力，维持蛋白多糖的含量。软骨承受负荷时，在基质内产生液体压，蛋白多糖影响软骨组织对压力负荷的反应。组织对压力的反应取决于基质内液体的流动，蛋白多糖维持和调节水的流动，因而决定了软骨的压力特性。

软骨基质中的胶原和蛋白多糖的嗜水性很强，软骨中水分较多，负重时水分和小分子溶质受压。从基质“小孔”流出，软骨变形；这些“小孔”越压越小，所以软骨受压时水的流失在初期比后期快得的多。软骨如同吸满了水的海绵，其变形与失去的水量有关，因恒定的负荷挤压产生非线性形变。起初水分容易流出，形变也快。软骨的嗜水性基质有助于保留水分，产生内压力。在压力平衡下的负荷叫作流体静压力，能负荷高压屈服应力。

变形与承受外力的速度有密切关系。挤压越快，水分越难流出；挤压越慢，水分越容易完全流出。这种与施加外力速度有关的形变和普通工程的固体形变不同。例如木头和金属在一定应力的作用下，有弹性地发生一定量的线性形变。软骨的形变在于水分的丧失，不呈线性。这种有赖于应变率的形变便是黏弹性。

四、关节软骨的渗透性

关节软骨是一种高度泡沫性材料。若孔间互通，这种泡沫材料就有渗透性。渗透是测定液体能流经泡沫渗透材料的通顺性，它与液体流经材料时所发生的摩擦牵拉力（K）成反比，所以渗透性是一种物理性概念。它是测定液体在穿透泡沫性能渗透材料时、并在一定的速度下，能使液体流通的一种抵抗力。这种抗力产生于黏稠间质液和泡沫能渗透材料之间的一种相互作用。关节软骨的渗透率很低，所以半液体流过泡沫固体母质时，它产生高的摩擦抗力。

关节软骨的非线性渗透，指出组织有一个机械反馈系统，这在生理情况下，有重要意义。在高负荷时，通过摩擦拖拉力的增加，对抗间质液的流动，组织将变硬，更难使液体渗出。这机能对关节润滑具有很重要的意义。

五、关节软骨的磨损力学

关节软骨磨损是通过机械作用去除固体表面的物质，像摩擦一样，磨损也分两个部分；承载面之间互相作用引起界面磨损和接触体变形引起的疲劳性磨损。如果两承载面接触，可因粘连或研磨而产生界面磨损。虽然化学、酶和代谢因素能降低关节软骨的屈服强度，但要磨损到骨骼外露却需要机械力。面间磨损发生于负重面的直接接触，其间无润滑膜（边界或液体）。负重面的疲劳性磨损不是由于面对面的接触，而是在反复压力压迫下，负重材料内产生显微破损的积累。

常见的缺损是软骨面的裂开，软食的垂直切片可显示这种缺损，称原纤维形成，其结果将使病损延伸至关节软骨的全层。从力学观点，可把软骨纤裂分为开始、延伸和物质丧失。由表面切线纤维层开始的裂隙和破损，根据定义是张应力先把结构拉断。由于关节润滑得很好，作用在关节面上的剪力对于软骨磨损只不过起到次要作用。实际上通过关节的主要负荷是压力。如果整个关节软骨面受到平均一致的压力，就不存在张应力，但并非如此，任何时候只有一部分关节面负重。由于关节面是连续的，若一处受压另一处不受压，连接两者之间的组织就受到张力牵拉，这样负荷区的边缘就产生张应力。关节软骨对抗断裂的力量较强。关节软骨的纤维是胶原，无论负重与否，一般的排列如下图所示，表面纤维与表面呈切线，能对抗拉力。尽管如此，反复的正常负荷也能造成伤害，例如常见的老年人关节边缘纤裂就是这样的。

一旦出现软骨面超微结构损害和（或）质量损耗，软骨的表面层即变软，渗透压增加。在这种情况下，液体流动的阻力减小，使液膜中的液体通过软骨而漏泄。这种液体的流失增加了不光滑软骨面紧密接触的可能性，从而进一步加剧了研磨过程。即使承载面润滑作用良好，由于周而复始的反复变形可发生疲劳性磨损。疲劳性磨损的发生是因为材料反复受压而产生微小的损伤累积而成。虽然施加应力的量级远小于材料的极限强度，但如果经常施加应力最终可发生磨损。

软骨承受持续性较重的负荷时，可引起大量的水分从组织中丢失，产生较大的压力性变形。这种长时间承受负荷，可使关节软骨发生蜕变和软骨细胞坏死。

承受周期性张力和压力时，胶原网状结构可发生断裂。一般认为，承受负荷较轻，但周期性负荷时间长时，就可引起疲劳断裂。承受周期性负荷时比承受单次负荷更易发生损伤的材料，称为疲劳性材料。软骨组织就是易疲劳性材料。

未负荷时，胶原中的中央带纤维排列紊乱，受压时就沿张力线改排成最适宜对抗裂隙延伸的式样。如因酶变性或细胞代谢削弱了这一结构、反复正常的应力也能造成断裂。不然。裂隙延伸需要大的应力。这种大的局部张应力集中，可能发生在软骨内的压应力不均等的地方。若软骨因先天性或发展异常有结构或几何学上的改变，或在软骨修复期，即可发生这种现象。

软骨所承受不均等的压应力不单因自身结构的不规则，也来自下面和软骨紧连的软骨下骨中不均等的应力。正常软骨的结构，就是在最深层也能防止很大的应力梯度。在比较容易变形的关节软骨和坚强的骨松质之间，夹着一层具有中等弹性模量的钙化软骨，它能协助平稳地传递应力。胶原纤维的最深带穿过这些板层，起着稳定和支撑作用。软骨和钙化床之间的连接并非平直而呈波纹状，这就扩大了表面面积，增加了传递应力的能力，但不扩大从剪力而发生的张应力。尽管如此，某些关节在自然负重时，关节面临接区的深层也能发生显著的剪力差。

疲劳磨损是由于软骨组织的反复变形，它是显微损害的积累，磨损应力虽不大，但反复磨损可扩大应力的量值。

六、关节软骨的润滑作用

正常软骨对不同负荷时的极小磨损，说明关节内有独特的润滑作用。这作用是来自关节软骨面之间所形成的一个润滑液膜，在运动和负重时，关节软骨面上形成一个有吸收性能的边界润滑物。关节软骨的润滑作用对于关节活动至关重要。从工程学观点看，只有两种基本的润滑类型：界面润滑和滑液润滑。界面润滑是依靠化学吸附于接触体表面的单层润滑分子来进行。在做相对运动时、承截面受到相互滑动润滑剂分子的保护，防止因表面不光滑而发生粘连和研磨。界面润滑与润滑剂的物理性质（黏滞度）或接触体的物理性质（刚度）基本无关。

关节软骨面与所有的面一样，不是非常平滑的。面上有粗糙的突出物，所以滑膜关节的情况可能是液膜厚度属平均关节面粗糙的类似状态。如此，粗糙面之间的边界润滑可能起一定作用。如果是如此，那么关节面的负荷承受两种润滑，即在非接触区，有液膜压力；而在粗糙端接触处，有边界润滑物的润滑素润滑。在混合润滑时，多数摩擦在边界润滑区仍极低，而多数负荷则由液膜来承受。滑液嵌在滑动面之间时，既可发生液膜润滑，又可产生界面润滑，或两个润滑机制均发挥作用。一个关节面在另一个关节面上滑动，在接触面上产生摩擦力。摩擦力 F 与负荷或重量 w 的比率称之为摩擦系数，摩擦系数无单位，用以对比各种负荷的摩擦阻力，而不受接触面积大小的影响。

当两个相对应的关节面无润滑作用时，相互间的滑动形成的摩擦，会造成关节面的高低不平，在其粗糙面上产生许多小的突起物。两端最高的突起物能形成相互接触，在滑动时可造成折断。关节面间的干摩擦系数，取决于接触面的范围和接触点的剪力强度，当负荷增加时，接触面积增加，摩擦也相应增加。塑料间的干摩擦系数约 0.1～0.3，金属间为 0.3～0.8。

在高载荷和慢滑动速度下，液膜厚度减少。在这种条件下，从软骨基质中挤出的液体就成为润滑膜的主要来源。若液膜很薄，以致软骨面发生接触时，还要挤出更多的液体协助支持载荷。

界面润滑时，每一负重面被滑液中的一薄层大分子包裹，大分子为糖蛋白，因化学作用吸附在关节面上，形成一界面层，很适宜在另一对应相滑动、这对降低软骨间的摩擦是很重要的。当负荷过量时，这种功能停止。典型的界面摩擦系数为 0.05～0.15 之间。许多动物的负重关节润滑作用均涉及液膜和界面润滑。

能提供黏滞性的滑液成分是玻尿酸盐，为多糖类物质，有时称为玻尿酸。黏滞性增加了液体本身对剪力的阻力，因而黏滞性较低的液体，摩擦系数也较低。滑液组织的自身摩擦主要由玻尿酸盐润滑，玻尿酸盐附着在滑膜组织上产生界面润滑。滑液具有胶质变凝性的特征，使滑液形成大的玻尿酸盐分子。液体流动时，这些笨大的分子产生剪力助长各分子相缠和捕捉。移动这些分子，消耗一定的剪力，这就是流体的黏性。受压软骨形成的压渗液，主要为水和小的离子，穿过大约 60nm 的小孔，从软骨的组织中被挤压渗出到关节间隙。小孔仅允许小的分子通过，软骨基质中的大分子不能通过，软骨像一块自压性海绵，当承受压力时，液体流出。当压力解除时，液体又流回软骨。压渗多半发生在紧靠近接触区的周围。此处所承受的压力较低。这种机制称为自压流体静力滑润。关节相对活动压迫软骨，关节面间形成压力液膜，此液膜（Fluid Film）由原来的滑液和挤出来的软骨组织液组成。

（姜雪峰）

第三节　韧带、肌腱的结构及力学关系

一、韧带的结构及力学关系

韧带为人体中一种致密结缔组织，一般在骨与骨之间起到连接作用，同事具有坚强的力学性能，能够保证骨与骨之间连接的完整性、稳定性，比如膝关节中交叉韧带、侧副韧带既是构成完整关节系统的一部分，同时维持关节稳定性，交叉韧带限制关节前后移位、侧副韧带限制关节左右移位，使之发挥正常的关节功能，人体负重、行走、运动等均可使关节承受较大的应力，关节内及周围的韧带便通过它的力学性能，发挥着巨大的生理作用。

二、韧带的基本结构

纤维囊为关节囊的外层，与滑膜紧邻，其增厚部分成为韧带，韧带的结构以纤维组织为主，有少量纤维细胞、组织细胞、脂肪和浆细胞以及结缔组织。韧带由纵向排列的成纤维细胞和平行排列的细胞外基质构成，主要为Ⅰ型胶原纤维，在显微镜下观察，韧带的结构与肌腱类似（图 1－7）。

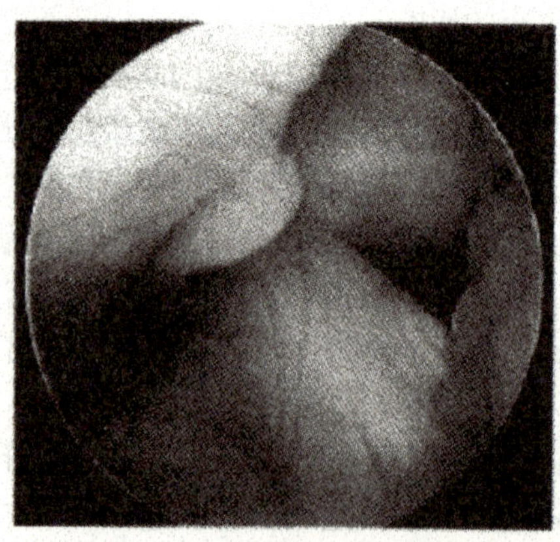

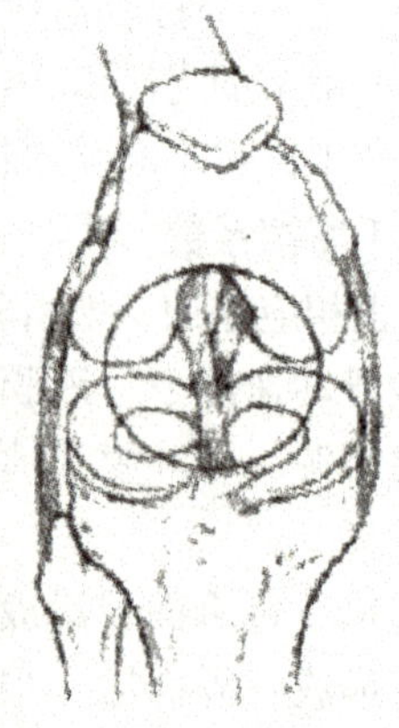

图 1－7　膝关节交叉韧带

韧带具有保持关节稳定和防止关节异常活动的功能，例如肘关节为伸屈活动的合页关节，其韧带位于尺、桡两侧，可防止内、外翻动作，而前、后方皆无韧带。韧带损伤，特别当完全断裂后，影响关节的稳定性，甚至出现异常活动，亦可继发粘连或创伤性关节炎。另一功能为供肌肉或肌腱附着。有些韧带可能是由肌肉或腱延续而来，如半膜肌向下延续为膝内侧副韧带。

韧带坚强，具有一定弹性，需要很大的外力始能使之断裂。由于韧带的中间部分最强。附着部分最弱，而且韧带的拉伸强度超过骨骼的拉伸强度，有人测定膝关节腓侧副韧带的拉伸强度为6.5kg/mm^2，而骨骼为4kg/mm^2。因此，在损伤时往往是韧带附着部发生撕裂或发生撕脱骨折，而韧带仍保持完整。纤维囊及韧带因富含神经感受器，损伤后疼痛显著，但因血供较差，愈合较慢。

三、韧带的力学性能

韧带不仅是骨与骨之间的连接带，而且还参与维持关节在运动状态下的稳定性。有的就是关节囊的增厚部分，称为关节韧带；有的位于关节囊以外，为关节外韧带；而位于关节囊以内的，则称为关节内韧带。至于连接各脊椎之间的韧带结构较复杂，自成一体，不能完全为上述类型所概括。关节在运动时，总是在一定的方向受到一定的韧带的制约，以使关节的活动保持在正常的生理范围以内（图1－8）。髋关节伸直时，髂股韧带紧张以防止其过伸；膝关节前交叉韧带在伸直位紧张。防止股骨的前移；踝关节内（外）侧副韧带在距下关节处于充分外（内）翻时紧张，则是防止距下关节超出其生理的外（内）翻范围。而将应力传给不具备生理外（内）翻活动的踝关节。韧带不单纯是被动的限制关节超出生理范围的活动，同时还通过韧带内的末梢感受器在张力下的反射作用，经神经中枢而组成肌肉的拮抗作用。当距下关节极度内翻时，踝关节外侧副韧带受到张力，既被动地限制其继续内翻，又通过反射，使外翻肌组（腓骨长短肌）收缩以纠正其内翻，防止这一可能导致踝关节骨折脱位的危险动作发展下去。

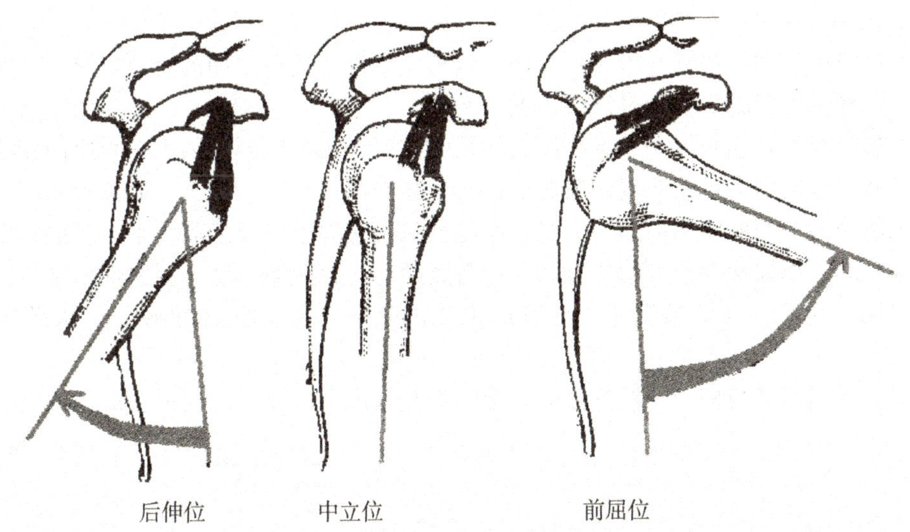

图1－8 肩关节韧带

韧带的胶原纤维排列则不是非常平行，如此可使这结构能承受一个方向占优势的拉张应力和承受其他方向的较小应力。

肌腱与韧带的弹性模量有不少学者进行研究和观察。这参数基于负荷与形变（延伸），或应力与应变的线性关系，即应力（每单位积的力）与应变之比：

$E = \sigma / \varepsilon$

在负荷－伸延曲线（或应力－应变曲线）的趾区。弹性模量是不固定的，而是逐渐增加。在线区的模量曲线，则比较稳定。

四、肌腱的结构及力学关系

肌腱是肌肉的延续部分，呈条索状，一般色亮白，弹性小，可拉伸幅度小，血管少，血供相对较差，代谢低，但有极强的抗张力（611～1 265kg/cm^2）和抗摩擦力。

1. 结构组成　肌腱是由胶质纤维束、束间结缔组织－腱内膜和腱束膜（有血管、淋巴管和神经通行其中）以及外周结合组织一腱外膜三部分组成。

肌腱的血管来源，一般来讲，可有以下四条途径：①肌腱与肌的移行部有较多血管入腱，向远近分支，血管或由肌质移行于腱；②在腱的骨附着部附近的骨或骨膜的血管有分支入腱，但数目有限；③在无鞘包裹的部位（如掌远端或前臂），血管来自肌腱周围，肌腱周围大多为疏松结缔组织，呈层状结构，与肌腱疏松结合，可随肌腱而移动；来自邻近的肌、筋膜或骨膜的血管，可经腱周分布于肌腱，以供应肌腱血供；④在滑液包裹的部位，腱的血管系通过腱系膜和腱纽分布于肌腱。

肌腱的血供不外乎以上四条途径，但是对于肌腱来讲，即使有四条途径，仍然面临着血供欠佳、代谢率低等情况，导致肌腱一旦损伤，修复较为缓慢或困难。

肌腱与韧带的胶原纤维排列有些不同，以适应结构的功能。肌腱的纤维是有秩序的平行排列，使肌腱能承受高度单向（单轴）拉张负荷，以适应活动的需要。

2. 生物力学　肌腱机械性能不仅依赖于胶原纤维的结构和功能，也与结构内含有的弹性蛋白的比例有关。

胶原纤维的排列在肌腱内呈平行状态，致使能承受高度单方向的负荷。研究证实在正常活动时，活体内的肌腱只承受最终应力的1/4。

虽然肌腱与韧带损伤机制基本相同，但肌腱有两个额外因素，因为它与肌肉相连，所以肌肉收缩所引起的力会传至肌腱；肌腱的横切面积与肌肉的面积有关。肌肉收缩时，肌腱将承受增加的应力。当肌肉收缩力最大时、肌腱的拉张应力也升至最高水平。若肌肉发生迅速的离心性收缩，例如踝关节的快速背屈，而腓肠肌与比目鱼肌不能有反射性松弛，则跟腱上的张力将增至更高。在此情况下，肌腱所承受的负荷可能会超越屈服点，从而导致跟腱断裂。

年老会导致肌腱与韧带的机械性能衰退，即其强度、刚度和承受形变能力的衰退。

（姜雪峰）

第四节　关节结构和功能的力学关系

一、关节的结构和功能

关节包括关节面、关节囊及关节腔，关节面覆以软骨，关节腔内含有少量滑液。以形状而言，关节可分为枢轴关节、滑车关节、屈戌关节、椭圆关节、球窝关节等。

1. 关节软骨　多为透明软骨，但少部分为纤维软骨，如下颌关节、肩锁关节、胸锁关节。关节软骨具有一定的弹性，在关节中具有承受压应力、吸收震荡、缓冲、传递负荷、减少关节活动时摩擦等作用。

关节软骨由软骨细胞和基质组成，细胞埋藏在基质内，基质成分75%左右为水分，其余为胶原、黏多糖蛋白和硫酸软骨素。其中硫酸软骨素可影响关节软骨基质的质地和弹性，胶原纤维穿行于基质内，浅层者与关节表面平行，有较大孔隙，允许滑液分子通过，中层胶原纤维斜行无序，深层胶原纤维垂直于关节面，并穿越软骨的钙化基层，紧密附着于软骨下骨板。关节软骨厚度随关节部位、大小、承受压力、磨损程度、先天发育等情况而不同，平均厚度为2～3mm，软骨虽然厚度较小，但其发挥的作用却是不容忽视的。

软骨内缺乏血管、淋巴管和神经，其营养及代谢主要靠关节滑液维持。值得注意的是关节软骨在长期缺乏压力或连续过重压力负荷下将发生软骨萎缩，在经受持续六天的压力负荷后，将产生溃疡和破坏，在长期慢性活动摩擦中关节软骨将发生耗损，逐渐变薄，最为常见的髋膝骨性关节炎便是关节退行性变后发生关节软骨磨损、最后导致关节间隙变窄、发生慢性炎症，严重影响关节正常活动，而且一旦损伤，由于营养差，很难迅速再生修复。

2. 关节囊　为包绕关节腔的结缔组织，一般分为两层，外层为纤维膜，内层为滑膜。

（1）纤维膜：厚而坚韧，线纤维束多纵行，深纤维束多环形。纤维膜具有一定的可拉伸性，但部分部位纤维膜被韧带增强，成为强韧的结缔组织索，缺少弹性，可限制关节的过度活动。

（2）滑膜：为关节囊内层，薄而滑润，紧贴关节软骨边缘。滑膜可突出纤维膜裂隙形成滑液囊和腱滑液鞘。滑膜多呈粉红色，湿润光滑，表面多形成指状突起——绒毛，绒毛富含毛细血管和胶原组织，对炎症和刺激可增生变厚。滑膜下层可形成绒毛和皱襞，具有可屈性，能改变关节腔的形态，对于关节力学系统存在一定的影响。

滑膜的主要功能中有一条为分泌清亮无色透明的黏稠性液体——关节滑液，呈碱性，在关节力学系统中具有缓冲压力、适应关节变形运动、提供关节软骨营养等作用。

二、关节运动的力学关系

正常站立时，体重施力于下肢各关节，而上肢的力却是负的。几乎身体的各种位置都不能借关节面自身的组合来取得平衡，而需要韧带、肌肉或二者的力量。关节部肌肉仅具小的杠杆臂，而有时却需平衡大的力矩，故肌肉加于关节的力可以是很大的。在活动情况下，肢体节段和身体的加速运动可增加关节力，但一般并不显著。

1. 髋关节　髋关节是一个球臼关节，它由髋臼和股骨头组成，存在七线（沈通氏线、髋臼线、髋臼前缘线、髋臼后缘线等）一泪点二角（颈干角、前倾角），位置深在，较为稳定，生物力学研究颇多，但机制复杂，且存在许多争论。髋运动发生在所有三个面内：矢状面、额状面和水平面。髋关节最大的运动范围发生在矢状面内。髋关节上的面运动可考虑为股骨头在髋臼内滑动。球和臼在三个面内绕股骨头旋转中心旋转，产生关节面的滑动（图1-9）。

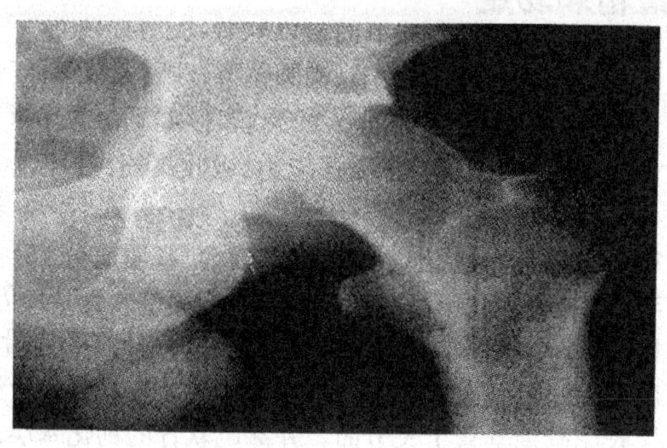

图1-9 髋关节X结构

在双腿站立位，重力线通过耻骨联合的后方，由于髋关节是稳定的，因此通过关节囊和关节囊韧带的稳定作用，无需肌肉收缩就能达到直立。所以，直立时作用在股骨头上的关节反力为压在上面的体重的1/2。因为每个下肢为1/6体重故每个髋关节上的载荷就是余下2/3体重的一半，即1/3体重，若为防止晃动并保持身体直立位，髋关节周围的肌肉要收缩，这个1/3体重的力还将按肌肉活动量成正比增大。

髋关节生物力学目前最热门的研究重点放在关节置换中髋关节生物力学试验研究中，而且已经取得一定的科研成果，相信将来会继续指导临床实践进一步发展。

2. 膝关节　膝位置表浅，是双关节结构，承受很大的力，位于身体两个最长的力臂之间，是人体下肢活动较为重要的枢纽，这使得膝部不同程度得特别容易遭受损伤，其中与其生物力学特征相关。

经研究发现，膝最大屈曲发生在腿上抬时。小腿长度和膝运动范围之间存在重要关系，小腿越长，膝运动范围越大。

在任一关节的矢状面和额状面内可以描述面关节运动，即一个关节的两个关节面之间的运动，但不能在水平面内加以描述。所用的方法称为瞬时中心法。这种方法可用来描述身体两个邻近环节上相对的单平面运动，以及这些环节间接触点的位移方向。通常这些环节称为链节。当一个链节绕另一链节转动时，在某一瞬间有一个不运动的中心点，就是说此点速度为零。此点形成一个瞬时运动中心，即瞬时中心。

在正常膝关节中，应力分布在胫骨平台宽阔的面积上，若去除半月板，应力便只局限于平台中心的接触面上。因此，去除半月板，不仅使胫骨平台中心处的软骨应力值增加，还使接触面积减小，并改变接触面积的位置。长期在这种较小的接触前上作用着高应力，可损害裸露的软骨，此面内的软骨通常是柔软而纤弱的，这就是创伤性半月板损伤手术切除后出现膝骨性关节炎早发的可能机制。

3. 肩关节　肩关节属球臼关节，在一特定的平面内能够产生三种类型的表面运动。一是旋转，当球头在臼内旋转时，球的接触点改变，瞬间中心点不断变化，而臼的接触点维持不变。二是滚动，每个关节面上的每一个接触点作等量的改变和位移。三是平移，球的接触点保持不变，而臼的接触点改变。

肩是身体中最复杂的关节。肩结构的复杂联结使它的运动范围极易超过任何其他关节，使肱骨在空间运动超过半球范围。由于肩运动范围大，组成成分多以及这些成分在尺寸和形状上均有很大的个体差异，因而要对肩作一完全的定量的生物力学阐述非常困难。

肩关节存在前屈、后伸、外展、内收、旋前、旋后、上举、环转等多种运动轨迹，是人体大关节中最为灵活的关节。

肩关节关节稳定性取决于大小匹配的关节盂、后倾的盂窝、后倾的肱骨头、完整的关节囊、组成肩袖的各群肌肉。

三、关节结构对运动力学的影响

滑膜液是血清透析液，含有电泳蛋白。它的功能是提供润滑。干燥的关节摩擦系数较有滑膜液的关节摩擦系数大 14 倍。透明质酸是润滑作用的物质。同时滑膜液能提供营养作用。经前辈们以往的研究显示，肌肉对关节的作用并非独立的，可因其对抗肌的调整作用或施于肢体上的外界约束力而改变。根据肌肉所占面积及其力量计算出来的个均肌力为 0.39 ~ 1.1N/mm^2。无关节外影响的运动称为“局解机制”，而肌肉和外部影响（如负重）共向形成的运动称“联合机制”。肢体活动还有开放或闭合运动链之别。如挥手时，前臂为开放运动链。手握持一固定物时，前行为闭合运动链。因此要预测某一关节的运动和力，必须全面了解肢体和身体的位置、外力和肌肉作用。必要时，尚可将肌力分解为压缩分力和运动分力。

影响关节退变的因素很多，除遗传、代谢、创伤及炎症等因素外，力学因素亦至关重要。

异常应力（高应力或低应力）作用于正常关节。人工关节是集生物力学及生物材料力学为一体的内植入物替代已损害的关节，而达到恢复功能，是骨科最新成就之一。

（姜雪峰）

第二章　骨与关节损伤的急症处理

第一节　急症处理原则

骨与关节损伤的急症处理应从现场急救开始。现场急救情况紧急，刻不容缓，必须对明显威胁生命的严重创伤立即采取针对而有效的生命支持疗法，为进一步救治争取时间。现场急救的重点为：①维持呼吸道的通畅。②心跳、呼吸骤停的复苏。③活动性大出血的止血。④伤肢外固定。骨与关节损伤急救的目的，是在于用简单而又有效的方法抢救患者生命，保护患肢避免进一步受到损伤，使能安全而迅速地被运送至附近医院，以便获得妥善的治疗。

一、抢救生命

根据患者受伤过程，通过简单观察和重点检查，即可迅速了解病情。一切动作要谨慎、轻柔、稳妥。

首先抢救生命，如果患者处于休克状态，则应以抗休克为首要任务，注意保温，有条件时应即时给予输血、输液。对合并有颅脑等复合伤而处于昏迷的患者，应注意保证呼吸道畅通。

二、创口包扎

有创口的患者，应及时而妥善地包扎，能达到压迫止血、减少感染、保护伤口的目的。包扎动作要轻巧、迅速、准确，要严密牢固、松紧适宜包住伤口。大血管出血，可采用止血带，应记录开始用止血带的时间。若骨折端已戳出伤口但未压迫血管、神经时，不应立即复位，以免将污物带进创口深处，可待清创时将骨折端清理后，再行复位。若在包扎创口时骨折端已自行滑回创口内，则到医院后务须向接诊医师说明，使其注意。

三、现场固定

在骨折急救处理时，将患者骨折、脱位的肢体妥善地固定起来，这是最重要的一项。目的是防止骨折断端或脱位的关节面活动而造成新的损伤，减轻疼痛，预防休克，这对骨折与关节损伤的治疗有重要作用。凡有可疑骨折者，均应按骨折处理。不必脱去闭合性骨折患者的衣服、鞋袜等，以免过多搬动患肢，增加疼痛，若患肢肿胀较剧，可剪下衣袖或裤管。闭合性骨折有穿破皮肤，损伤血管、神经的危险时，应尽量消除显著的移位，然后用夹板固定。但不可在现场试行复位，因此时不具备复位所需的条件。固定的材料应就地取材，可选用绷带、棉垫、木夹板、树枝、竹竿、木棍、木板等。固定时应防止皮肤受压损伤，四肢固定要露出指、趾尖，便于观察血运循环。固定完成后，如出现指、趾苍白、青紫、肢体发凉、疼痛或麻木、肢体远端动脉搏动消失时，表明血循环不良应立即检查原因，如为缚扎过紧，需放松缚带或重新固定。

四、迅速运送

经妥善固定后，应即迅速运往医院。

（朱冬昀）

第二节　骨折与关节脱位的复位

治疗骨折时，必须在继承中医丰富的传统理论和经验的基础上，结合现代自然科学（如生物力学和放射学等）的成就，贯彻固定与活动统一（动静结合）、骨与软组织并重（筋骨并重）、局部与整体兼顾（内外兼治）、医疗措施与患者的主观能动性密切配合（医患合作）的治疗原则，辩证地处理好骨折治疗中的复位、固定、练功活动、内外用药的关系，尽可能做到骨折复位不增加局部组织损伤，固定骨折而不妨碍肢体活动，因而可以促进全身气血循环，增强新陈代谢，骨折愈合和功能恢复齐头并进。并可使患者痛苦轻、骨折愈合快。

复位是将移位的骨折段恢复正常或近乎正常的解剖关系，重建骨骼的支架作用。在全身情况许可下，复位越早越好。复位的方法有两类，即闭合复位法和切开复位法。闭合复位通常又可以分为手法复位和持续牵引。持续牵引既有复位作用，又有固定作用。

手法复位：应用手法使骨折复位，称手法复位。手法复位的要求是及时，稳妥、准确、轻巧而不增加损伤，力争一次手法整复成功。

1. 复位标准

（1）解剖复位：骨折之畸形和移位完全纠正，恢复了骨的正常解剖关系，对位（指两骨骨折端的接触面）和对线（指两骨骨折段在轴线上的关系）完全良好，称为解剖复位。

（2）功能复位：骨折复位虽尽了最大努力，某些移位仍未完全纠正，但骨折在此位置愈合后，对肢体功能无明显妨碍者，称之为功能复位。对不能到达解剖复位者，应尽力达到功能复位。但滥用粗暴方法反复多次手法复位，或轻率采用切开复位，却又会增加软组织损伤，影响骨折愈合，并可引起并发症。功能复位的要求按患者的年龄、职业和骨折部位的不同而有所区别。例如，治疗老年人骨折，首要任务是保存其生命，对骨折复位要求较低。然而，对于年轻的舞蹈演员、体育运动员，骨折的功能复位则要求很高，对位不良则影响其功能。关节内骨折，对位要求也较高。

对线：骨折部的旋转移位必须完全矫正。成角移位若与关节活动方向一致，日后可在骨痂改造塑形有一定的矫正和适应，但成年不宜超过10°，儿童不宜超过15°。成角若与关节活动方向垂直，日后不能矫正和适应，故必须完全复位。膝关节的关节面应与地面完全平行，否则，关节内、外两侧在负重时所受压力不均，日后可以继发损伤性关节炎，引起疼痛及关节畸形。上肢骨折在不同部位，要求亦不同，肱骨干骨折一定程度成角对功能影响不大；前臂双骨折若有成角畸形将影响前臂旋转功能。

对位：长骨干骨折，对位至少应达1/3以上，干骺端骨折对位至少应达3/4左右。

长度：儿童处于发育时期，下肢骨折缩短2cm以内，若无骨骺损伤，可在生长发育过程中自行矫正，成人则要求缩短移位不超过1cm。

2. 复位前准备

（1）麻醉：骨折复位应采用麻醉止痛，便于复位操作。《三国志·魏书方技传》记载了汉·华佗运用麻沸散内服麻醉施行手术的实例。晋·葛洪运用羊踯躅（即闹羊花）、草乌等作麻醉药物。唐·蔺道人《仙授理伤续断秘方》认为凡整骨都要先服麻醉药。元·危亦林《世医得效方》指出："草乌散治损伤骨节不归窠者，用此麻之，然后用手整顿"，"攧扑损伤，骨肉疼痛，整顿不得，先用麻药服，待其不识痛处，方可下手。"说明了麻醉整复骨折、脱位的方法。近代随着科学的发展，临床中可选用针刺麻醉、中药麻醉、局部麻醉、神经阻滞麻醉、硬膜外麻醉等，还可配合应用肌肉松弛剂，对儿童必要时可采用氯胺酮麻醉或全身麻醉。但对简单骨折，完全有把握在极短时间内获得满意复位者，也可以不用麻醉。

麻醉特别是全麻前，对全身情况应有足够估计。局部麻醉是较安全实用的麻醉方法，常用于新鲜闭合性骨折的复位。局部麻醉时，无菌操作必须严格，以防骨折部感染。在骨折局部皮肤上先作少量皮内注射，将注射针逐步刺入深处，当注射针进入骨折部的血肿后，可抽出暗红色的陈旧血液，然后缓慢注入麻醉剂。四肢骨折用普鲁卡因或利多卡因注射液 10 ~ 15ml。麻醉剂注入血肿后，即可均匀地分布于骨折部。裂缝骨折无明显血肿时，可在骨折部四周浸润。通常在注射后 10 分钟，即可产生麻醉作用。

（2）摸诊：《医宗金鉴·正骨心法要旨》云："摸者，用手细细摸其所伤之处，或骨断、骨碎、骨歪、骨整、骨软、骨硬，筋强、筋软、筋歪、筋正、筋断、筋走、筋粗、筋翻、筋寒、筋热以及表里虚实，并所患之新旧也。先摸其或为跌仆，或为错闪，或为打撞，然后依法治之。"

在麻醉显效后、使用手法复位前，要根据肢体畸形和 X 线照片的图像，先用手细摸其骨折部，手法宜先轻后重，从上到下，从近端到远端，要了解骨折移位情况，做到心中有数，胸有成竹，以便进行复位。

3. 复位基本手法　四肢各部分都有彼此要相互拮抗的肌肉及肌群。在复位时，应先将患肢所有关节放在肌肉松弛的位置，以利于复位。

（李俊杰）

第三章　骨关节运动治疗学

第一节　骨骼肌生理学基础

运动系统的肌肉（muscle）属于横纹肌，由于绝大部分附着于骨，故又名骨骼肌。每块肌肉都是具有一定形态、结构和功能的器官，有丰富的血管、淋巴分布，在躯体神经支配下收缩或舒张，进行随意运动。肌肉具有一定的弹性，被拉长后，当拉力解除时可自动恢复到原来的程度。肌肉的弹性可以减缓外力对人体的冲击。肌肉内还有感受本身体位和状态的感受器，不断将冲动传向中枢，反射性地保持肌肉的紧张度，以维持体姿和保障运动时的协调。

一、骨骼肌的构造和形态

人体肌肉众多，但基本结构相似。一块典型的肌肉，可分为中间部的肌腹和两端的肌腱。肌腹（venter）是肌的主体部分，由横纹肌纤维组成的肌束聚集构成，色红，柔软有收缩能力。肌腱（tendo）呈索条或扁带状，由平行的胶原纤维束构成，色白，有光泽，但无收缩能力，腱附着于骨处与骨膜牢固地编织在一起。阔肌的肌腹和肌腱都呈膜状，其肌腱叫做腱膜（aponeurosis）。肌腹的表面包以结缔组织性外膜，向两端则与肌腱组织融合在一起。肌的形态各异，有长肌、短肌、阔肌、轮匝肌等基本类型。长肌多见于四肢，主要为梭形或扁带状，肌束的排列与肌的长轴相一致，收缩的幅度大，可产生大幅度的运动，但由于其横截面肌束的数目相对较少，故收缩力也较小；另有一些肌有长的腱，肌束斜行排列于腱的两侧，酷似羽毛名为羽状肌（如股直肌），或斜行排列于腱的一侧，叫半羽状肌（如半膜肌、拇长屈肌），这些肌肉其生理横断面肌束的数量大大超过梭形或带形肌，故收缩力较大，但由于肌束短，所以运动的幅度小。短肌多见于手、足和椎间。阔肌多位于躯干，组成体腔的壁。轮匝肌则围绕于眼、口等开口部位。

二、骨骼肌的辅助装置

（一）筋膜

筋膜（fascia）可分为浅、深两层。浅筋膜（superficial fascia）为分布于全身皮下层深部的纤维层，有人将皮下组织全层均列属于浅筋膜，它由疏松结缔组织构成。内含浅动、静脉、浅淋巴结和淋巴管、皮神经等，有些部位如面部、颈部生有皮肌，胸部的乳腺也在此层内。

深筋膜（profundal fascia）又叫固有筋膜，由致密结缔组织构成，遍布全身，包裹肌肉、血管神经束和内脏器官。深筋膜除包被于肌肉的表面外，当肌肉分层时，固有筋膜也分层。在四肢，由于运动较剧烈，固有筋膜特别发达、厚而坚韧，并向内伸入直抵骨膜，形成筋膜鞘将作用不同的肌群分隔开，叫作肌间隔。在体腔肌肉的内面，也衬以固有筋膜，如胸内、腹内和盆内筋膜等，甚而包在一些器官的周围，构成脏器筋膜。一些大的血管和神经干在肌肉间穿行时，深筋膜也包绕它们，形成血管鞘。筋膜的发育与肌肉的发达程度相伴行，肌肉越发达，筋膜的发育也愈好，如大腿部股四头肌表面的阔筋膜，厚而坚韧。筋膜除对肌肉和其他器官具有保护作用外，还对肌肉起约束作用，保证肌群或单块肌的独立活动。在手腕及足踝部，固有筋膜增厚形成韧带并伸入深部分隔成若干隧道，以约束深面通过的肌腱。在筋膜分层的部位，筋膜之间的间隙充以疏松结缔组织，叫作筋膜间隙，正常情况下这种疏松的联系保证肌肉的运动，炎症时，筋膜间隙往往成为脓液的蓄积处，一方面限制了炎症的扩散，一方面脓液可顺筋膜间隙的方向蔓延。

（二）腱鞘和滑液囊

一些运动剧烈的部位如手和足部，长肌腱通过骨面时，其表面的深筋膜增厚，并伸向深部与骨膜连接，形成筒状的纤维鞘，其内含由滑膜构成的双层圆筒状套管，套管的内层紧包在肌腱的表面，外层则与纤维鞘相贴。两层之间含有少量滑液。因此肌腱既被固定在一定位置上，又可滑动并减少与骨面的摩擦。在发生中滑膜鞘的两层在骨面与肌腱间互相移行，叫作腱系膜，发育过程中腱系膜大部分消失，仅在一定部位上保留，以引导营养肌腱的血管通过。

（三）滑液囊

在一些肌肉抵止腱和骨面之间，生有结缔组织小囊，壁薄，内含滑液，叫作滑液囊（synovial bursa），其功能是减缓肌腱与骨面的摩擦。滑液囊有的是独立封闭的，有的与邻近的关节腔相通，可视为关节囊滑膜层的突出物。

骨骼肌细胞纵切面呈长条状；核多，椭圆形，位于肌膜下方；肌浆内肌原纤维沿细胞长轴平行排列，有明显横纹，染色较深的为暗带，较浅而发亮的为明带（HE 染色）。肌纤维横切面呈不规则块状，肌原纤维断面呈细点状，核位于边缘（HE 染色）。在特殊染色切片中，骨骼肌横纹尤其明显（PTAH 染色）。每条肌原纤维都有色浅的明带（I 带）和色深的暗带（A 带）交替排列，明带中央有一条色深的线为 Z 线、暗带中部有色浅的 H 带，H 带中央有一条色深的线为 M 线。相邻两个 Z 线之间的一段肌原纤维称为肌节，包括 1/2 I 带 + A 带 + 1/2 I 带，是骨骼肌收缩的基本结构单位。

骨骼肌因大部分附着在躯干骨和四肢骨上而得名，它的肌纤维像个长圆柱子，如果把它切断，放在显微镜下观察，可见到许多横纹。因此又叫横纹肌。横纹肌受人的意志支配，也叫随意肌。

三、骨骼肌的结构

大多数骨骼肌（skeletal muscle）借肌腱附着在骨骼上。分布于躯干和四肢的每块肌肉均由许多平行排列的骨骼肌纤维组成，它们的周围包裹着结缔组织。包在整块肌外面的结缔组织为肌外膜（epimysium），它是一层致密结缔组织膜，含有血管和神经。肌外膜的结缔组织以及血管和神经的分支伸入肌内，分隔和包围大小不等的肌束，形成肌束膜（perimysium）。分布在每条肌纤维周围的少量结缔组织为肌内膜（endomysium），肌内膜含有丰富的毛细血管。各层结缔组织膜除有支持、连接、营养和保护肌组织的作用外，对单条肌纤维的活动乃至对肌束和整块肌肉的肌纤维群体活动也起着调整作用。

骨骼肌是体内最多的组织，约占体重的40%。在骨和关节的配合下，通过骨骼肌的收缩和舒张，完成人和高等动物的各种躯体运动。骨骼肌由大量成束的肌纤维组成，每条肌纤维就是一个肌细胞。成人肌纤维呈细长圆柱形，直径约60μm，长可达数毫米乃至数十厘米。在大多数肌肉中，肌束和肌纤维都呈平行排列，它们两端都和由结缔组织构成的腱相融合，后者附着在骨上，通常四肢的骨骼肌在附着点之间至少要跨过一个关节，通过肌肉的收缩和舒张就可能引起肢体的屈曲和伸直。我们的生产劳动、各种体力活动等，都是许多骨骼肌相互配合的活动的结果。每个骨骼肌纤维都是一个独立的功能和结构单位，它们至少接受一个运动神经末梢的支配，并且在体骨骼肌纤维只有在支配它们的神经纤维有神经冲动传来时，才能进行收缩。因此，人体所有的骨骼肌活动，是在中枢神经系统的控制下完成的。

1. 神经－骨骼肌接头处的兴奋传递 运动神经纤维在到达神经末梢处时先失去髓鞘，以裸露的轴突末梢嵌入到肌细胞膜上称作终板的膜凹陷中，但轴突末梢的膜和终板膜并不直接接触，而是被充满了细胞外液的接头间隙隔开，其中尚含有成分不明的基质；有时神经末梢下方的终板膜还有规则地再向细胞内凹入，形成许多皱褶，其意义可能在于增加接头后膜的面积，使它可以容纳较多数目的蛋白质分子，它们最初被称为N型乙酰胆碱受体，现已证明它们是一些化学门控通道，具有能与ACh特异性结合的亚单位。在轴突末梢的轴浆中，除了有许多线粒体外还含有大量直径约50nm的无特殊构造的囊泡。用组织化学的方法可以证明，囊泡内含有ACh；此ACh首先在轴浆中合成，然后贮存在囊泡内。据测定，每个囊泡中贮存的ACh量通常是相当恒定的，且当它们被释放时，也是通过出胞作用，以囊泡为单位“倾囊”释放，被称为量子式释放。在神经末梢处于安静状态时，一般只有少数囊泡随机地进行释放，不能对肌细胞产生显著影响。但当神经末梢处有神经冲动传来时，在动作电位造成的局部膜去极化的影响下，大量囊泡向轴突膜的内侧面靠近，通过囊泡膜与轴突膜的融合，并在融合处出现裂口，使囊泡中的ACh全部进入接头间隙。据推算，一次动作电位的到达，能使200～300个囊泡的内容排放，使近10^7个ACh分子被释放。轴突末梢处的电位变化引起囊泡排放的过程十分复杂，但首先是轴突末梢膜的去极化，引起了该处特有的电压门控式Ca^{2+}通道开放，引起细胞间隙液中的Ca^{2+}进入轴突末梢，触发了囊泡移动以至排放的过程。Ca^{2+}的进入量似乎决定着囊泡释放的数目；细胞外液中低Ca^{2+}或（和）高Mg^{2+}，都可阻碍ACh的释放而影响神经－肌接头的正常功能。已故冯德培院士在30年代对神经－肌接头的化学性质传递进行过重要的研究。

2. 骨骼肌细胞的微细结构 骨骼肌细胞在结构上最突出之点，是含有大量的肌原纤维和丰富的肌管系统，且其排列高度规则有序。肌细胞是体内耗能做功，完成机体多种机械运动的功能单位。

（1）肌原纤维和肌小节：每个肌纤维含有大量直径1～2μm的纤维状结构，称为肌原纤维，它们平行排列，纵贯肌纤维全长，在一个细胞中可达上千条之多。每条肌原纤维的全长都呈现规则的明、暗交替，分别称为明带和暗带；而且在平行的各肌原纤维之间，明带和暗带又都分布在同一水平上；暗带的长度比较固定，不论肌肉处于静止、受到被动牵拉或进行收缩时，它都保持1.5μm的长度；在暗带中央，有一段相对透明的区域，称为H带，它的长度随肌肉所处状态的不同而有变化；在H带中央亦即整个暗带的中央，又有一条横向的暗线，称为M线。明带的长度是可变的，它在肌肉安静时较长，并且在一定范围内可因肌肉所受的被牵引而变长；但明带在肌肉收缩时可变短。明带中央也有一条横向的暗线，称为Z线（或Z盘）。目前已经肯定，肌原纤维上每一段位于两条Z线之间的区域，是肌肉收缩和舒张的最基本单位，它包含一个位于中间部分的暗带和两侧各1/2的明带，合称为肌小节（sarcomere）。由于明带的长度可变，肌小节的长度在不同情况下可变动于1.5～3.5μm之间；通常在体骨骼肌安静时肌小节的长度为2.0～2.2μm。

（2）肌管系统：肌管系统指包绕在每一条肌原纤维周围的膜性囊管状结构，由来源和功能都不相同的两组独立的管道系统组成。一部分肌管的走行方向和肌原纤维相垂直，称为横管系统或称T管，是由肌细胞的表面膜向内凹入而形成；它们穿行在肌原纤维之间，并在Z线水平（有些动物是在暗带和明带衔接处的水平）形成环绕肌原纤维的管道；它们相互交通，管腔通过肌膜凹入处的小孔与细胞外液相通。将标记物加入到细胞的浸浴液中，这些物质可以很快在每一条环绕肌小节的横管系统中出现，但不能进入肌浆和肌浆网中去。肌原纤维周围还有另一组肌管系统，就是肌浆网，它们的走行方向和肌小节平行，称为纵管系统或称为L管；纵管系统或肌浆网主要包绕每个肌小节的中间部分，这是一些相互沟通的管道，但是在接近肌小节两端的横管时管腔出现膨大，称为终末池，它使纵管以较大的面积和横管相靠近。每一横管和来自两侧肌小节的纵管终末池，构成了三联管结构。据研究，横管和纵管的膜在三联管结构处并不接触，中间尚隔有约12nm的间隙，说明两组管道的内腔并不直接沟通，但这样的结构显然有利于细胞内外之间某种形式的信息传递。目前普遍承认的看法是，横管系统的作用是将肌细胞兴奋时出现在细胞膜上的电变化沿T管膜传入细胞内部，肌浆网和终末池的作用是通过对钙离子的贮存、释放和再积聚，触发肌小节的收缩和舒张；而三联管结构是把肌细胞膜的电变化和细胞内的收缩过程衔接或偶联起来的关键部位。

3. 骨骼肌的收缩机制　Huxley等在50年代初期就提出了用肌小节中粗、细肌丝的相互滑行来说明肌肉收缩的机制。这一被称为滑行理论（sliding theory）的主要内容是：肌肉收缩时虽然在外观上可以看到整个肌肉或肌纤维的缩短，但在肌细胞内并无肌丝或它们所含的分子结构的缩短，而只是在每一个肌小节内发生了细肌丝向粗肌丝之间的滑行，亦即由Z线发出的细肌丝在某种力量的作用下主动向暗带中央移动，结果各相邻的Z线都互相靠近，肌小节长度变短，造成整个肌原纤维、肌细胞乃至整条肌肉长度的缩短。滑行现象最直接的证明是，肌肉收缩时并无暗带长度的变化，而只能看到明带长度的缩短；并且与此同时也看到暗带中央H带相应地变窄。这只能说明，细肌丝在肌肉收缩时也没有缩短，只是它们更向暗带中央移动，和粗肌丝发生了更大程度的重叠。这种变化只能用粗、细肌丝之间出现了相对运动即滑行现象来解释。滑行理论需要进一步说明的问题是：肌肉收缩时究竟是什么力量促使细肌丝向粗肌丝之间滑行以及怎样把这些过程和肌肉膜的兴奋过程联系起来。近年来，由于肌肉生物化学及其他细胞生物学技术的发展，肌丝滑行的机制已基本上从组成肌丝的蛋白质分子结构的水平得到阐明，对于与滑行的开始和终止有关的各种控制因素，也有了比较深入的了解。

四、骨骼肌收缩的外部表现和力学分析

骨骼肌在体内的功能，就是它们在受刺激时能产生缩短或（和）张力，借以完成躯体的运动或（和）抵抗外力的作用。当肌肉克服某一外力而缩短，或肌肉因缩短而牵动某一

负荷时，肌肉就完成了一定量的机械功，其数值等于它所克服的阻力（或负荷）和肌肉缩短长度的乘积；如以缩短速度乘以负荷，则得出肌肉的输出功率。但肌肉在收缩时究竟以产生张力为主或缩短为主以及收缩时能做多少功，则要看肌肉收缩时所遇到的负荷条件和肌肉本身的功能状态。肌肉在体内或实验条件下可能遇到的负荷主要有两种：一种是在肌肉收缩前就加在肌肉上的，如把一条肌肉顺着它的肌原纤维的走行方向悬挂起来而把上端固定，再在另一端悬挂一定数量的重物，后者就是前负荷。前负荷使肌肉在收缩前就处于某种程度的被拉长状态，使它具有一定的长度，这称为初长度；这样由于前负荷的不同，同一肌肉就要在不同的初长度条件下进行收缩。另一种负荷称为后负荷，它是在肌肉开始收缩时才能遇到的负荷或阻力，它不增加肌肉的初长度，但能阻碍收缩时肌肉的缩短。可以理解，对于某一具体的肌肉来说，实验中所加负荷、特别是前负荷不应当过大，因为后者在肌肉收缩前就可能因过度的牵拉而损伤肌肉本身的结构；至于后负荷，它在大到一定程度就足以抵抗肌肉收缩所产生的最大张力，因而肌肉不再表现缩短，出现等长收缩，亦即这时肌肉虽进行了收缩，并未有长度改变；在这种情况下继续增加后负荷，显然不会对肌肉的收缩有什么影响。据上述，能影响肌肉收缩时作功能力或其力学表现的因素至少有三个，即前负荷、后负荷和肌肉本身的功能状态（即肌肉收缩能力）。要分析某一因素影响的最简单办法，就是使其他因素保持在某一恒定值而改变要观察因素的值，得到一组数据并作成一条坐标曲线来进行分析。

（一）前负荷或肌肉初长度对肌肉收缩的影响——长度－张力曲线

为了保持在实验过程中肌肉本身的功能状态基本保持不变，通常选用代谢速度较慢的两栖类如蛙腓肠或缝匠进行实验。肌肉在下方被固定，并且连了一个灵敏的张力换能器来记录肌肉收缩前和收缩后的张力产生情况；肌肉的上方连一个可移动的按钮，可以上下移动而改变肌肉的初长度，但不论初长度固定在什么长度，同旋钮相连的固定杆是不能动的，这就意味着把后负荷固定在无限大时的位置，肌肉在收缩时不可能缩短而只能产生张力（即前面所说的等长收缩），于是就可以观察初长度不同时对同一肌肉所能产生张力的影响了。

（二）肌肉后负荷对肌肉收缩的影响——张力－速度曲线

据前述，如在实验室装置的设计中使一条骨骼肌的前负荷固定不变而可以人为地改变后负荷，即可观察不同后负荷对肌肉收缩的影响。一般情况下，可以把肌肉的前负荷固定在它的最适前负荷（这时出现的被动张力极小），然后，在逐次改变后负荷的情况下观察肌肉收缩时的情况。不论在任何前负荷的情况下，如果所加后负荷超过了肌肉收缩时所能产生的最大张力（注意负荷的重量值和肌肉产生的张力的值可以用相同的物理单位度量，而且有相同的值），那么肌肉收缩时将只产生张力而不出现肌肉长度的改变。因此，在改变后负荷的实验中所加的后负荷都应小于这个最大张力，那么肌肉在收缩时产生的主动张力超过这个后负荷的值时，它将会出现一定程度的长度缩短，使移动到相同的距离，并且后者也可以算出一个缩短速度来（可以是初速度或平均速度）。后负荷愈小，肌肉产生的张力将较早地超过这个负荷，并且出现较大的缩短长度和缩短速度，但相当于负荷值的肌肉张力却在缩短的过程中保持不变。这样就得到了改变后负荷时，肌肉产生张力和其缩短速度变化的关系曲线（为了计算输出功率，一般只分析缩短速度和张力的关系），称为张力－速度曲线。该曲线类似一条双曲线，横坐标表示肌肉所产生的张力，纵坐标表示收缩速度，双曲线的性质则说明这二者大致呈反比的关系，即后负荷减小时，使肌肉产生的张力减小，但可得到一个较大的缩短速度；在曲线同纵轴相交的点，说明后负荷理论上为零时，可以得到该肌肉在当时的功能状态下的最大收缩速度；但这时因无负荷，肌肉并未做功，亦无功率输出。在曲线同横轴相交的点，后负荷的值相当于肌肉所能产生的最大张力，这时不能移动负荷，也没有做功和功率输出；在这两个极端之间，在不同的后负荷时都能看到肌肉在产生与负荷相同的张力的情况下使负荷移动一定距离，这种类型的收缩，称为等张收缩，即可做功又有功率输出，但以后负荷相当于最大张力的30%左右时，肌肉的输出功率最大。

（三）肌肉收缩能力的改变对肌肉收缩的影响

上述的前、后负荷的改变对肌肉收缩时张力产生、缩短速度以及做功能力等力学表现的影响，显然是在肌肉功能状态恒定的情况下对所处负荷条件改变所作的不同反应。但肌肉的状态也是可以改变的，它也可以影响肌肉收缩的效率。例如，缺氧、酸中毒、肌肉中能源物质缺乏，以及其他原因引起的兴奋-收缩偶联、肌肉蛋白质或横桥功能特性的改变，都可能降低肌肉收缩的效果，而钙离子、咖啡因、肾上腺素等体液因素则可能通过影响肌肉的收缩机制而提高肌肉的收缩效果。将影响肌肉收缩效果的肌肉内部功能状态的改变，定义为肌肉收缩能力（contractility）的改变，以区别于肌肉收缩时外部条件即前、后负荷改变所导致的收缩效果的改变。这样的区分虽然在概念上比较容易，但在具体情况下要区分哪些改变是由于肌肉收缩能力的改变所引起，哪些是由于负荷条件的改变所引起，常常十分困难。例如，一个肌肉的最大张力变大了，可能是由于肌肉收缩能力的提高，但也可能是由于在这次收缩前它处于最适初长度；一个肌肉等张收缩时的收缩速度增大了，可能是由于后负荷的减小，也可能是它处于最适初长，但也可能是由于肌肉收缩能力的提高，或三者兼而有之。这就是说，很难简单地根据肌肉某项力学指标的改变，确定是否发生了肌肉收缩能力的改变。从理论上讲，肌肉收缩能力的改变对肌肉收缩的各力学表现的影响是“非选择性”的。显然，为了检查收缩能力是否改变而再绘制一条条坐标曲线是十分复杂的；为了简便，如果能让同一肌肉所处的前、后负荷条件不变而发现有肌肉收缩速度的改变，或使肌肉维持最适初长度而有最大张力的改变，则都表示肌肉收缩能力发生了改变；因为在这些条件下可以肯定，这些收缩效果的改变并不是由于前、后负荷的改变所引起，因而只能是由于肌肉的内在性能的改变引起的。

（四）肌肉的单收缩和单收缩的复合

整块骨骼肌或单个肌细胞受到一次短促的刺激时，先是产生一次动作电位，紧接着出现一次机械收缩，后者称为单收缩；根据收缩时肌肉所处的负荷条件不同，单收缩可以是等长的，也可以是等张的。前面叙述的肌肉收缩时各种力学表现，就是以单收缩为观察对象而进行分析的。但在正常体内，当骨骼肌在运动神经的支配下进行自然收缩时，几乎是无例外地接受来自神经的连续刺激，因此有必要进一步分析肌肉在受到不同频率的连续刺激时可能发生的情况。为了便于分析，先观察一下肌肉单收缩时电变化和机械变化在时间上的关系。电反应的开始较张力增加的开始为早，而且电变化在张力达到顶点以前早已结束；以张力最高点为界，收缩全过程可分为收缩期和舒张期，前者持续时间较后者为短。整个单收缩的时间因肌肉不同而有显著差异，如人的眼外肌的一次单收缩不超过10ms，而腓肠肌可达100ms以上。如果给肌肉以连续的脉冲刺激，肌肉的收缩情况将随刺激的频率而有不同。在刺激的频率较低时，因每一个新的刺激到来时由前一次刺激引起的单收缩过程（包括舒张期）已经结束，于是每次刺激都引起一次独立的单收缩；当刺激频率增加到某一限度时，后来的刺激有可能在前一次收缩的舒张期结束前即到达肌肉，于是肌肉在自身尚处于一定程度的缩短或张力存在的基础上进行新的收缩，发生了所谓收缩过程的复合，这样连续进行下去，肌肉就表现为不完全强直收缩，其特点是每次新的收缩都出现在前次收缩的舒张期过程中，在描记曲线上形成锯齿形；如果刺激频率继续增加，那么肌肉就有可能在前一次收缩的收缩期结束以前或在收缩期的顶点开始新的收缩，于是各次收缩的张力或长度变化可以融合而叠加起来，使描记曲线上的锯齿形消失，这就是完全强直收缩。

由于正常体内由运动神经传到骨骼肌的兴奋冲动都是快速连续的，体内骨骼肌收缩几乎都属于完全强直收缩，只不过强直收缩的持续时间可长可短。强直收缩显然可以产生更大的收缩效果，例如，强直收缩所能产生的最大张力可达单收缩的4倍左右。这是因为肌肉在只接受一次刺激时，释放到肌浆中的Ca^{2+}很快被肌浆网上的Ca^{2+}泵回收入肌浆网，而连续刺激可使肌浆中的Ca^{2+}维持在一个饱和的高浓度水平。不同肌肉单收缩的持续时间不同，因而能引起肌肉出现完全强直收缩的最低临界频率在不同肌肉也不同，例如，单收缩快速的眼球内直肌需要每秒约350次的高频刺激才能产生完全强直收缩，而收缩缓慢的比目鱼肌只需每秒约30次的频率就够了。但不论在不完全强直收缩或完全强直收缩，伴随每次刺激出现的肌肉动作电位只出现频率加快，却始终各自分离而不会发生融合或总和；这是由于肌肉的动作电位只持续1～2ms，当刺激频率加速到下一次刺激落于前一次刺激引进起的动作电位持续期间时，组织又正好处于兴奋的绝对不应期，这时新的刺激将无效，既不能引起新的动作电位产生，也不引起新的收缩。

（许江峰）

第二节　康复运动治疗学常用方法

严格说康复医学的主要治疗手段中与骨科患者比较相关的是运动治疗，它属于物理治疗的范畴。运动治疗是以徒手或借助器械，利用物理学的力学原理来治疗和预防疾病、恢复功能的方法。运动治疗包括主动运动和被动运动治疗两个方面。主动运动是要求患者主动参与的运动，如关节的运动、肌肉力量的训练、日常生活动作的训练等。被动运动治疗是利用机械力或徒手的方法进行治疗，患者不需或不能主动活动，如牵引、按摩、关节松动手法、肌肉牵拉。运动治疗是康复医学中最基本、最积极的治疗方法。运动治疗不是完全被动的接受治疗，患者应尽量地主动进行运动。但这并不意味着让患者任意地活动，而是要严格按照医生的运动处方、在物理治疗师的指导下进行。运动治疗不需特殊的、复杂的、价格昂贵的器械，最需要的是具有丰富知识和娴熟技术的治疗师。运动治疗也是社区康复训练中最常用的康复手段。

一、运动治疗的方法

（一）维持和增加关节活动度的训练

1. 被动活动　主要适应于骨科早期手术患者。
2. 主动和主动助力运动

3. 牵伸活动 主要适应于骨科早期手术患者。

（二）增强肌力和肌肉耐力的训练

1. 抗阻训练 基本抗阻练习、渐进抗阻练习。

肌力恢复到4级或5级时，就需要进行增加肌力的训练，最常采用的方式就是抗阻运动。也就是在骨折处肌肉有一定负荷的情况下进行肌肉收缩的锻炼，负荷最常采用的是沙袋、哑铃等，也有用弹簧或者橡皮条等其他方式的，也有用橡皮泥作指力练习的。抗阻运动有很多不同的程式，如渐进抗阻练习、等速练习、慢速练习、快速负载练习、耐力练习等。

2. 肌力练习的基本原则

（1）肌肉适度疲劳：对相应肌肉的较大强度收缩，重复一定次数或持续一段时间以引起适度疲劳，通过超量恢复原理使肌肉纤维增粗，肌力增强。

（2）训练间隔时间：使后一次训练在前一次训练引起的超量恢复阶段内进行，以便使超量恢复得以巩固和积累，从而达到训练效果。

（3）注意避免两种情况：训练过于频繁，间隔时间过短，易于导致肌肉损伤；而如果间隔时间过长，则积累的效果消失，达不到超量恢复的效果。

（4）训练的肌肉置于预伸长体位：常可提高训练效果，注意训练应该在无痛范围内进行，即训练时不引起疼痛，训练后不应使原有的症状加重。

（5）协调运动：一个关节要产生有力、平稳、协调的运动，必须依赖于关节周围三组肌肉的协调运动，其中，顺着关节活动方向收缩的肌肉为主动肌，协同完成动作的肌肉称协同肌，与运动的相反方向收缩的肌肉称拮抗肌。对某一关节周围肌肉的训练必须包括此三组肌肉。

3. 肌力训练的不同方式

（1）等长收缩：肌肉收缩后应维持5～7秒，然后放松休息2～3秒，如此循环锻炼5～10次，收缩力量的大小可由患者自己控制，循环锻炼的次数应逐渐加多。

（2）等张收缩：多为负重训练，如腿上绷上2千克重量后练习屈膝、伸膝运动，练习负荷轻次数多时可训练肌肉的持久力，负荷重次数少时可促进肌肉体积的增长。

（3）等速练习：20世纪60年代后期由詹姆斯·珀赖因（James Perrine）最早提出这一概念，被认为是肌肉功能锻炼中的一项革命，现已被公认为是最先进的肌肉训练方法而受到广泛应用。等速运动需要在特定的等速仪器上进行，在等速仪器设定运动的速度后，不管练习者用多大的力量，肢体运用的速度都不会超过这个预设的速度，多余的力量由仪器所提供的顺应性阻力来抵消，患者的主观用力只能使肌肉的张力增高。等速肌肉收缩兼有等长收缩的某些特点和优点。是一种特殊的肌肉收缩形式。

4. 肌力训练注意点

（1）在许可范围内运动。

（2）训练时应避免出现剧烈疼痛。

（3）功能锻炼后第二天不应出现全身性的疲劳疼痛。

（4）恰当的负荷量（次数、时间、速度、负重量）。

（5）掌握渐进性原则和个体性原则，应根据每个患者原有体质、年龄和骨折性质的不同开具不同的运动处方。

（6）应同时进行健侧肢体的锻炼，并进行协调性训练。

（三）恢复平衡能力的训练

1. 坐位平衡训练
2. 站立平衡训练
3. 跪位平衡训练

（四）增强心肺功能的训练

包括步行、慢跑、游泳、骑车、划船、跳绳、爬楼、郊游各种球类活动、武术等。

（五）神经发育疗法（易化技术）

1. Bobath 疗法
2. Brunnstrom 疗法
3. PNF 疗法
4. Rood 疗法
5. 运动再学习疗法

二、运动治疗的主要作用

（1）维持和改善关节活动范围。
（2）增强肌力。
（3）增强耐力。
（4）缓解疼痛。
（5）改善运动的协调性。
（6）改善心肺功能。
（7）纠正畸形。
（8）提高日常生活活动能力。

三、主动运动训练时的注意事项

（1）选择适当的运动项目，根据季节和环境调整运动，在过热和严寒的气候下要相应降低运动强度。

（2）运动后避免立即洗热水澡。

（3）穿宽松、舒适、透气的衣服，穿运动鞋。

（4）饭后和空腹时不做剧烈运动。

（5）因人而异，循序渐进；必须持之以恒。

（6）运动中注意防止产生疼痛、全身状况恶化、跌倒、外伤。

四、运动治疗的禁忌证

除了被动运动和轻度的主动运动外，肌力、耐力训练和心肺功能训练的禁忌证为：
（1）体温在 38℃以上者。
（2）安静时心率超过 100 次/分者。
（3）安静时有心绞痛发作者。
（4）血压过高、过低，且有自觉症状者。

(5) 骨折愈合不充分者。

(6) 有剧烈疼痛时。

(7) 心衰患者。

(许江峰)

第三节　有氧运动和无氧运动基础知识

三磷酸腺苷(ATP)是肌肉活动唯一的直接能源，也是人体其他任何细胞活动(如腺细胞的分泌、神经细胞的兴奋等)的直接能源。ATP贮存在细胞中，其中以肌细胞(肌纤维)为最多。ATP由一个称为腺苷的大分子和三个较简单的磷酸根组成，后两个磷酸根上有"高能键"，键上贮有大量化学能，故ATP这类化合物又称为高能磷化物。当ATP末端一个磷酸键断裂时，便释放出能量，使细胞做功或完成其生理功能。肌肉活动时，贮存在肌纤维中的ATP在ATP酶的催化下迅速分解为二磷酸腺苷(ADP)和无机磷(PI)，释放出能量，牵动肌丝滑动，使肌纤维缩短，完成做功。但肌肉中ATP的储量较少，必须边分解边合成，才能不断满足肌肉活动的需要，使活动得以持久。事实上ATP一被分解就立刻再合成。再合成所需的能量，根据运动的具体情况，来源有三：一是磷酸肌酸分解放能；二是糖原酵解生能；三是糖和脂肪(还有部分蛋白质)氧化生能。

一、磷酸肌酸的分解

磷酸肌酸(CP)是贮存在肌纤维中与ATP紧密相关的另一种高能磷化物，分解时能放出大量能量。当肌肉收缩且强度很大时，随着ATP的迅速分解，CP也迅速分解放能，以使ADP和PI合成ATP。肌肉在安静状态下，高能磷化物以CP的形式积累，故肌细胞中CP的含量为ATP的3~5倍。尽管如此，其含量也是有限的，CP全部分解时只能维持数秒钟的剧烈运动，必须有其他供应ATP再合成的能量才能使肌肉活动持续下去。CP供能使ATP再合成的重要意义，不在其含量，而在其快速可动用性。由于CP既能迅速分解放能，又不需氧、不产生乳酸，故它与ATP一起在供能系统中称为磷酸原系统(ATP-CP系统)。CP和ATP不能直接用作营养补剂，因为其分子过大，不能被人体吸收。而一羟基肌酸能被人体直接吸收，进入肌细胞合成CP，进而为合成ATP所用，供给肌肉活动的能量，对力量锻炼有一定的良好作用。

二、肌糖原的酵解

运动持续时间在10秒以上且强度很大时，机体所需的能量已远超出磷酸原系统所能供给的，同时机体的供氧量也远远满足不了需要。这时运动所需ATP再合成的能量就主要靠糖原酵解来提供了。糖酵解以肌糖原为原料，在把葡萄糖分解成乳酸的过程中生成ATP。所产生的乳酸在氧供应充足时，一部分在线粒体中被氧化生能，一部分合成为肝和糖原等。乳酸是一种强酸，在体内积聚过多会破坏内环境的酸碱平衡，使肌肉工作能力下降，造成肌肉暂时性疲劳。因此，依靠糖原无氧酵解供能也只能使肌肉工作持续几十秒钟。无氧酵解供能时，不需要氧，但产生乳酸，故称乳酸能系统。乳酸能系统的重要意义是在缺氧情况下仍能产生能量，以供体内急需。

三、糖和脂肪的有氧氧化

当运动中氧的供应能满足氧的需要时，运动所需的 ATP 即主要由糖、脂肪的有氧氧化来供能。有氧氧化能提供大量的能量，从而能维持肌肉较长的工作时间。例如，由糖原产生的葡萄糖有氧氧化所产生的 ATP 为无氧糖酵解的 13 倍。这种有氧氧化供能称为有氧氧化系统。

虽然磷酸原系统和乳酸能系统在运动过程中都供应一定的、甚至大部分的能量，但 ATP 和 CP 的最终合成以及糖酵解产物乳酸的消除却要通过有氧氧化来实现。所以，肌肉活动所需能量的最终来源是糖和脂肪（也许还有蛋白质）的有氧氧化，而糖和脂肪又来自食物。

在运动中，糖和脂肪优先利用的程度和程序是不相同的。这主要受两个因素的影响，一是运动强度和持续时间，二是膳食。同时还与训练程度有关。

（一）运动强度和持续时间的影响

当运动强度增加、持续时间缩短时，糖是占支配地位的能源。因为在时间短、强度大的运动中，ATP 的生成主要由乳酸能系统提供能量，即依靠无氧糖酵解来产生 ATP，而糖原是无氧酵解的唯一能源。强度很大、时间很短的运动（如举重），ATP 再合成的主要来源是 CP，糖的无氧酵解仅能提供少量能量。运动强度低、时间长的运动，脂肪便成了主要能量来源。长时间持续运动（如马拉松跑）的后期，约有 80% 的 ATP 来自脂肪氧化。虽然脂肪是长时间剧烈运动的主要能源，但糖仍很重要，尤其是在运动开始阶段。人在长距离跑开始时，糖被大量利用，随着运动的继续，糖才缓慢而平稳地低于脂肪的利用。

（二）膳食的影响

膳食类型对运动时糖或脂肪利用的多少有重要影响。在耐力运动（如长跑）中，普通（混合）膳食者（约 55% 的糖、30% 的脂肪和 15% 的蛋白质）开始时利用糖，随后逐渐转为利用脂肪。数天食用高脂肪低糖膳食后，运动时优先利用的是脂肪，但出现疲劳、筋疲力尽的时间提前很多。数天食用高糖、低脂膳食后，运动时优先利用的能源是糖，随着运动的继续，逐渐偏向利用脂肪，但运动耐力却是食用混合膳食的 2 倍，是高脂肪膳食的 3 倍。

（三）训练程度

运动负荷相同，有训练者利用脂肪供能的比例较无训练者大。在运动所需的总能量中，由脂肪提供的能量有训练者为 51%，无训练者为 41%。虽然蛋白质可用作有氧能系统中的一种能源，但通常不用它。只是在糖和脂肪无可利用的时候，才大量运用蛋白质做能源，如在长时间严重饥饿和过度长时间运动时。

综上所述，虽然人体中磷酸原系统供能的绝对值不大，能维持的时间很短，但其主要作用在于能量的快速可用性。短距离疾跑、跳、投、冲刺、举重等需要在几秒钟内完成的运动，全部靠该系统的贮备为主要能源。乳酸能系统的能量来自肌糖原的无氧酵解，酵解的最终产物为乳酸，放出的能量由 ADP 接受，再合成 ATP，它是机体处于缺氧情况下的主要能量来源。无氧训练能提高人体乳酸能系统的供能能力，在完成同一剧烈的定量运动时，有训练者的血乳酸较无训练者低。但在完成短时间尽力的剧烈运动后，有训练者的血乳酸则比无训练者高 20% ~30%，这与有训练者肌肉中糖原含量较高以及随着训练水平的提高而提高了糖原的运用水平有关。乳酸能系统的重要作用，同磷酸原系统一样，是在暂时缺氧的情况下能快速供给能量。比如，健美训练中完成一组运动时就是靠乳酸能系统提供能量的。有氧氧化系统是指糖或脂肪在氧的参与下分解为二氧化碳和水，同时生成大量能量，使 ADP 再合成 ATP。有氧氧化系统是进行长时间耐力活动的主要供能系统。可见，人体运动时能量供应系统提供的能量与运动专项密切相关。所谓“无氧运动”，是指运动过程中主要以无氧代谢（磷酸原系统和乳酸能系统）供给能量的运动，如举重、健美训练等。有氧运动则指运动过程中主要以有氧氧化系统供给能量的运动，如肌力训练中为减少体内脂肪而进行的长距离跑。

（许江峰）

第四章 人工关节置换术

第一节 概述

人工关节是应用生物相容性与机械性能良好的金属或非金属材料模拟关节制成的人工假体，用以置换被疾病或创伤所破坏的关节，以去除病灶、消除疼痛、纠正畸形，使关节功能得以恢复。

早在19世纪末就有报道自制人工关节的使用经验，在其后的半个多世纪里，由于用于制造人工关节的材料、人工关节的设计与固定以及基础研究等方面的限制与不足，虽然陆续有报道进行关节置换术的经验，但是效果大多不理想，因此，该阶段只是人工关节的萌芽与起步阶段。现代人工关节的发展始于20世纪五六十年代。John Charnley通过大量的临床与基础研究提出并确立了人工全关节假体设计中的低摩擦原理，选择金属对高密度聚乙烯组合的假体替代当时较普及的金属对金属假体，大大提高了假体的耐磨性能；与此同时，Charnley还发展了现代骨水泥技术，从而使人工关节与骨骼得以牢固固定。Charnley的理论和技术不仅在当时很快就得到推广应用于全身各大关节假体置换术中，而且一直沿用至今。在本阶段，不仅髋、膝关节假体得到了很大的发展，同时也出现了比较成熟的人工肱骨头和全肩关节假体、人工肘关节及人工指间关节假体。从20世纪70年代起，人工关节进入广泛应用阶段，接受人工关节置换术的人数和比例大幅度上升，除了髋、膝关节外，四肢的其他关节如肩、肘、腕、掌指、近侧指间关节、桡骨头、月骨、踝、跖趾等关节以及脊柱的椎体和椎间盘等都能被人工假体所置换。随着假体设计、材料、制作工艺和手术操作技术的发展和提高，并发症的发生率已有下降，但是，因手术人次的增加更为迅速，产生并发症的人次增多，对引起并发症的原因也有了不同的认识，例如认为假体松动不仅仅是因为机械因素所致，还涉及生物学因素，其中假体磨损颗粒诱发假体－骨界面骨溶解（溶骨反应）已引起了重视。人工关节的发展依赖于冶金、机械、化工、陶瓷、加工工艺、生物、医学等多学科、多专业的发展，需要医务人员和工程技术人员密切合作，临床实践和基础医学研究紧密结合，通过对人工关节的生物力学、材料、假体的设计和加工工艺、假体的固定、手术操作技术和术后疗效等方面的不断探索、研究和改进，以延长人工关节的使用寿命，减少并发症的发生，提高人工关节置换术的疗效。

一、人工关节的材料

1. 材料选择的要求　人工关节作为永久性植入物，对制作人工关节的材料要求比骨科其他材料更高，选择的基本要求是：①生物相容性好：材料植入体内后，不仅不被人体组织所排斥，不受体内环境的影响而损坏，即耐腐蚀性强，抗酸、抗碱，不与体液起反应；同时，植入的材料不降解，不会引起组织坏死、吸收，不引起炎症和过敏反应，无毒性和致癌性，也不与细菌协同作用而导致感染。②物理性能好：具有良好的力学特性如弹性模量、疲劳强度、拉伸强度和屈服强度等综合指标均要理想，使假体能有足够的机械强度和抗磨损能力，不易折断，耐磨和无磁性，在植入体内后能满足作为人体结构所需承受的主动和被动的高载荷、循环载荷以及不同的应变速率的要求。③材料经加工后表面光洁度能达到镜面标准。④材料重量轻，价格便宜，易于加工，消毒方便且选择的灭菌方法不影响材料的力学性能和化学稳定性。

2. 常用的材料　目前常用的材料很多，大致可分为金属、无机材料和有机材料三类。

（1）金属材料

1）不锈钢：常用的是 L_{316}型不锈钢，具有较高的强度和较好的耐腐蚀性，其优点是价廉、制造方便、加工容易、表面抛光效果好，但与其他合金相比疲劳强度与屈服强度均较低，且可发生裂隙腐蚀和应力腐蚀，目前已被性能更好的合金材料取代，不再常规使用。

2）钴合金：分铸造和锻造两种。与不锈钢相比其抗腐蚀能力，特别是抗裂隙腐蚀的能力大大提高，锻造者疲劳强度和拉伸强度也有明显提高。目前常用的是钴铬钼合金。从抗腐蚀和机械性能综合评价的话，锻造钴合金是目前金属内植物中最优良的材料之一。

3）钛及钛合金：因纯钛的屈服强度过低，而钛合金的拉伸强度和疲劳强度很高，因此用作人工关节材料的为 Ti－6Al－4V 合金。与不锈钢和钴合金相比，钛合金的生物相容性和耐腐蚀性均最佳，而且弹性模量低得多，在一定程度上减少了应力遮挡所致的骨吸收等不良反应。其缺点是摩擦系数高，耐磨性能差，可产生磨损碎屑，不宜加工成人工关节的关节面。

（2）无机材料

1）陶瓷：是一大类材料，在人体内应用的又称为生物陶瓷。主要分为三类：①惰性陶瓷，如 Al_2O_3，耐腐蚀能力、抗磨损能力和生物相容性均很好，陶瓷对陶瓷之间的磨损系数是目前人工关节表面材料中最低的，陶瓷与聚乙烯之间的耐磨性也高于金属与聚乙烯。但陶瓷脆性和弹性模量高，抗裂纹扩展性差，容易碎裂。目前常用作人工髋关节假体的髋臼内衬和股骨头。②活性生物陶瓷，如羟基磷灰石，生物相容性好，与骨组织之间可以获得骨性结合。③降解性生物陶瓷，如磷酸三钙，可以降解吸收，诱导骨质生长。目前，后两者常用作金属假体表面涂层，使假体与骨组织界面无纤维膜形成，达到骨性结合。

2）碳质材料：生物相容性、耐磨和耐腐蚀蚀性均较好，目前不作为常规选择。

（3）有机材料

1）超高分子量聚乙烯：分子量通常高达 50 万～300 万，生物相容性好、质轻、抗拉强度高、摩擦系数小、耐磨性强，一般制成人工关节的凹侧关节面。

2）硅橡胶：具有高弹性和良好的生物相容性，在体内不降解，易消毒灭菌。其缺点是力学强度差，在反复应力作用下易发生碎裂。常制成手指和足趾关节。

关于人工关节材料配伍的选择，目前通常是关节面的凹面用高密度聚乙烯，凸面用金属或陶瓷材料。在人工髋关节，也有髋臼关节面和股骨头均选用陶瓷的，或者髋臼假体做成关节面为陶瓷、外面与金属帽之间为高分子量聚乙烯这种“三明治”型的假体。

二、人工关节的设计

1. 设计的基本原则　人工关节的设计必须从关节的生物力学、生物材料、关节的形态、假体的固定、关节的功能以及使用的目的和要求等诸方面考虑。其设计的基本原则是：①低摩擦设计原则。所有关节假体的设计均应遵循这个原则，以最大限度地减少关节面的磨损，延长假体的使用寿命。设计时不仅要选择低摩擦系数、耐磨性强的材料，制作时重视人工关节面的抛光工艺，而且要考虑到关节面的磨损率还与表面应力、摩擦速度、温度、摩擦矩以及摩擦面积有关，要从这些方面综合考虑尽量使人工关节的关节面光滑规整。②人工关节的活动和功能性质要与被置换的关节相仿，符合关节的解剖特点。③人工关节要有良好的稳固性，也要根据关节的部位和功能要求来综合考虑关节的稳定性和灵活性。④人工关节的非关节面部件也要圆钝，不能因有锐角而损伤软组织。⑤假体与骨之间要能牢固固定。⑥注意材料的组合。要避免两种不合适组合的金属搭配在一起，以免产生电解作用。⑦越简单越好，手术植入过程要简单、易操作。⑧能长期使用，对全身和局部无不良反应。

2. 人工关节的结构　人工关节有半关节和全关节之分，半关节是指置换关节的一侧关节面，而全关节是指置换整个关节。除了一些表面置换假体以外，人工关节一般都有关节面部分和髓腔部分组成。

（1）关节：关节的设计必须符合原关节的解剖特点，如股骨头假体，要求有酷似股骨头的形态，颈干角为135°，颈的长度可以在一定范围内选择，颈干的弯度应与 Shinton 半月线相符，头的表面要光滑以利活动。全关节则有两个对应的半关节组成。按活动与功能的要求，对应的两个关节面有各种连接方式，或各自独立，呈杵臼型或滚动式；或相互连接呈铰链式，有轴的结构；或呈轨道式结构等。为减少磨损，全关节的两个关节面需属不同材料或中间加垫。

（2）髓腔：髓腔部用金属制成，呈杆状，便于插入骨髓腔内固定，两者相互接连牢固成为一个整体。

3. 人工关节的固定　人工关节的固定要求坚强而持久，能承受足够大的功能载荷，使假体尽可能长时间稳定。有三种基本固定方式，分别为：黏合固定、机械固定和生物学固定。

（1）黏合固定：黏合固定是用骨黏固剂即骨水泥把人工关节假体和骨黏合在一起。骨水泥是一种丙烯酸类高分子化合物，是由甲基丙烯酸甲酯聚合物与甲基丙烯酸甲酯单体所组成的室温自凝塑料。骨水泥介于骨和假体之间，其弹性模量很低，可使应力逐步传递至骨。但是，骨水泥的力学性能较皮质骨弱，与骨和植入物相比是个薄弱环节，使用不当是造成假体松动的主要原因，因此，使用骨水泥时要很好掌握其调制技术和填充技术。在骨水泥的调制方面目前主张采用真空搅拌方法，在负压下调合搅拌骨水泥。因为手工混合搅拌调制的骨水泥不均匀，而且含有大量的气泡，这些气泡的存在可加快裂纹的延伸，削弱骨水泥的抗张强度和疲劳寿命。而用真空搅拌时，在搅拌过程中产生的气泡可以不断被负压吸走，一般在负压下搅拌 90s 左右时仍呈半液态，易于用骨水泥枪进行灌注。对感染风险比较大的患者，可在骨水泥中掺入一定比例的抗生素以减少术后感染的发生。抗生素所占的比例在 5% 以下时对骨水泥强度的影响不大。掺入的抗生素应是粉剂，而且要耐热，如可选用庆大霉素或头孢呋辛。在填充技术方面，要很仔细地准备髓腔，使其与选用的假体柄相匹配，使充填的骨水泥的厚度为 2mm。同时主张应用髓腔刷和冲洗装置，彻底清除血块和骨碎屑，吸净髓腔内的液体并保持髓腔干燥。关节表面如髋臼或胫骨平台的软骨应彻底清除，并钻孔以加强骨水泥的锚固作用。在髓腔内灌注骨水泥时，主张使用髓腔塞子，同时用骨水泥枪进行加压灌注，并注意骨水泥的注入时机。骨水泥的聚合过程可分为湿砂期、黏丝期和固化期，骨髓腔填充以低黏滞度时即半液态的湿砂期时效果最好，但是，使用时要注意到不同厂家生产的骨水泥的聚合时间可以差别很大。置放髓腔杆最好有远端中置器，使髓腔杆周围的骨水泥厚度均匀。安放假体时要迅速调整好位置，其后在骨水泥充分固化前要保持均匀的压力，不能移动或松压。最后，外溢的骨水泥要清除干净，不能留下锐利的角或嵴。

（2）机械性固定：机械固定一般是对压配型假体而言的。在准备假体的受区时使其形状和大小与假体完全匹配，在安装假体时把假体压入使其与骨产生紧密的机械连锁。但是，如果假体－骨界面没有骨整合的话仅靠机械结合很难达到假体与骨的永久性结合，往往因为假体的微动导致界面纤维组织形成并进一步破坏界面的稳定性，刺激骨吸收，最终导致假体松动。目前，这种只是通常作为生物学固定的初始固定方法。

（3）生物学固定：生物学固定是指通过骨组织长入假体多孔表面的孔隙内，形成骨与假体间的内嵌物，使假体与骨组织之间能很好整合，以达到假体－骨界面的永久稳定。多孔表面的制造材料可以是金属、陶瓷或有机高分子多聚物。实验研究表明钛合金与骨组织之间能很好整合，因此，Ti－15Al－4V 是常用的材料。可以通过钛丝烧结或表面喷砂技术制成多孔表面，至于孔径的大小和孔径率尚有争论。为促进假体表面骨生长，增强骨整合作用，目前常在多孔金属表面涂布羟基磷灰石和/或磷酸三钙陶瓷材料以促进骨诱导作用。如要获得良好的生物学固定效果，先决条件是假体必须有良好的初始固定，假体与骨面接触要紧密，不能有微动，以利于骨长入。新骨长入需要一定时间，通常要术后 6 周以后假体－骨界面才有较高的抗剪切强度，在这段时间里要注意不能负重，以免假体微动而致界面骨吸收，最终导致假体松动。

三、适应证和禁忌证

随着人工关节在临床上应用时间的延长，各种并发症和不良反应相继出现，手术失败可造成患者更重的病残，而人工关节的使用又有一定的寿命，有时需再次或多次施行翻修手术。虽然，随着对人工关节的有关基础理论如生物力学、材料、假体的设计和加工工艺、假体的固定以及手术操作技术等问题的探索和改进，人工关节置换术并发症的发生率已有下降，但发生并发症的绝对数却有增无减。为此，对人工关节的应用应持慎重态度，要严格掌握其适应证，只有在其他手术或非手术方法不能解决问题而只能使用人工关节时，才选用人工关节手术。

1. 适应证

（1）严重的关节创伤导致关节疼痛或功能障碍，用其他方法不能缓解者。

（2）严重的骨关节炎，有疼痛、畸形、功能障碍，用其他方法不能缓解者。

（3）类风湿性关节炎造成关节畸形、功能障碍者。

（4）关节及其邻近骨的肿瘤或肿瘤样病变使关节破坏，功能障碍者。因术中瘤段骨要广泛切除，所以常要使用定制型假体进行骨和关节的重建。

（5）结核或化脓性感染等原因所引起的关节强直，在感染已被控制并已长期稳定，患者有强烈愿望恢复关节功能者，可考虑行人工关节置换术，但应慎重。

（6）因感染致关节置换术失败而作翻修手术者，一般主张在感染完全控制后相当长时间后再进行手术，间隔时间通常为 1 年，也有认为半年或短至 6 周者，对低毒感染者有人在抗生素保护下，对感染彻底清创、冲洗后一期置换或再置换获得成功。

（7）关节周围有健康的软组织和良好的神经和血液供应者。

（8）人工关节置换手术以老年人为宜，对青壮年应慎重，非不得已不采用本手术。但类风湿性关节炎和强直性脊柱炎患者不受年龄限制。

2. 禁忌证

（1）有严重的心肺疾患或其他严重系统性疾患不能耐受手术者。

（2）糖尿病血糖未能很好控制者。

（3）局部或其他部位存在活动性结核或化脓性感染者。

（4）神经源性关节病及关节周围肌肉麻痹，难以维持术后关节稳定或难以获得关节主动活动者。

（5）严重骨质疏松骨质条件很差者。

（6）局部皮肤、软组织和血供条件很差，术后可能引起切口闭合困难或切口皮肤、软组织坏死者。

（许江峰）

第二节 人工髋关节置换术

从19世纪中期至20世纪早期，髋关节严重的疼痛和功能障碍的手术治疗主要致力于髋关节功能重建，但都未能取得突破性进展。直至20世纪早期，生物和无机材料被尝试用于髋关节置换术，先后用过阔筋膜移植、金铂等作为关节间置衬膜，象牙、玻璃、黏性胶体作为假体材料，但这些都以失败而告终。到了20世纪60年代，Charnley所研制的金属股骨头与超高分子聚乙烯髋臼，并以骨水泥固定，取得了巨大突破性的成功，使全关节置换术进入新纪元。近几十年来，全世界众多的关节专家致力研究人工髋关节置换术的许多问题，如新型假体材料、设计假体类型、远期松动、假体选择适应证及如何延长人工关节的寿命等方面进行了大量的工作，这些研究成果最终使大量的临床患者受益。

目前的研究结果已经清楚显示，和髋关节返修术相比，初次髋关节置换术成功的机会最大，因此慎重选择好合适的患者、正确的假体和掌握精确的手术技巧极为重要。本节主要介绍现代人工髋关节置换术围术期处理，介绍特殊类型的髋关节置换术、髋关节返修术的技术及术后并发症的处理等方面。

一、围术期处理

人工髋关节置换术围术期处理包括术前制定手术计划、手术方式的选择、假体选择、术前患者综合评价、术前准备、术中处理、术后并发症防治和术后康复等各个方面，是影响手术成功与否的关键。

（一）手术适应证

人工髋关节置换术的目的为解除髋关节疼痛，改善髋关节的功能。疼痛为髋关节置换术的主要手术适应证，而非活动受限、跛行、下肢不等长。对于采取了保守治疗或其他手术治疗髋关节仍有夜间痛、活动痛和负重痛，严重影响工作或需服用止痛药物，生活质量下降者则需要考虑行人工髋关节置换手术治疗。

详细手术适应证为：

1. 股骨颈骨折　包括：新鲜股骨头颈骨折；头下型或经颈型股骨颈骨折；预计发生骨折不愈合、股骨头缺血坏死可能性较大者；未经治疗的陈旧性股骨颈骨折，头臼均已发生破坏明显伴有疼痛影响髋关节功能者；经过其他手术内固定治疗或保守治疗骨折不愈合，股骨头发生坏死者均可进行人工髋关节置换。对于老年患者髋臼形态良好，功能活动要求不高者可行双极股骨头置换，其手术时间短，出血少，恢复快。对于身体一般情况好，功能要求高者尽量进行全髋关节置换。

2. 股骨头缺血性坏死　发病原因包括创伤性、酒精性、激素性、特发性等。对于股骨头缺血坏死一二期，股骨头、髋臼外形良好，关节间隙正常，应尽量采用保守治疗或钻孔减压，截骨改变力线以改善症状。对于疼痛不能缓解，病变持续发展，或病变已达三四期，髋臼股骨头已有破坏者可行全髋关节置换术。

3. 髋关节骨性关节炎　又称退行性骨关节炎，多见于老年人，髋臼常常受累，对于有关节疼痛和关节功能障碍的患者可行全髋关节置换术。人工股骨头置换的效果不佳是由于髋臼软骨退变的病理没有纠正。

4. 先天性髋关节发育不良　先天性髋关节发育不良的患者在出现严重的关节疼痛和关节功能障碍时可采用人工全髋关节置换术进行治疗，常需使用特用小号假体或定制假体。对于年轻患者伴有关节疼痛、肢体不对称并强烈要求矫形的患者可以考虑进行全髋关节置换。

5. 类风湿关节炎　髋关节类风湿关节炎较膝关节少见，多发生双侧，同时伴有下肢其他关节病变，一般情况差，若发生关节疼痛和关节功能障碍严重，全髋关节置换常常是唯一的治疗方法，手术难度也大，手术围术期处理相对困难。感染的概率是正常人 2.5 倍以上。

6. 强直性脊柱炎　对于强直性脊柱炎伴有髋关节功能障碍、关节疼痛的患者关节置换术也是唯一的治疗的方法，但与类风湿关节炎相比，强直性脊柱炎的患者平均年龄更轻，由于脊柱活动受限制，对于髋关节的要求更高，活动度更大，术后远期发生松动的概率更大。

7. 髋关节骨性强直　髋关节融合术后和髋关节感染、外伤术后发生融合是髋关节骨性强直的主要原因。髋关节骨性强直引起持续严重的腰痛或同侧膝关节疼痛以及髋关节融合术后不愈合和畸形愈合（屈曲大于30°，内收大于10°或外展畸形等），可考虑进行人工全髋关节置换术。对于无腰痛和关节痛的年轻女性患者出于功能和美观要求也可考虑进行全髋关节置换术。

8. 骨肿瘤　位于髋臼和股骨头颈下的低度恶性肿瘤，如骨巨细胞瘤、软骨肉瘤，可考虑进行全髋关节置换或使用肿瘤型假体进行关节置换治疗。转移性髋关节肿瘤术后、髋关节良性破坏性疾病，如色素绒毛结节性滑膜炎等可考虑进行全髋关节置换术。股骨颈原发性或转移的恶性肿瘤或病理性骨折，为减轻患者痛苦，可以手术置换。

9. 关节成形术失败　包括截骨术后、髋臼成形术、股骨头置换术、Ginllestone 切除成形术、全髋关节置换术、表面置换术等。关节痛为再置换术的主要指征。全髋关节置换术后发生假体松动、假体柄断裂、假体脱位手法复位失败，髋臼磨损而致中心性脱位等造成关节疼痛者是进行全髋关节返修术的主要指征。

（二）手术禁忌证

1. 髋关节感染或其他任何部位的活动性感染和骨髓炎　是髋关节置换术的绝对禁忌证。任何可能显著增加后遗症发生危险的不稳定疾病也是人工髋关节置换术的绝对禁忌证，因为关节置换术存在很多并发症，病死率高达1%～2%，因此术前应当对患者进行术前评估、详细的全身检查、内科会诊，纠正心、肺、肝、生殖系统或代谢系统疾病。相对禁忌证包括神经系统疾病、外展肌功能不全、神经营养性关节炎等。

2. 髋关节结核 过去诊断是手术的禁忌证，但现在认为在正规抗结核治疗情况下，结核病灶处于静血期，血沉、c－反应蛋白正常的情况下亦可考虑行全髋关节置换术。

过去认为60～75岁的患者最适宜做人工髋关节置换术，但现在的年龄范围已经被放宽很多，高龄并非是手术禁忌证，因为随着人口老龄化的发展和对生活质量的高要求，许多老年人需要进行手术治疗。而一些年轻的患者对功能和外观的强烈要求，如强直性脊柱炎、类风湿关节炎、先天性髋关节发育不良等。

（三）假体的选择

正确选择假体类型是手术成功的关键，也是患者术后生活质量的保证，所以作为手术者应该掌握各种关节假体的优缺点，根据患者的一般情况、年龄、骨骼形态和质量选择假体进行手术。

假体按照关节结构分为人工股骨头、人工全髋关节、双杯表面置换型人工关节等；按照固定方式分为骨水泥固定型人工关节和生物学固定型人工关节。

1. 人工股骨头假体 人工股骨头假体主要分为单极假体和双极假体2种。单极假体主要有Thompson型和Moore型2种。单极人工股骨头置换术具有费用低、手术时间短、可早期活动、减少老年患者长期卧床并发症等优点，缺点是容易引起髋臼磨损、穿透。双极假体又称双动头假体，是由Bateman首先发明，属于人工股骨头与全髋关节假体之间的中间型假体。其设计特点是在22mm股骨头外层增加了一金属髋臼杯和聚乙烯衬垫。髋关节活动同时由人工股骨头假体与聚乙烯内衬之间以及髋臼金属杯与髋臼之间两个界面分担，减少了假体对髋臼软骨面的磨损、穿透作用。

人工股骨头置换主要适用于高龄股骨颈骨折的患者，对于65岁以上，头下型或Gorden 3型、4型股骨颈骨折，极有可能发生骨折不愈合、股骨头坏死，需再次手术，身体状况或经济状况不适宜进行全髋关节置换的患者可进行人工股骨头置换。由于人工股骨头置换相对全髋关节置换手术耗时短，出血少，术后活动时间早，所以我们建议对于身体状况差、对活动要求不高的患者可进行人工股骨头置换。

2. 人工全髋关节假体 全髋关节假体分为股骨假体和髋臼假体两部分。股骨假体是用来代替原有的股骨头颈部的部件，按照部位分为头、颈、体和柄4部分。股骨头一般由钴铬钼合金、钛合金、陶瓷等材料制成，头的直径分22mm、2mm、28mm、32mm等几种，目前临床常用22～28mm活动头。

股骨颈为假体头与颈连接的部分，呈圆柱形。有不同的长度可供选择，以更好地控制关节松紧度。假体头颈的比例一般以1∶1.5为宜，颈过粗可导致和髋臼假体的碰撞，妨碍关节活动，颈过细易于折断。有些假体设计有颈领部，可防止假体下沉，底面和股骨距紧密相贴，而有些假体则依靠假体的股骨近端体柄部紧密连接防止假体下沉。

体、柄部是假体插入股骨干骺端及髓腔内的部分。按形状可分为直柄、弯柄、符合股骨解剖曲度的解剖柄等。解剖型股骨假体在干骺端有一后弓，骨干部有一前弓，与股骨的几何形状相应，所以有左右之区分。直柄型假体体部的横截面有椭圆形、楔形、菱形等多种设计，相应的柄部远端有圆形、楔形、菱形，有些假体柄部设计有纵形沟槽，可以防止假体旋转，也可以帮助骨水泥的牢固附着。选择骨水泥型假体柄时要注意假体与骨之间应留有空隙，以便于填充骨水泥，一般以4mm为宜，骨水泥过薄容易造成断裂而发生假体松动。有的骨水泥假体柄设计有自锁孔，使骨水泥充填其间，以利于固定。生物型假体的体、柄部设计为股骨假体近端有多孔表面型和紧密压迫型。多孔表面的材料多使用钛铝矾合金和钴铬合金，而紧密压迫型假体材料现在研究多集中于生物活性陶瓷如羟基磷灰石。多孔表面可允许自身骨的长入，紧密压迫型是利用假体与骨之间紧压配合以达到生物学固定的目的，适合于较年轻的患者，不适用于骨质疏松症的患者。

特制型股骨假体主要用于恶性或良性侵袭性骨和软组织肿瘤施行保肢手术时，可置换整个股骨，即同时可置换髋和膝关节。也用于髋关节返修手术进行定制股骨假体，常常需要进行术前CT扫描和计算机扫描设计的CAD/CAM（计算机辅助设计/计算机辅助制造）技术。

髋臼假体可分为骨水泥固定、无骨水泥固定和双极型假体3种。最初用于骨水泥固定的髋臼为厚壁的聚乙烯帽，并在塑料里埋入金属线标志以便在术后X线上更好地判断假体位置。骨水泥固定髋臼适用于老年人和对活动要求低的患者，也可用于一些肿瘤术后重建及髋臼需广泛植骨时。由于骨水泥型髋臼假体的使用寿命不长，开始在年轻的、活动量大的患者中采用无骨水泥固定髋臼假体。无骨水泥固定髋臼假体整个外表均为多孔表面以利骨长入，用髋臼螺钉固定髋臼假体现在比较常见，虽然有损伤骨盆内血管和脏器的危险，但是它提供了稳定的初始固定模式。有的假体设计了在假体外表有臼刺和棘，在一定程度上提供了旋转稳定性，但仍不如螺钉稳定。多数髋臼假体是由金属外壳和配套的聚乙烯内衬组成，金属外壳的外径在40～75mm，聚乙烯内衬用锁定的方式贴近金属外壳中，内衬与金属外壳的偏心设计使关节获得最大的稳定性。

3. 双杯表面置换型人工关节　表面置换型假体的设计原理是尽量少切除骨质，仅进行表面置换，更符合解剖生理要求。目前这种手术还处于临床研究水平，仅在有限的几家医疗中心用于一些精心筛选的病例。Wagner和Amstutz仍在继续研究和改进这种假体的设计和应用。虽然目前的结果表明术后失败率较高，但尚不能完全放弃。如果股骨头表面置换时将股骨头血供的破坏控制在最低点，作为一种半关节置换术对年轻患者来说是有益的，可以作为一种过渡手术方式，使返修变得更加简单。

髋关节表面置换的合适人选为年龄较轻（<55岁）、活动较多、因髋部疾病需进行全髋关节置换的患者，具体为：

（1）年轻强直性脊柱炎患者，髋关节强直。

（2）先天性髋关节半脱位、髋臼发育不良患者，可解除疼痛，恢复或部分恢复肢体长度。

（3）年轻患者股骨头坏死，轻度塌陷和囊性变，具有一定的骨质以承担表面假体。

表面置换对于过度肥胖，活动过于积极的患者不适合。其优点为：

（1）保留了大部分股骨头，无须处理股骨髓腔，为翻修手术保留了足够的骨质。

（2）假体直径较大，减少了术后脱位的发生率。

（3）保持了股骨正常的应力传导，减少了由于应力传递改变引起的全髋关节置换术后大腿疼痛。

（4）使用金属假体，避免了由于使用聚乙烯假体产生磨损颗粒而导致的晚期松动。但是，金属-金属的关节配伍仍有有关问题没有澄清。在常规 THA，目前的金属-金属配伍算不上是个好选择，但在表面置换却不得不采用。

(5) 金属假体更为耐磨，使假体使用寿命增加。

但是由于缺乏长期随访，对长期的磨损率、使用寿命缺乏统计。另外，表面置换手术操作并不复杂，但需要经验丰富的医师进行手术，以取得尽可能好的效果。

(四) 术前准备

人工关节置换手术难度大，对患者的一般情况的了解、手术器械、手术室、手术者的技术和经验有一定的要求，因此做好详细的手术前准备是手术成功的关键之一。

1. 患者的术前准备　尽管目前对手术患者的年龄的限制放宽了，但在某些疾病仍然要考虑好年龄因素，因为这是决定术后远期疗效和手术并发症的因素之一。

做好术前患者评估也很重要，因为术后可能发生一些并发症，患者的全身情况是否能够耐受大手术，老年患者特别是心肺疾患、感染和血管栓塞，是进行人工髋关节置换的必须要考虑的因素之一。在术前进行全面的内科检查，包括实验室检查、心血管多普勒检查、肺功能检查，是医生在术前发现和处理各种问题必须完成的前期工作。

体格检查包括脊柱和上下肢的检查，做切口的部位应检查髋关节周围软组织有无炎症，记录髋关节活动范围，术前运用 Harris、Iown、Judet、Andersson 等评分法记录髋关节状况有利于评价术后功能恢复。目前国内外最常用的评分法是 Harris 评分法，建立统一的评价标准有利于结果的标准化。

术前应拍摄髋关节 X 线片、股骨干的正侧位片、骨盆平片以了解髋臼窝是否有缺损、髋臼有无发育缺损、股骨髓腔有无狭窄或增宽、骨皮质的厚度和质量。对于翻修病例和先天性髋关节脱位的患者特别要注意髋臼的骨质量。髋臼的缺损可能需要行结构性植骨，必要时还要进行髋臼的 CT 扫描。术前了解髓腔的宽度对术中扩髓有指导，必要时植入直柄型股骨假体或特制细柄假体。每家器械公司会提供相应的透明塑料模板，可以在 X 线片上进行测量，可获得最佳匹配和颈长的假体，从而保持肢体等长和股骨偏距相等，减少术中的重复步骤而缩短手术时间。

患者术前若需服用非类固醇消炎药物应该在术前 1 周停用，以减少术中的出血。有泌尿系疾病和肺部疾患需要在术前纠正，减少术后感染和并发症的发生。

术前对患者术区皮肤的准备很重要，手术开始之前 12h 之内（越早越好）进行术区备皮，对肢体、会阴区、患侧半骨盆到髂嵴至少 20cm 的范围进行备皮，并用安尔碘消毒，无菌单覆盖。笔者所在医院的经验是术前晚备皮，消毒，无菌单包裹，术晨再次消毒后送手术室。适当地进行肠道准备可以有利于手术的顺利进行和预防感染。

2. 手术室的准备　手术室的无菌是至关重要的，因为关节置换的术后感染常常是灾难性的，手术中暴露较大，时间长，同时体内植入异体材料。在关节置换的早期阶段术后感染常常高达十几个百分点。近十几年来，采用了各种方法来减少术后感染率并取得了较好的效果。

需要不需要在层流手术间进行手术目前是有争议的，我们认为，手术室的一切准备都是为相对无菌环境下顺利开展手术做准备，为降低感染率，人工关节置换需要在层流手术室进行，以尽量减少手术室空间存在的尘粒和细菌。手术间建筑成完全或半完全封闭的空间，外界空气经过滤装置通向手术间或手术台周围，滤过的空气所含微粒（包括微生物）应少于每升35个以下。空间换气为间歇性，每小时20~25次。层流手术室建设费用较高，是关节置换术无菌环境的保证。

人工关节手术器械的灭菌准备要严格于普通手术，常常需要进行二次高压灭菌。在教学单位，手术过程常有参观者，建议减少人工关节手术的参观或建立手术直播间以满足学生的需求，避免进入手术室带来细菌。

患者术前进行预防性抗生素使用，大多数骨科医生建议广谱抗菌药物应该在手术开始之前的短时间内静脉运用，使得术中药物保持组织内高浓度，预防性使用抗生素比单独使用空气净化系统抗感染的作用大。

预防应用的抗菌药物应在切开皮肤30分钟前标注，而且如果手术时间超过3小时应再追加一次抗菌药物。

手术开始之前，应按标准摆放患者体位，如采用侧卧位，骨盆体位架应挤靠于耻骨联合或髂前上棘上，并且一定要固定可靠，否则术中难以确定髋臼假体的位置。

患者皮肤消毒常用安尔碘或碘酒加酒精，要注意会阴部的消毒和无菌单的缝合固定，以免术中滑脱造成污染。我们采用整个患肢的消毒有利于术中定位和避免污染，常常在采用侧卧位时在手术台前侧摆放一个无菌袋，这样在处理股骨时可将小腿置于袋中而不会污染手术台的无菌术野。

术中采用脉冲冲洗器可使伤口内细菌减少，也可更好地冲洗伤口内的血块和碎屑，以减少术后感染。我们还采用双手套操作、防水手术衣、术中空气清洁机来减少污染。

3. 麻醉和自体输血　硬膜外麻醉或腰、硬联合麻醉的方式对人工髋关节置换术来说已达到要求，但是对老年人来说，可能全身麻醉更加安全，这就取决于患者的身体条件而非麻醉师或手术者的习惯。手术前对患者的全身情况有充分的了解，如糖尿病患者需在术中检测血糖，使用胰岛素控制血糖；术前纠正贫血和低血钾；长期接受激素治疗的患者，术前、术中和术后应静脉给予激素，以防止肾上腺皮质功能危象的发生。

随着关节置换的器械发展和术者经验的积累，人工髋关节手术时间相对较短，手术中失血少，但是在翻修术和双侧髋关节置换术中，出血量可达1 000ml以上，术中、术后输血常常为治疗方法之一。对于单纯血红蛋白低于80g/L，有一定的临床症状时需要进行输血治疗。采用术中洗涤红细胞的自体血回收方法可以使异体输血量减少，主要用于翻修术、双侧同时置换、Paget病、先天性髋关节脱位、类风湿关节炎等患者。自体引流血回输仍有一些问题要解决，如引流血的成分有异于自体血、污染问题、回输量的问题等。

（五）手术入路

人工髋关节置换术可采用的入路很多，主要有前方入路、侧方入路、后外侧入路和后方入路。这与术者的习惯有关。各种入路均有优缺点，本节简要介绍各入路的方法和注意事项。

1. 前方入路　又称为Smith - Peterson入路、前髂股入路，适用于几乎所有的髋关节手术。

体位：仰卧，术侧臀下垫枕。

切口：起自髂嵴中点，经髂前上棘，向下沿股骨干延长10cm。

暴露：外旋下肢，牵开缝匠肌，暴露阔筋膜张肌和缝匠肌间隙，寻找股外侧皮神经，该神经自髂前上棘远侧4~5cm处跨过缝匠肌。向内侧牵开该神经，自阔筋膜张肌和缝匠肌间隙劈开阔筋膜，结扎并切断肌间隙内的血管。自髂骨嵴拨开阔筋膜张肌的髂骨止点，暴露股直肌及其间隙，结扎并切断股外侧动脉的升支。自髂前上棘、髋臼上部及髋关节囊游离股直肌，内收外旋髋关节，用 Hohmann 拉钩牵开股直肌和髂腰肌，暴露关节囊，切开关节囊后，即完成了髋关节的暴露。

注意事项：本入路有时要切断缝匠肌的髂前上棘止点以改善暴露，有时还要游离臀中、小肌的髂骨止点，亦可行大粗隆截骨改善暴露。缝合伤口时需要注意股外侧皮神经，有时候不慎缝合术后有股前外侧区的麻木。

2. 侧方入路

（1）Watson - Jones 入路

体位：仰卧，术侧臀下垫枕。

切口：以大粗隆为中心，做一直切口，跨大粗隆后部，切口略偏后可以改善暴露。

暴露：经阔筋膜张肌和臀中肌之间隙，切开阔筋膜，向前后牵开阔筋膜，结扎并切断肌间隙内的血管。牵开臀肌，暴露前关节囊。外旋髋关节，松解股外侧肌止点，游离前关节囊，部分切断臀中肌大粗隆止点前部，用 Hohmann 拉钩牵开，暴露关节囊并切开，外旋外展髋关节，使之脱位。

注意事项：如果需要更大的显露，可从粗隆上游离臀中肌腱的前部纤维，或施行大粗隆截骨术，并将其前上部分及臀中肌的附着点向近端翻转。这样的方法可以保护臀中肌的附着点并利于术后再附着。

（2）Harris 入路：这是 Harris 推荐的可广泛显露髋关节的外侧切口，这个切口中股骨头可向前或向后脱位，但需要行大粗隆截骨术，有可能造成骨不连或大粗隆滑囊炎，同时，异位骨化的发生率要高于其他切口。

体位：侧卧位，抬高患髋，外展 60°。

切口：以大粗隆为基底，自髂前上棘后 5cm 处做一“U”形切口，沿股骨干下延 8cm。

暴露：自远端向近侧切开髂胫束，在大粗隆水平以一指深入髂胫束深层，触及臀大肌在臀肌粗隆上的止点，在该止点前约一指处切开阔筋膜，即可暴露出深层的臀中肌。为改善关节后侧的暴露，自大粗隆中部水平，斜形切开已向后翻开的阔筋膜，再向内向近端沿臀大肌纤维方向劈开臀大肌约 4cm，贴着前关节囊插入一骨膜起子至髋臼，向前牵开髂胫束和阔筋膜张肌前部。向远侧游离股外侧肌起点，在关节囊和骨外展肌群间插入一骨膜起子，自股外侧肌结节远侧 1.5cm 处，向内向上至股骨颈上面，凿下大粗隆。自大粗隆分离关节囊上部，切断梨状肌、闭孔内肌的股骨止点，直视下切除近端的前后关节囊。自股直肌深部插入一钝 Benner 拉钩，拉钩前部抵住髂前上棘。向上翻开截下的大粗隆及其上附着的外展肌群，暴露关节囊上部和前部。在髂腰肌和关节囊之间插入一拉钩，暴露出关节囊前部和下部。切除术野中暴露出的关节囊。伸直、内收、外旋股骨，向前脱出股骨头。屈曲、外旋股骨，切断髂腰肌，暴露整个股骨头。暴露髋臼时，将大粗隆向上牵开，屈膝，内收、屈曲、内旋髋关节，向后脱出股骨头。

注意事项：术后缝合切口时，髋关节尽量外展，同时外旋 10°，将截下的大粗隆向远侧移位，固定于股骨干的外侧面。

（3）Hardinge 入路。Hardinge 观察到臀中肌的强有力的肌腱附着于大粗隆并绕过大粗隆尖端，改进了前入的外侧切口，避免了大粗隆截骨术。

体位：取仰卧位，并使患髋大粗隆靠近床边，同时使臀部稍离开手术台缘。

切口：以大粗隆为中点做后 Lazy－J 切口。

暴露：沿切口方向切开阔筋膜，在大粗隆中央线切开。向前方牵开阔筋膜张肌，并向后方牵开臀大肌，显露股外侧肌的起点和臀中肌的止点。斜向经过大粗隆切开臀中肌的肌腱，保持臀中肌后侧部分的肌腱仍附着于大粗隆。向近端沿臀中肌纤维方向切开至其中后 1/3 交界处。远端沿股外侧肌纤维方向向前切至股骨的前外表面。提拉臀小肌与股外侧肌的前部的腱性止点。外展大腿，显露髋关节囊的前部。按需要切开髋关节囊。在关闭切口时，用双股不吸收缝线修复臀中肌的肌腱。

3. 后外侧入路　又称 Gibson 入路，是 Gibson、Kocher 和 Langenbeck 首先描述和推荐的髋关节后外侧入路。该入路不需要将臀中肌从髂骨上剥离，并且不影响髂胫束的功能，术后恢复较快。

体位：侧卧位。

切口：切口的近端始于髂后上棘前 6～8cm。在髂嵴的稍远处，沿臀大肌的前缘切开，继续向远端延伸至大粗隆的前缘，然后沿股骨轴线切开 15～18cm。

暴露：从切口的远端向近端至大粗隆沿纤维方向切开髂胫束。然后外展大腿，用手指插入髂胫束切口近端的深面，可触及臀大肌前沿的沟，沿着沟向近端切开臀大肌。将大腿内收，将相邻组织向前后翻开，暴露大粗隆及附着其上的肌肉。

然后，钝性分离将臀大肌的后缘从邻近的梨状肌的肌腱上分开，切断臀中肌及臀小肌在大粗隆的止点，注意要保留部分肌腱，以便关闭切口时缝合。将这些肌肉向前方牵开，这时可以看到髋关节囊的前上侧。在髋关节囊的上部沿髋臼至粗隆间线连线上的股骨颈轴线切开关节囊。屈髋屈膝，并内收、内旋大腿，使髋关节脱位。

Gibson 改进型后外侧切口入路不切除关节囊前方，虽未很好地显露髋臼，但该切口已经足够脱出股骨头及放入假体，且使髋关节脱位的发生率下降。

4. 后方入路　Moore 的切口入路被称为南方显露。

体位：侧卧位，患者健侧在下。

切口：切口始于髂后上棘远端约 10cm 处，平行臀大肌纤维向远端及外侧延长切口至大粗隆的后缘，然后平行股骨干向远端切开 10～13cm。

暴露：沿皮肤切口方向切开深筋膜，钝性分离臀大肌的纤维。在切口近端松解时要注意不要损伤臀上血管。向近端牵开臀大肌的近侧纤维，显露大粗隆。将部分远端纤维向远端牵开，沿远端切口走行方向分离肌肉于股骨粗线的止点，显露坐骨神经，并小心牵开之（如术者对此切口熟练掌握后，即没有必要显露坐骨神经），切断骶丛至股方肌和下孖肌的小分支，其中包含至髋关节囊的感觉神经。下一步，显露并切断下孖肌和闭孔内肌，如有必要，也可切断梨状肌附着于股骨的肌腱，将这些肌肉向内侧拉开。这时关节囊的后部即可得到很好的显露，从远端到近端沿着股骨颈方向切开髋关节囊直至髋臼缘，将关节囊远端从股骨分离，屈髋及膝关节 90°，内旋大腿，将髋关节从后方脱位。

（六）手术技术

人工髋关节手术技术要求高，涉及手术入路、截骨、髋臼的处理、股骨的处理、骨水泥及非骨水泥假体的安置、脱位及复位的要求等方面，特别在翻修病例和类风湿关节炎、先天性髋关节脱位及髋臼发育不良等特殊问题方面要求的手术技术也一样，本节简要阐述人工髋关节置换手术的一般手术技术。

1. 截骨及髋臼的处理 完成髋关节的暴露和脱位后，首先要确定股骨颈的截骨线位置。可以显露小粗隆上缘，用电凝刀或骨刀浅浅地划出截骨线，截骨线一般位于粗隆间线的近侧，术前也可用模板测定柄的大小和颈长，用假体试模确定出股骨颈的截骨线位置。一般在小粗隆上缘 1.5～2cm 用摆锯截断股骨颈，如果截骨未达到股骨颈外侧与大粗隆的结合部（在有些大粗隆比较粗大的患者常常会出现），则还需要在大粗隆内侧多切除一些骨质，即作另一纵向外侧截骨，否则粗隆容易发生骨折。取出的股骨头可以用作自体骨移植之用。

取出股骨头后即开始进行髋臼的显露和处理，关节囊的切开有利于髋臼的显露，如果不够满意，可切断臀大肌的股骨止点，在股骨上的腱端保留 1cm 以利术后将肌肉缝合。髋臼的显露有赖于在髋臼前缘、髋臼后柱和髋臼横韧带下放置牵开器，但要注意邻近的血管和神经，避免损伤这些结构。完全切除髋关节盂唇及任何残留的关节囊，将软组织牵入髋臼并将其紧贴髋臼缘切除，切除髋臼内包括圆韧带的所有剩余软组织，偶尔髋臼横韧带有增生肥厚则需要将其切除，这样可以使髋臼能容纳较大的髋臼锉，但需要注意保持刀尖不要切入过深，因为闭孔动脉分支从其下面通过，如果损伤，将很难止血。用骨刀咬除任何突出于髋臼骨性边缘的骨赘，否则无法正确判断髋臼内壁的位置，髋臼假体的位置就可能安装过度偏外。

不管是骨水泥固定还是非骨水泥固定的髋臼假体，其髋臼的处理是一样需要除去关节软骨和磨削髋臼这一步骤的。使用髋臼磨削时，股骨颈断端应根据切口选择方式向前或向后充分牵开以使磨钻不受阻挡地从前下方放入髋臼，否则磨钻偏向后上方，会过多磨削髋臼后上方的软骨下骨。用最小号髋臼锉开始逐步加大型号磨削髋臼软骨面，保证所有软骨被磨掉，磨削面均匀渗血，寻找髋臼内软骨下囊肿并用小刮匙将其清除。用股骨头颈部的松质骨填入囊腔或骨缺损区，用打入器或磨钻反磨压紧植骨。用髋臼假体试模检查髋臼假体与臼床的对合情况，以及假体的植入方向，然后植入无骨水泥、骨水泥或双极髋臼假体。

2. 无骨水泥固定的髋臼假体植入 髋臼假体的大小由最后使用的髋臼锉的直径来确定，假体和髋臼的紧密相接触提供了一定的稳定性，但需要用栓、钉或螺丝钉加以固定，但需要注意不能使用比髋臼锉大很多的假体来增加初始稳定性，否则假体不能完全匹配，也可能造成髋臼骨折。

髋臼假体的前倾角和倾斜角可以使用髋臼假体定位器来确定。一般最佳倾斜角为 45°，最佳前倾角为 10°～20°。如果股骨假体为解剖型设计，并已经将前倾角设制入股骨颈，则可将髋臼假体的前倾角置于 10°～15°。髋臼假体的过度前倾可导致前脱位。如果采用直柄型假体，可将髋臼假体前倾角调成 20°。保持定位器的方向将假体打入髋臼时应检查患者保持完全侧卧位，当假体完全打入时，打击的声音会发生改变，同时通过假体上空隙探查假体是否与骨质密切接触。如果两者之间仍有空隙，则需要进一步打入假体，或重新磨削髋臼，选择合适假体。

经髋臼假体安装螺丝钉有损伤骨盆内外血管、神经的危险。将髋臼分为 4 个象限，即以髂前上棘与髋臼中心的连线与通过髋臼中心的垂直线分成的 4 个区，分别为前上、前下、后上和后下。在前上象限内打入的螺丝钉最危险，很容易损伤髂外动、静脉，而穿过前下象限的螺丝钉容易伤及闭孔神经和血管。应尽量避免在这两个象限内拧入螺钉。经过后上象限拧入螺钉较为安全，一般采用直径 6.5mm 自攻螺钉，螺钉头埋入假体上的螺钉孔，以免影响聚乙烯内衬的植入，螺钉可以借助双侧骨皮质固定达到坚强固定。经过后下象限的螺钉可能穿过坐骨切迹，损伤到坐骨神经和臀上血管，术中用手指可在坐骨切迹附近摸到螺钉，避免损伤。

打入螺丝钉后测试假体的稳定性，假体和骨质之间应该无活动度，冲洗髋臼内面，安装聚乙烯内衬。可在安装试样复位后最终选定内衬的偏心度和偏心旋转位置，防脱位角偏置方向（偏距中心）常置于髋臼上缘或后上缘，以保证关节的稳定性。

3. 骨水泥固定髋臼假体植入　大多数骨水泥固定的髋臼假体表面带有数个预制的 PMMA 突起，以保证假体周围形成一层 3mm 厚的骨水泥套，假体的大小既可用聚乙烯臼外径表示，又可用聚乙烯臼外径加上 PMMA 占位突起的距离表示，故磨削后髋臼的大小应与包括占位突起在内的假体外径一致，否则假体不能完全与髋臼匹配。

在髂骨和坐骨软骨下骨板上钻多个 6mm 孔以利骨水泥进入，也可在髂骨和坐骨处钻 12mm 孔，而两者之间另钻 6mm 孔。钻骨洞时，应注意不能穿透骨盆内壁，否则骨水泥进入盆腔会损伤血管、神经，植骨或用金属网加强修补。彻底擦干髋臼，止血。用骨水泥枪注入骨水泥，先填髋臼底部的骨洞，再填髋臼骨面，然后用加压装置填紧。

用合适的假体定位器植入髋臼假体，假体的边缘应该保持和髋臼骨缘相吻合。没有 PMMA 的假体不能过分加压，否则髋臼会陷入髋臼内，骨水泥分布不均；而有 PMMA 假体可以加压，待骨水泥固化后，卸下定位器，更换球形挤压器置入臼内以在骨水泥完全硬化过程中保持压力。

骨水泥完全硬化后，用挤压器在新植入假体周围多处挤压以检查稳定性。如果假体存在松动必须取出重新置换。任何突出边缘的骨赘或骨水泥必须清除，否则术后可导致碰撞和脱位。

4. 非骨水泥固定的股骨假体植入　非骨水泥固定的股骨假体有直柄和解剖型等不同类型，直柄型需用直的髓腔锉扩大髓腔，解剖型柄需要用软钻扩大髓腔。髓腔钻应从最小号逐渐增大直径直到感到磨到坚硬的骨皮质，特别当磨至比模板确定的假体型号小一号之时应该注意，不要过度磨削髓腔，判断轴向髓腔钻在髓腔内的稳定性，钻头顶端不应在任何平面发生倾斜。轴向扩髓时，必须在大粗隆内侧开槽，以顺利完成扩髓，否则有可能发生股骨假体内翻。解剖型假体扩髓一般需要一定程度的过度扩髓以适应解剖型假体体柄的轻微曲度。

处理股骨近端股骨颈内侧残留的松质骨，锉的方向应与髓腔钻的轴向完全一致，避免过度前倾。将髓腔锉打入的过程中要控制其前倾。每个尺寸的髓腔锉只能打入一次，最后一个髓腔锉完全打入后，锉的上缘达到股骨颈的截骨线，再敲击时不应有任何移动，如有移动表明其不稳定，可加大一号锉磨或改用骨水泥固定的假体。

采用带颈领的柄有必要精确处理股骨颈，而用无领柄时该步骤无关紧要。股骨颈截面的最终位置应与术前模板确定的小粗隆上方截骨的平面一致。

多数全髋系统中头颈试样均可安装于假体髓腔锉柄上，根据选定的股骨头直径和高度，在髓腔锉上安装试模，术前下肢有短缩的患者还需要加大股骨头高度才能延长下肢长度。

如果颈长合适就可以进行髋关节复位，冲净髋臼内的任何碎屑，复位时应避免暴力。复位成功后，正确判断关节稳定性，做髋关节各方向的被动活动，检查下肢长度，极限活动时有无股骨和髋臼的相碰击。能完全伸直并外旋40°以及屈曲至少90°并内旋45°是髋关节稳定性所必需的。如果髋关节很容易脱位并且股骨头可很容易牵离髋臼大于数毫米，则应该改用长颈假体。

如果髋关节稳定性可以接受，就可以取出试模，安装最终选定的假体。假体的插入要保持前倾角，用打入器将假体柄打入髓腔，勿用暴力，否则可造成股骨骨折。如果有颈领的假体没有完全和截骨平面接触，宁可让其偏高也不冒股骨骨折的风险。如果出现股骨骨折，必须取出假体，将骨折用钢丝固定或环抱器固定再打入假体，如假体不稳定必须换用长柄假体或骨水泥型假体。

5. 骨水泥固定的股骨假体植入 骨水泥固定适用于65岁以上患者，并且股骨皮质薄或骨质疏松，不能达到可靠的紧压配合固定。其扩大髓腔的步骤和非骨水泥固定的假体相似，但骨水泥固定的假体对髓腔的要求不像非骨水泥固定型那样严格，为保证有足够的骨水泥充填假体与髓腔之间的缝隙，与骨水泥固定假体配套的髓腔锉应该较假体略大。

准备填入骨水泥之前应该冲刷髓腔，清除碎屑和血块，然后用骨栓或塑料栓堵塞髓腔远端，以便于加压充填骨水泥，防止骨水泥进入股骨远段。栓的位置应该位于假体末端1~2cm处，如果过分偏远，将给翻修术清除骨水泥造成极大的困难。最好用脉冲冲洗器彻底冲洗髓腔并用干纱布擦干血液，用纱布保护周围组织以阻挡骨水泥的溢出。

用骨水泥枪将骨水泥注入髓腔，骨水泥枪应从髓腔远端向近端边注边退，依靠骨水泥的压力将喷嘴逐渐退出髓腔，将选定的假体柄插入股骨髓腔，使假体完全进入髓腔。在假体上持续加压，直至骨水泥完全硬化。清除所有骨水泥碎屑，检查假体的稳定性。复位后检查活动度及稳定性同非骨水泥固定型假体的植入。

关节复位后，保留的关节囊可修复，如果没有保留关节囊可直接修复软组织，重建周围切断的组织和大粗隆，仔细重建软组织有利于增加术后髋关节的稳定性。在阔筋膜深层放置负压引流管，缝合阔筋膜，逐层缝合皮下和皮肤。

6. 髋关节表面置换术假体植入 充分暴露髋臼后，切除髋臼后缘所有可能阻碍股骨头脱位的骨赘，将其脱位。髋臼假体是半球形金属假体，假体大小术前须根据X线测量片确定，较所用的最大号髋臼磨削器大1~2mm，这样假体植入初期稳定性甚好。所用股骨假体的型号应根据股骨颈直径决定，髋臼假体应与股骨假体相对应。在整个股骨头处理过程中不应破坏股骨颈皮质的完整性，以免导致股骨颈骨折。首先在导引器指导下顺股骨头颈的中轴线打入一支导针，并用环形测试器检查证实。用空心钻沿导针打入，套上与金属杯内径相同的环形铰刀，切除股骨头侧面的软骨面，切除破坏的骨质及增生缘。注意避免导针偏心或偏轴而错误铰切。然后，换上杯高指示环，切除残留头的穹顶，用股骨头阴锉将头磨到正好套入金属杯为止，切忌磨得太多以免术后发生股骨颈骨折。用股骨头外形接触测量器检查磨削后的股骨头，如磨削后的股骨头上有囊性变，可用刮匙刮除，刷洗削磨好的股骨头，擦干，在股骨头上钻3~4个直径为3mm、深0.5cm的骨孔，将调好成团的黏固剂填入金属杯内和头骨孔内，迅速用持杯器将杯套在股骨头上，金属杯的中心与股骨颈的轴线必须一致，用金属杯加压器压紧金属杯，使金属杯与骨质紧密相贴；将自金属杯周围和顶孔溢出的黏固剂刮除。待黏固剂固化后去除加压器。复位、检查髋关节活动有无异常，逐层缝合。

二、髋关节翻修术

人工全髋关节置换术已成为重建髋关节功能的重要方法，全世界每年开展全髋关节置换术已超过50万例，15~20年生存率达90%。随着该项技术的广泛开展，由于患者自身因素、假体的机械磨损及生物学因素等引起假体松动的发生率随之增加，其中约有10%需要进行翻修。且随着时间的推移，假体失败的病例逐渐增多。髋关节翻修前见图4-1。

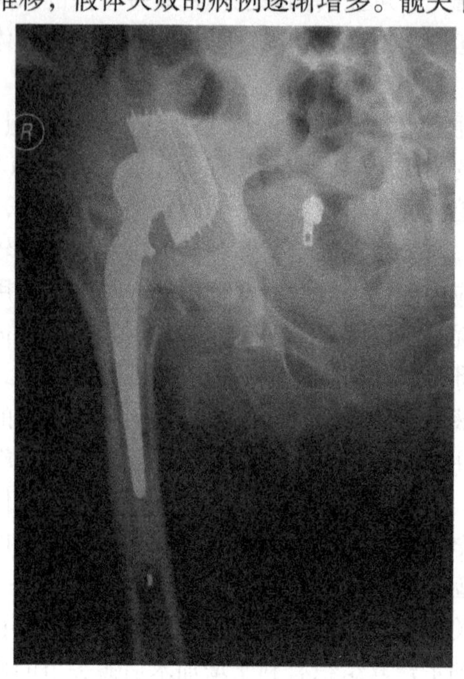

图4-1 髋关节松动翻修前

（一）髋关节置换术后翻修的原因

全髋关节置换术后翻修的原因主要是无菌性松动、骨溶解；其次为感染、假体断裂、复发性脱位等，这些均导致假体位置的改变（假体处于非生理位置）和股骨或髋臼的骨缺损。患者出现髋部疼痛，髋关节功能明显受限，下肢畸形而不得不寻求医疗帮助。

影响髋关节假体无菌性松动的因素很多，现在国内外文献较一致地认为：人工关节磨损产生微粒碎屑启动了由巨噬细胞介导的炎性反应，最终导致假体周围的溶骨，进一步产生假体松动。巨噬细胞、破骨细胞、成骨细胞、成纤维细胞等多种细胞参与这一反应，在假体周围形成界膜，并释放肿瘤坏死因子（TNF-δ）、白介素1（IL-1）、白介素6（IL-6）等多种溶骨因子，最终导致假体周围骨溶解，进一步产生髋臼侧和股骨侧假体松动、下沉。因此，改进假体设计，提高手术技巧，寻求新型材料以减少聚乙烯磨屑及假体各组件之间的磨损是今后的研究方向。

感染引起的炎症性松动也是全髋关节置换术后翻修的主要原因。感染松动需要先去除原来的假体，经过足够、有效的消炎后方可植入新的全髋假体，可分为一期翻修或二期翻修（见图4-2~4-3）。感染性松动处理十分棘手，易导致感染迁延不愈或感染扩散，严重者不得不行患肢截肢术。故在决定患者需进行全髋翻修手术时排除感染引起的失败是绝对必要的。做出正确合理诊断的关键不是单用临床检验，而是临床症状和检验的正确结合。在绝大多数情况下，根据病史、红细胞沉降率及C反应蛋白水平检查能诊断或排除感染。

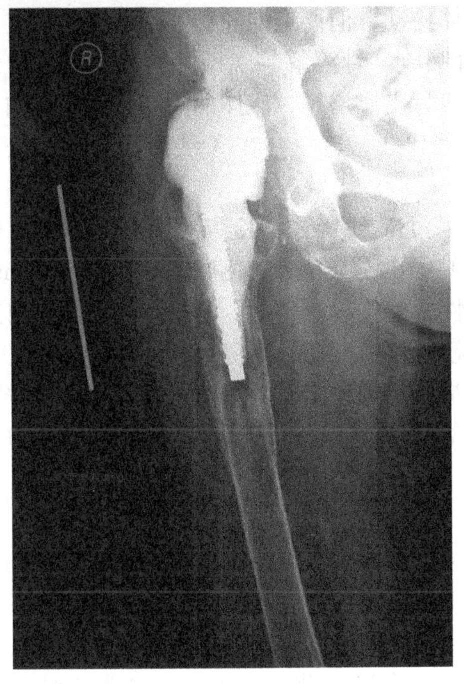

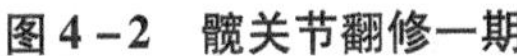

图4-2 髋关节翻修一期

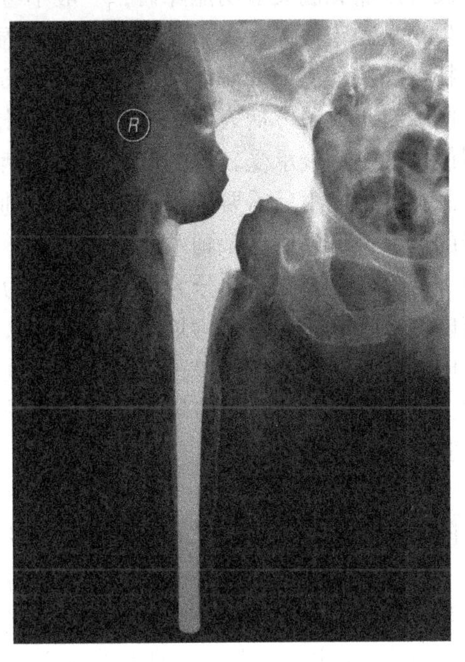

图4-3 髋关节翻修二期

假体断裂和复发性脱位主要与人工关节的设计和选择不当、手术技术错误以及术后不正确的练功与外伤有关，一般在手术后近期内发生。随着生物材料和假体设计的改进、手术方法的正确选择，以及成熟的手术技术和术后正确指导性练功与活动，这些全髋关节假体置换术后近期的并发症是可以避免的。

（二）髋关节置换术后需要翻修的临床表现

疼痛是需要翻修手术患者最突出的症状与主诉。全髋关节术后经历一个疼痛缓解、消失期后，又重新再现疼痛症状，经过一段时间的对症治疗，疼痛症状未能缓解，或者症状继续加重，往往提示假体松动的可能。单纯假体松动所致的疼痛特点是静止、卧床休息不引起疼痛，搬动患肢和活动时引起明显的疼痛。感染性髋部疼痛是静息痛、夜间痛，负重时疼痛加剧是其重要的特点。假体断裂和复发性脱位一般发生在手术后不当的功能锻炼或运动时突发性患髋疼痛。疼痛发生在臀部或腹股沟部，很可能是由于髋臼假体松动。大腿外侧部位疼痛，并向小腿前内侧发射，往往是股骨假体柄松动。

髋关节功能活动受限是需要翻修手术患者的另一症状。单纯或感染假体松动的患者髋关节功能活动受限是逐步加重。

（三）髋关节置换术后需要翻修的X线影像学评估

假体松动是关节置换失败的最主要原因。假体周围出现一个连贯的直径大于2mm以上透亮区，尤其在随访过程中，透亮区不断增宽，那么X线影像学诊断假体松动是无疑的，但还是要结合临床症状。

如果骨水泥型假体与骨水泥明显移位，或骨水泥断裂或碎裂，或假体断裂或变形，那么假体松动是肯定的。当然X线表现必须与临床症状相结合，如果假体单纯地下沉2mm，而患者没有疼痛和髋关节功能障碍，一般不考虑假体松动，但要定期随访。

生物学固定假体在X线影像学上除了显示骨吸收、骨溶解等晚期并发症表现外，还有一些特殊现象，例如柄假体下沉、柄远端局限性股骨皮质增厚、假体柄尖端远处髓腔内骨增生、髓腔封闭或假体柄表面光滑部分周围出现骨硬化线，这一些在X线影像学上的表现都说明假体柄的远端承受较大的应力，假体柄松动。

髋关节置换术后需要翻修的病例，术前必须通过X线影像学检查对髋臼侧和股骨侧骨缺损的情况进行评估，做到术前心中有数。髋臼缺损的分类目前普遍接受的是D'Antonio提出的AAOS分类方法，共分为5型：Ⅰ型为节段性骨缺损（边缘性、中央型），指髋臼边缘性或内侧壁骨缺损；Ⅱ型为腔隙性骨缺损，指髋臼变深，但边缘仍存在，可分为髋臼上、前、内、后或整个髋臼变深；Ⅲ型为混合性骨缺损，指兼有节段性骨缺损和腔隙性骨缺损；Ⅳ型为骨盆不连续，指髋臼前、后方向骨缺损；Ⅴ型为关节融合，指髋臼无骨缺损，但整个髋臼腔充满骨组织。

股骨侧骨缺损较常用的2种方法是AAOS和Paprosky分类方法。AAOS共分5型：Ⅰ型为节段性骨缺损，系指股骨的支持骨壳有缺损，位置可以在近端、中间或大转子；Ⅱ型为股骨骨缺损，表现腔隙性骨缺损，骨缺损发生松质骨与皮质骨内层的缺损，股骨的外壳不受影响；Ⅲ型为混合性骨缺损，指兼有节段性骨缺损和腔隙性骨缺损；Ⅳ型为股骨对线不良，则用于评估Paget病、髋发育不良与脱位等患者需要行全髋关节置换术；Ⅴ型为股骨干不连续，可因假体周围有骨干或骨折不连接而需要做髋关节翻修术。Paprosky分类方法考虑股骨干的支持能力，是专为广泛涂层非骨水泥股骨假体而设计的。

（四）髋关节置换术后需要翻修的手术治疗

髋关节翻修手术成功取决于3个因素：①完整地取出原来的髋臼和股骨侧假体；如果是骨水泥型假体，需要取出所有的骨水泥以及骨水泥与骨质间纤维假膜。②髋臼和股骨侧骨缺损的重建。③植入新的髋臼和股骨假体，并且得到有效、可靠的固定。

翻修手术时，完整地取出原来的髋臼和股骨侧假体的同时，需要尽量地保护髋臼和股骨侧骨质，避免造成骨质缺损的加重，甚至导致髋臼或股骨骨折。对于骨质吸收、骨质缺损严重的病例，取出髋臼和股骨侧假体并不困难。但是在翻修手术病例中，许多需要使用特殊的薄的骨凿或电锯分离假体与髋臼、股骨骨质之间的连接，方可取出原来的假体，而且手术操作应轻柔。如果原来髋关节置换使用的是骨水泥型假体，翻修手术时，需要取出所有的骨水泥以及骨水泥与骨质间纤维假膜。这时要求手术光源理想，手术者要有耐心，必要时应使用C臂机在透视下清除残留的骨水泥或假膜。因为手术时髋臼或股骨髓腔内如遗留少许骨水泥或假膜，会导致翻修假体植入方向偏离正确的角度或假体植入不能得到可靠的固定。

在行人工全髋关节翻修时，髋臼骨缺损的处理十分重要，与髋臼假体的稳定性有着密切的关系。恢复髋臼的骨性结构，可根据髋臼缺损的AAOS分类采取不同的方法。对Ⅰ型节段性骨缺损，由于髋臼的边缘及内侧壁骨缺损，需行大块结构骨植骨且使用螺钉或髋臼钢板固定。对于Ⅱ型腔隙性骨缺损，其髋臼前后柱及顶部、骨侧壁等骨性结构均完整，而髋臼顶深而薄，故宜行颗粒骨打压植骨；而Ⅲ型混合型骨缺损和Ⅳ型骨盆不连续性骨缺损，除行打压颗粒性骨植骨外，必须应用髋臼重建钢板或金属钛网重建髋臼，以加强髋臼的强度。V型关节融合型，手术的关键是寻找到髋关节真臼和真臼底的位置，磨锉真臼时不应过深对于髋臼腔隙性缺损，可用移植骨块、碎屑性移植骨、骨水泥或特殊形状的假体来修复缺损。

如果髋臼杯与宿主骨接触面积大于50%，可选用非骨水泥髋臼杯，并且需用螺钉固定。对此类骨缺损，用骨水泥髋臼杯和髋臼顶环，与不用骨水泥髋臼杯相比，手术成功率近似，两者在骨质吸收和骨块迁移方面临床结果相似。如果髋臼杯与宿主骨接触面积小于50%，就应用带有顶加强环的髋臼杯，并且需用骨水泥固定；也可用打实移植骨的骨水泥技术来固定。对非包容性缺损或节段性缺损来说，为获得对假体的支持，骨块重建是必需的。结构性移植骨块需用螺钉固定，固定之前，需将移植骨块的形状进行修整，以获得与宿主骨之间最紧密的接触。由于结构性移植骨可因骨吸收和塌陷而致手术失败，所以应尽量增大髋臼杯与宿主骨的接触面积。髋臼杯跨越移植骨与宿主骨接触非常重要，这样可使移植骨与宿主骨形成桥式连接而保护了移植骨。由于异体骨的骨诱导能力差，所以在应用结构性移植骨的同时，应用自体碎屑骨，并将其植于宿主骨和异体骨交界面，以增加骨融合发生的可能性。对此类缺损而言，骨水泥与非骨水泥髋臼杯在治疗效果上相同；但若移植骨对髋臼杯的支持面大于50%，建议用骨水泥髋臼杯，同时加用髋臼顶环，可取得良好效果。

对于股骨侧骨缺损，也可以根据骨缺损的类型采用不同的方法。股骨轻度的腔隙性缺损采用压紧颗粒骨植骨，范围较大的腔隙性缺损采用压紧颗粒骨，还需用金属网罩加强。股骨侧节段性骨缺损，采用结构性骨植骨。为了促进骨愈合，可加用自体碎屑骨移植，有时自体碎屑骨不足，将自体碎屑骨与异体颗粒骨混合后移植。股骨近端严重的节段性骨缺损或混合型缺损时，只能采用长节段的异体结构骨移植。

翻修术股骨假体选择，通常应选择广泛涂层或全涂层的加长假体，并且长度至少要超过原来假体尖部一个皮质骨的直径，通常使用长度为170cm，甚至220～230cm，例如多组合式假体（SROM），目前在临床使用较多。对于采用结构性骨植骨的病例，除了移植骨块较小外，一般使用骨水泥型假体置换（见图4－4～4－6）。

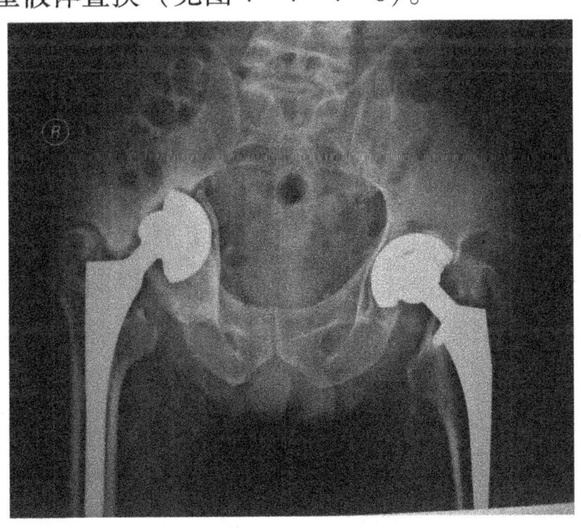

图4－4 髋关节翻修术前

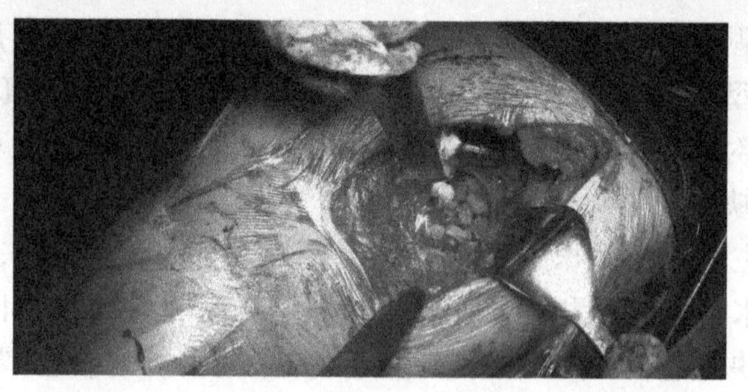

图4－5　髋关节翻修术中

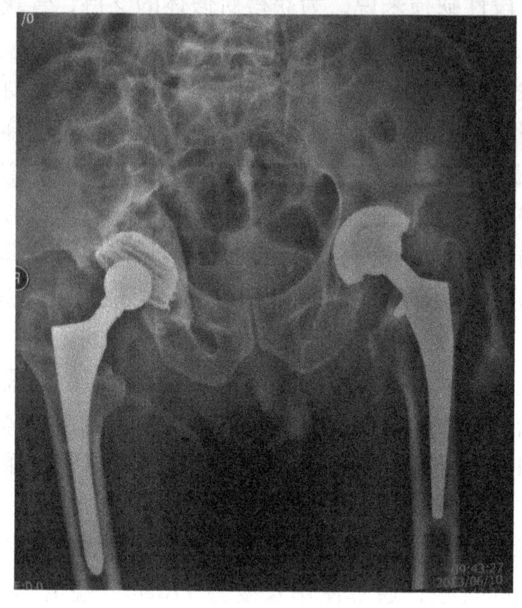

图4－6　髋关节翻修术后

三、关节置换类型

无柄髋关节置换术（图4－7～4－8）：有柄人工关节置换术，因该病特有的力学、生物学等因素导致失败率较高，从而限制了人工关节的远期疗效。因此，对于年轻患者尽可能采用确切有效的手术治疗手段以获得良好的关节功能。能拖延或避免过早进行有柄全髋关节置换是目前临床治疗中关注的课题。上海冉升、复升医疗器械有限公司研制的第三代无柄解剖型人工髋关节是在第一、二代基础上依据国人髋部骨质的特征与髋关节受力状态加以分析后研制出来的。具有能和股骨上端皮质骨大面积多点支撑和后期骨组织长入固定的特点。

有柄人工髋关节置换术后约62.3%会因应力遮挡而发生骨质丢失。临床随访资料显示无柄髋关节置换术后基本达到了早期的机械固定和后期的生物固定目的，无柄髋关节假体的应力分部与原体的应力分布相同，早期还保证了三个方面的稳定性，尤其是旋转稳定以及矢状面的稳定，这与罩杯和股骨颈皮质固定有关。无柄髋关节置换术后其股骨颈的骨密度则增加，这是因为应力重新回到了股骨颈及大小转子。股骨近端的相关生物力学主要抗压力、主要抗张力、次要抗压力及大转子间等五道力学在股骨头颈间汇总后，在股骨颈内交叉后走向股骨干内外侧皮质骨。所以保留股骨颈就等同于保留了股骨近端完整的结构及功能，无柄髋关节置换术可以避免应力遮挡的发生，没有应力遮挡就会减少局部的骨溶解，因此无柄髋关节置换术出现人工髋关节柄出现的松动、下沉、折断及股骨干骨折等并发症的可能性非常小。无柄髋关节置换术基本采用非骨水泥固定，是靠股骨颈保护装置与股骨颈紧密吻合打压使其紧密吻合，再采用中心钉穿透股骨干对侧皮质进行中心固定，及大小粗隆松质骨螺钉固定。生物无柄髋关节假体具有低应力、小变形、高稳定、抗松动等一系列优异的力学特性。

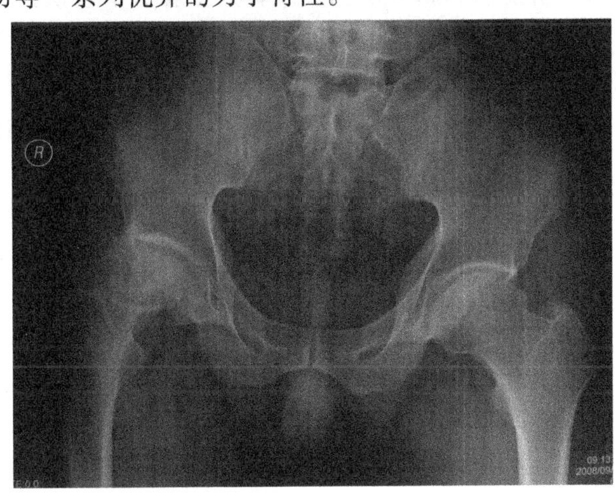

图4-7 无柄关节图1

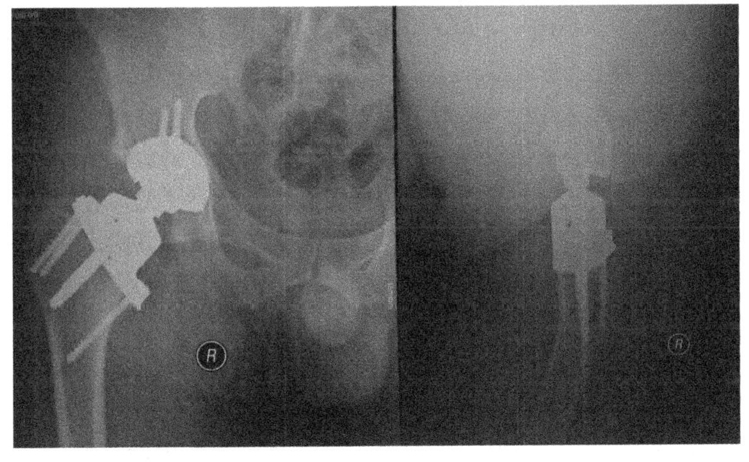

图4-8 无柄关节图2

（姜雪峰）

第三节 人工膝关节置换术

一、概述

进入20世纪70年代后，随着大量相关学科的飞速发展，人工膝关节置换术迎来了发展的快车道。以假体设计为中心，从单纯铰链式到半限制型，进而发展到非限制型假体。由于新的假体设计、新材料、新技术和新方法的发展，人工膝关节置换作为一项成熟的治疗方法，在更多疾病及更大年龄范围中得到推广应用，并相应减少并发症，成为广泛接受的经典手术之一，已被广大患者和医生所接受。随着老龄化社会的到来，骨与关节疾病的发病日益增多，全膝关节置换数量急剧攀升，手术量已居人工关节首位。在发达国家，全膝关节置换术已是全髋置换的2~3倍。

1. 限制型（铰链式）人工膝关节　20世纪40年代后期，单轴运动的铰链式人工膝关节开始应用于临床试验。为增加稳定性，胫/股骨假体均有长柄插入髓内；为更好地固定铰链式假体，假体柄表面呈孔隙状，期望骨长入以辅助固定。60年代起，几乎所有的完全限制型假体均改用骨水泥固定。铰链式人工膝关节本身具有良好的内在稳定性，对关节周围韧带等软组织的功能完整性要求低，下肢力线易于掌握，手术操作简便易行。随着铰链式人工膝关节假体应用于临床，出现一系列并发症：铰链断裂、假体松动、术后感染比例惊人，假体失败率高达20%~30%，使用寿命最长不超过10年。经过几十年的改进，铰链式人工膝关节在翻修手术和复杂的初次置换、肿瘤患者的保肢假体中仍占有一席之地。

2. 半限制型人工膝关节　20世纪50—60年代设计的铰链式假体绝大部分为单轴铰链型，假体只允许膝关节单一平面上的活动，因而不符合正常膝关节的生物力学，会导致假体-骨水泥-骨组织界面应力异常集中，产生大量磨屑和假体松动断裂、感染、骨折等并发症。并且一旦假体失败，无法施行补救性的翻修术。研究者逐步认识到膝关节的活动非常复杂，增加活动轴，抛弃了单轴铰链结构，改用连结式结构，使得假体具有一定范围内的多平面活动能力，兼顾屈伸与旋转，关节面采取金属对塑料，提高了假体存活率。这类假体尽管总体效果仍远不及非限制型假体，但其良好的内在稳定性被充分利用，发展成旋转铰链膝、球心膝及与表面置换“杂交”的高限制性膝（CCK）等。在软组织平衡非常困难、内外侧副韧带功能丧失的病例，尤其是翻修病例，以及肿瘤患者的保肢手术中可以轻易矫正畸形。

3. 膝关节表面置换　吸取铰链式人工假体的教训，1969年英国Gunston的多中心型膝采用金属-高分子聚乙烯材料组合，用骨水泥固定，具有划时代的意义。20世纪70年代发明了许多种最大限度减少限制性的膝关节表面置换假体。它要求内、外侧副韧带功能较好，能提供完好的膝关节稳定性。由于设计理念的不同，全膝关节假体即双髁置换假体，主要分为后交叉韧带保留型、牺牲型和替代型3种。

前交叉韧带不保留已成为大多数研究者的共识，而后交叉韧带保留还是替代的争论一直没有停息过。主张保留后叉韧带的理由是保持膝关节的本体感觉，利于控制膝关节的位置和运动；保持生理状态下股骨后滚，减轻假体表面的摩擦力，进而减小界面剪切力，延长假体寿命；模拟生理情况下运动学机制，改善全膝置换术后步态，尤其以下楼梯时明显。但最近的动态X线研究显示：保留后叉韧带的假体并没有复制正常膝关节的运动机制，相反许多病例因为后叉韧带的张力不正常，屈曲时股骨髁前移，反而减少了屈曲活动度，加大衬垫的磨损。新一代的后稳定型假体改进凸轮－立柱机制，防止高屈曲度时脱位，允许膝关节更好地活动。精确判断后叉韧带的情况对术后假体寿命、关节功能至关重要。现今多数厂家的假体都能在术中由后交叉韧带保留型改为后方稳定型，一般的，后稳定型假体对于技术要求更低，纠正畸形效果更可靠，年手术量在 20 台以下的医生，推荐选用后稳定型假体。

4. 活动半月板假体　固定半月板膝假体很难同时满足少限制性、高活动度和低接触应力的要求。平坦的聚乙烯平台对膝关节活动限制程度小，但屈膝活动中股骨髁对平台是点接触，局部压应力大，加重聚乙烯磨损，影响其寿命。但聚乙烯平台关节面杯状曲度，增加接触面积，固然可以减少磨损，但同时也限制假体活动，引起假体－骨水泥界面剪切应力增加，导致松动。以低接触应力膝假体（LCS）为代表的滑动半月板假体模拟半月板功能，膝关节活动时聚乙烯垫能前后移动及旋转，可增大接触面积，减少压应力负荷，延缓磨损，同时具有一定的活动限度（稳定性），减少假体松动率。理论上，滑动半月板型假体更符合膝关节的复杂的运动生物力学特点，广受膝关节外科人家的推崇，但到目前为止，固定半月板假体仍是主流。

5. 非骨水泥固定假体　实践证明，绝大多数骨水泥固定型假体的临床效果是令人满意的。但是，骨水泥本身存在一些缺陷，碎屑可引起远期假体松动已经得到临床证实。随着选择全膝关节置换术患者年龄降低，要求更大的活动度、更长的使用寿命。随着非骨水泥髋关节假体的成功，膝关节假体置换也自然开始非骨水泥固定。长期临床证明，胫骨平台假体的骨长人情况也远不如骨水泥可靠，因此要求术后推迟负重 4～6 周。现阶段的随访资料并未显示非骨水泥假体具有优势，但随着技术的进步，年纪轻、骨质好的患者应首选非水泥固定型假体。

二、初次全膝关节置换术

（一）初次全膝关节置换术的适应证

手术适应证选择是否正确是影响临床效果的首要因素。人工膝关节置换术的主要适应证是解除因严重关节炎而引起的疼痛，无论其是否合并有明显的畸形，经过保守治疗无效或效果不显著的病例。包括：①各种炎性关节炎，如类风湿关节炎、骨性关节炎、血友病性关节炎、Charcot 关节炎等。②终末期创伤性关节炎。③大范围的骨坏死不能通过常规手术修复。④少数老年人的髌股关节炎。⑤感染性关节炎遗留的关节破坏（包括结核）。⑥大面积原发性或继发性骨软骨坏死性疾病。⑦骨缺损的补救，如肿瘤相关疾病。

全膝关节置换术并不是一种十全十美的手术方式，因为膝关节置换后假体的使用寿命有限，并且与患者活动水平呈负相关关系，因此常适用于年龄较大的、有较多坐立生活习惯的患者。该手术也适用于比较年轻的，如类风湿关节炎、强直性脊柱炎等患者，多关节受累致严重功能障碍的，可明显改善生活质量。

全膝关节置换术的目的是解除疼痛、改善功能、纠正关节畸形，以获得一个长期稳定、无痛、有良好功能的膝关节。对于有中度关节炎有不同程度疼痛，估计未来畸形加重，可能影响到拟行人工关节置换术的预期效果时，畸形可作为手术适应证。当膝关节屈曲挛缩超过 30°合并有明显步态障碍难以恢复伸直时，将需要手术治疗。在软组织平衡非常困难，内、外侧副韧带功能丧失的病例，尤其是翻修病例，以及肿瘤患者的保肢手术多数需采用限制型假体。同样，当内翻或外翻松弛严重时，必须使用半限制型假体以防止继发的冠状面上的不稳定。在未达到这种松弛程度之前时可以采用非限制型假体，无冠状面限制，活动度更大，有更长的使用寿命。

（二）初次全膝关节置换术的禁忌证

全身和局部关节的任何活动性感染应视为膝关节置换的绝对禁忌证。此外下列情况也属禁忌：①患肢周围肌肉、神经、血管病变。②膝关节已长时间融合于功能位，没有疼痛和畸形。③严重骨质疏松或骨缺损可能导致内植物不稳定。④全身情况差，合并有严重内科疾病，未获有效治疗。相对禁忌证包括年轻患者的单关节病变、术肢有明显的动脉硬化、术区有银屑病等皮肤病性或神经性关节病、术后活动多、肥胖症、手术耐受能力低下等，这些因素在术前均需仔细考虑。此外，患者精神不正常、对人工关节不理解等将会严重影响手术效果。

（三）初次全膝关节置换术的术前评估与准备

手术成功与否有赖于五方面的因素：①病例选择。②假体设计。③假体材料。④手术技术。⑤术后康复。良好周密的术前评估与准备是取得全膝关节置换术成功的关键之一。通过术前评估充分了解患者的总体情况，选择适于患者特殊需要的假体类型和尺寸，预防围术期并发症的发生。病情越复杂，术前评估与准备越严密，越周详。

1. 下肢力线　正常解剖情况下，在站立位，髋、膝、距小腿关节中点成一直线——下肢机械轴线；同时，经膝关节胫骨平台的水平轴与地面平行。股骨解剖轴与下肢机械轴在膝关节中点相交，形成平均为6°的外翻角。精密的术前测量为术中准确截骨提供依据，保证下肢力线与下肢机械轴重合。和人工全髋关节置换术不同，人工全膝关节置换术对手术技术的要求很高，前者可容许5°~10°甚至20°的误差，而后者下肢力线只要有5°的误差就明显影响手术效果，缩短假体寿命，骨关节炎患者很少出现下肢其他关节同时受累的情况，但严重的类风湿和强直性脊柱炎患者，木前必须对双下肢髋、膝、距小腿及双足的功能和结构，其他关节是否有畸形，力线是否正确等作评估。对那些严重下肢力线不正常，而又不能在膝关节置换同时矫正的畸形，应先行手术矫正。

2. 髌股关节　股四头肌的力线与髌腱延长线之间存在一个外翻角（Q角）。所以，髌骨在生理情况下就存在向外侧移位的倾向，股骨外侧髁也比内侧髁高。膝关节骨关节炎患者中普遍存在髌骨外倾、外移，其他病例也不同程度存在外侧支持带紧张，手术中髌骨都有脱位的可能。为改善髌骨运动轨迹，必须重建正确的髌骨－滑车轨迹：①股骨前外侧截骨较多。②股骨远端外旋3°截骨。③髌骨假体稍偏内。术前摄髌骨轴线位X线片，充分了解髌股关节，完善的术前准备才能有的放矢，避免不必要的髌骨外侧松解。

3. 软组织平衡　软组织平衡是膝关节置换术成功与否的关键，必须予以充分的重视。毫不夸张地说，全膝关节置换术实质是软组织手术。相比之下，髋关节周围丰富的肌肉能自动调节软组织的平衡，保证关节的稳定性，而膝关节的软组织平衡完全取决于手术本身。无论如何延长术后制动时间和肌力训练都不能纠正软组织的失衡。全膝关节假体除铰链式假体和高限制性假体设计上较少依赖膝关节本身的稳定结构外，其他部分限制性假体与表面置换都要求膝关节本身的稳定结构，尤其是内、外侧副韧带的功能至关重要。内、外翻畸形导致相应的内、外侧副韧带被牵长而松弛，术中要求对侧软组织松解或者合并同侧韧带的紧缩，其软组织松解的程度和范围由内、外翻畸形的程度决定。

（四）初次全膝关节置换的手术入路

经典的全膝关节置换手术入路是经膝前正中皮肤切口，髌旁内侧入路。皮肤切口以膝正中切口最常用，也可行外侧切口或旁内侧切口。膝正中切口从髌骨上缘以上 5cm 至胫骨结节内侧连线，切皮时膝关节半屈曲位，皮下组织滑向两侧而增加暴露。该切口暴露最充分，兼顾内外，瘢痕小，出现愈合不良或感染时不易直接通向关节腔。若局部既往有切口，横行的瘢痕一般无影响，纵行的则应采用原切口，以免新旧两切口间皮肤坏死。

1. 髌旁内侧入路　经股内侧肌髌骨止点旁切开关节囊绕向髌骨内缘，向上延纵轴切开股四头肌肌腱内侧 1/3，向下延长至胫骨结节内侧。屈膝 90°，将髌骨向外侧翻开，暴露整个膝关节前部。切除髌下脂肪垫，切除前交叉韧带，用 Hohmann 拉钩将胫骨平台撬出，充分暴露。

该入路是最经典的全膝关节置换术入路，至今为大部分医生采用。它的暴露较清楚，术中可以根据需要方便延长，很少有胫骨或股骨的并发症。切口远离重要血管神经，相对安全。但该入路髌骨外翻，损伤了股四头肌和髌上囊，干扰伸膝装置，造成一系列髌股关节的问题，如术后易出现髌骨脱位、半脱位。

2. 股内侧肌下入路　在髌骨内侧缘中点处向下切开关节囊直至胫骨结节上缘内侧。向上，在股内侧肌髌骨止点下方关节囊缝合一针，作为术后关闭关节囊的标志。屈膝，寻找股内侧肌肌腹向前牵开并翻转，确定其在内侧髌旁支持带的腱性移行部分，保持肌腹张力，“L”形切开关节囊。向外翻开或仅牵开髌骨，其余暴露同上。

股内侧肌下切口被认为是最符合生理解剖学的一种入路，可完整保护伸膝装置，是影响髌股关节稳定性和运动轨迹最低的方法。髌骨血供保护较好，有一定抵抗感染的能力。行此切口的患者术后疼痛较轻，由于不触及髌上囊，术后粘连较少，伸膝力量恢复很快，可以明显减少患者卧床时间，从而减少并发症的产生。但股内侧肌下入路周围重要的血管神经较多，切口的延长有一定限制，髌骨翻转困难，故过度肥胖、股骨过短、骨关节肥大性改变、骨质疏松及翻修手术患者不宜行此手术入路。

3. 经股内侧肌入路　同样的，从髌骨内上极向下切开关节囊直至胫骨结节上缘内侧，在膝关节屈曲状态下，在股内侧肌髌骨止点，向内上方沿股内斜肌肌纤维将其分开。其余同上。

该切口较股内侧肌下切口容易翻转髌骨，兼顾髌股关节稳定性好的特点。轻度干扰伸膝装置，术后粘连较少，恢复快。其暴露难易程度介于髌旁内侧切口与股内侧肌下切口之间，在患者的选择上也有同样的限制。此外，切口经肌腹，疼痛明显，止血困难，易出现血肿引发感染，关闭切口前应注意止血。

4. 外侧入路　严重膝外翻的患者为避免内侧入路造成膝关节不稳，同时很容易损伤髌骨与皮肤血供，多采用外侧入路。经髌骨外侧缘直切口切开皮肤、皮下及外侧支持带。膝关节屈曲 60°，由髌骨外上缘切开，向下延伸，于 Gerdy’s 结节截骨，连同与其相连的髂胫束、胫前肌一起掀起，作为关节囊切口的外侧缘。骨膜下行外侧副韧带、腘肌腱松解。必要时切除腓骨头，注意保护腓总神经。

该入路技术要求高，暴露困难，对患者选择严格，多数情况翻转髌骨困难。但是该入路松解外侧软组织，将切口与外侧关节囊、支持带松解切口合二为一，能最大限度地保护髌骨血供。经过髂胫束，对股四头肌和髌上囊影响小；术中髌骨内移，胫骨内旋，最大限度地保护伸膝装置，对严重膝外翻患者特别适用。

（五）初次全膝关节置换的手术方法

人工全膝关节置换假体众多，设计理念各不相同，但目前一致认为人工全膝关节置换术后膝关节应外翻5°~7°，误差不超过2°；正常胫骨平台有3°~5°的内侧角。人类对如此之小的角度变化总是力不从心，经常截骨角度过大或过小。相反，手术者总是对垂直角度非常敏感，很容易截成标准的直角。利用这一特性，现行大部分人工膝关节置换术都要求术后胫骨平台假体与胫骨纵轴垂直，同时将股骨髁假体放置在轻度外旋位，与股骨内、外后髁连线成3°~5°角以弥补内倾角。因此，多切除一些股骨内侧髁后方的骨质，既可保证术后屈膝位膝关节内外侧间隙的对称和内外侧韧带稳定，更能改善髌骨滑动轨迹。

总的来说，人工全膝关节置换术时应该注意：①截骨是手段，软组织平衡是目的，尽量少切除骨质。②膝关节屈曲间隙等于伸直间隙，内侧间隙与外侧间隙平衡，术后无过伸。③屈曲位与伸直位膝关节均稳定，胫股、髌股关节运动轨迹良好。④术中使用定位器械，确保假体精确对位，对线与下肢力学轴重合，所有畸形完全矫正。⑤假体应尽量符合患者的实际解剖大小与形态。⑥骨质缺损处尽量用植骨块充填。⑦现阶段尽量采用骨水泥型假体，应用现代骨水泥技术。⑧内、外侧副韧带功能不全者改用半限制性或限制性假体。

1. 膝周软组织松解　人工全膝关节置换术最常见的病因是骨关节炎和类风湿关节炎。骨关节炎病例85%以上合并膝内翻畸形，而类风湿关节炎病例则超过60%合并膝外翻畸形。因此，详细的术前检查，周密的术前计划，尤其是负重位膝关节X线片是获得软组织平衡的前提条件。人工全膝关节置换术究其根本是一种软组织手术，截骨是手段，软组织平衡是目的。膝周软组织松解不仅是手术入路的一部分，更是手术成功的关键所在，绝不可能用截骨纠正软组织调整的错误。无论是间隙技术还是等量截骨技术，没有软组织的松解平衡，再好的截骨都是缘木求鱼。

2. 股骨侧截骨与假体安装　通常情况下，股骨截骨定位绝大部分医生采用髓内定位系统。只有在股骨骨折异常愈合、骨髓炎、Paget's病等少见的远端股骨弯曲畸形和同侧全髋关节置换术史、仍有内置物存留等股骨髓腔有占位的情况下才采用髓外定位系统。由于使用器械的不同和关节病的不同，在股骨远端截骨时远端截骨模板常常会与股骨外髁或内髁先接触上；如果试图将整个截骨模板完全坐在两个髁上，就可能造成截骨错误。为避免此类情况发生，术中必须注意关节病的类型，合理使用髓内定位确定股骨远端截骨模板的正确位置，多数情况下截骨模板只能与一侧股骨髁接触。

股骨髁截骨是人工全膝关节置换术中最复杂、最容易犯错的步骤之一，因为股骨髁远端截骨角度决定术后膝关节的外翻角度，厚度决定伸直间隙的宽度；股骨髁前后截骨的位置与厚度决定屈曲间隙的宽度；股骨髁外翻截骨的度数决定内、外侧间隙的平衡和髌骨轨迹的优劣。多因素彼此制约，错综复杂，很容易顾此失彼。原则上，股骨髁截骨厚度应与所置换假体对应部位厚度一致，外翻、外旋度数以术前、术中测量为准，要求假体置换后不改变膝关节线位置及周围韧带的张力。

为保证弥补胫骨平台正常的3°~5°内倾角，股骨截骨应外旋3°~5°。另外，适当外旋股骨髁假体，也使得髌骨滑槽向前外侧旋转，膝关节“Q”角减少，减少外翻趋势，有利于屈伸膝关节时髌骨在滑槽内的上下移动。在此之前必须先进行软组织松解，保证软组织平衡。股骨外旋截骨的度数很难精确定位，因为解剖标志不一致，病理情况下可能相互矛盾。可以确定股骨外旋截骨的定位标志。

（1）股骨后髁连线。直观易懂，但骨关节炎时后髁常被侵蚀，且内侧重于外侧，从而限制其参考价值。

（2）股骨髁间窝前后连线（Whiteside 线）的垂线。在股骨髁发育不良和膝外翻患者可靠性欠佳。

（3）胫骨干轴线。即下肢力学轴，牵引后是一个可靠的参考，据此截骨有助于屈曲间隙平衡。

（4）股骨内外上髁连线。相对最稳定，能最大限度地恢复股骨生理性的旋转。内上髁的中心位于内侧副韧带浅层的近端起点和深层的近端起点之间的小沟内，股骨外侧远端最突出的一点即为外上髁，两者连线即为内外上髁连线。

通常术中均须同时采用几种不同的方法分别确定股骨外旋角度，相互印证，相互比较，最大限度地避免误差，提高截骨精度。

3. 胫骨侧截骨与假体安装　胫骨截骨采用髓内定位系统组件简单，定位过程不受距小腿关节异常情况的干扰，在准确性和重复性方面要优于髓外定位系统，但同时破坏了髓腔结构，增加术中出血、脂肪栓塞的概率。髓外定位系统根据胫骨结节、胫骨嵴和距小腿关节这 3 个容易扪及的体表解剖定位标志，操作简单易行，并发症少，尽管在准确性、重复性方面不如髓内定位系统，仍为绝大部分手术医生所采用。国人中胫骨呈弧形，骨干向前外侧弓形突起的情况不少，在老年女性中较为常见，影响髓内定位系统的放置。笔者的体会是这类情况下用髓外定位系统，以胫骨中下 1/3 胫骨嵴作为定位点，能保证与下肢承重轴一致，具有不可替代的作用。

胫骨平台截骨要求后倾角一般 5°～7°，厚度与胫骨假体厚度相等，一般 8～12mm。胫骨上端骨质强度较好，承重能力较强。越远离关节线，骨质强度越小，因此在实际操作中尽可能保留胫骨近端高强度的骨质，避免截骨过多引起术后假体下沉松动。另一方面，截骨过少会残留增生硬化骨，骨水泥或非骨水泥假体均不能牢固固定；减少胫骨近端的截骨量和骨赘清除、软组织松解，使替换假体相对过厚，无形中增加关节线与胫骨结节距离，提升关节线，造成低位髌骨，进而增加髌骨假体的磨损。

理想情况下，胫骨平台假体能完全覆盖住胫骨近端截骨面，不存在前后、内外偏移余地。但厂家提供假体尺寸毕竟有限，而人群实际数据变化较大。因此，假体安装前应彻底清除骨赘，避免误导。笔者倾向性的原则是宁小勿大，宁外勿内，宁后勿前，但绝不能突出超过胫骨平台骨皮质边缘（图 4－9）。

4. 髌骨置换　全膝关节置换术后约 50% 的并发症与髌骨置换有关，因此，适应证与假体选择是否合适，手术技术是否熟练可靠，对术后效果影响极大。与胫骨、股骨髁截骨不同，髌骨截骨缺乏很精密、可重复性强的定位系统，现在仍主要依靠医生的经验和手感。正确掌握髌骨截骨厚度、截骨面内外翻及前后对线是手术成功的关键。

髌骨假体安放无论是圆弧形还是解剖型髌骨假体，以能充分覆盖髌骨切割面为前提，尽量偏内侧放置。这样假体顶端（相当于正常髌骨中央峭）位于髌骨内侧，能更好地模拟正常髌股关节咬合面偏内的解剖结构，减少行外侧支持带松解的概率。

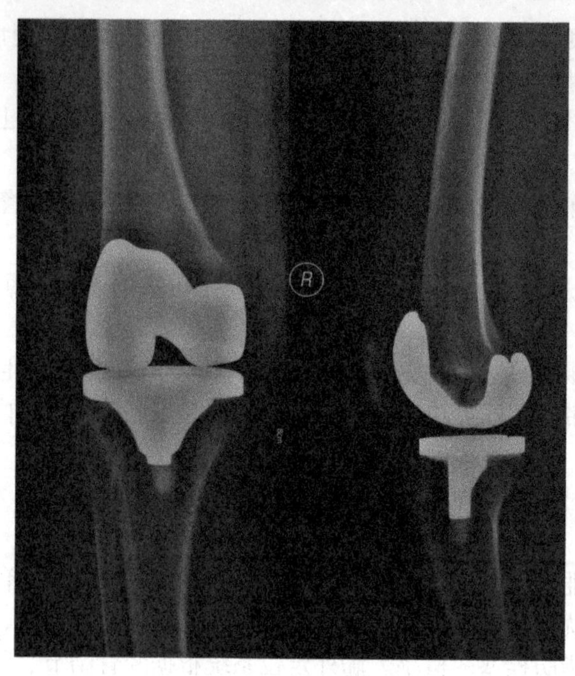

图 4－9　膝关节置换图片

（六）活动半月板全膝关节置换术

目前人工全膝关节后 10 年以上的假体生存率已达到 90% 以上，被越来越多的骨科医生和患者所接受。但是对于年龄较轻、活动量较大的患者效果并不满意，特别是聚乙烯磨损导致的骨溶解仍然是膝关节置换术晚期失败的主要原因。为了解决假体设计上低接触应力和自由旋转之间的矛盾，20 世纪 70 年代末产生了第一代可活动半月板的 Oford 和低接触应力的 LCS 膝关节假体，这种关节十分接近正常膝关节的解剖特征，避免了相当一部分患者的聚乙烯磨损和假体松动。

固定半月板膝假体设计中最大的难点在于同时兼顾低接触应力与假体界面剪切力的矛盾。平坦的聚乙烯平台对膝关节活动限制程度小，但屈膝活动中对平台是点接触，局部压应力大，加重聚乙烯磨损，影响其寿命。另一方面，若聚乙烯平台设计为关节面杯状曲度，增加了接触面积，固然可以减少磨损，但同时也限制假体活动，引起假体—骨水泥界面剪切应力增加，导致松动增加。降低摩擦力、减少磨损要求增大接触面积，降低假体界面剪切应力、减少松动要求减小接触面积，通常固定半月板假体设计只能在两者间寻找妥协。

活动半月板人工全膝假体针对这一矛盾，尽可能地符合膝关节的生物力学要求，杯状聚乙烯衬垫底面平整光滑，与胫骨假体金属底托可以自由旋转和前后移动，兼顾膝关节的屈曲、旋转灵活性，同时降低衬垫的磨损、假体界面应力，进而延长假体寿命。同时，活动半月板假体设计使行走中的旋转力和剪切力通过活动半月板的相对移位而转移至软组织，这种情况与正常的膝关节很相似。不同厚度的活动半月板聚乙烯衬垫通过改变半月板的厚度调整膝关节韧带的张力，依靠韧带张力来维持正常膝关节的稳定性，从而获得更自然的功能和更长的假体寿命。长期的临床随访结果都表明：尽管活动半月板全膝关节置换手术复杂，但先进的假体设计理念随着人们认识的加深，必将获得越来越广泛的好评。

三、全膝关节翻修术

今天人工全膝关节置换术已成为临床常用的手术，据估计仅美国和欧洲目前全年膝关节置换例数就有20万~30万例。通过近30年的不断改进和提高，感染、假体断裂、关节脱位等严重发生率已经大大减少，10年以上的临床优良率已在90%以上。随着这项医疗技术的广泛推广应用，翻修术病例的绝对数字将会不断增加。在今后的10~20年内，我们将面临呈几何级数增长的翻修病例。如何提高翻修假体成功率，改善翻修术后功能，延长假体使用寿命对每个关节外科医生都是巨大的挑战。

（一）翻修术前评估

全膝关节置换术术后各种并发症，如感染、疼痛、假体松动、断裂、关节半脱位、脱位、关节不稳、活动受限及严重的假体周围骨折等都可能行翻修手术。但是，并不是每一个病例都适合翻修手术，有的行关节融合术、关节切除成形术，甚至有时截肢术更适合患者。作为失败的人工关节置换术的补救措施，翻修术手术效果明显不如第一次手术，术后并发症多见，因此术前应慎重考虑。同时，许多病例不能一蹴而就，有时需要分阶段多次手术以完成翻修准备，如全膝置换术后深部感染多采用二期手术翻修。

1. 全膝关节翻修术的适应证　全膝关节置换术术后各种并发症采用非手术疗法及常规手术不能解决的病例都是翻修手术潜在的患者，但必须具备几个条件：①伸膝装置和膝关节周围软组织完好，或部分受损可以修复。②没有无法修复的大段骨缺损。③无神经、肌源性疾病。④全身情况允许，无严重内科疾病引起的手术禁忌证。⑤依从性好，心理、家庭、经济等无明显不稳定因素的。

2. 全膝关节翻修术的禁忌证　凡引起初次全膝关节置换失败因素未能去除的病例，如过度肥胖、抵抗力低下、神经肌源性疾病无明显好转，不能满足以上要求都会影响翻修手术的效果，建议用融合术等手术替代。依从性差、心理素质不稳定、对手术期望值过高都是相对禁忌证。

（二）翻修手术的原则

通常翻修术关节软组织平衡操作困难，范围广、程度重，同时与骨缺损相互影响，处理非常困难，必要时应选择内在稳定性较好的限制型、半限制型假体以弥补软组织的缺陷。无论一期置换，还是二期置换，术后均需要使用抗生素3~6个月，甚至更长时间。对软组织条件较差者，必要时可切除髌骨缝合切口。

二期翻修术多选用后交叉韧带替代型，如后稳定型假体。对于以伸膝障碍为主的病例，可适当多切除一些股骨髁远端的骨组织来解决；而过伸畸形多因假体不稳或骨缺损造成，实质是伸直间隙相对过大，而不是由于后关节囊松弛。因此，无须松解后关节囊，也不必过度切除股骨后髁增大屈曲间隙，更不能一味选用更大的假体，同时减小屈曲与伸直间隙。否则屈曲间隙过紧，同时关节线抬升，形成低位髌骨。翻修术后屈膝功能很差，正确的处理方法应根据屈曲间隙选择假体并放置在前后中立位，伸直间隙缺损多少就用金属垫块或植骨垫高多少（图4-10）。一般的缺损在10mm以下用金属垫块，10mm以上者需用自体或异体骨块。同样的，内外翻畸形也可用同样方法主要对骨和假体处理，重点解决假体的对位和固定等问题。施行诸如韧带松解、紧缩等软组织平衡术来重建关节稳定性的效果往往欠佳。另外，翻修手术难度大，要求手术医生十分熟悉膝关节韧带结构，并时刻关注关节线的改变，兼顾髌股运动轨迹。除非患者年轻、术后活动量大，否则不宜采用铰链型限制型假体。

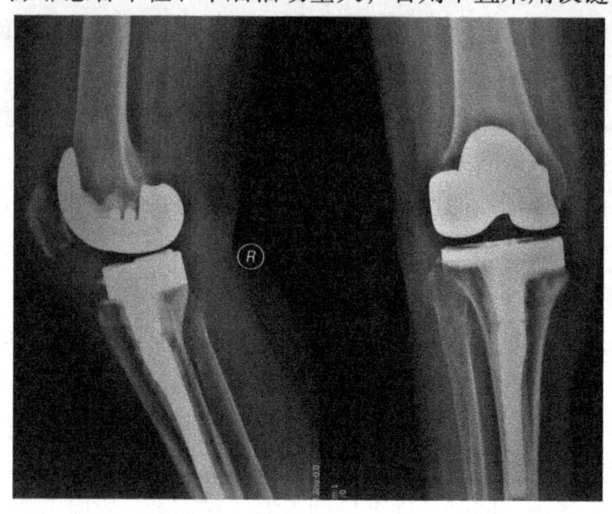

图 4－10　膝关节置换（胫骨假体延长杆）

（三）翻修手术中骨缺损的处理

如何处理骨缺损是翻修手术面临的最大问题。根据皮质骨完整程度，又可分为包容型和节段型 2 种。前者是指外周皮质骨基本完整，只是大块松质骨缺损；后者是指包括皮质骨、松质骨整块骨缺损。严重骨缺损常见于各种原因，包括感染、无菌性松动、假体力线不正、继发股骨髁上或胫骨上端骨折等引起的初次全膝关节置换术失败患者。对严重包容型骨缺损只需填塞足量的自体、异体骨即可，而对严重节段型骨缺损，通常需要采用对应部位的冷冻异体骨进行移植。

大块异体移植骨通常包含有许多皮质骨成分，最终很难会完全被自体骨组织替代。为增强它们抗疲劳断裂的能力，防止应力集中，整段异体骨需要获得坚强的固定。固定方式可通过假体长柄穿过植骨块插入自体骨髓腔实现，一般认为插入骨髓腔内的假体固定柄长度应至少在骨干直径的 2 倍以上。如有困难，也可采用移植骨块的加压钢板内固定。异体移植骨被机体爬行替代是有一定限度的，过大、过远、皮质骨多都会使爬行替代到一定范围就终止。这个移行区机械强度最低，骨折通常发生在这一区域，以术后 3 年左右为高峰。

假体固定应采用长柄加骨水泥固定，如有自体骨移植，应尽量将自体移植骨放置在异体骨和移植骨床之间，同时避免将骨水泥或软组织带入到移植骨和移植骨床，防止骨不长入。大块移植骨，尤其是股骨侧，常需修整以适应假体，这样会露出较大面积松质骨，术后有可能加速移植骨血管再生、重吸收现象，从而引起再置换失败。因此，为防止这种现象，有人提出用薄层骨水泥覆盖修整后外露的松质骨。术后避免负重至少 3～4 个月，直至 X 线检查自体、异体骨结合面无任何透亮线存在，或两者结合部有骨痂桥接，均提示已经愈合（图 4－11）。

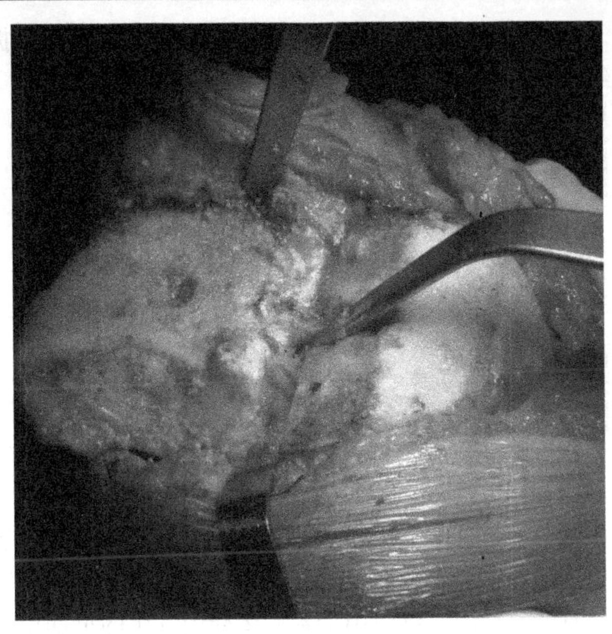

图 4－11　膝关节置换骨缺损

四、全膝关节置换术后并发症的处理与预防

近 20 年来，全膝关节置换术发展迅速，目前在发达国家已经成为对严重膝关节病变外科重建的常规手术。大量的全膝关节置换必然带来相应的并发症，给患者和社会带来巨大的痛苦，也严重影响手术医生和患者对该手术的接受程度。由于膝关节周围肌肉少，位置表浅，假体作为异物也会影响局部组织对损伤的耐受性，因而术后局部并发症的发生率较高。关节内感染、假体松动等严重并发症无论对医生或患者都是一场灾难，一直是患者顾虑手术的主要原因。只有充分认识到全膝关节置换术后并发症的原因和病理生理过程，采取有效措施控制发生率，并且在并发症出现后及时、有效、妥善处理，才能提高全膝关节置换手术水平，延长使用寿命，促使更多的患者接受这一手术。

（一）全膝关节置换术后感染（图 4－12）

感染也许是全膝关节置换术最具灾难性和最昂贵的并发症，常引起关节的疼痛和病废，以致手术完全失败。与全髋关节置换不同，膝关节软组织少，轻微的感染很容易扩展至整个膝关节，深部感染所有保守治疗几乎均无效，个别病例甚至需要截肢，多数感染病例最终需要再次手术去除假体和骨水泥。随着对其认识的深入、假体设计和手术技术的日益完善，预防性抗生素、层流过滤手术室、抗生素骨水泥和伤口处理技术的进展，感染发生率由早期的 1% ~23% 降至目前的 1% ~1.5%。根据病变累及的范围，全膝关节置换术后感染可分为浅层感染（未累及关节囊）和深部感染（累及关节腔），其处理方法稍有不同。

对全膝关节置换术后效果不理想的患者，尤其是那些术后膝关节持续疼痛、活动受限和假体松动的患者，都应提高警惕，首先排除感染的可能。红细胞沉降率增大、C 反应蛋白指标增高，一般无临床参考价值。X 线平片上出现的假体透亮线仅作为诊断感染的参考。放射性核素扫描对诊断术后深部感染有较高的特异性和准确性，尤其是放射性核素标记的白细胞扫描更为敏感而准确。关节穿刺局部组织细菌培养是诊断感染最直接依据，同时穿刺液涂片作细菌革兰染色、白细胞计数和分类及细菌药物敏感试验。

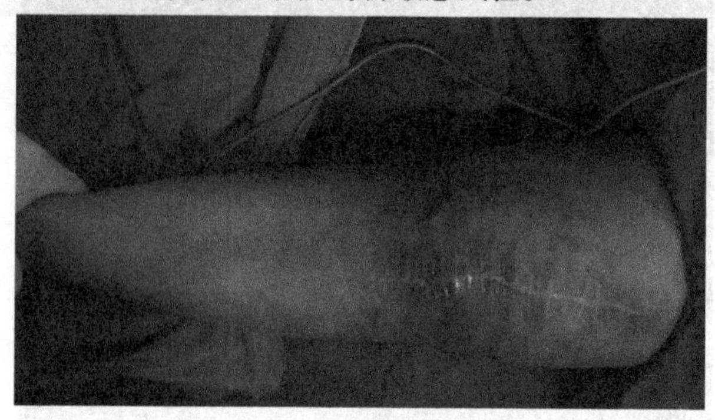

图 4－12　膝关节置换术后感染外观图

1. 保守治疗　根据病变累及的范围，一般浅层感染多采取保守治疗。对于深部感染患者，感染扩散累及关节腔，且多为年老体弱者，有多种内科疾病，处理十分棘手。一般的，单纯抗生素治疗适用范围极为有限，仅适用于术后 2 周内发生的早期革兰阳性菌感染。细菌对抗生素极度敏感，患者在感染 48h 内即得到及时有效的治疗，而且没有假体松动；或者病情严重，一般情况极差无法耐受手术治疗的患者做姑息治疗。这种方法疗效不确切，治愈率只有 6% ~10%。

2. 暴露与清创　取出假体、骨水泥等异物，彻底清创是控制感染的最可靠方法。一般情况下，无论医生还是患者都将该术作为治疗全膝关节置换术后感染的首选。一期翻修术仅适于革兰阳性菌感染，术前明确病原学诊断和药敏，术中采用敏感抗生素骨水泥固定翻修假体，成功率低于 70%；二期翻修术成功率高达 97%，感染复发率低，常作为衡量其他治疗方法的参考标准。但住院时间长，需要 2 次手术，伤口瘢痕增生、软组织挛缩，关节僵硬，影响翻修术后的关节功能。

根据患者术前关节活动度，医生可大致估计术中显露关节的难易。一般来说，术前膝关节活动度越差，术中关节显露就越困难。选择原切口作为手术入路，避免在切口周围做过多的游离，松解髌上囊、膝关节内外侧间沟内的组织瘢痕、粘连的纤维组织和脂肪。切口宜大，暴露充分，特别注意保护胫骨结节髌腱止点，防止撕脱。对于股四头肌挛缩、暴露极端困难的病例，直接做股四头肌“V－Y”手术入路也是改善膝关节显露的较好方法，同时也须预防无意中对髌腱可能造成的损伤。

如何准确估计清创的范围、骨质缺损程度及术中截骨范围是处理感染性膝关节翻修病例最重要的步骤之一。清创既要干净，彻底清除坏死组织和病灶，尤其是松质骨中的小脓肿，但是又不能任意扩大，人为造成过多的骨缺损。第一次清创，放置抗生素骨水泥临时假体时清创的标准可以稍宽些，不必过分要求每个地方都掘地三尺，尽量多保留骨质，尤其是外侧骨皮质。因为有了外侧皮质作支撑，包容性骨缺损处理起来比节段性骨缺损容易得多。

3. 假体取出与放置临时假体　清除假体的顺序依次为股骨髁、胫骨平台和髌骨。取出原有假体及骨水泥时，应保护周围骨质及韧带结构。假体取出有时是很困难的，尤其是没有松动的股骨假体带有长柄，一般多需要骨凿、电锯等特殊器械。在分离假体固定面时，用骨凿千万不要硬性撬拨，防止局部支撑部骨组织的压缩性骨折。聚乙烯平台取出多较方便，问题常常出在取出固定良好的股骨髁和平台金属托时。对此，笔者常用交替敲打法加以解决。先用最窄的摆锯沿假体与骨交界的骨水泥层锯开，中途要不断用生理盐水冲洗，防止温度过高。待除柄体外的所有假体与骨组织都已分开，用锤子向金属假体远端分别左右、前后交替敲打，反复数次后，假体反复扭曲，与骨水泥逐渐脱离，待击打的声调变化后，说明假体已松动。这时可装上假体固定器，小心向外击打，拔除假体。此法总结为“欲进先退”。注意操作要轻柔，强行拔出假体有时会导致大半个股骨髁都掉下来，这时处理起来就异常困难了。

对少数柄体固定十分坚固者，有时需用金属切割器来离断柄体与平台的连接部，然后再处理柄体。在切割金属时，需要用纱布严密盖住周围术野，以减少金属碎屑进入组织，同时用冷水冷却。髌骨残余骨质薄，全聚乙烯髌骨假体去除困难时切不可强行撬拨，宜用摆锯沿截骨面切断假体，再适当钻孔，取出 3 个固定桩。

4. 翻修假体的放置 二期关节置换时截骨平面应选择在成活的自体骨处。术前根据可能的截骨平面准备合适长度的异体移植骨。移植骨大小应按照残存的自体骨和软组织情形来选择。尽量使异体骨与自体骨在两者的结合部位直径保持一致。多数翻修术病例的后交叉韧带和内、外侧副韧带有破坏。翻修假体选择的原则是在综合关节稳定性和骨质缺损程度的前提下，尽可能选择限制程度小的假体，通常情况下均选用后稳定性假体。若侧副韧带也有病变或缺损，半限制型假体或旋转铰链型假体可能是最好的选择。

5. 全膝关节置换术后感染的预防 在膝关节这一身体表浅部位内埋藏大块金属异物和骨水泥等材料，增加了感染的机会和严重性。许多微生物能在异物表面产生一层多糖蛋白质复合物保护膜，造成假体周围厌氧菌和需氧菌共生环境，逃避机体的抵抗作用。除非去除假体，否则这类感染病灶很难控制。全膝关节置换术后感染原因很多，相应的预防措施也要从消灭传染源、控制传播途径和保护易感区域着手。增加全身、局部抗感染能力。

（1）消灭传染源。理论上各种急性感染和慢性感染急性发作均是手术禁忌证，应排除手术。因此，术前应首先控制远处感染病灶，缩短术前不必要的住院时间。同时，术前预防性地使用抗生素十分有效，可显著降低感染率已成为广泛共识，这也是最重要的感染预防方法。理想的预防性抗生素应具备：对葡萄球菌、链球菌等人工关节置换术后常见感染菌高度敏感，组织穿透性好，半衰期长，毒性小，价格便宜。抗生素可根据全膝关节置换术后感染的细菌学经验和药敏试验选用，多以头孢类为主，可合并氨基糖苷类，严重时或对青霉素过敏者，改用万古霉素。预防性抗生素仅术晨使用，特殊情况如类风湿关节炎、长期使用激素或免疫抑制剂的病例提前 1 ~ 2d 使用。静脉给药多在术前 15min 内，以头孢曲松钠等半衰期长的药物为佳，双膝手术或手术时间长还可在中途加用一次。术后预防性抗生素使用时间意见仍未统一，一般主张术后维持 3 ~ 7d，常规每 8h 一次。

含抗生素骨水泥在体内可持续释放抗生素，保持相当时间内局部药物在有效浓度以上。因此，全膝关节翻修术、既往膝关节周围有感染史的患者可常规使用含抗生素骨水泥，类风湿关节炎、长期使用激素或免疫抑制剂患者也主张使用。因骨水泥聚合产热，部分抗生素会分解，故一般多用万古霉素、妥布霉素或庆大霉素。抗生素添加量以不超过总量的 5% 为宜，避免显著降低骨水泥强度。

（2）控制传播途径。随着术前预防性抗生素的常规使用，以及长期大宗病例的随访分析，目前对空气隔离式手术颇有微词。一般认为，尽管层流手术室设施昂贵，但为保证质量，仍有必要使用。同时，国内外均已达成共识，人工关节置换，特别是全膝关节置换不能遍地开花，应在有相当硬件、软件和人员条件下完成。

严格的术前备皮消毒、粘贴塑料手术薄膜合并碘液擦洗可显著降低感染的发生率。手术室管理包括手术室紫外线消毒，控制手术室人员数目，减少人员在手术室内随意移动，采用防水手术巾、双手套操作，术中抗生素盐水冲洗均可达到控制传播途径的目的。用含抗生素盐水冲洗枪冲洗伤口可减少伤口污染物，保持创面湿润，及时清除血痂、磨屑、骨水泥等异物，也是预防感染的常规手段。

（3）保护易感区域。早期感染多由于伤口内形成的血肿或切口延迟愈合、皮肤坏死等引起；晚期感染大部分为血源性途径感染所致。术中无损伤手术操作，不作皮下广泛分离，避免因一味追求小切口而反复牵拉皮肤。及时冲洗手术野，关闭切口前彻底止血，避免血肿形成等均可保护局部皮肤软组织，避免由外到内的细菌侵蚀。出现切口愈合问题及时处理，早期植皮或皮瓣转移。术后除注意常规的各种伤口局部护理外，关键在于提高机体抵抗力，及时使用预防性抗生素治疗，控制身体其他部位的感染灶，防止血源性感染的发生。术后1年以上切不可放松警惕。对有关节肿胀的患者，如怀疑有感染的可能，应先分层穿刺进行细菌培养，而不要盲目切开引流开放换药。在进行拔牙和各种侵入性内镜检查、置管时，也应常规使用抗生素预防。

（二）深静脉栓塞及其预防

下肢深静脉栓塞（DVT）和肺栓塞是术后常见的并发症，同时也是术后早期的主要致死原因。据文献报道如不做预防性治疗，将有40%～60%患者发生术后深静脉血栓，0.1%～0.4%有致命性肺栓塞。即使采用了适当的预防方法，全膝关节置换术后下肢深静脉血栓发生率仍高达11%～33%。在某些高危人群，如老年、女性、吸烟、糖尿病、高血压、肥胖、小腿水肿、下肢静脉曲张、心功能不全及以往有深部静脉血栓者，发生率更高。以往研究认为人工膝关节置换术后深静脉血栓现象多见于欧美人种，黄种人少见。但近年来随着全膝关节置换术广泛开展，术后DVT的发生率正在逐步上升，并已与欧美人种接近。分析原因可能与亚洲人饮食结构的西方化以及医疗卫生水平提高使更多老年患者能够接受手术治疗等因素有关。

大部分深静脉血栓患者早期无自觉症状，体检时可发现小腿、踝部肿胀，表浅静脉充盈，皮肤颜色改变，皮温升高。一般而言，依靠临床表现做出诊断往往时机已晚。肺栓塞典型症状是气短、胸痛和咯血。临床上几乎找不到典型病例，很难判断是否发生。据报道只有不到1/4的肺栓塞临床怀疑对象经客观检查得到证实。通气/灌注肺扫描是一种有效的肺栓塞筛选方法，而血管造影则是唯一的确诊手段，但费用昂贵，又是有创检查，应限制其使用。

深静脉血栓形成和肺栓塞的预防主要有：①机械方法。使用弹力长袜、下肢持续被动活动（CPM）、术后早期活动等。②药物方法。经长期临床使用，低分子肝素被证明能有效抑制血栓形成，很少影响凝血功能，因此使用过程无须经常检测出血时间，现已广泛使用，成为术前常规之一。此外，对于高危患者，有必要服用小剂量华法林、阿司匹林等。术前1d服用5mg华法林，手术当晚服用10mg，随后依据PT和APTT检查结果，使剂量个体化，直至患者下床活动。有充足的证据表明局部区域麻醉较全身麻醉能明显减少术后下肢深静脉血栓的形成。这可能与前者能区域性阻滞交感神经，引起下肢血管舒张，血流增加有关。这些预防措施相当有效，有报道能使术后静脉造影 DVT 阳性率从 84% 下降至 57%。对哪些患者需要进行常规的抗凝治疗，预防性治疗需维持多长时间，目前意见不一。笔者认为如果不加区别地对所有患者都采用预防性治疗。不但增加医疗费用，也增加药物特别是华法林不良反应的发生机会。由于膝关节周围软组织较薄，缺乏富有弹性的厚实肌肉包裹，对血肿的耐受性较差，为减少伤口出血机会，使用预防性抗凝药物应推迟至术后 24h 以后。同时，术前使用抗凝药物，麻醉师因顾虑椎管内出血而坚持使用全麻，得不偿失。因此，65 岁以上患者术后常规使用低分子量肝素抗凝 5 ~ 7d，其他 DVT 高危患者在血液科指导下可术前即开始使用多种抗凝剂。

（三）切口愈合不良与皮肤坏死

伤口愈合不良包括伤口边缘坏死、伤口裂开、血肿形成、窦道形成和皮肤坏死，其主要有 2 类因素：①全身因素。患者存在高危因素例如糖尿病、类风湿关节炎长期服用激素或免疫抑制剂，抑制了成纤维细胞的增生；肥胖患者皮下脂肪过多，膝关节暴露困难；营养不良、吸烟等都会减少局部血供，减轻炎症反应，影响切口愈合。②局部因素。以手术操作为主，如肥胖患者组织过度剥离和牵拉；一味追求小切口，皮肤过度牵拉或皮下潜行剥离；止血不彻底，血肿形成；外侧髌骨支持带松解术降低膝关节外侧皮肤的血供，继而影响皮肤愈合；术后功能锻炼过早、过强，不仅降低伤口氧张力，影响组织愈合，而且容易导致伤口持续渗血、渗液，引起感染。此外，皮肤切口应尽可能沿用旧手术切口，不应在其边缘再做平行切口，以防皮肤坏死；皮肤切口长度不应过短，以免术中屈膝状态下操作时两侧皮缘张力过大。

一旦发生伤口持续渗液、伤口红肿等愈合不良迹象时，应予以迅速及时处理，否则可能很快引起深部感染。明显的伤口边缘坏死、皮肤坏死、窦道形成，特别是伤口裂开，要及时进行清创、闭合伤口，必要时植皮。较小的血肿可行保守治疗，或穿刺、冷敷和加压包扎。张力高的较大血肿，影响皮肤血运或有自行破溃形成窦道的危险时，需在无菌手术条件下清理。

对直径 3cm 以内的小范围表浅皮肤坏死，其原因主要是局部血供不良，单纯换药耗时长，容易出现痂下感染，继而发展到关节深部感染，故而应积极切痂，清创缝合，皮肤多能延迟自行愈合。大范围的表浅皮肤坏死，则需行二期皮肤移植。少数膝前软组织全层坏死，露出关节假体的则需要进一步的皮肤、皮肤筋膜瓣和皮肤肌肉瓣等转移修复，常用内侧腓肠肌皮瓣。

（四）髌骨相关问题

髌股关节应力巨大，通常情况是体重的 2 ~ 5 倍，下蹲时高达体重的 7 ~ 8 倍。很多研究都支持在全膝关节置换同时做髌骨置换，除能明显缓解膝前疼痛、改善上下楼能力外，肌肉力量、关节稳定性也明显增高。尽管是否常规置换髌骨的争论还在持续，但仔细分析历年来发表的相关文献，髌骨置换病例已越来越多。髌骨置换无疑会带来许多并发症，如髌骨骨折、髌骨轨迹欠佳甚至脱位，还有假体松动、假体断裂、髌韧带断裂、软组织过度增生发生撞击等相关并发症日益突出，几乎占全膝关节置换术后并发症的 50% 左右。

1. 髌骨骨折　初次全膝关节置换术后发生髌骨骨折很少见，但类风湿关节炎，特别是翻修术后容易出现。通常与截骨不当、髌骨异常受力和血供受损有关。髌骨置换后最好能恢复原有髌骨厚度，残存不应小于15mm。髌股关节关系异常，假体偏厚、股骨髁假体太靠前、过伸位放置都会使股四头肌张力和髌股关节压力异常增大；假体位置不当、力线不正或半脱位也使髌骨内部应力分布不均，导致骨折。常规内侧髌旁入路已经切断髌骨内上、内下以及膝上动脉，切除外侧半月板、髌下脂肪垫时还可累及膝外下动脉。术中膝外侧支持带松解时特别容易损伤膝外上动脉，引起骨质缺血性坏死，最终导致髌骨骨折。从保护髌骨血供角度出发，应注意保留髌下脂肪垫；外侧支持带松解时避免损伤膝外上动脉，距离髌缘2cm左右，以免损伤髌骨周围血管网；不用中央固定栓较粗的髌骨假体。

髌骨骨折治疗的关键是平衡髌股关节周围软组织。Ⅰ型骨折：假体稳定，伸膝装置完整。一般用保守治疗效果好，很少有并发症。Ⅱ型骨折：假体稳定，伸膝装置破裂。可行伸膝装置修补+髌骨部分或全部切除术，一般有伸膝无力、活动受限等并发症。Ⅲ型骨折：假体松动，伸膝装置完整，其中Ⅲa型髌骨残余骨床质量好，Ⅲb型髌骨残余骨床质量差，多残留较严重的并发症。①髌骨上下极骨折，如未累及伸膝装置，用管形石膏固定4周，若累及则需切开复位内固定，术后辅助支架治疗。②髌骨内、外缘骨折，多与假体旋转、肢体对线不当或膝外侧软组织挛缩等有关。若髌骨活动轨迹正常，骨折片轻度移位可予保守治疗。骨折片移位较大的，切除骨折片，松解膝侧方支持带。③髌骨中段横形骨折，若不涉及骨-骨水泥界面，骨折移位不明显的，用管型石膏固定4~6周；若髌骨假体松动，或膝前疼痛、伸膝装置功能失常持续1年以上者，可行软组织松解、部分髌骨切除或伸膝装置修复等手术。④水平剪切髌骨骨折，多发生在骨与假体交界面，常引起残存骨质破坏，影响翻修假体的固定，因此多行髌骨部分切除术，用筋膜等组织覆盖。

2. 髌骨弹响征　最初报道的髌骨弹响征主要见于全膝关节置换术患者。最近有资料认为这种弹响现象可同样出现在只置换髌股关节的患者，只是两者在发生机制、出现症状的位置上有所区别。后者多是由于股骨假体滑槽下端向后延伸不够，或者髌骨上极本身结构如骨赘等因素，造成髌骨过度陷入髁间窝，使得在伸膝过程中出现髌骨上极与股骨滑槽下端的撞击现象。治疗多采用关节切开或关节镜下的增生纤维组织清理术，必要时行髌骨翻修术。

3. 髌韧带断裂　髌韧带断裂发生率为0.1%~2.5%，断裂部位通常在胫骨结节附近，发生原因与术后髌韧带血供改变、摩擦，或由于手术操作过程中韧带周围或止点部位广泛剥离，或由于术后膝关节活动受限，患者接受按摩推拿受力过大所致。长期卧床的类风湿关节炎患者有严重的骨质疏松，暴露膝关节时易造成胫骨结节撕脱骨折，尤其是长期屈膝挛缩或强直的病例和糖尿病、红斑狼疮等疾病累及结缔组织，造成韧带病变脆弱，股四头肌挛缩，非常容易造成本已骨质疏松的胫骨结节撕脱骨折。

髌韧带断裂是治疗效果最差的术后并发症之一。临床应以预防为主，加强术中规范操作，切忌使用暴力。髌韧带断裂的治疗方法有许多，如石膏制动、肌膜缝合、骑缝钉固定、半膜肌加强、异体肌膜或合成材料移植等，但至今仍没有令人完全满意。即使用半膜肌移植修复，术后仍会出现髌韧带松弛、伸膝装置无力、膝关节不稳、关节活动范围差等并发症，严重影响了全膝关节置换术的临床效果。

（五）假体周围骨折

全膝关节置换术后可发生在胫骨干、股骨干，也可发生股骨髁或股骨髁上，大部分骨折发生在术后平均3年左右。

摔倒等轻微外伤常常是骨折的诱因，而骨质疏松则是引起术后假体周围骨折的最危险因素，特别是类风湿关节炎、长期服用激素、高龄及女性患者。由于假体材料的弹性模量远远大于骨，在假体尤其是柄的远方形成应力集中区，特别是假体位置不当引起局部应力遮挡，更易导致骨折。神经源性关节病造成膝关节不稳，术后关节纤维性粘连，采用按摩等方法做抗粘连治疗时用力不当，即可造成骨折。当然，手术操作不当也是假体周围骨折的重要原因：①过多修整股骨髁前方皮质骨，使该区域骨质变薄；或截骨过多形成股骨髁前方骨皮质切迹；或假体偏小、后倾，前翼上缘嵌入到股骨皮质内，使之强度减低，形成股骨髁上薄弱点，受到轻微外伤即造成骨折。②术中软组织过分松解，或膝关节外侧支持带松解影响血供，使假体周围骨重建不足，甚至局灶性坏死。③假体安放位置欠佳，对位对线不良，膝关节活动中产生有害的侧方力、剪切力。④假体无菌性松动，聚乙烯磨屑致骨溶解。在诸多因素中，力学因素是最直接的原因，轴向和扭转应力联合作用是导致骨折的直接力量。骨折线常穿过骨结构薄弱处，发生部位与假体类型有关，例如股骨干骨折多发生在带髓内长柄的假体柄端附近；而不带柄的股骨假体，骨折多位于股骨髁。

保守治疗适应于骨折无移位或轻度移位但能通过手法复位并保持稳定的病例，骨折端间距小于5mm，成角畸形小于10°。骨折粉碎程度较轻的患者，也可采用保守治疗，以骨牵引、石膏外固定等方法制动至少3个月。保守治疗骨折不愈合，畸形愈合率较高，而且长期局部制动，多引发膝关节功能障碍。因此，对无保守治疗适应证，或经保守治疗3～6个月骨折不愈合，或骨折同时伴有假体松动者，应选择切开复位内固定术。

手术方法包括髓内针固定、钢板固定和定制假体等。目前许多学者报道采用逆行髓内固定方式来治疗膝关节置换术后的骨折。

逆行髓内钉手术时间短，操作简单，无须破坏骨折附近的骨膜组织，固定确切，可以早期术后活动。术中取髁间窝中点为进针点，在牵引复位下将髓内针击入股骨髓腔，透视下确定骨折对位对线情况。一般来说，髓内针近端应抵达股骨中下1/3，保证在骨折近远端均有至少2个锁钉。在能植入的前提下，髓内针越粗越好，有利于增强稳定性。但是，后方稳定型假体髁间窝封闭，亚洲人许多假体很小，髁间窝的宽度不允许植入髓内钉，都只能髓外固定。常规钢板内固定操作困难，技术要求高，术中需剥离较大范围的软组织，影响局部血供，并且对骨质疏松患者很难获得坚强内固定。如骨折部位偏向近端，可使用髁钢板，通过调整螺钉在髁上的拧入位置，很好地起到骨折整复、固定作用。最近，不少学者引入LISS钢板系统固定，不剥离骨膜，螺钉只穿透一侧皮质，同时与钢板紧密锁钉，操作简便，稳定性好，遗憾的是价格昂贵，限制其广泛使用。术前仅根据X线片有时很难确定假体是否已有松动，因此手术均应同时准备翻修手术器械和假体。若骨水泥面受累，合并假体松动，宜选用大块自体或异体骨植骨加长柄假体翻修。小心骨水泥操作，避免骨水泥渗入骨折间隙，影响骨折愈合。

五、微创全膝关节置换术

微创技术是20世纪后半叶兴起的一项新的外科技术，以最小的侵袭和生理干扰达到最佳的外科疗效，较现行的标准外科手术方法具有更佳的内环境稳定状态。微创技术强调的不仅是小切口，而是在获得常规外科手术效果的前提下，通过精确的定位，减少手术对周围组织的创伤和对患者生理功能的干扰，达到更小的手术切口、更轻的全身反应、更少的瘢痕愈合、更短的恢复时间及更好的心理效应的手术目的。随着影像学技术、导航系统及骨科器械的发展，骨科微创技术在临床上将会获得越来越广泛的应用。

尽管手术切口的长度对患者有一定的诱惑，但是手术技术的改变并不仅局限于满足美容的需求。不以任何方式扰乱和破坏伸膝装置（quadriceps sparing，QS）是微创全膝关节置换手术的根本。经股四头肌肌腱或股内侧肌的传统切口虽可以使手术的显露变得更容易，但对这些肌腱或肌肉的扰乱和破坏会延迟其功能的恢复，并将影响膝关节的活动度。因此，微创全膝关节置换手术，不仅仅是皮肤切口小，或关节切开得更短，而是通过一个不干扰股四头肌的入路而进行的关节置换手术。这意味着手术创伤更小，术中术后失血更少，术后康复更快，早期功能更好。MIS－TKA 有别于传统的 TKA，在操作技术上有下列要求和特点：①皮肤切口通常缩小至 6～14cm。②伸、屈膝帮助手术显露。③“移动窗口”技术。④股内侧肌的保护。⑤髌上髌下关节囊的松解。⑥不翻转髌骨，避免关节脱位。⑦特定的截骨顺序。⑧缩小配套器械的尺寸。⑨截骨后分次取出截骨片。⑩小腿悬垂技术。

目前有关微创全膝关节置换术优点的报道较多，但多为一家之言，尚存争议。总结各家报道，以下观点基本达到共识：①在整个手术过程中，尽量减少手术对周围组织的创伤和对患者生理功能的干扰，术中出血少，有利于术后机体功能的康复。②这种切口会使髌骨提升或移位，但不会外翻，提高髌骨运行稳定性。③减轻术后疼痛，保护膝部降动脉，减少股四头肌瘢痕，从而使术后股四头肌肌力较好。④患者可以早期离床活动，缩短住院时间。

六、计算机导航下全膝关节置换术

人工膝关节置换术经过不断地改进和完善，已逐步发展成为经典的治疗膝关节疾患的手术，取得了公认的临床疗效。但是，仍有 5%～8% 的失败率，与假体松动和失稳等有关。髌股关节疼痛和屈曲受限等并发症则占 20%～40%，而高达 50% 的早期翻修术与力线不当、假体摆位不当和关节失稳等有关。影响人工膝关节置换术临床中远期疗效的因素主要表现在两方面：一是三维立体空间上的准确定位截骨与假体植入；二是伸屈膝关节等距间隙及韧带等软组织平衡和稳定。通过文献分析得出以下结论：第一是重建的下肢力线应控制在额面上膝内外翻 3°以内；第二是膝关节胫、股骨侧假体的旋转摆位应控制股骨侧假体在相对于后髁轴线外旋 3°～6°，平行于股骨上裸轴线；第三是保持置换的膝关节在屈伸位动态过程中的等距间隙和韧带平衡稳定。然而，传统的手术方法通常是用手工髓内外定位导向装置来进行画线定位截骨，术者仅凭肉眼和手感辅以术中 X 线片来判断假体摆位植入时下肢力线和韧带平衡等情况，有时会因为诸多的人为因素影响手术的精确度，即便是有经验的医生，有时也会发生超过 30°的下肢力线不良等结果，以及旋转摆位与关节平衡问题，术中仍会出现难以估量的因素。因此，传统手术方法的精确度问题往往困扰着手术医生。计算机辅助外科手术系统的临床应用要追溯到 20 世纪 80 年代，至 2004 年，计算机辅助人工膝关节置换手术系统已普遍应用于欧洲和北美，澳大利亚和日本等国也有临床应用报道，目前正成为关节外科的热点之一。

计算机辅助人工膝关节置换手术系统的主要原理是借助于导航子和红外线立体定位装置，术中标定股骨头、膝和踝的中心，在屏幕上实时地显示出下肢正侧位的机械力线，模拟和监控假体置换。人工膝关节置换手术系统具有可用性、安全性和稳定性，可达到 1°和 1mm的精确度。与传统手术比较，在下肢力线重建方面有所提高。近期（2002—2007）一系列临床研究结果表明，计算机辅助系统手术在下肢力线正确重建、假体的选定和准确摆位植入、韧带平衡、取得置换关节屈伸过程中的等距间隙等方面达到了传统手术难以达到的定量标准，提高了手术质量。手术后的近期疗效满意，中远期疗效还要经过一定时间的随访才能做出评估。尽管如此，计算机辅助人工膝关节置换手术系统在临床上已越来越广泛地得以开展和应用。

（李俊杰）

第四节　人工肩关节置换术

尽管人工肩关节置换术与人工髋、膝关节置换术在临床上几乎同时开始应用，但无论在实施数量及长期效果方面均不能与人工髋、膝关节置换术相媲美，其主要原因是肩关节活动范围大、患者对生活质量的要求高，而关节重建后的功能康复水平很大程度取决于周围软组织的条件。为避免并发症及改善预后，仔细选择适应证、熟悉肩关节的解剖和力学机制、精确的重建技术都是非常重要的。

一、概述

肩关节特殊的解剖结构使其具有比身体其他任何关节更大的活动度。尽管肩关节通常被认为是一个球窝关节，但较大的肱骨头和较小的关节盂间形成关节，肱骨头并不包容于关节盂内，因此，关节本身并不稳定。盂肱关节必须依靠静力性和动力性的稳定结构才能获得运动和稳定，其中肩袖起到特别重要的作用。有专家认为肩袖不仅能稳定盂肱关节并允许关节有极大的活动范围，还能固定上肢的活动支点。只有通过与支点的反作用，三角肌收缩才能抬高肱骨。无论如何，在肩关节正常的功能性活动中，肩袖必须与三角肌同时收缩才能起到协同作用。

二、假体类型与手术指征

肩关节置换术包括人工肱骨头置换术和人工全肩关节置换术。

人工肱骨头置换术适用于难以复位的粉碎性骨折（Neer 分类法中四部分骨折合并盂肱关节脱位、肱骨头解剖颈骨折或压缩骨折范围超过 40%，以及高龄或重度骨质疏松患者肱骨近端 3 块以上粉碎性骨折者）、肱骨头缺血性坏死、肱骨头肿瘤。

非制约式人工全肩关节置换术适用于肱骨头有严重病损，同时合并肩盂软骨病损但肩袖功能正常者，只有在肩袖失去功能或缺乏骨性止点无法重建时才考虑应用制约式人工全肩关节置换术。

目前，对盂肱关节炎的患者行人工肱骨头还是全肩关节置换术仍存在争议。一般来说，除肩盂骨量严重缺损、肩关节重度挛缩或肩袖缺损无法修补、原发性或继发性骨关节炎、类风湿关节炎、感染性关节炎（病情静止 12 个月以上）者外，应尽量选择行全肩关节置换术。而 Chareot 关节病患者因缺乏保护性神经反射而易使患肩过度使用，肩袖无法修补的肩袖关节病患者的肩盂要承受三角肌 - 肩袖力偶失衡所产生的偏心负荷，产生“摇摆木马”效应（rocking horse effect），两者均易导致肩盂假体松动，所以应行人工肱骨头置换术。

三、技术要点

术前病史采集及查体要注意以下几点：患肩活动范围（确定患肩属于挛缩型还是不稳定型，以决定软组织平衡重建的方式及预后）、肩袖功能检查（决定行肩袖修补及全肩关节置换术还是因肩袖无法修补行肱骨头置换术）、三角肌功能检查（三角肌失神经支配是置换术的禁忌证）、腋神经、肌皮神经和臂丛功能检查（作为对照，以确定手术中神经是否受损）。

影像学检查的着重点：应在外旋位（30°～40°）X线片上行模板测量，选择肱骨假体型号；同时摄内旋、外旋及出口位X线片了解肱骨头各方向上的骨赘，有无撞击征和肩锁关节炎；摄腋位X线片了解肩盂的前后倾方向，有无骨量缺损及骨赘。必要时行CT或MRI检查。

麻醉：插管全麻或高位颈丛加臂丛麻醉。

手术时取30°半坐卧式“海滩椅”位（beach－chair position）或仰卧患肩垫高30°位，肩略外展以松弛三角肌。取三角肌胸大肌间入路，向外侧牵开三角肌，向内侧牵开联合肌腱（或自喙突根部截骨，向下翻转联合肌腱），切断部分喙肩韧带（肩袖完整时可全部切断），必要时切开胸大肌肌腱的上1/2以便显露。结扎穿行于肩胛下肌下1/3的旋肱后动脉，在肱二头肌肌腱内侧约2cm处切断肩胛下肌肌腱和关节囊，外旋后伸展肩关节，切除清理肱骨头碎片及骨赘，上臂紧贴侧胸壁，屈肘90°并外旋上臂25°～30°（矫正肱骨头后倾角），自冈上肌止点近侧按模板方向由前向后沿肱骨解剖颈截骨（画出颈干角）。在截骨面的中心偏外侧，沿肱骨干轴线方向开槽，内收患肢，扩髓。插入试模，假体应完全覆盖截骨面，其侧翼恰位于肱二头肌肌腱沟后方约12mm，边缘紧贴关节囊附着点并略悬垂出肱骨矩。取出试模，显露肩盂，切除盂唇（注意保护紧贴盂唇上方的肱二头肌长头腱）和肩盂软骨，松解关节囊，在肩盂的解剖中心钻孔，将肩盂锉的中置芯插入孔内磨削至皮质下骨，根据假体固定方式不同行开槽（龙骨固定）或钻孔（栓钉固定），安装调试假体，充填骨水泥，置入肩盂假体。然后，向髓腔远侧打入一骨栓，以防骨水泥进入髓腔远端。置入肱骨头假体，肱骨头的中心应后倾25°～30°，并恰好放在肱骨颈上。后倾角度可以根据假体和二头肌沟、小结节的相对位置决定，也可以根据肱骨内外上髁连线决定。关节活动度一般应达到前屈90°、外展90°、外旋90°。总之，应保证肱骨头假体植入合适：①肱骨头在关节腔内对合良好。②肱骨颈长度适当。③不会发生近段肱骨在关节内发生卡压现象。彻底冲洗伤口，复位肩关节，检查关节活动度及稳定性。缝合肩关节囊及肩胛下肌腱，将肱二头肌肌腱一并缝合固定，以增强肩关节前方稳定，如后关节囊过松，可将松弛的后关节囊缝于关节盂的边缘。如果术中行大结节截除，应重新用涤纶线原位固定。

四、并发症

1. 肩关节不稳定　肩关节是人体活动范围最大也最不稳定的关节，其稳定性主要取决于周围软组织，特别是肩袖的完整性。因此，手术中不但要将假体安放在合适位置，更重要的是要维持肩周软组织的平衡，否则将会发生症状性肩关节半脱位或全脱位以及肩峰下动力性撞击征。据报道，术后不稳定的发生率为0%～22%，占所有全肩关节置换术并发症的38%。术中可行前抽屉试验和外展外旋患肩检查前方稳定性，行后抽屉试验和前屈内旋患肩检查后方稳定性，Sulcus 试验检查下方稳定性。

2. 前方不稳定　以下因素与前方不稳定有关：肩盂和肱骨假体的后倾角度之和为 35°～45°，三角肌前部功能障碍，肩胛下肌撕裂，后方关节囊过紧。由于三角肌前部功能障碍会引起难以纠正的显著性不稳，故手术中应竭力避免损伤三角肌。预防措施是经三角肌胸大肌入路时不要切断三角肌起点，显露过程中要时刻牢记腋神经的位置，避免发生损伤。临床上，除非合并肩袖撕裂或喙肩弓损伤，单纯的假体后倾不足并不能导致明显的不稳，而单纯肩胛下肌断裂即会产生术后患肩前方不稳定。术者手术技术不佳、软组织质量差、假体型号过大、术后理疗不当被认为与此相关。此外，肱骨假体偏心距（offset）也与肩胛下肌的功能与完整性有关，使用肩盂假体厚垫或大型号的肱骨假体会增大偏置距，增加肩胛下肌缝合后的张力，并可导致肩峰下结构性撞击征。后方关节囊过紧是引起前方不稳定的另一原因，内旋患肩时会迫使肱骨头前移。因此，术中做后抽屉试验时，若肱骨头假体在肩盂上的滑动距离小于其直径的 1/2，应考虑松解后方关节囊。

3. 后方不稳定　后方不稳定最常见的原因是假体过度后倾。对慢性骨关节炎患者，外旋受限、腋位 X 线片提示肱骨头半脱位，则表明后方肩盂有偏心性磨损。术前行双侧肩关节 CT 扫描能更清楚地显示磨损程度，有助于术者正确定位肩盂的中心和锉磨方向。较小的肩盂后方缺损可通过锉低前方肩盂或缩小肱骨假体后倾角度来纠正，较大的缺损则需要选用较大的假体或植骨来填补。陈旧性肩关节后脱位患者常继发肩关节前方软组织挛缩和后关节囊松弛，从而导致后方不稳。因此，对此类患者软组织平衡的目标是：外旋达到 40°，中立位时肱骨头假体在肩盂上的滑动距离不超过其直径的 1/2。松解前方软组织至与后方结构平衡后，选用大号假体使旋转中心外移可保证肩关节稳定性。适当地减少肱骨假体后倾，即使肱骨头偏离了脱位方向，又使假体内旋时偏置距增大，从而紧张后关节囊，提高肩关节的稳定性。若完成上述操作后仍然存在后方不稳，可行后方关节囊紧缩术。近期，Namba 等又提出动力性重建的概念，将冈下肌和小圆肌止点移位到肱骨近端后侧，当上臂内旋前屈时（后脱位的姿势），肌腱被动性紧张防止脱位。此外，不慎切断后方肩袖和关节囊、肩盂假体过小也能引起肩关节后方不稳。截骨时小心保护后方软组织，选用肩盂骨床所能承受的最大前后径假体即可避免。

4. 下方不稳定　肱骨假体放置位置过低会引起三角肌和肩袖松弛，继而导致肩关节下方不稳定和继发性撞击征。正常的肩关节，肱骨头可向下移动的距离是肩盂高度的一半。由于肱骨假体被安置于髓腔内，其下移距离也不应超过这一范围，否则不能维持正常的组织张力。

5. 肩袖损伤　肩袖损伤的发生率为 1%～14%，占全肩关节置换术常见并发症发生率的第 2 位。术后肱骨头假体不断上移提示冈上肌变薄、肩袖断裂或强大的三角肌和力弱的肩袖之间力偶失衡。对于大多数术后有慢性肩袖损伤症状的患者，可进行严密观察。使用非类固醇消炎药，热敷，加强三角肌、肩袖和肩胛带肌的锻炼常有效。只有当患者症状显著、出现明显的功能障碍或术后发生急性外伤时才考虑手术治疗。

术中避免损伤肩袖的方法：直视下使用骨刀行肱骨头截骨术（至少对肱骨头后方部分）；同时避免截骨过低或靠外（损伤上方肩袖），或肱骨头后倾过大时截骨（损伤后方肩袖）。若出现肩袖撕裂，应尽可能修补。术前存在撞击征表现时应同时行肩峰成形术，根据术中修补的情况决定康复进程。

手术中对肩关节病损的旋转诸肌尽可能给予修复，它将直接影响肩关节功能的恢复。对肩关节周围软组织挛缩者应全部松解，必要时可分别采用肩峰成形术或肩锁关节切除成形术，以改善肩峰下间隙或肩锁关节的活动度。

6. 假体松动　Cofield 等报道全肩关节置换术后 10 年，翻修率约为 11%，而其中肩盂假体松动是主要原因。Torchia 等报道 Neer 型全肩关节置换术后平均随访 12.2 年，肩盂松动率是 5.6%。

与假体贴合的肩盂骨床能更好地传导假体所承受的负荷，从而减少异常应力导致的假体磨损或松动。沿肩盂解剖轴线使用带中置芯的球面锉能减少刮除软骨后手动锉磨造成的反复调试和骨床歪斜，并改善肩盂的倾斜度。

人工肱骨头假体的选择目前有 2 种：一种是骨水泥型假体，另一种是紧密压配型假体。首先因肱骨近端骨髓腔呈圆形，而不似股骨颈截面为前后略扁的椭圆形，故肱骨假体与髓腔间容易旋转；其次因为上肢是非负重关节，无重力作用，术后可使假体柄有拔出松动的倾向；而髋关节为负重关节，髋关节假体在术后当患者行走时使假体下沉可与髓腔压紧。所以，为防止肱骨假体向上松动，建议使用骨水泥型。在使用骨水泥时最好用骨块作为塞子置入骨髓腔，以防止骨水泥过度向远端髓腔扩散。

假体周围的透亮带与骨质疏松和骨床止血不佳有关，使用现代骨水泥技术，38 例患者中仅 1 例出现超过 50% 骨水泥—假体界面的透亮带。脉冲式冲洗、使用蘸有凝血酶的纱布或海绵彻底止血和置入假体后维持加压是其技术要点。

7. 术中骨折　术中骨折，主要是肱骨骨折，约占所有并发症的 2%。类风湿关节炎的患者由于骨质疏松，发生率要高一些。仔细显露和精确的假体置入技术是减少术中骨折的关键。术中强力外旋上臂使肱骨头脱位易引起肱骨干螺旋形骨折，所以在脱位前必须彻底松解关节前方软组织，并在肱骨颈处使用骨钩协助脱位。外旋肩关节时，肱骨头后方的骨赘抵在肩盂上也会妨碍脱位；内旋位插入鞋拔拉钩有助于切除骨赘，同时降低后关节囊的张力，利于牵拉肱骨头以显露肩盂。

避免肩盂骨折的方法主要是正确定位肩盂的轴线，这在由于偏心磨损致肩盂变形的骨关节炎患者中尤为重要。在正常的肩盂上，轴线通过肩盂中心并与关节面垂直，此中心点即在肩胛颈水平肩胛骨上下脚（crura）连线的中点，由于它不受骨关节炎的影响，且前关节囊松解后易于触及，所以可作为术中定位的参考标志。

8. 术后活动范围受限　肩关节置换术后应达到以下活动范围：上举 140°～160°，上臂中立位外旋 40°～60°，外展 90°，内旋 70°，并可极度后伸。术后活动范围受限往往由于软组织松解不够或关节过度充填所致。

手术时可通过松解软组织增加活动范围：肩胛下肌和前方关节囊冠状面“Z”字成形术有助于改善上臂中立位外旋；松解后下方关节囊可改善上举和上举位旋转；松解喙肱韧带有助于增加前屈、后伸和外旋；松解后方关节囊可改善内旋、内收和上举；在上述方法不见效时甚至可以松解胸大肌以增加外旋角度。

关节过度充填一方面是因为假体型号偏大，另一方面可能是假体的位置不当所致。要重建正常肱骨头高度，肱骨假体应比大结节高约 5mm，因此肱骨截骨面应紧贴冈上肌的止点内面，否则假体位置会偏高，使关节囊过度紧张而限制上举，并引起肱骨头周围肩袖肌腱在喙肩弓下发生频繁撞击。此外，假体在髓腔内必须处于中立位。假体击入过深或截骨不当都会导致假体内翻，当前臂悬垂于身体一侧时，肩关节被不协调填充并使得大结节异常突起，导致肩袖松弛、盂肱关节不稳定和动力性撞击征，影响肩关节功能。

9. 神经损伤 肩关节置换术后神经损伤的发生率较低，主要为臂丛损伤。切口（三角肌胸大肌间入路）过长是发生损伤的危险因素。术中显露时，上臂处于外展90°位或外旋和后伸位会牵拉臂丛造成神经损伤。当然，避免神经损伤的前提是熟悉肩关节解剖关系：腋神经在肩胛下肌下缘穿入四边孔，肱骨外旋可增加肩胛下肌离断处与腋神经的距离，利于保护腋神经；肌皮神经可在距喙突根部5cm内进入喙肱肌，切断喙突后须避免过长游离联合肌腱。

10. 其他 异位骨化和感染的发生率分别为24%和0.8%，其预防措施与其他关节置换术相同；肩盂磨损和中心性移位是肱骨头置换术特有的并发症，行全肩关节翻修术即可消除症状。

（许江峰）

第五节 人工肘关节置换术

一、概述

现代人工肘关节置换术始于20世纪70年代，主要有两种类型：铰链型与表面置换型。表面置换型假体的凹侧用高密度聚乙烯，凸侧用金属材料制成，可很好重建肘关节正常旋转中心，用于骨组织无严重缺损、软组织损伤不严重、肘关节无明显屈曲挛缩者效果较佳；铰链型用金属材料制成，其远期松动并发症高，主要用于肘关节周围骨肿瘤切除、创伤或其他病变导致骨缺损以及肘关节严重屈曲挛缩的患者。表面置换型又可以分为半关节与全关节置换两种，对于严重类风湿性关节炎患者选用肘关节置换术可以很好缓解疼痛，改善关节功能。

二、适应证

人工肘关节适用于：①严重创伤，引起肘关节疼痛、畸形及强直者。②类风湿性关节炎致肘关节畸形和强直者。③肘关节创伤或成形术后形成的连枷关节。④肱骨下端良性或低度恶性肿瘤。

三、禁忌证

（1）肘关节周围肌肉瘫痪无动力者。

（2）肘部没有健康皮肤覆盖者。

（3）肘关节周围有活动性感染病灶者。

（4）肘部有大量骨化性肌炎者。

（5）神经性关节病变。

（6）儿童及从事体力劳动的青年。

四、手术方法

（1）麻醉。臂丛神经阻滞麻醉。

（2）手术入路。肘后正中直切口或“S”形切口，游离并保护尺神经，在肱三头肌肌腹－肌腱交界处切开制成基底附着于尺骨鹰嘴的舌状瓣并翻转，从尺骨近侧骨膜下剥离并翻转肘肌暴露桡骨头，这样整个关节腔均得以显露，再进一步行骨膜下显露肱骨下端和尺骨上端。

（3）切除病变的关节囊、关节内的瘢痕组织、增生的滑膜及骨赘。

（4）切除肱骨远端关节面及骨组织，保留肱骨内、外髁，在扩髓时也要小心以免内、外髁骨折。切除尺骨鹰嘴关节面，保留肱三头肌在尺骨鹰嘴上的止点。切除桡骨头，保留环状韧带。若为肱骨下端肿瘤，要在距肿瘤边缘2cm处切除肱骨下端，采用铰链型人工肘关节。

（5）扩大肱骨和尺骨骨髓腔，试装人工肘关节满意后，冲洗髓腔，充填骨水泥，插入正式的肱骨和尺骨假体。充填骨水泥时要小心，避免尺神经灼伤。多余的骨水泥应清除干净，避免留下锐利的边缘以免术后活动时损伤肘部软组织。

（6）彻底止血，冲洗伤口，尺神经常规移至肘前皮下。放置引流管，修复肱三头肌后缝合皮肤。

五、术后处理

负压引流管的拔管指征同肩关节置换术。术后一般用长臂石膏托固定肘关节于肩曲90°位三周，疼痛减轻后就开始手指、腕和肩关节功能锻炼，3周后去除石膏托进行人工肘关节功能锻炼，但要避免用力过度，避免提拉过重物体。

（欧阳晓）

第六节　人工指关节置换术

一、概述

人工指关节主要用于掌指关节和近侧指间关节的置换。制作材料有硅橡胶和金属两种，硅橡胶人工指关节的近、远期疗效均较好，临床应用的种类也较多，主要有Swanson式、茎片式（niebauer）和关节囊式。金属人工指间关节有铰链型轴式和球臼式，其疗效次于硅橡胶人工指关节。

二、适应证

（1）类风湿性关节炎，关节强直、畸形者。

（2）陈旧性掌指关节或近侧指间关节骨折与脱位，导致关节强直、功能障碍者。

（3）不能用软组织手术纠正的关节偏斜而其关节动力正常者。

目前由于人工指关节的材料、设计和固定等问题尚未满意解决，应严格掌握适应证。

三、禁忌证

（1）局部有感染性病灶存在者。

（2）关节部位无良好的皮肤覆盖，软组织以瘢痕替代者。

四、手术方法

（1）人工掌指关节置换术：手术在臂丛神经阻滞麻醉下进行。采用掌指关节背侧纵弧形切口，如为类风湿性关节炎多个掌指关节受累，拟一次手术完成者，可采用掌指关节背侧横切口。关节外粘连予以松解，纵行切开腱帽或从伸肌腱中央劈开，横行切开关节囊，增厚的滑膜要切除，很好显露掌骨头和近节指骨基底。在掌骨颈平面截骨，切除掌骨头约1cm，截骨时掌侧应多切除1mm以利于关节屈曲。选用适当型号的髓腔扩大器扩大掌骨远端与近节指骨的髓腔。选择与髓腔扩大器同样型号的人工掌指关节，分别插入髓腔内，试行关节伸屈活动，感到满意后，彻底止血，修复关节囊和伸肌腱，缝合伤口。术后用石膏托固定掌指关节于伸直位3周，然后进行关节功能锻炼。

（2）人工近侧指间关节置换术：指神经阻滞麻醉，采用近侧指间关节背侧纵弧形切口。从伸指肌腱的中央腱束正中劈开，要注意避免损伤中央腱束的抵止点。切除近节指骨远端0.5～1cm，扩大髓腔后插入人工指关节。术后用石膏托固定患指2～3周，去除固定后进行关节功能锻炼。

人工指关节断裂和感染是人工指关节置换术失败的主要原因。因此，提高人工指关节材料性能和预防及控制感染是提高疗效的关键。

（朱冬昀）

第七节　人工跖趾关节置换术

一、概述

人工跖趾关节常用的材料是金属和硅橡胶。Swanson于1952年首次报道了用金属材料制成的人工跖骨头，之后虽有各种人工跖趾关节的设计报道，但较普遍用于临床是始于1974年高性能硅橡胶材料制作的人工跖趾关节问世后。

人工跖趾关节的设计可根据第一跖趾关节的形态和大小来确定，既要符合原跖趾关节的解剖特征和生理特点，保证第一跖趾关节的伸屈，还要防止跗指的旋转。通常人工跖趾关节有铰链式和非铰链式两种类型，且有规格、大小不同的型号，以供临床选择用。同时，还要配备成套的器械，以利手术操作。

二、适应证

人工跖趾关节适用于外伤、类风湿性关节炎、跗外翻及退行性骨关节炎引起的强直、畸形、疼痛，经保守治疗无效，而跗趾血供、皮肤覆盖及动力良好的患者。

三、手术方法

在硬膜外麻醉下，取跖趾关节背侧纵弧形切口，踇长伸肌腱牵向外侧，切开跖趾关节背侧关节囊，切除跖骨头远端和近节趾骨近端，以能容纳人工跖趾关节为度，扩大髓腔，插入人工关节，仔细止血后缝合切口。术后石膏托固定2周，解除固定后进行功能锻炼。

（朱冬昀）

第二篇

创伤骨科

第五章　手部损伤及上肢骨折

第一节　掌骨骨折

掌骨骨折占手部骨折的1/3。这些骨折可以分为两类：第一掌骨和第二至第五掌骨。二者之间的区别在于第一掌骨的功能有别于其他掌骨。

解剖要点：第二至第五掌骨可以分成4个部分——头部（最远端的部分）、颈部、干部和基底部。

掌骨间韧带紧密连接掌骨的头部，而在基底部则有很大的活动性。第四和五指的掌骨在前后位上有15°~20°的前后活动度。第二和三掌骨的基底部则没有活动性，是手部的“固定中心”，其余的手指可以悬吊在上面。在复位掌骨骨折时，首先要考虑正常的活动度。第四和五掌骨的骨折成角移位，不需要很精确的复位，因为它们正常的活动度就可以代偿。第二和三掌骨的骨折必须要准确的复位，因为成角会影响正常的功能。

除此之外，骨折越靠近远端可接受的成角范围越大。换句话说，骨折越靠近近端，造成的掌骨远端的畸形越大。比如，第五掌骨颈部的骨折可以接受的掌侧畸形为30°。但是在骨干水平的30°掌侧畸形就是不能接受的，因为它会导致掌指关节异常过伸。

一、掌骨头骨折

即使是最适宜的治疗，这些骨折仍有可能会出现致残性的并发症。这些骨折位于侧副韧带附着点以远（图5-1）。

（一）损伤机制

最常见的机制是直接的暴力打击或者是碾压伤导致的粉碎性骨折。

（二）查体

受伤的掌指关节出现肿胀和压痛。沿手指轴向施压可使疼痛加重且疼痛局限在掌指关节。

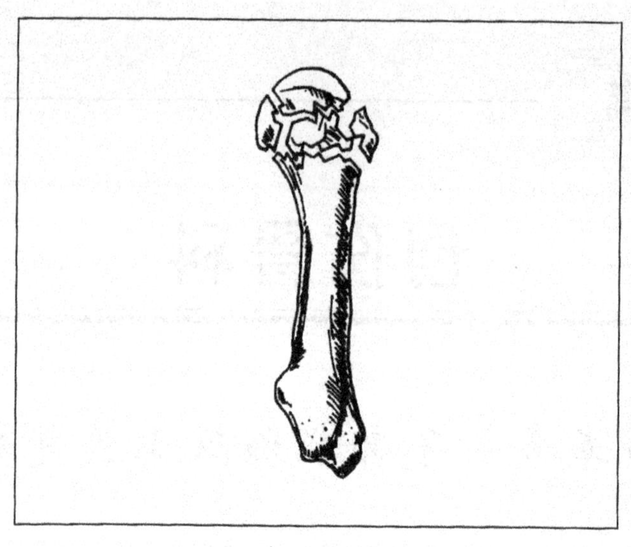

图5-1　掌骨骨折——头部（第二至五指）

（三）影像学检查

在前后位、侧位片上即可以发现骨折。有些时候需要斜位片明确骨折情况。旋前10°的斜位片有助于诊断第二和第三掌骨的骨折。旋后10°的斜位片有助于诊断第四和第五掌骨的骨折。侧副韧带的撕脱骨折可以通过Brewerton位观察，即掌指关节屈曲65°，掌侧面靠近感光板，以15°投照。

（四）合并损伤

掌骨骨折的合并伤包括：①伸肌腱损伤。②因骨间肌的挤压伤而形成的纤维化。③侧副韧带撕脱伤。

（五）治疗

急诊处理包括抬高、冷敷、镇痛药，以及用大量的软敷料包扎手部。

所有的掌骨头的骨折需要会诊。掌骨头的骨折伴有关节内缺损的多数要术中固定并恢复接近正常的关节位置。小的关节内骨折，多数专家建议将手部固定很短的一段时间后就开始功能锻炼。这些骨折大多需要后续的关节成形术。

骨折伴有邻近的撕裂伤应归为开放性的，需要请矫形外科急诊会诊，进行手术探查，冲洗，并进行修复。

（六）并发症

（1）旋转移位产生的力线不良，必须早期诊断和纠正。

（2）因挤压伤产生的骨间肌的纤维化是一种延迟的并发症。

（3）这种骨折可能伴有伸肌腱的损伤和纤维化。其症状和体征可能早期就出现，也可能晚期出现。

（4）掌关节僵硬。

二、掌骨颈骨折

掌骨颈骨折也被称为“拳击手骨折”，常累及第五掌骨。颈部的骨折多数是不稳定的，并有不同程度的掌侧成角（图5-2）。即使在复位后，通常在掌侧方的排列也与正常不同。掌骨成功复位是指解剖学活动性的恢复。在第五掌骨，允许有15°~25°，最高可以到30°的成角而没有正常功能的受限。在第四掌骨接近20°的成角都是可以接受的。这就是与第二和第三掌骨骨折的不同之处，它们需要解剖复位，以恢复正常的功能。

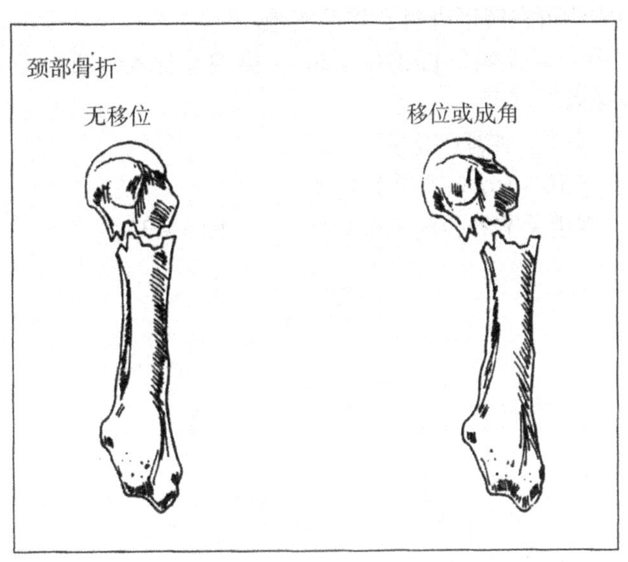

图5-2　掌骨骨折——颈部（第二至五掌骨）

（一）损伤机制

直接的挤压力，例如握紧拳头击拳时常导致颈部的骨折。

（二）查体

受损的掌指关节出现压痛及肿胀。这些骨折常伴有旋转畸形，必须早期诊断和纠正。

（三）影像学检查

前后位、侧位和斜位片常用于诊断骨折和确定成角的度数和移位程度。旋前10°的斜位片有助于第二和第三掌骨骨折的诊断。旋后10°的斜位片有助于第四和第五掌骨骨折的诊断。

（四）合并损伤

这些骨折很少合并有其他的损伤。偶尔会伴随有指神经的损伤。

（五）治疗

掌骨颈骨折的治疗可以分为两组：第四、五指一组，另一组是第二和第三掌骨。

注意事项：在治疗所有的掌骨颈骨折时，有三点必须要注意。①旋转畸形必须早期诊断和治疗。②掌侧成角可以接受程度取决于受损的掌骨的正常活动度。不良的骨折复位可能导致掌指关节过伸和指间关节屈曲。③骨折伴有邻近的撕裂伤应归为开放性损伤，需要请矫形外科急诊会诊，进行手术探查，冲洗，并进行修复。

1. 掌骨颈骨折——第四、五指的治疗

（1）无移位、无成角骨折：第四或第五掌骨颈无移位、无成角的骨折治疗方法包括冷敷，抬高，以及覆盖至掌横纹的掌侧夹板和背侧不包括指间关节的夹板固定。要将腕背伸15°~30°，掌指关节屈曲90°。通常建议早期开始近端指间关节和远端指间运动。保护性的掌指关节运动开始于第3~4周。

有证据支持第2~5指单个掌骨颈骨折时在带有功能性石膏（允许腕和手指的活动）后立即开始运动。这种方法可在矫形外科会诊后实施。

（2）成角骨折：第五掌骨颈骨折成角>30°，第四掌骨颈骨折成角>20°需要复位。这些骨折在复位时应遵循以下步骤：

1）腕部阻滞麻醉即可达到满意效果。

2）牵引受伤的手指10~15min，纠正嵌塞。

3）纠正嵌塞后，掌指关节和指间关节屈曲90°（图5-3）。

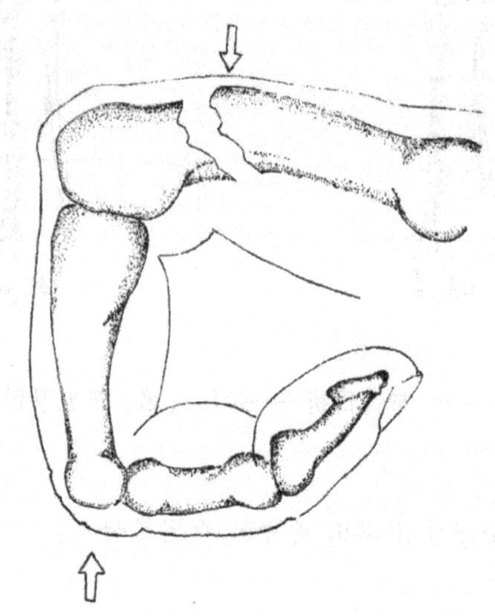

图5-3 掌骨骨折90-90复位法

用近节指骨推挤掌骨骨折维持良好复位

4）在掌骨干的掌侧施加直接的压力，同时在屈曲的近端指间关节直接施加背侧的压力。使用这种方法可以完全的复位。

5）覆盖至掌横纹的掌侧和背侧夹板不包括近端指间关节的夹板固定。要将腕背伸30°，掌指关节屈曲90°。也可以用尺侧的沟形夹板替代。

6）复位后一定要拍X线片，以确保位置良好。1周后要重拍X线片，以确保复位后的稳定性。

这些骨折需要密切的随访，因为尽管有固定，但是仍有向掌侧成角的趋势。如果复位后不稳定，就需要用钢针固定，并且早期的转科治疗。

2. 掌骨颈骨折——第二和第三指的治疗

（1）无移位和成角：第二或第三掌骨颈无移位和成角的骨折，推荐的治疗方法为冷敷，抬高，桡侧的从肘关节到近端指间关节的沟形夹板固定。腕关节背伸20°，掌指关节屈曲50°~60°。必须密切随访，确定有无成角和旋转移位。注意：超过1周后才发现的移位会很难纠正。这些骨折在损伤后4~5d要随访X线片，以排除延迟的移位。

（2）移位的或者成角>10°的骨折：第二或第三掌骨颈有移位和成角>10°的骨折，推荐的治疗方法为冷敷，抬高，掌侧或者桡侧沟形夹板固定。这些骨折必须精确的复位，并且都需要用钢针固定。

（六）并发症

掌骨颈骨折伴有几种致残性的并发症。

（1）侧副韧带损伤和偏移常常继发于骨折块的移位。

（2）伸肌腱损伤。

（3）旋转移位必须早期诊断和治疗。

（4）背侧骨突常损伤伸肌结构。正确的固定可以避免这种并发症，复位后密切随访确保正确的位置，抬高手部减轻水肿。

（5）如果复位不完全或不稳定，会产生手指的移位或爪形手。

（6）握拳时疼痛。

三、掌骨干骨折

掌骨干骨折可分为四型：简单的横形骨折（无移位）、移位或成角的横形骨折、斜形或螺旋形骨折、粉碎性骨折（图5-4）。临床医生应该意识到和颈部相比，干部的骨折有小范围的成角是可以接受的。每一种骨折在治疗方法上将单独论述。

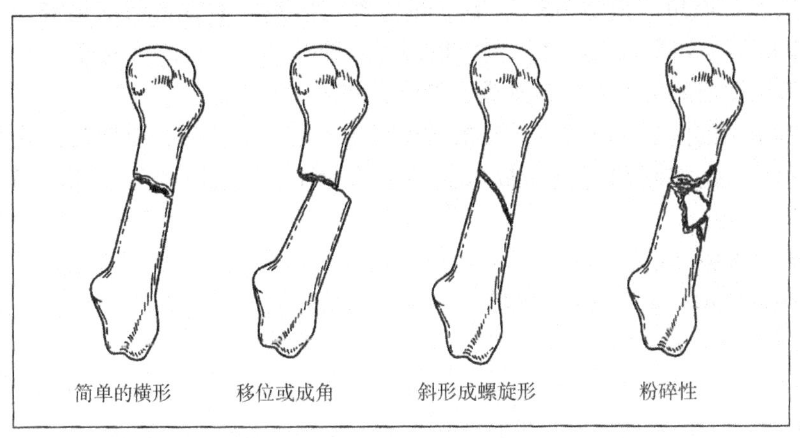

图5-4　掌骨干骨折（第2~5指）

（一）损伤机制

掌骨干部的骨折有两种受伤机制。手部遭到直接的暴力打击能产生粉碎性、横形骨折，或者由于骨间肌的牵拉形成的向背侧成角的短斜形骨折。

间接暴力下产生的旋转分力常引起掌骨干部的螺旋形骨折。螺旋形骨折很少有成角，因为掌骨间的深横韧带有使骨折短缩和旋转的趋势。

（二）查体

手背出现压痛和肿胀。活动时疼痛加重，多数情况下患者不能握拳。在处理这些骨折时，必须早期排除旋转畸形。例如，掌骨干仅仅5°的旋转就会使手指产生1.5cm交叠。

（三）影像学检查

前后位，侧位和斜位片就可以准确地显示骨折情况。10°的旋前侧位有助于显示第二和第三掌骨的骨折。10°的旋后侧位有助于显示第四和第五掌骨的骨折。越靠近骨干近端的骨折，越容易产生向背侧的成角。当骨干部的直径有差异或者掌骨短缩时要考虑是否有旋转移位。

（四）合并损伤

这些骨折偶尔会有神经的损伤。

（五）治疗

掌骨干骨折常伴有旋转移位。旋转畸形在临床可以通过以下试验中的一个或多个检测出：①辐辏试验。②甲板平行试验。③X 线片上骨折片的直径。

第二和第三掌骨干的成角畸形是不可接受的，但是第四掌骨超过 10°的成角，第五掌骨 20°的成角都是可以接受的。

1. 无移位的横形骨折的治疗　无移位的横形骨折可以用从前臂到手指末端的沟形夹板固定。腕关节背伸 30°，掌指关节屈曲 90°，近端指间关节和远端指间关节伸直。建议早期转科和重复 X 线检查。

2. 移位的或者成角的横形骨折　移位的或者成角的横形骨折需要抬高、冷敷、固定、切开复位以及随访。如果无法转诊，可以按照以下的方法行急诊闭合复位：

（1）腕部的阻滞麻醉就可以达到满意的麻醉效果。

（2）持续牵引的同时在掌侧向远端成角的骨折片施力。这时也要把旋转畸形矫正。

（3）塑形良好的掌侧和背侧夹板覆盖整个掌骨干，但是不包括掌指关节。腕关节背伸 30°。

（4）患者需要密切的随访，复位后拍摄 X 线片，以后经常复查以保证正确的位置。

3. 斜形或螺旋形骨折　斜形或螺旋形的骨折需要冷敷、抬高、大块的加压敷料包扎固定，转科行切开复位或者用针固定。

4. 粉碎性骨折　掌骨干的粉碎性骨折处理方法有冷敷、抬高、大块加压敷料包扎固定和早期的转科治疗。在处理这些骨折时矫形外科医生更喜欢掌侧夹板固定。

（六）并发症

这些骨折的并发症常常是致残性的。

（1）旋转不良必须早期诊断和矫正。

（2）背侧的骨性突起常损伤伸肌结构。

（3）损伤后继发骨间肌纤维化。

（4）复位不良、不当的固定或者骨折处的骨髓炎常会产生骨不连。

（5）握拳时的慢性疼痛可能是由于骨折远端的掌侧成角。

四、掌骨基底部骨折

掌骨基底部骨折通常是稳定的骨折（图 5－5）。旋转性力线不良在手指末端会表现得更明显。

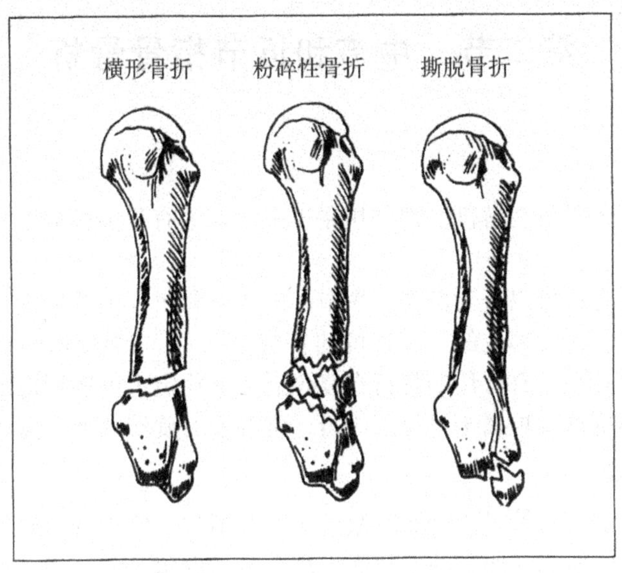

图 5－5　掌骨骨折——基底部（第二至五指）

（一）损伤机制

两种机制可以产生掌骨基底部的骨折。一种是基底部遭受直接暴力打击；手指扭伤间接造成的骨折不很常见。

（二）查体

掌骨基底部有肿胀和压痛。腕关节屈伸活动或纵向受压时会使疼痛加重。

（三）影像学检查

前后位和侧位 X 线片可以确诊这些骨折。为了准确的评价腕掌骨的关系，关节内基底部骨折通常要进行 CT 检查。CT 同样也可以鉴别掌骨基底部的骨折和腕骨骨折。

（四）合并损伤

第四和第五掌骨基底部的骨折常会引起尺神经运动支的损伤，导致除小鱼际肌以外的手部内在肌的麻痹。这种神经损伤多是由于挤压伤造成的，早期可能没有表现，常继发于肿胀和疼痛。

这些骨折的急诊处理包括冷敷、抬高、大块敷料包扎固定然后转科。在处理这些骨折时矫形外科医生更喜欢掌侧夹板固定。如果关节内骨折移位明显时常需要关节成形术。

（五）并发症

掌骨基底部骨折常伴有几种严重的并发症。

（1）伸肌腱或屈肌腱损伤。

（2）旋转不良必须早期诊断和矫正。

（3）慢性腕掌关节僵硬。

（孙明启）

第二节　中节和近节指骨骨折

一、概述

中节和近节指骨的骨折在解剖、损伤机制以及治疗上有很多相似性，因此把它们放在一起讨论。

近节和中节指骨骨折可以分为两类：关节外的骨干骨折和关节内骨折。关节外的骨干骨折可以分为3个亚型：①无移位的。②移位的（成角的）。③螺旋形的。无移位的、稳定的骨折急诊科医生可以处理。有移位的骨折在复位后可能稳定也可能不稳定，需要矫形外科医生的进一步处理。螺旋形骨折属于不稳定骨折，常并发有旋转畸形，需要复位和固定。

（一）解剖要点

近节指骨没有肌腱的附着，但是肌腱紧贴于近节指骨，使骨折的处理变得复杂化。近节指骨的骨折常会因骨间肌和伸肌腱的牵拉而出现掌侧的成角。

中节指骨的骨折比近节要少见。因为绝大部分的轴向应力被近节指骨吸收，因而近节指骨的骨折和近端指间关节的脱位的发病率要高于中节指骨骨折。中节指骨的骨折多发生于狭窄的骨干处。

指伸肌腱在近节指骨的附着仅仅局限在背侧面的近端。指浅屈肌肌腱分裂成两部分，分别附着于几乎整个中节指骨掌侧面的两侧缘，是中节指骨的骨折发生形变的主要力学因素。因此，中节指骨基底部的骨折会出现典型的骨折远端部分向掌侧移位，而远端骨干的骨折会出现骨折近端向掌侧移位。

还有一个要注意的解剖结构是中节指骨基底部的软骨样掌板。掌板的损伤可能并发有关节内的骨折。

（二）查体

每一位患者都要彻底地检查，并且要记录骨折点远侧的神经功能。必须及早发现和纠正旋转移位造成的力线不良。如前所述，当握拳后所有的手指不是指向近端的舟骨，或者甲板平面不同时就要考虑是否有指骨的旋转畸形。

（三）影像学检查

旋转畸形可以通过比较X线片上指骨骨折段的直径来判断。如果不对称则说明有旋转畸形（如图5－6）。

（四）治疗

在治疗中节和近节的指骨骨折时有两条原则要注意。

1. 绝对不要把手指固定在完全伸直位　手指要固定在功能位，即掌指关节屈曲50°～90°，指间关节屈曲15°～20°，这样能够防止手指的僵硬和挛缩。如果只有在完全伸直时才能维持复位，那么在固定于屈曲位之前就要做好内固定。在屈曲位时，侧副韧带是拉紧的有利于维持骨折的复位。

2. 石膏或者夹板固定不要超过远侧的掌横纹　如果需要远端的石膏固定，如近节和中节指骨的骨折，可以使用沟形夹（在桡侧或者尺侧）把骨折的手指和邻近的正常手指固定在一起。

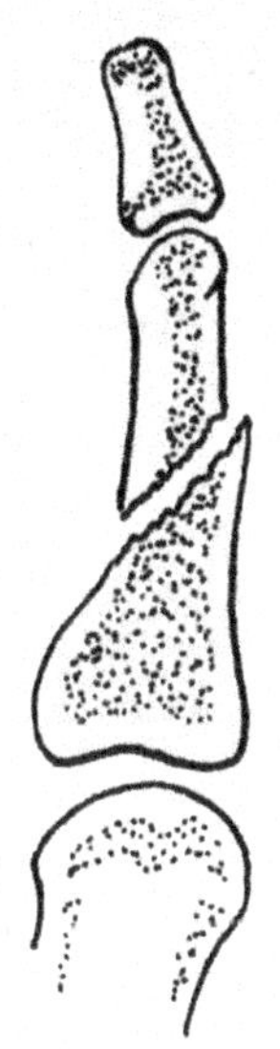

图 5 –6　骨折旋转移位，骨折断端两侧骨干直径不对称

3. 对于中节和近节指骨骨折的治疗有三种方法　动力性夹板、沟形夹和内固定。各种方案的选择取决于骨折的类型、稳定性以及医生的经验。

（1）动力性夹板：这种方法是把受伤的手指和邻近未受伤的手指固定在一起，最大限度地利用手的功能，早期的运动，防止出现手指的僵硬。这种方法仅适用于无移位的、稳定的骨折，如压缩骨折和横形骨折，累及关节的斜形、旋转和不稳定的骨折不适用动力夹板固定。

（2）沟形夹：桡侧和尺侧的沟形夹板适用于无旋转和成角的稳定骨折。沟形夹板比动力性夹板更加牢固。桡侧沟形夹板适用于第二和第三指骨折，而尺侧沟形夹板适用于第四和第五指骨折。

（3）内固定：内固定多采用克氏针固定，主要适用于不稳定骨折或者需要精确复位的关节内骨折。

有开放性骨折的患者术前要应用抗生素。虽然有污染伤口的患者应使用广谱抗生素，但是我们推荐预防性应用头孢类抗生素。清创术前常规棉拭子培养的价值仍值得商榷，并没有被广泛地采纳。推荐在手术室里探查、冲洗和固定。

二、近节指骨骨折——关节外骨折

（一）损伤机制

近节指骨关节外骨折常见的损伤机制有两种（图 5 –7）。直接的暴力打击可以造成近节指骨的横形或粉碎性骨折。间接暴力的力矩沿手指的纵轴作用，常引起螺旋形骨折。

（二）查体

骨折处疼痛和肿胀。纵向压缩手指引起骨折处的疼痛。近节指骨常常伴有旋转畸形。临床上一定要识别手指的旋转骨折，因为任何程度的旋转畸形都是不能接受的。

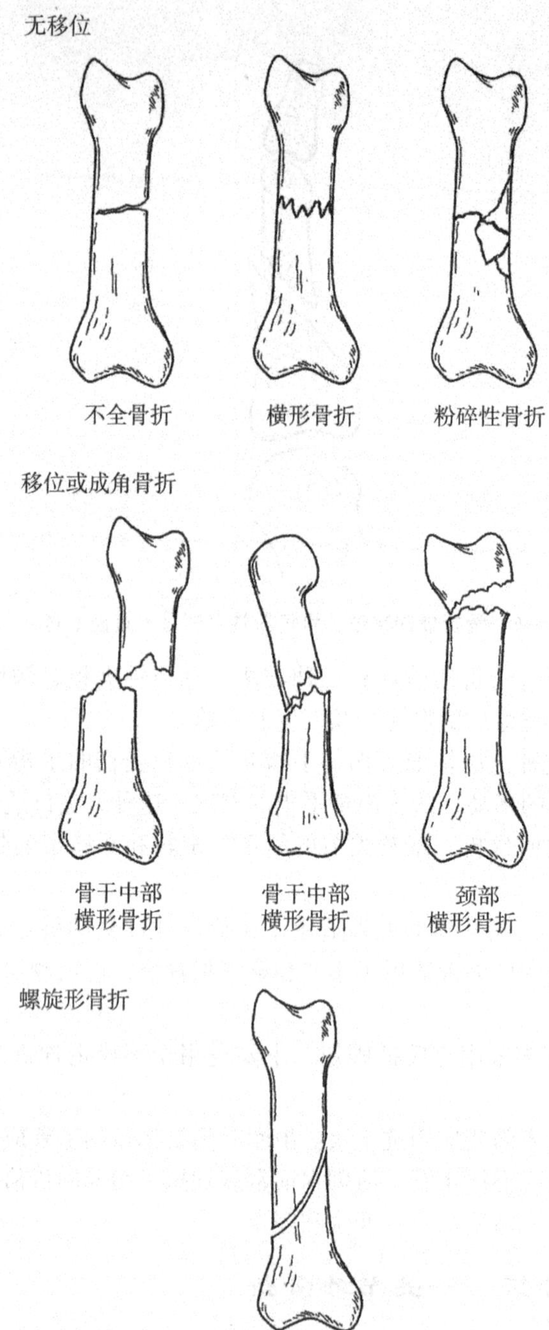

图 5－7　近节指骨骨折——关节外骨折

（三）影像学检查

需要有正位、斜位和侧位片。如前所述，若手指骨折部位的直径不一致，要考虑是否有旋转畸形。

（四）合并损伤

近节指骨骨折常合并有指神经损伤，包括挫伤和横断伤。罕见的有肌腱的损伤，包括肌腱的断裂和部分肌腱断裂后粘连引起的延迟活动受限。

（五）治疗

近节指骨骨折可能出现的功能障碍常被低估。彻底体检，纠正成角和旋转并固定后，大多数情况下能够完全恢复手指的功能。临床上表现不明显的旋转畸形，通过以下的三个试验可以检查出来：①朝向手舟骨的辐辏试验。②对比手指和甲板。③测量 X 线上骨折处的直径。

1. 无移位　无移位的近节指骨干骨折包括青枝骨折、横形骨折和粉碎性骨折。

青枝骨折属于稳定的骨折，因为它的骨膜是完整的，不会有移位和成角的趋势。这种骨折应该选用动力性夹板，早期开始运动锻炼，7～10d 后要复查 X 线片，排除延迟出现的移位和旋转。

无移位的粉碎性或者横形骨折因为骨膜不完整是不稳定的。这些骨折根据其稳定性的不同，可以选择以下两种方案中的一种。

（1）我们推荐使用沟形夹板，如果 10～14d 后复查 X 线片，骨折断端位置良好，那就可以使用动力性夹板。

（2）应用动力性夹板，早期功能锻炼，5～7d 后复查 X 线片，确定骨折位置良好。

2. 移位或成角的骨折　常见的近节指骨有移位的关节外骨折包括有移位和成角的横形骨干部或者颈部的骨折（图 5－7）。这些骨折是不稳定的，需要进一步的复位。这些骨折的急诊处理包括沟形夹固定、冷敷、抬高手指和转诊到矫形外科。如果没有矫形外科，那么急诊医生也可以复位这些骨折。复位方法如下：

（1）麻醉可以选用腕部或者掌部的局部阻滞麻醉。

（2）掌指关节屈曲 90°使外侧韧带紧张，可以减轻手内在肌产生的使骨折移位的力。当掌指关节屈曲时，纵向牵引可以增加长度。

（3）保持近端指间关节屈曲 90°持续牵引：在这个位置骨折可以复位。如果近节指间关节没有复位并有轻度的过伸，说明骨折不稳定，需要内固定。若用这种方法不能复位，就要考虑是否骨折断端间有软组织的嵌入。

（4）如果复位后能保持稳定，可以使用长度至掌纹的短臂石膏（指间关节背伸）或者掌指关节屈曲位的沟形夹板固定。屈曲掌指关节的目的是最终达到解剖学的复位。复位术后需要拍摄 X 线片记录位置。

（5）请矫形外科进一步处理。

3. 螺旋形骨折　螺旋形骨折（图 5－7）的急诊处理包括沟形夹板固定、冷敷、抬高手指和矫形外科治疗。多数情况下需要进行内固定。

（六）并发症

近节指骨骨折可能产生永久性的残疾。包括以下并发症：

（1）旋转造成的力线不良是一种致残的并发症，在后续的检查时必须排除。

（2）伸肌结构靠近骨膜，在损伤后容易发生粘连。常见于有移位的和螺旋形骨折，结果会导致部分运动功能丧失，可能需要外科手术治疗。

（3）固定后深屈肌腱和浅屈肌腱之间常发生粘连。这些损伤需要手术治疗来恢复肌腱的功能。

（4）除非是开放性骨折或固定不当，骨不连很少见。

三、中节指骨骨折——关节外骨折

（一）损伤机制

直接的暴力打击是中节指骨骨折最常见的原因（图5－8）。间接创伤，如沿纵轴的扭转力常造成近节指间关节的脱位而不是中节指骨的螺旋形骨折。

这些骨折常伴有因屈指肌腱和伸肌腱的牵拉而导致的成角畸形。屈肌结构施加主要的力，能把较大的骨折片向掌侧牵拉。

无移位横形骨折

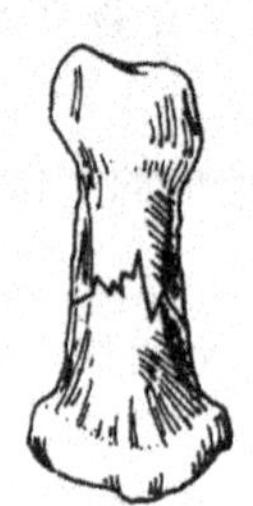

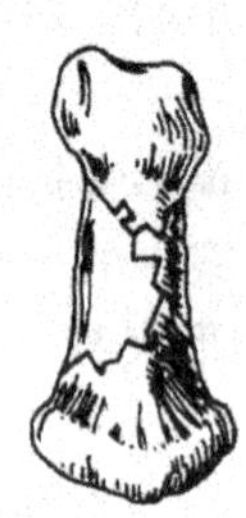

移位或成角骨折

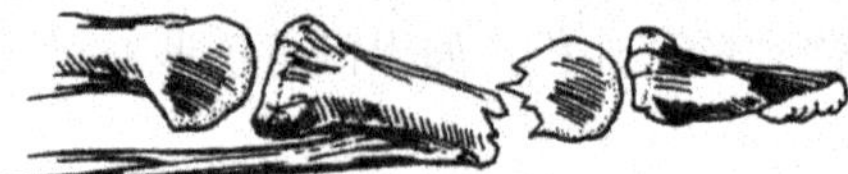

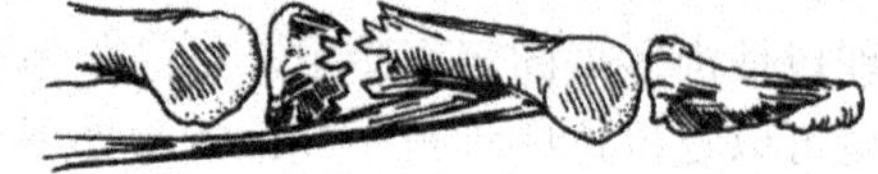

螺旋形骨折

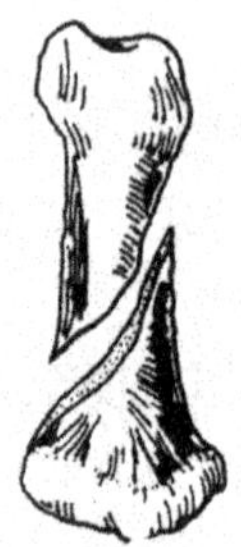

图5－8　中节指骨骨折——关节外骨折

（二）查体

骨折处出现疼痛和肿胀。在临床和影像学检查中应注意旋转畸形。

（三）影像学检查

前后位、侧位以及斜位X线片能够辨认骨折线、成角和旋转畸形。

（四）合并损伤

在中节指骨骨折时，手指的神经血管组织可能受损伤。此外，在这些骨折中可能会有肌腱（急性或延迟）断裂以及肌腱粘连形成。

（五）治疗

中节指骨骨折的治疗方法取决于骨折是无移位的、有移位的（成角）或者是螺旋形的。

1. 无移位骨折　这种骨折可以用动力性固定或者沟形夹板固定10～14d后，复查X线片，确定骨折是否愈合。

2. 有移位的或成角骨折　这些骨折是不稳定骨折，即使是在复位后仍可能不稳。这些骨折的急诊处理方法包括沟形夹板固定、冷敷、抬高患肢以及矫形外科手术。如果无法急诊会诊，那么急诊医生可以尝试复位。有移位的、成角的骨折复位方法如下：

（1）采用腕部或者掌部局部阻滞麻醉。

（2）轻柔地纵向牵引，并屈曲和推拿远端的骨折块使其复位。

（3）如果骨折不稳定并有轻度的过伸，则需要内固定。

（4）如果复位后骨折稳定，使用沟形夹板固定4～6周。复位后要拍摄X线片记录复位后的位置。

（5）请矫形外科进一步处理。

3. 螺旋形骨折　螺旋形骨折的急诊处理包括沟形夹的固定、冷敷、抬高手指和矫形外科的治疗。

（六）并发症

和近节指骨外伤的并发症相似。

（1）旋转造成的力线不良必须早发现、早纠正。

（2）复位后并发伸肌结构的瘢痕形成。

（3）屈肌腱粘连的发生是一种致残的并发症。

（4）骨不连继发于固定不当和复位不良。

四、近节指骨骨折——关节内骨折

这些关节内骨折可以分为两类：①无移位的。②移位的、粉碎的或者是累及>20%的关节面（图5－9）。无移位的骨折不常见，需要闭合复位。而有移位的和粉碎性的骨折较为常见，需要手术切开复位。

（一）损伤机制

最常见的机制是继发于侧副韧带的牵拉引起的撕脱骨折。沿纵轴间接传导的力可能会产生髁的骨折。

（二）查体

受损伤关节会出现梭形肿胀和压痛。关节不稳表示有侧副韧带撕脱。

（三）影像学检查

前后位、侧位和斜位片常用来诊断这些骨折。

（四）合并损伤

撕脱骨折可能会产生侧副韧带的脱离及继发的关节不稳。

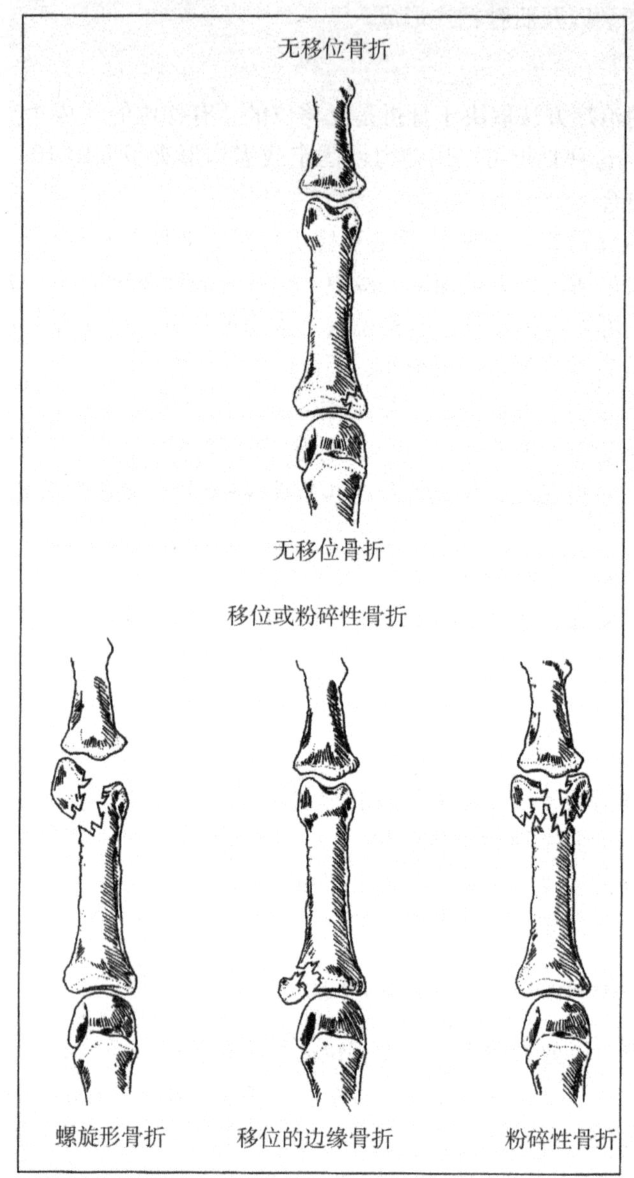

图 5－9　近节指骨骨折——关节内的

（五）治疗

1. 无移位骨折　第二至第五指的近节指骨基底部的关节内撕脱骨折，如果骨折稳定并且累及 <20% 的关节面时，可以保守治疗。在密切监护的条件下可以采用动力性夹板，早期开始主动功能锻炼。

2. 移位的粉碎骨折，累及 > 20% 关节面　急诊处理包括沟形夹板固定、冷敷、抬高患肢，采用切开复位内固定。

（六）并发症

最常见的并发症是慢性关节僵硬或关节炎。

五、中节指骨骨折——关节内骨折

这些骨折可分为三类：①无移位的髁骨折。②移位的髁骨折。③粉碎的底部骨折（图5－10）。撕脱骨折单独讨论，因为它和前述的三种骨折在治疗原则上不同。

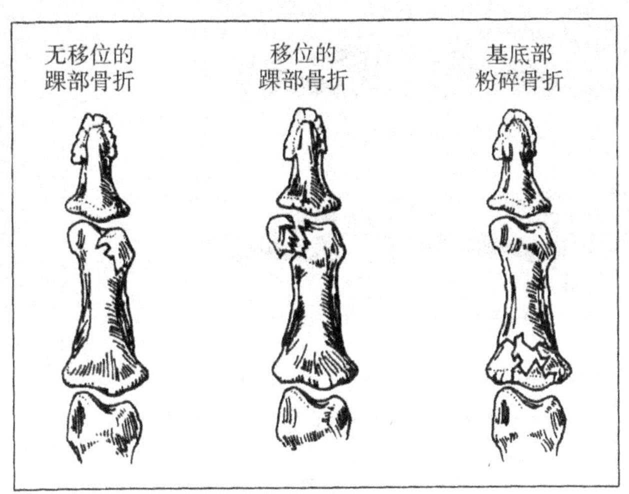

图5－10　中节指骨骨折——关节内的

（一）损伤机制

在中节指骨的关节内骨折中有两种常见的机制。但是，很少有直接的创伤导致这些骨折。最常见的机制是从远节指骨传来的纵向力。

（二）查体

受损伤的关节出现梭形肿胀和压痛。

（三）影像学检查

前后位、侧位和斜位X线片即可发现这些骨折。

（四）合并损伤

很少会有合并伤出现。

（五）治疗

1. 无移位的髁部　推荐用动力性夹板，并且早期开始功能锻炼。
2. 移位的髁部急诊处理　包括沟形夹板固定、冷敷、抬高和手术用钢针固定。
3. 基底部粉碎性　急诊处理包括沟形夹固定、冷敷、抬高和手术用钢针固定。

（六）并发症

最常见的并发症包括关节僵硬或者关节退变，尽管采用最适合的治疗方法，仍有可能出现。

六、中节指骨骨折——关节内撕脱骨折

这些骨折分为三组：①伸肌腱中央腱束的撕脱骨折，如果不治疗，就会产生纽状指畸

形。②掌板的撕脱伤（Wilson 骨折）。③侧副韧带的撕脱伤（图 5 – 11）。

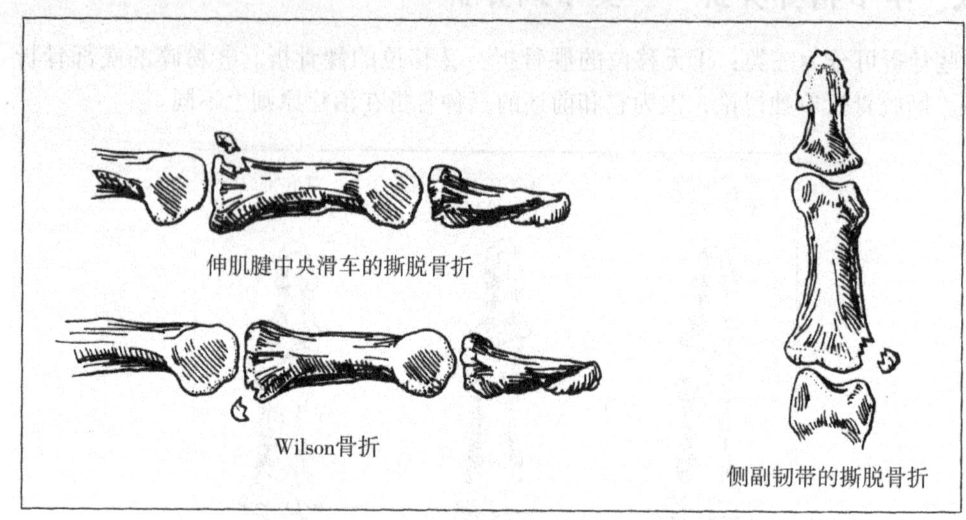

图 5 – 11　中节指骨骨折——撕脱伤

（一）损伤机制

每一种撕脱骨折都有不同的损伤机制。伸肌腱中央腱束的撕脱伤是由于伸直位时强烈屈曲引起的。近节指间关节的极度过伸会导致掌板的撕脱伤。常伴随中节指骨的背侧半脱位或脱位。近端指间关节在受到内侧或外侧的极度外力时，由于侧副韧带的牵拉会出现撕脱骨折。

（二）查体

该类骨早期诊断困难。早期指间关节处可有压痛点，不伴有肿胀和畸形。随后，指间关节处出现弥漫性肿胀和压痛。早期诊断可在手指麻醉后检查关节的活动度和稳定性。掌侧撕脱骨折使安全伸直受限。如指间关节松弛则可能有侧副韧带损伤。

（三）影像学检查

前后位和侧位就可以发现骨折。

（四）合并损伤

在伸肌腱的中央束完全撕裂时可以没有骨的撕裂伤。近端指间关节的半脱位和脱位常伴有掌板的破裂。在临床上仅依靠疼痛和肿胀很难诊断。侧副韧带的撕脱伤常会出现关节的侧方不稳。

（五）治疗

撕脱骨折的固定时间应短，以减少关节僵硬的发生。在愈合过程中重复 X 线检查以确保位置良好，并需要早期转诊。

1. 伸肌腱撕脱骨折　背侧面撕脱骨折需要内固定，因而需要紧急手术。无骨折的肌腱撕脱伤可以用夹板固定近端指间关节 5 ~ 6 周。远端指间关节不用固定，在夹板固定期间进行主动和被动功能锻炼。

2. 掌板撕脱骨折（Wilson 骨折）　如果骨折片累及 <30% 的关节面，可以采用保守治

疗。在复位半脱位或移位后，可以用夹板把近端指间关节固定在45°～50°的屈曲位4周。这种方法是有争议的，因为对这些骨折手外科医生会选择内固定，以修复掌板。对于没有半脱位的关节处的骨折采用保守的治疗方法。因此，建议早期会诊，以选择一种恰当的治疗方案。

3. 侧副韧带撕脱骨折　大多数的外科医生建议手术固定。强烈地建议早期会诊，以选择一种最恰当的治疗方案。

（六）并发症

撕脱骨折常伴有几种致残性的并发症。

（1）继发于韧带损伤的关节不稳。

（2）慢性退行性关节炎。

（3）骨不连造成的伸肌腱功能的丧失。

（4）若背侧面的撕脱骨折漏诊或者不恰当的治疗会产生锤状指畸形。

（李晓江）

第三节　远节指骨骨折

远节指骨骨折占手部骨折的15%～30%。只有对远节指骨的解剖结构十分熟悉的情况下才能对这些骨折进行诊断和治疗。纤维隔连于骨膜和皮肤之间，形成间隔，能够稳定远节指骨的骨折。在这些间隔之间常形成创伤性血肿，使这些密闭性间隙内的压力增加，引起剧烈的疼痛。

指屈肌腱和伸肌腱分别止于每一个远节指骨的掌侧和背侧。从第二指到第五指，指深屈肌腱附于手指的掌侧，指伸肌腱末端附着于手指的背侧。在大拇指，拇长屈肌腱附着于末节指骨基底部的掌侧，拇长伸肌腱止于基底部的背侧。

当遭受过度的应力时，这些肌腱能够撕裂指骨，临床上引起一定的功能丧失，同时X线片经常能够看到沿指骨基底部的撕脱骨折。这些骨折被认为是关节内骨折。远节指骨骨折在分类时既有关节外骨折也有关节内骨折。

一、关节外骨折

远节指骨的关节外骨折可分为纵向的、横向的、粉碎的或者横向并伴有移位（图5－12）。

（一）损伤机制

损伤的机制为对远节指骨的直接打击。打击的力量决定了骨折的严重程度。最常见的骨折为粉碎性骨折。

（二）查体

典型的症状为末节手指肿胀和压痛，包括指腹。常能发现指甲下有血肿，提示有甲床的撕裂伤。

（三）影像学检查

为了明确是否有骨折和移位通常做前后位和侧位片检查。

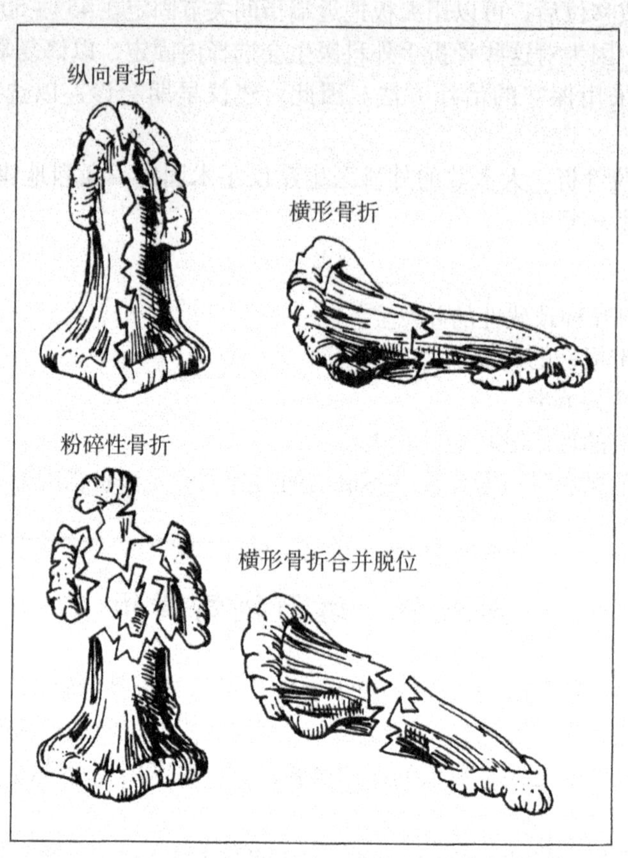

图 5－12　关节外骨折

（四）合并损伤

常见甲下血肿和甲床的撕裂伤。末节指骨的横行骨折常伴有指甲（甲板）的不完全撕脱伤。

（五）治疗

无移位的骨折治疗可以选用夹板固定，抬高患肢以及服用止痛药。简单的夹板或者是发夹样的夹板可以适应有不同程度的肿胀的骨折。这些骨折需要夹板固定 3～4 周。粉碎性骨折的疼痛可能要持续几个月。

有明显的成角或者移位的横形骨折要把远端的骨折片向背侧牵引复位，然后在掌侧用夹板固定，复查 X 线片记录位置。可能会因为有软组织嵌入骨折端之间而使复位比较困难。如果没有成功，就可能会产生骨不连，因此，矫形外科会使用克氏针固定。

伴有甲下血肿时，不论血肿的大小，只要甲板保持完整，就不需要摘除指甲。利用电灼或者 18 号的注射针头钻透指甲，就可以缓解患者的痛苦。

伴有甲板破裂或者撕裂的远节指骨骨折被认为是开放性骨折，但是在急诊治疗时可以遵循以下的指导方针：

（1）手部消毒后，选用手掌部的区域阻滞麻醉。

（2）使用锋利的剪刀把甲板直接从甲床上剪下。

（3）当把指甲去掉后，就可以暴露出甲床的撕裂伤，用生理盐水彻底地冲洗。骨折复位后用5/0的可吸收线间断缝合甲床。因为甲床连接着远节手指的背侧，缝合甲床后有利于保持骨折的复位。

（4）用合适的、干纺薄纱放在背侧基质和甲床之间隔离。或把患者刚摘除的指甲放回甲襞处，并在两侧各缝两针固定住，防止其移位。将甲床和顶部隔离开后能够防止其粘连出现以及出现指甲的畸形再生。

（5）整个手指都用纱布包扎并用夹板固定。外面包扎的纱布可以根据需要更换，但是隔绝甲床与基质的材料应该保留10d。

（6）抗生素要使用7～10d。

（7）复查X线片记录复位的情况。如果骨折仍不稳定，骨科医生就需要使用钢针固定。

（六）并发症

远节骨折能产生严重的并发症。

（1）开放性骨折可能会出现骨髓炎。

（2）骨折断端间有甲床嵌入时会出现骨不连。

（3）粉碎性骨折常出现延迟愈合。

二、关节内背侧面骨折

这些骨折分类是根据骨折累及关节面的程度和是否有移位（图5－13）。

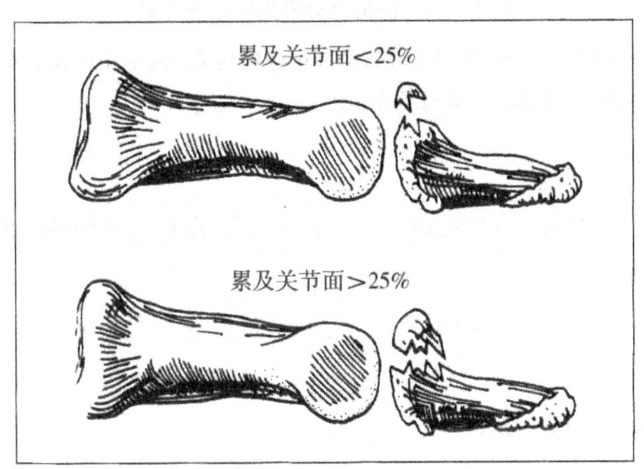

图5－13　远节指骨关节内撕脱骨折——背侧面

（一）损伤机制

这些外伤多是由于远节手指在绷紧伸直时受到暴力屈曲引起，受伤后多形成“锤状指”。这些骨折在篮球、棒球和垒球运动员中很常见，由于球突然撞击手指的末端引起过度屈曲所致。伸肌腱可能会遭受三种合并伤（图5－14）。

（1）肌腱被拉长，结果在伸直时会产生15°～20°的屈曲。

（2）肌腱可能断裂，在伸直时产生45°的屈曲畸形（软组织锤状指）。

（3）肌腱可能从远节指骨上撕脱一小块骨碎片，在伸直时产生45°的屈曲畸形（骨性锤状指）。

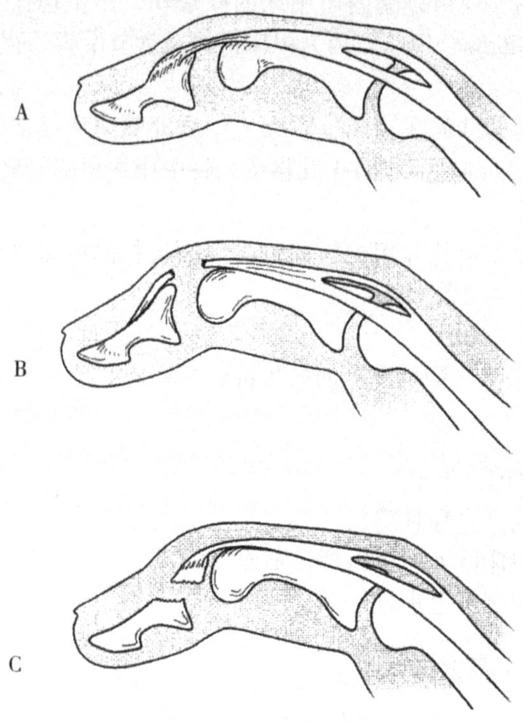

图 5－14　伸指肌腱断裂的三种方式

A. 肌腱牵拉伤，断端未分离；B. 肌腱在远节指骨止点处断裂，远节手指屈曲 40°畸形，患者不能主动伸直远侧指间关节；C. 随肌腱撕脱的远节指骨骨块

（二）查体

主要的表现是关节背侧面的肿胀和压痛。远端指间关节主动伸展功能的丧失。

（三）影像学检查

侧位 X 线片是必需的，要明确撕脱性骨折的骨折片是否大于关节面的 25% 和有无移位。

（四）合并损伤

这些骨折常伴有甲板的损伤。

（五）治疗

这些骨折的治疗主要由三个因素决定：患者的合作性、骨折块的大小及移位的程度。

1. 无移位骨折　在合作的患者中，采用保守治疗，在掌侧或者背侧用夹板固定。手指的背侧夹板固定较牢固，因为在夹板和骨折间的软组织较少。

远端指间关节保持伸展位，近端指间关节可以屈曲。手指必须保持这种位置 6～8 周。在这段时期内，远节指间关节任何程度的屈曲都会产生慢性的屈曲畸形。为了保持这种位置，在更换夹板时也要求患者把手指的末端压在桌子上保持伸直位。6～8 周后，夹板可以在白天去掉，要求患者注意在剩余的 4 周不要屈曲手指。

如果患者不合作，就必须在手部和手指石膏固定，保持远节指间关节于伸直位。石膏必须固定 6 周，然后再用夹板把手指固定 2～3 周。

2. 移位并且超过25%关节面的骨折　这种骨折常伴有不同程度的远端指间关节的半脱位。处理方法包括按照矫形外科的要求给予背侧的夹板固定。对于持续的固定和手术治疗哪种方法更有益存在着争议，但是闭合复位和克氏针内固定通常是必需的。

如果骨折没有正确处理，那么由于破裂的伸肌腱和对应的末端屈肌腱的失衡可能产生近端指间关节的过度伸展畸形（鹅颈）。

三、关节内掌侧面骨折

指深屈肌腱附于远节指骨的基底，肌腱牵拉形成的撕脱伤被归入关节内骨折（图5－15）。

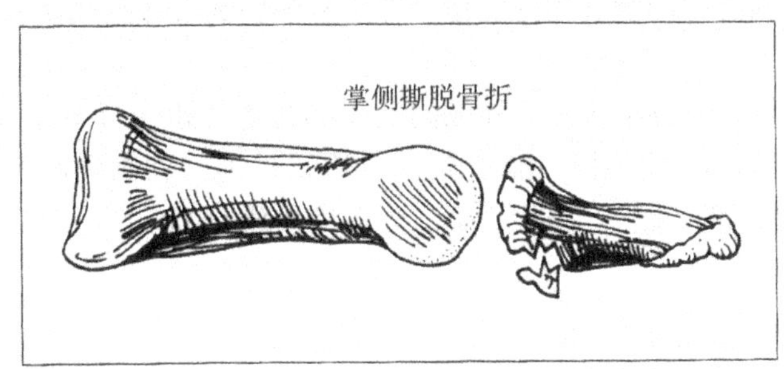

图5－15　远节指骨的关节内撕脱骨折——掌侧面

（一）损伤机制

这是一种很罕见的损伤，是由于指深屈肌腱强烈收缩时被动过度伸展造成的。

（二）查体

患者的远节指骨无法屈曲。远节指骨或手掌的掌侧有压痛，并且断裂后的肌腱可出现短缩。

规则：患者远节指骨的掌侧有外伤性的肿胀和压痛，并伴有手掌的疼痛，除非能通过别的方法证明没有损伤，那么一定是有指深屈肌腱的断裂。

（三）影像学检查

侧位X线检查是确认是否有骨折最好的方法。

（四）合并损伤

这种骨折很少有合并伤。

（五）治疗

急诊处理包括指骨掌侧的夹板固定和矫形外科早期的手术固定。

（六）并发症

远端指骨掌侧关节内的撕脱骨折常会出现畸形愈合。

（孙明启）

第四节　手部韧带损伤

手部最常见的韧带损伤是拇指掌指关节尺侧侧副韧带损伤，常造成拇指对指力和精细指捏能力丧失。1961 年，Weller 就确认这是滑雪运动中特别常见的一种损伤，Cantero、Reill 和 Karutz 报道的资料分别有 53% 和 57% 是由滑雪所致。因此，该损伤又称为滑雪拇指。

一、手部韧带损伤的功能解剖

拇指掌指关节是单一的铰链式关节，平均屈伸活动为 10°～60°。关节旋转轴为偏心性，关节囊两侧各有两个强有力的侧副韧带加强，即固有侧副韧带和副侧副韧带，维持关节的被动稳定性。

固有侧副韧带从第一掌骨小头的背外侧向远掌侧行走，止于近节指骨基部的外侧结节，宽 4～8mm、长 12～14mm，相当厚，能承受 30～40kg 外力。副侧副韧带从第一掌骨髁上固有侧副韧带的掌侧起，部分越过掌侧籽骨，至掌侧纤维软骨，当关节伸直位时紧张（图 5－16）。

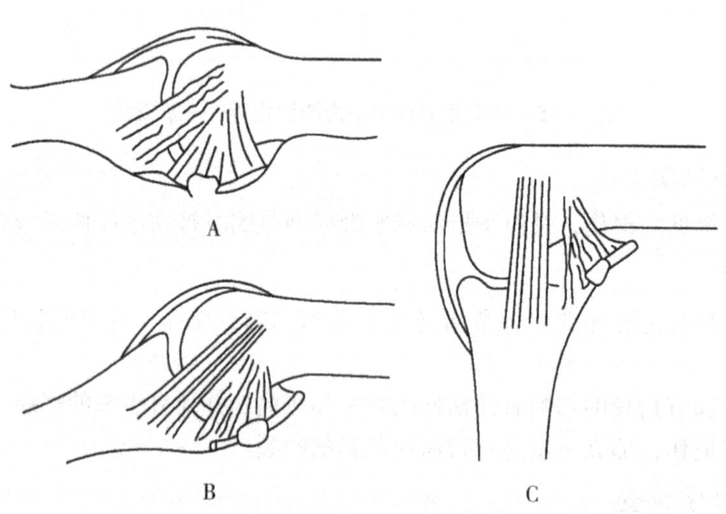

图 5－16　拇指掌指关节的功能解剖示意图

二、手部韧带损伤机制

拇指掌指关节尺侧侧副韧带损伤可由拇指用力外展、旋转和过伸所致。在滑雪损伤时，多由不正确的握雪杆滑行引起。打球时，尤其是在接球时，可能为球的直接创伤所致。使用手杖也可致慢性损伤。在手着地跌倒时，处于外展位的拇指使尺侧侧副韧带过度负重，而滑雪杆柄在拇指和食指之间更加重了这种负重（图 5－17）。韧带损伤的程度主要取决于作用力的方向、受力瞬间拇指所处的位置和关节所受的压力。

外力所致侧副韧带断裂一般有 3 种类型（图 5－18）：

（1）远侧止点附近断裂。

（2）远侧小骨片撕脱。

（3）韧带中间断裂。

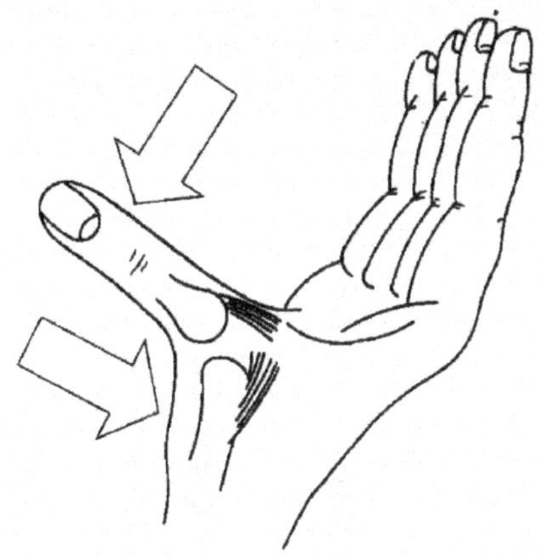

图 5－17　拇指掌指关节尺侧侧副韧带的损伤机制示意图

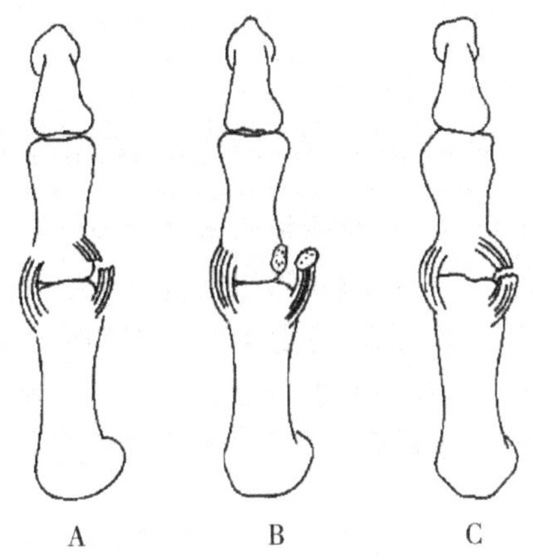

图 5－18　拇指掌指关节侧副韧带损伤的类型示意图

三、手部韧带损伤的临床表现

患者有典型的外伤史，拇指掌指关节的损伤侧疼痛、肿胀、大多伴有局部皮下青紫、运动明显受限。局部明显压痛，特别是掌指关节侧方运动时可引起剧烈疼痛。通常情况下，拇指掌指关节向外翻约 25°，即是侧副韧带断裂的可靠征象。如果关节能在伸直位侧翻，表明掌板和侧副韧带均已断裂；如轻度屈曲的关节外翻约 20°，表明仅有侧副韧带损伤。陈旧性韧带损伤者，在瘢痕区行走的皮神经常引起放射性疼痛。

拍摄拇指掌指关节正侧位 X 线片，伴有骨性韧带撕脱时，可以确定骨片的大小和部位，为临床治疗方法的选择提供参考。

四、手部韧带损伤的治疗

（一）非手术治疗

单纯挫伤、扭伤、部分韧带断裂而无拇指掌指关节过度外翻和不稳定时，可用石膏托将整个拇指直至指间关节固定3周即可。

（二）手术治疗

新发侧副韧带损伤应在损伤后行一期修复，根据损伤的情况不同，采用不同的方法（图5－19）。

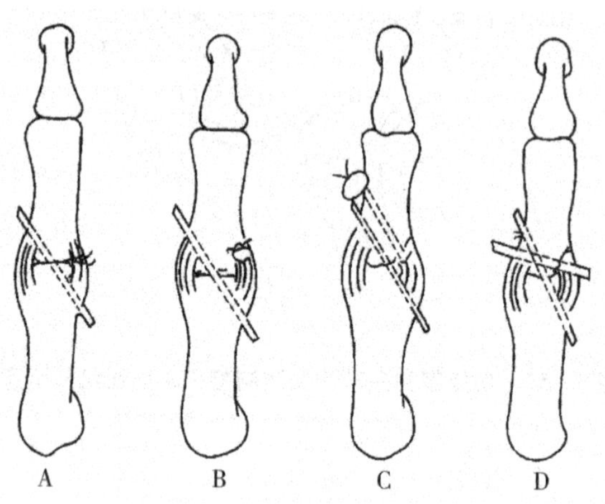

图5－19 拇指掌指关节侧副韧带损伤的治疗方法示意图

韧带断裂可在伤后立即或4～7d局部肿胀消退后，进行直接缝合。延迟的一期缝合，可在伤后2周内进行。手术在臂丛神经阻滞麻醉和止血带下进行，跨越拇指掌指关节的尺侧背部弧形切口，切开皮肤及皮下组织，保护行走于切口内的桡神经分支。纵形切开拇收肌腱，在其深面显露断裂的侧副韧带，一般多见于韧带的中部和远端。将其直接缝合，也可钢丝抽出缝合法或者带线锚钉将撕脱的侧副韧带固定于近节指骨基部的骨粗糙面处（图5－20），缝合拇收肌腱和皮肤。

陈旧性侧副韧带损伤无法直接修复时，可行自体肌腱移植，于拇指掌指关节内侧行“8”字形韧带成形术或用筋膜片移植修复（图5－21）。

关节进行性疼痛性畸形关节炎伴不稳定性活动时，可行关节固定术，将掌指关节固定于屈曲20°位。

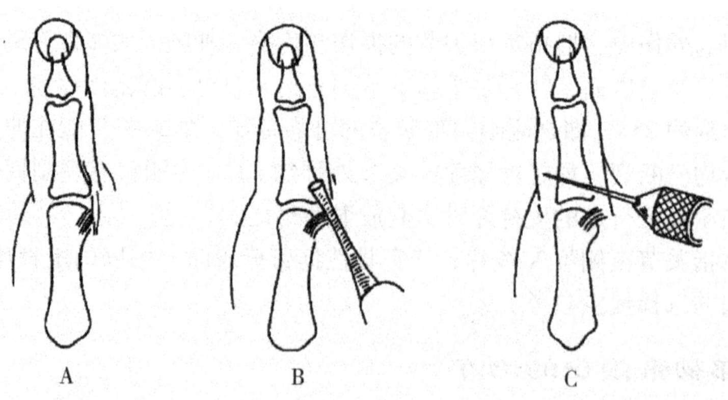

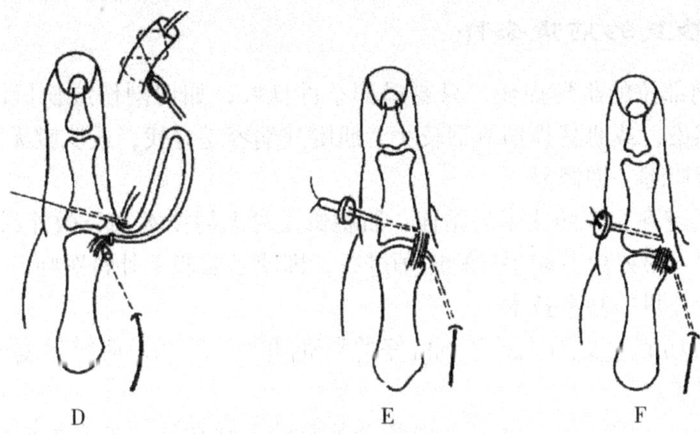

图5-20　拇指掌指关节侧副韧带损伤的手术修复示意图

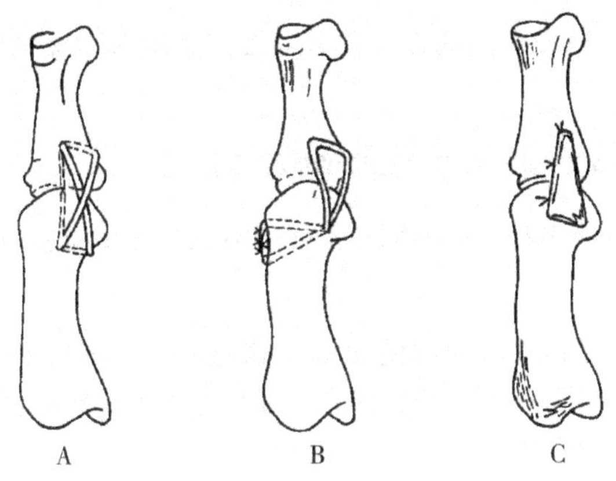

图5-21　陈旧性侧副韧带损伤修复术示意图

术中可用一枚克氏针将掌指关节行临时固定，以利于修复的韧带愈合；或术后用前臂石膏托将拇指于内收位固定4~5周；小骨片撕脱而用抽出缝合法、克氏针或微型螺丝钉行骨固定者，术后固定6周。拆除石膏托时，拔除抽出钢丝，开始进行拇指功能锻炼。

（孙明启）

第五节　手部肌腱损伤

手部外伤时，常伴有肌腱损伤，可与手部多种组织损伤同时存在。有时仅有很小的皮肤伤口，也有肌腱损伤的潜在可能性。肌腱是关节活动的传动装置，是手部功能正常发挥的重要环节。即使手部各关节的功能均正常，肌腱损伤后，手部功能也会完全丧失。因此，肌腱损伤的治疗十分重要。然而，手部肌腱的结构复杂，其修复方法多样，治疗效果有时也难以令人满意，必须予以高度重视。

一、肌腱修复的前提条件

（1）手部任何部位的肌腱损伤，只要局部条件良好，如切割伤或伤口清洁，清创后估计伤口不会发生感染，或肌腱损伤范围较小，肌腱残端容易寻找，或肌腱无缺损和张力，均应在清创后立即行肌腱一期修复。

（2）为保证肌腱愈合和防止术后粘连，肌腱修复对无创技术和显微外科技术要求很高。因此，肌腱修复手术最好由专职手外科医师进行，即使是兼职手外科医师，也应经过适当训练，熟练掌握肌腱外科的基本技术。

（3）肌腱正常功能的发挥特别需要良好的滑动功能。因此，肌腱修复处应有完整、柔软而健康的皮肤覆盖。

（4）肌腱修复的最终目的是恢复手部各个关节的正常功能，如有关节活动障碍，术前必须经过适当的功能锻炼，使关节的被动活动达到正常范围。

（5）肌腱修复时，近端的动力肌必须具有正常的神经支配，并且具有足够的肌力。

（6）要求患者具有功能锻炼的能力，并适当考虑年龄对功能锻炼的影响，以便术后能更好地恢复手的功能。

二、肌腱修复的方法及其选择的原则

肌腱损伤修复的方法有多种，应根据其损伤的情况和程度而适当加以选择。

（一）不予治疗

肌腱部分损伤，损伤范围小于肌腱的50%，修复后由于固定而可能发生的粘连影响功能者；损伤肌腱的功能可被其他肌腱所替代者，如单纯指浅屈肌腱损伤，其功能可被指深屈肌腱所替代，均可不予以修复。

（二）肌腱端端缝合

肌腱损伤时断端比较整齐，又无明显缺损，可行端端缝合。这是肌腱修复最常用的方法，也是用得最多的方法。

（三）肌腱前移

肌腱损伤的部位位于距止点1.0～1.5cm处，可将近端的肌腱残端向远端牵拉，将其重新固定于肌腱止点，称为肌腱前移。主要用于近止点处的指深屈肌腱损伤。

（四）肌腱移植

肌腱损伤伴有一定的肌腱缺损，不能直接缝合者，以及陈旧性屈肌腱鞘内的指深、浅屈肌腱损伤者，常需行游离肌腱移植予修复。通常采用来源于掌长肌、跖肌和趾长伸肌的自体肌腱移植，也有应用异体肌腱移植或人工肌腱者。

（五）肌腱移位

肌腱损伤的范围较大，不宜进行肌腱移植者，以及肌腹完全破坏或麻痹而无法进行自身修复者，可将邻近功能正常的肌腱移位于损伤的肌腱，与损伤的肌腱远端缝接予以修复。此时，除了上述肌腱修复的前提条件外，还要求移位的肌腱是损伤肌腱的功能相同或功能协同肌，而且移位后该肌原有的功能能被其他肌肉所替代或对其原有功能无明显影响。

（六）肌腱固定或关节固定

肌腱损伤难以采用上述各种肌腱修复方法予以治疗者，可采用简单的肌腱固定或关节固定，以改善手指的功能。如单纯的指深屈肌腱损伤，可采用远端肌腱固定或远侧指间关节固定，以改善远侧指间关节在用力捏物时的稳定性。

（七）截指

手指的肌腱、神经、血管、骨与关节和皮肤等组织中，已有多种组织损伤无法修复者；手指严重损伤，即使肌腱修复也难以恢复功能，而且患者付出极大的生理、心理和经济代价而又效果不佳者，可考虑截指。

三、肌腱的缝合方法

肌腱的缝合方法很多，如 Bunnell 钢丝抽出缝合法、Kessler 肌腱缝合法、Kleiner 肌腱缝合法、Tajima 肌腱缝合法、Tsuge 单套和双套肌腱缝合法、Beker 肌腱缝合法（图 5－22），以及编织缝合法和鱼口状缝合法（图 5－23）。

缝合方法的选择应根据肌腱损伤的情况和所采用的修复方法而定，既要求缝合牢固，又要有利于肌腱愈合。肌腱手术后的主要问题是粘连，为尽量减少粘连的可能性，肌腱缝合时应特别强调无创技术。

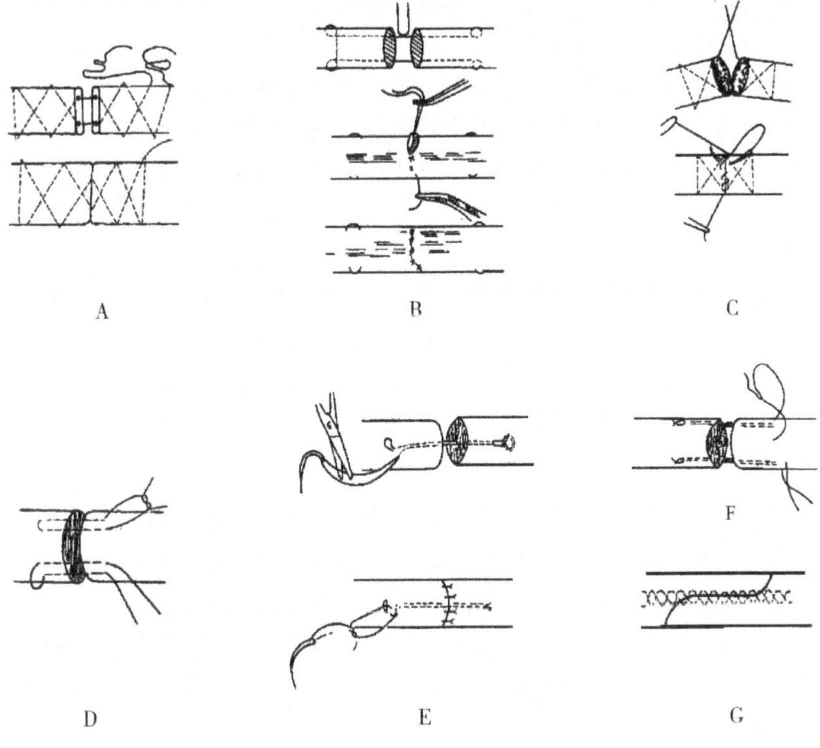

图 5－22　肌腱缝合方法示意图

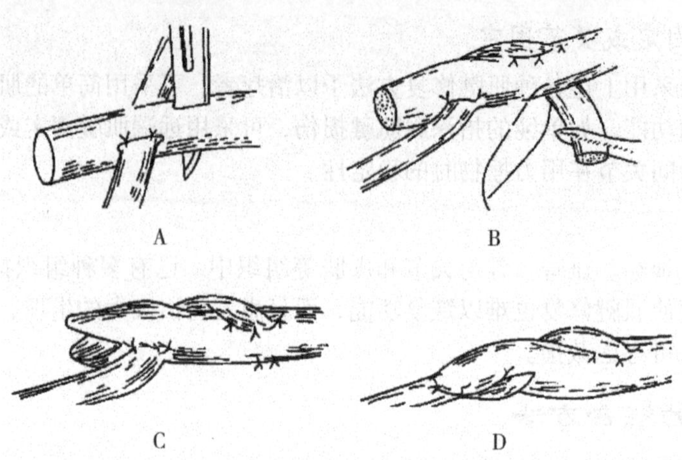

图5－23 肌腱编织缝合法示意图

四、屈肌腱损伤

（一）概况

手部屈指肌腱损伤多因锐器伤所致，如玻璃割伤、刀刺伤。多位于手指和手掌部，伤口比较整齐，一般污染也不严重。严重的手外伤，肌腱损伤常合并其他组织如神经、血管以及骨关节损伤，可能有肌腱或皮肤缺损。

手部屈肌腱损伤致使手指屈曲功能障碍，即当手处于休息位时，伤指呈伸直状态，但是其各关节被动屈曲功能正常。如为单纯指浅屈肌腱损伤，伤指屈曲功能无明显影响。单纯指深屈肌腱损伤，则仅表现为手指远侧指间关节屈曲障碍。指深、浅屈肌腱同时损伤，表现为近侧指间关节和远侧指间关节屈曲功能障碍，然而，由于骨间肌和蚓状肌的作用，掌指关节的屈曲功能仍然存在。

屈肌腱损伤时，肌腱断端的位置与受伤时手指所处的位置有关。如受伤时手指处于伸直位，伤后手指呈伸直位，肌腱远侧残端即位于伤口处；手指于屈曲位受伤时，伤后手指呈伸直位，则肌腱远侧残端移向手指远端。而肌腱的近侧残端由于肌肉的牵拉，则向近端移位至手掌部，手术寻找肌腱断端时应予注意。

（二）不同分区损伤的处理原则

屈指肌腱损伤的治疗和损伤的情况与部位有关。以往认为腱鞘内屈肌腱损伤，由于一期直接修复后常引起肌腱粘连，而仅行伤口闭合，肌腱行二期游离肌腱移植修复，故将此区称为“无人区”。随着显微外科技术的发展，以及对肌腱愈合机制的进一步认识，目前认为，损伤的肌腱只要具有修复的前提条件，即使是“无人区”的肌腱损伤，也均应进行一期修复。损伤部位与肌腱损伤的修复密切相关，根据解剖部位，屈指肌腱的分区（图5－24）及其损伤的处理原则如下。

Ⅰ区：远节指骨基底部指深屈肌腱止点至中节指骨中部，此区内仅有指深屈肌腱，损伤后仅产生手指末节屈曲功能障碍。如未行一期修复，二期可行肌腱前移术或肌腱固定或远侧指间关节固定术。如行肌腱移植，可能因术后粘连而影响指浅屈肌腱的功能，因此不宜采用。

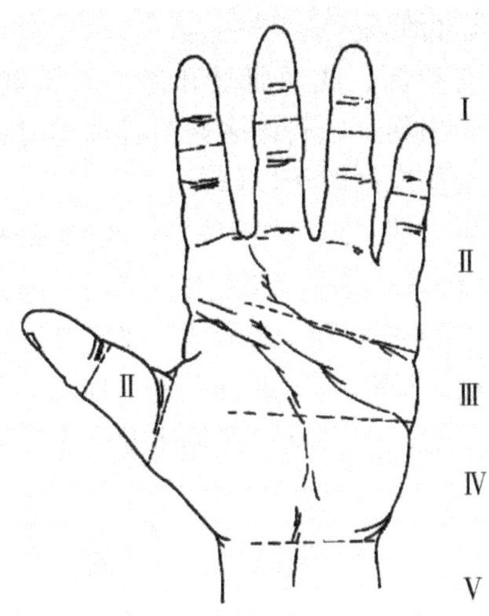

图 5－24　屈指肌腱的分区示意图

Ⅱ区：中节指骨中部至掌横纹，即指浅屈肌腱中节指骨的止点到掌指关节平面屈肌腱鞘的起点，也即所谓的“无人区”。该区内指深屈肌腱于近端位于深面，随后通过指浅屈肌腱的分叉后，走向指浅屈肌腱的浅面。在该区，单纯指浅屈肌腱损伤，其功能可由指深屈肌腱所替代，无需修复（单纯指深屈肌腱损伤，晚期可行远侧指间关节固定术）；指深、浅屈肌腱均损伤，只要局部条件允许，并有一定的技术条件，均应尽可能行一期修复；如果受条件限制而丧失了一期修复的机会，应争取在伤后 1 个月内行延迟的一期修复，即切除指浅屈肌腱，直接缝合修复指深屈肌腱，其腱鞘则根据其完整性予以修复或切除，但一定要保留 A_2、A_4 滑车。晚期肌腱不能直接缝合或有肌腱缺损者，可行游离肌腱移植予以修复。

汤锦波等根据Ⅱ区屈肌腱系统的解剖和功能特点将此区分为 4 个亚区：Ⅱa，从指浅屈肌腱止点终末处到止点近侧缘；Ⅱb，指浅屈肌腱止点近侧缘到 A_2 滑车的远侧缘，应争取同时修复该亚区内指浅屈肌腱；Ⅱc，A_2 滑车覆盖的区域，该亚区内可不缝合或切除指浅屈肌腱；Ⅱd，A_2 滑车近侧缘至滑膜鞘近端反折处，对于该亚区内的切割伤，指浅屈肌腱可予缝合，损伤严重者，则不缝合指浅屈肌腱，以免指深、浅屈肌腱发生粘连（图 5－25）。

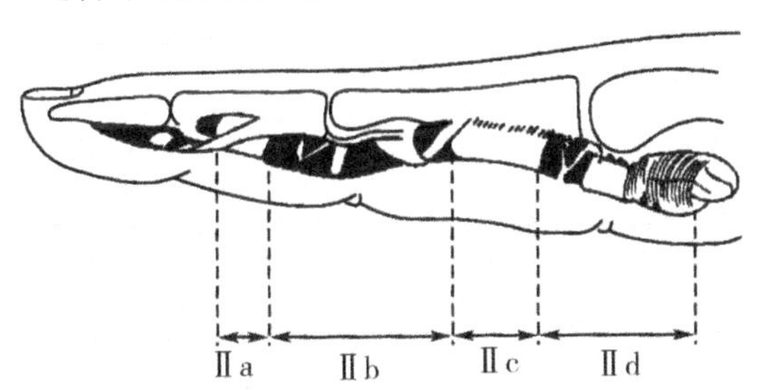

图 5－25　指屈肌腱Ⅱ区的亚区示意图

Ⅲ区：掌横纹至腕横韧带远侧缘，即屈指肌腱掌中部。该区皮下脂肪丰富，指浅屈肌腱位于指深屈肌腱浅面，其近端掌腱膜下即为掌浅弓。肌腱与神经、血管关系密切，肌腱损伤时常伴有神经、血管损伤。此区内指深、浅屈肌腱损伤时，可分别予以修复或仅修复指深屈肌腱，伴随的神经损伤应同时进行修复。

Ⅳ区：即腕管区。此区内有指深、浅屈肌腱和拇长屈肌腱共9条肌腱以及正中神经通过，其肌腱损伤常伴有正中神经损伤。腕管内多条肌腱损伤时，应主要修复指深屈肌腱和拇长屈肌腱，其伴随的正中神经损伤应同时予以修复。

Ⅴ区：即前臂区，位于腕管近端。此区组织较多，除9条屈指肌腱外，还有3条屈腕肌腱、正中神经、尺神经、尺动脉和桡动脉。该区内，特别是前臂远端的腕部，其肌腱损伤伴神经、血管损伤多见。损伤的肌腱可分别予以修复，但应优先修复指深屈肌腱和拇长屈肌腱。有肌腱缺损时可行肌腱移植或肌腱移位进行修复。应特别注意对损伤神经的修复。尺、桡动脉损伤，虽然不一定影响手的血液供应，有条件者仍应尽可能修复。

（三）修复方法

屈指肌腱损伤的修复方法有：肌腱一期修复、肌腱固定术、游离肌腱移植术和肌腱粘连松解术。

1. 肌腱一期修复　特别是鞘内屈指肌腱损伤的一期修复，打破了以往“无人区”的概念。即在伤口较整齐、清洁，肌腱和腱鞘损伤较轻，如切割伤，可在清创后立即采用“Z”字形扩大伤口，分别于腱鞘内找出肌腱的近、远两断端，将其从伤口中拉出，然后将其两断端用Kessler缝合法直接予以缝合，如腱鞘较完整也应予以修复。闭合切口，行伤指动力性夹板固定，即用石膏托将伤手于腕关节屈曲30°、掌指关节屈曲50°～60°位固定，指甲尖部用橡皮筋牵引患指于屈曲位。术后在医师指导下，进行主动伸指、被动屈指的早期活动功能锻炼（图5－26）。

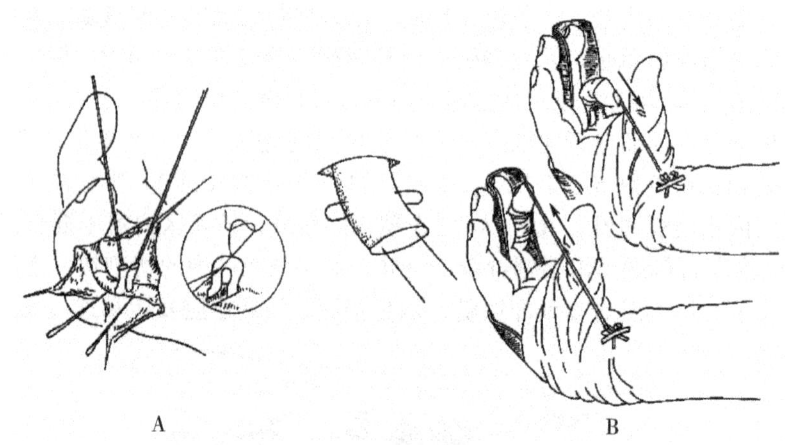

图5－26　屈肌腱一期修复（A）及术后固定方法（B）示意图

2. 肌腱固定术　即采用手指侧正中切口，显露中节指骨及其腱鞘，切开腱鞘，找到指深屈肌腱远端，用Bunnell钢丝抽出缝合法，将其固定于中节指骨远段的粗糙面上，使远侧指间关节处于屈曲15°～20°位，可用一枚克氏针将远侧指间关节暂时固定或用外固定维持（图5－27）。采用克氏针临时固定者，伤口愈合后即可带针进行功能锻炼。4周后在拆除钢丝的同时拆除外固定。

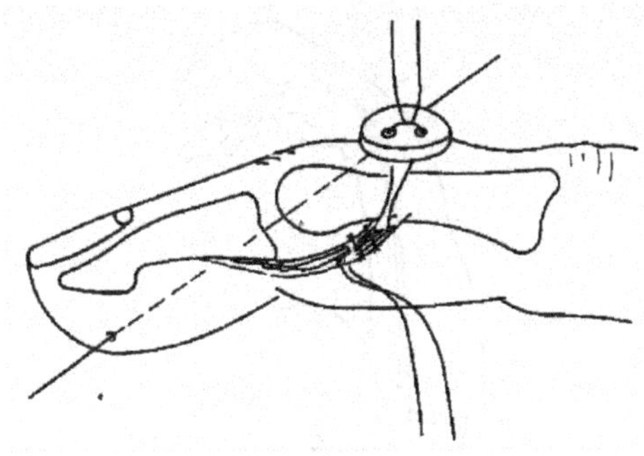

图 5－27　肌腱固定术示意图

3. 游离肌腱移植术　移植肌腱最常取自掌长肌腱、跖肌腱，同时需要多根移植肌腱时可切取趾长伸肌腱，也有采用异体肌腱移植者。通常是采用手指侧正中切口和手掌部与掌横纹平行的横形或弧形切口，显露屈肌腱鞘和屈肌腱。切除腱鞘，仅于中节指骨中部保留约 0. 5cm 和近节指骨近端 1/2 处约 1cm 宽的腱鞘作为滑车，若该处腱鞘损伤而无法保留滑车时，也应取一段肌腱在以上部位重建两个滑车（图 5－28）。然后在远侧指间关节远端切除指深屈肌腱，近侧指间关节的关节囊近端切除指浅屈肌腱。指浅屈肌腱远侧残端既不能过长，也不能太短。若残端过长，术后屈指位固定时，其残端与近节指骨粘连，影响近侧指间关节伸直，出现近侧指间关节屈曲畸形；若残端太短，则容易引起近侧指间关节过伸畸形（图 5－29）。再将移植的肌腱用 Bunnell 钢丝抽出缝合法于劈开的指深屈肌腱止点间，固定在末节指骨凿开的粗糙面上。将移植肌腱近端穿过滑车引入手掌的切口内，调整张力，伤指在手的休息位时略屈于其他手指，将其与指深屈肌腱近端在蚓状肌附着处行编织缝合，缝合处用蚓状肌覆盖以减少粘连。缝合伤口，石膏托将患手于腕关节屈曲和手指半屈位固定（图 5－30）。

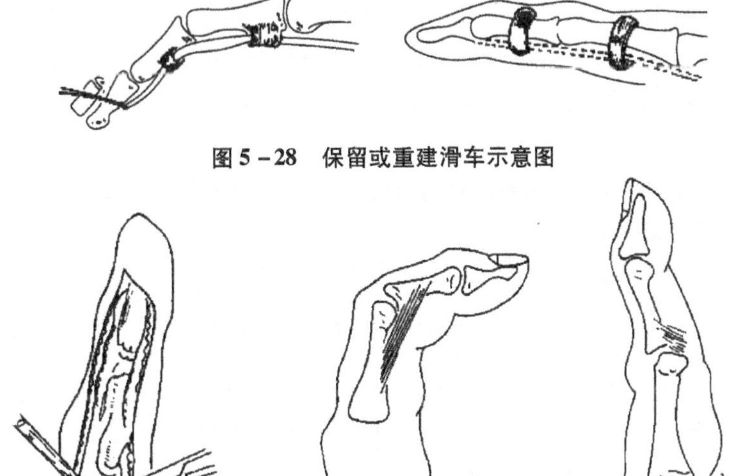

图 5－28　保留或重建滑车示意图

A　B　C

图 5－29　切除指浅屈肌腱示意图

A. 切除指屈肌腱移位；B. 指浅屈肌腱残端过长；C. 指浅屈肌腱残端过短

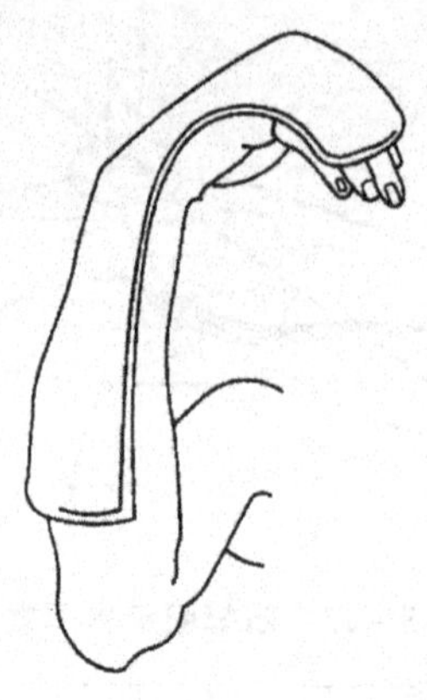

图5－30　游离肌腱移植术后固定方法示意图

（四）术后处理

术后10d拆除缝线，3~4周后拆除石膏托及缝合钢丝，积极进行功能锻炼，并辅以物理治疗和中药熏洗。一般需3~6个月的功能锻炼，以恢复屈指功能。术后半年屈指功能不满意者，应考虑行肌腱松解术，以改善手指屈曲功能。

方法是：手指侧正中或指掌侧“Z”字形切口，显露肌腱及其周围的瘢痕。锐性分离和切除瘢痕，将肌腱从粘连中分离出来。应特别注意肌腱背侧的粘连，并注意保留其滑车，最好是保留中节指骨中部、近节指骨中部及掌指关节近侧的三个滑车。注意保证肌腱完全游离，为进一步证实粘连已彻底松解，可在前臂远端做一个小切口，找到相应的肌腱并向近端牵拉，如伤指各关节能完全屈曲，被动牵伸能完全伸直，则表明肌腱松解已经完全，即可闭合伤口。术后第1天即应在医师的指导下开始功能锻炼。一般来说，从功能锻炼开始，即应达到手术中所能达到的最好效果，并通过继续的功能锻炼维持其效果。

五、伸肌腱损伤

（一）伸指肌腱的分区

手部伸肌腱结构较为复杂，不同部位损伤出现不同的典型畸形。根据其解剖结构，伸指肌腱的分区有两种，即8区分区法和5区分区法（图5－31）。

1. 伸指肌腱8区分区法

（1）Ⅰ区：位于远侧指间关节背侧。此区内两侧腱束融合成一薄的终末腱，其活动范围仅5mm或更小。闭合性损伤可致肌腱从止点处撕裂或伴止点处撕脱骨折，可导致远侧指间关节伸展功能障碍，即锤状指畸形。开放性损伤可伤及皮肤、肌腱和关节。

（2）Ⅱ区：位于中节指骨背侧。侧腱束融合成终末伸肌腱，斜支持带在侧腱束的外侧融合，该区内伸肌腱损伤或粘连固定，可致锤状指畸形或远侧指间关节屈曲障碍。由于远侧指间关节的关节囊完整，远侧指间关节的屈曲畸形较不明显。

（3）Ⅲ区：位于近侧指间关节背侧。中央腱束和来自内在肌肌腱的侧腱束通过伸肌腱帽的交叉连接，共同伸近侧指间关节。该区损伤，中央腱束断裂或变薄，侧腱束向掌侧移位，近节指骨头向背侧突出，形成扣眼状畸形，侧腱束变成屈近侧指间关节，并使远侧指间关节过伸（图5－32）。

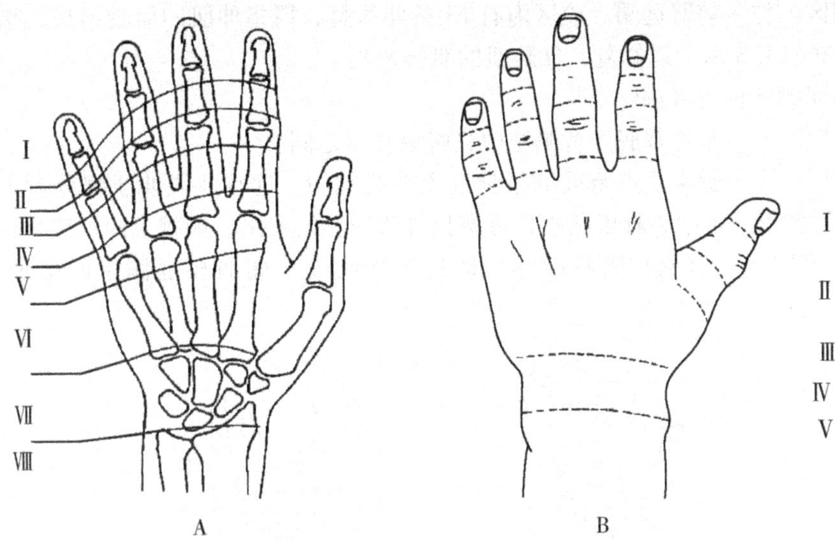

图 5－31　伸指肌腱的分区示意图

A. 8 区分区法；B. 5 区分区法

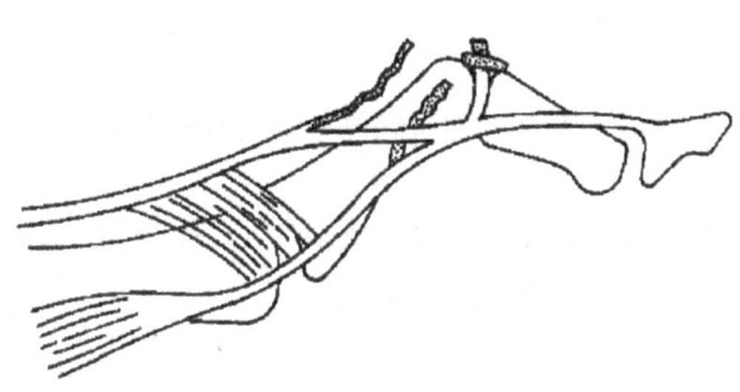

图 5－32　中央腱束断裂伤致扣眼状畸形示意图

（4）Ⅳ区：位于近节指骨背侧。此区中央腱束损伤，可引起近侧指间关节屈曲畸形，但较易修复。

（5）Ⅴ区：位于掌指关节背侧。伸肌腱帽将伸指肌腱保持在掌指关节背侧中央，伸掌指关节。该区损伤可导致：

1）伸肌腱损伤，使掌指关节伸展受限而呈屈曲畸形。其特点是伸肌腱由于腱帽的连接而较少回缩，易于修复。

2）腱帽近端一侧横形纤维损伤，致使伸指肌腱向掌指关节的另一侧脱位，也导致掌指关节伸展受限。只有将伸指肌腱用手法复位，掌指关节才能伸直；一旦屈曲手指，伸指肌腱又将立即再次滑向一侧，严重影响手的功能。

（6）Ⅵ区：位于手背部和掌骨背侧。此区内食指和小指各有两条伸肌腱，其中一条损伤，则不表现出症状。如指总伸肌腱在联合腱近端损伤，则伤指的伸展功能仅部分受限。

（7）Ⅶ区：位于腕部伸肌支持带下。闭合性损伤可见于 Lister 结节处的拇长伸肌腱断裂。该区开放性损伤，修复的肌腱易于滑膜鞘内产生粘连，肌腱修复处最好不位于腱鞘内或将其鞘管切开。

（8）Ⅷ区：位于前臂远端。该区内有13条伸肌腱，拇指伸肌的肌腱最短，指总伸肌的肌腱可在前臂中1/3内予以修复，伸腕肌的肌腱最长。

2. 伸指肌腱5区分区法

（1）Ⅰ区：末节指骨基底部背侧至中央腱束止点之间。

（2）Ⅱ区：中央腱束止点至近节指骨近端伸肌腱帽。远端此区伸肌腱分为3束，即中央腱束和两侧腱束。若中央腱束断裂，近节指骨头向背侧突出，侧腱束向掌侧移位，起屈近侧指间关节的作用，形成扣眼状畸形，即近侧指间关节屈曲和远侧指间关节过伸（图5－33）。

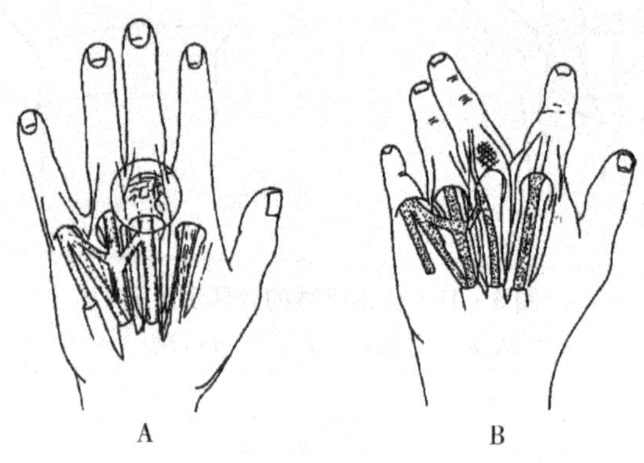

图5－33 伸肌腱帽的损伤机制示意图

（3）Ⅲ区：伸肌腱帽至腕背侧韧带（伸肌支持带）远侧缘。

（4）Ⅳ区：腕背侧韧带下，腕背纤维鞘管内。

（5）Ⅴ区：腕背侧韧带近侧缘至前臂伸肌腱起始部。

（二）拇指伸肌腱的分区法

1. Ⅰ区　位于拇指指间关节背侧。该区闭合性损伤引起锤状拇指少见，开放性损伤致指间关节屈曲畸形。由于是拇长伸肌腱止点，肌腱较粗大，易于缝合。

2. Ⅱ区　位于拇指近节指骨背侧。该区拇长伸肌腱若断裂，其近端回缩少，较易修复。

3. Ⅲ区　位于拇指掌指关节背侧。该区损伤可能同时伤及拇长、短伸肌腱引起拇指指间关节和掌指关节伸展受限。单纯拇短伸肌腱损伤类似于近侧指间关节背侧的中央腱束损伤，出现掌指关节屈曲畸形。

4. Ⅳ区　位于第一掌骨背侧。该区有两条伸肌，特别是拇长伸肌腱损伤，近端常会回缩至前臂，直接修复应尽早进行，否则应采用食指固有伸肌腱移位来修复。

5. Ⅴ区　即拇指腕区。损伤及修复原则同上。

（三）伸肌腱损伤的治疗方法

由于手背皮肤薄、弹性大，与伸肌腱间有一层疏松结缔组织，伸肌腱无腱鞘并有腱周组织，除伸肌支持带之外，伸指肌腱很少发生严重粘连。因此，只要局部条件许可，均应进行一期修复，效果良好。手指部伸肌腱损伤的晚期修复方法较多，但有些疗效并不满意。因此，更应强调一期修复的重要性。

1. 锤状指的治疗　新鲜闭合性肌腱断裂所致锤状指畸形，伤后应立即用夹板将伤指于近侧指间关节屈曲、远侧指间关节过伸位固定 5～6 周（图 5－34A）。伴末节指骨背侧撕脱骨折时，采用 Bunnell 钢丝抽出缝合法将撕脱骨块固定（图 5－34B），即采用远侧指间关节背侧“S”形或“Y”形切口，显露伴有撕脱骨块的伸肌腱，用克氏针在骨块复位的情况下，穿过远节指骨至其掌侧，将一根抽出钢丝从背侧穿至掌侧，垫上纱垫后在纽扣上打结，露出抽出钢丝，闭合伤口，并用夹板于近侧指间关节屈曲、远侧指间关节过伸位固定。对于陈旧性肌腱断裂损伤，可行肌腱修复术，即采用远侧指间关节背侧“S”形或“Y”形切口，显露已被瘢痕连接的伸指肌腱远端止点，将其于近止点处切断，自近端连同瘢痕组织一起向近侧稍加游离，切勿切除瘢痕，否则将因肌腱缺损而无法缝合，然后在手指末节伸直位，将两断端重叠缝合后，可用一枚克氏针暂时将远侧指间关节在过伸位、近侧指间关节屈曲 100°位固定，或用夹板在上述位置固定。病程长、疼痛明显的体力劳动患者，可行远侧指间关节固定术。关于远侧指间关节固定的位置，如从手指屈曲时的功能上考虑，应将其固定在屈曲 15°～20°位；若从手的美观方面考虑，则将其固定在平伸位。

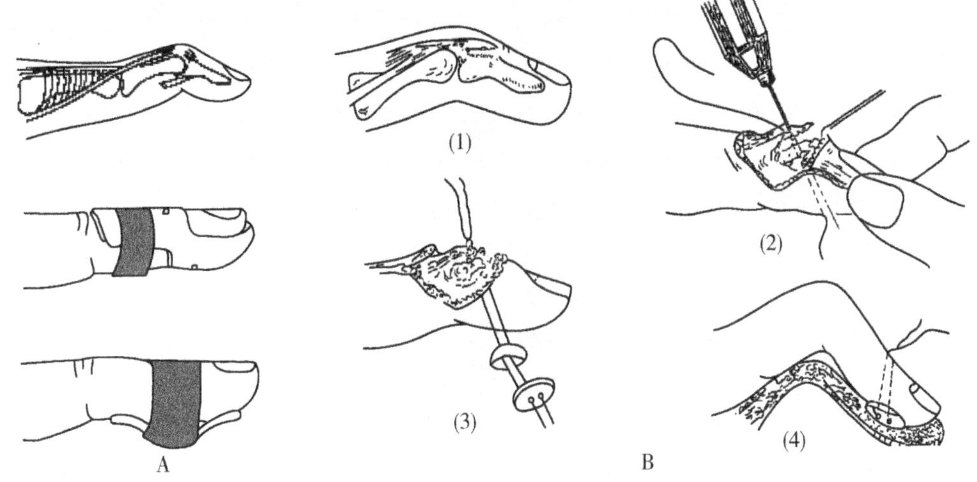

图 5－34　锤状指撕脱性骨折的治疗示意图

A. 保守治疗；B. 骨折固定术

2. 中央腱束损伤　新发损伤，只要局部条件允许，应行直接缝合一期修复，方法简单，效果良好。陈旧性损伤，侧腱束正常者，可采用侧腱束进行修复：以近侧指间关节为中心，在手指背侧做一个弧形切口，显露指背的伸肌结构，可发现损伤的中央腱束已被瘢痕组织连接；探查两侧腱束，如侧腱束完好，可将其向近、远两侧游离，使其向近侧指间关节背侧靠拢；在近侧指间关节伸直位，于其背侧将两侧腱束缝合在一起，固定两针或将两侧腱束于近侧指间关节近端切断，将其远侧段在近侧指间关节背面交叉，在近侧指间关节伸直位，再分别与对侧的侧腱束近端缝合。侧腱束也有损伤者，可采用肌腱移植修复术（图 5－35）。

3. 伸肌腱帽损伤　新发损伤，可行直接缝合。损伤不久，腱帽组织还完整者，仍可直接缝合（图 5－36）。陈旧性损伤，不能直接缝合时，可采用伸指肌腱瓣修复法或伸肌腱帽自身修复法或联合腱修复法等进行修复（图 5－37）。术后将掌指关节于伸直位固定 3 周。

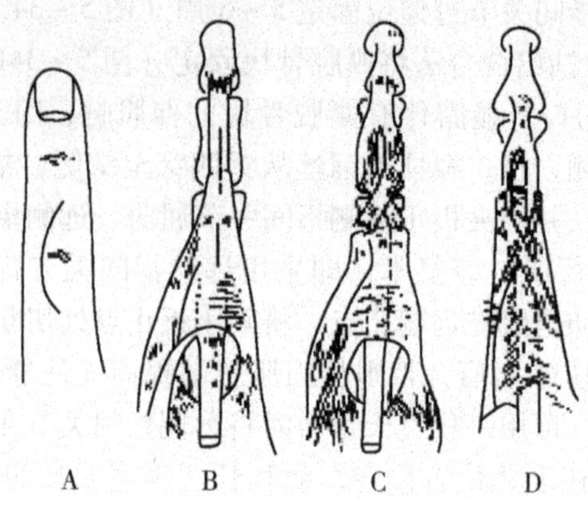

图 5－35　中央腱束断裂的修复示意图

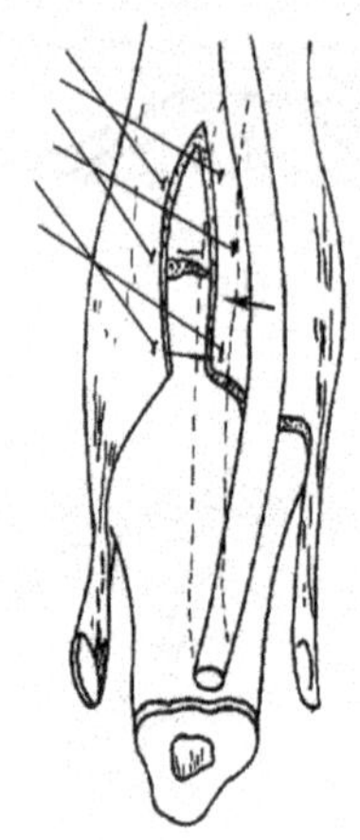

图 5－36　伸肌腱帽损伤的直接缝合示意图

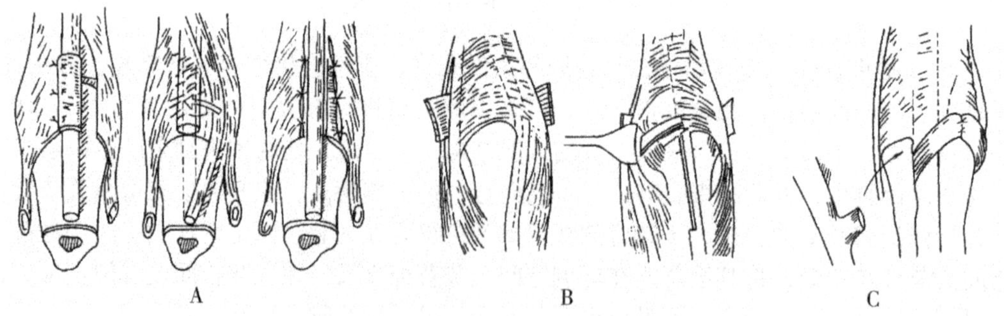

图 5－37　伸肌腱帽损伤修复法示意图

A. 伸肌腱帽自身修复法；B. 伸指肌腱瓣翻转修复法；C. 联合腱修复法

4. 手、腕及前臂伸肌腱损伤　新发损伤，均应尽可能行一期修复。损伤时间较短，肌腱无缺损者，二期仍可行直接缝合；若伤后时间较久或肌腱有缺损，不能直接缝合者，则可行肌腱移植或肌腱移位予以修复。腕背部的伸指肌腱位于腱滑膜鞘内，此处肌腱损伤修复时，为避免修复的肌腱与其粘连，肌腱缝合部最好不在腱鞘内或将腱鞘切开。

5. 拇长伸肌腱损伤　新发损伤患者，一期修复效果良好。晚期肌腱回缩，不能直接缝合，则行食指固有伸肌腱移位修复。方法是：在食指掌指关节背侧做一个小横切口，在食指指总伸肌腱的尺侧和深面找到食指固有伸肌腱，并在其止点处切断，远端缝于食指指总伸肌腱上。于腕背偏桡侧做一个小横切口，将已切断的食指固有伸肌腱从此切口中抽出（图5－38）。在拇长伸肌腱损伤处附近做一个弧形切口，分离出拇长伸肌腱远侧断端，在此切口与腕部切口之间打一个皮下隧道，将食指固有伸肌腱通过皮下隧道拉出。在腕背伸、拇指外展、掌指关节和指间关节伸直位，将食指固有伸肌腱近端与拇长伸肌腱远端做编织缝合。术后于拇指外展、掌指关节和指间关节伸直位用石膏托固定3周。

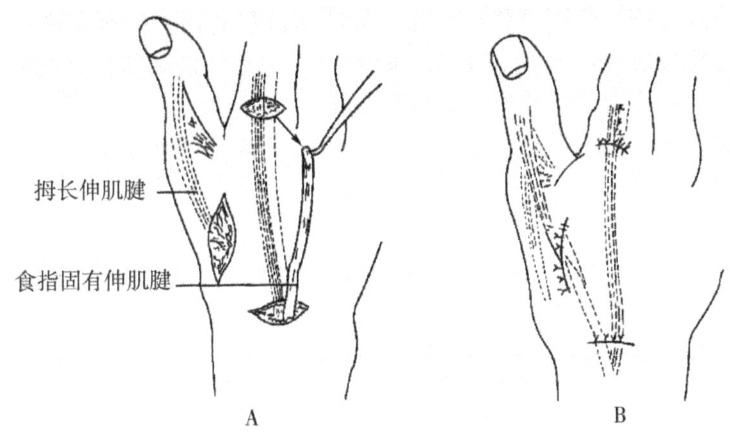

图5－38　拇长伸肌腱损伤，食指固有伸肌腱移位修复法示意图

六、肌腱损伤的术后处理

（一）固定

将患肢固定是肌腱损伤术后处理的重要措施，原则是将已缝合的肌腱于松弛状态用石膏托将患肢予以固定，即屈肌腱修复后固定于腕关节屈曲、掌指关节屈曲和指间关节轻度屈曲位，其屈曲程度视肌腱缝合是否有张力而定。伸肌腱于掌指关节近端以上修复后，患肢应固定于腕关节背伸、掌指关节伸直位。中央腱束修复后则近侧指间关节也应于伸直位固定；侧腱束终末腱修复后应于近侧指间关节屈曲、远侧指间关节过伸位固定。固定时间根据肌腱缝合的情况而定，一般为4～5周。

（二）应用抗菌药物

适当应用抗菌药物以预防感染，特别是在新发外伤时，应在彻底清创的前提下，应用抗菌药物以保证伤口一期愈合，避免因感染而致肌腱粘连或坏死。

（三）功能锻炼

功能锻炼是手部功能恢复的重要保证，拆除固定后即应在医师指导下进行正确的功能锻炼，并辅以适当的物理治疗。功能锻炼的好坏，直接决定功能恢复的程度。

（孙明启）

第六节　锁骨骨折

一、概述

锁骨骨折是所有儿童骨折中最常见的类型。这类骨折常见于新生儿产伤。总的来说，锁骨骨折在各年龄段的骨折中占5%。根据解剖、治疗方法和发生率，锁骨骨折分为3种类型，包括：①中1/3占80%。②远端1/3占15%。③近端1/3占5%。

1. 大体解剖　锁骨是一种长椭圆形骨，中间部分是管状的，而远端是扁平的。通过肩锁韧带和喙锁韧带在外侧与肩胛骨紧密相连，胸锁韧带和肋锁韧带则在内侧固定锁骨（图5－39）。锁骨还是胸锁乳突肌和锁骨下肌的附着点。这些韧带和肌肉共同固定锁骨，因此能保持肩部的宽度，并作为肩关节与躯干的连接点。

锁骨下血管和臂丛神经紧贴锁骨下方经过。锁骨骨折脱位可能会合并这些重要结构的损伤。

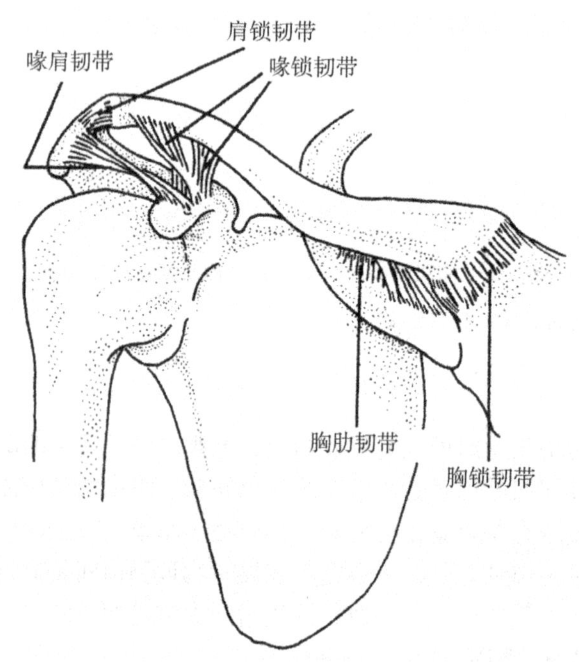

图5－39　锁骨与胸骨和肩峰间的韧带连接

2. 查体　锁骨骨折患者出现骨折区域的疼痛和肿胀。锁骨作为上肢和躯干的连接点，当出现骨折时，肩关节失去锁骨的支撑而出现向下和向前的脱位。如果出现严重脱位合并软组织撕脱伤，可能会出现皮下瘀斑。

3. 影像学检查　常规的锁骨X线检查就可以明确这类骨折。偶尔也需要特殊角度的X线检查来发现锁骨内侧的骨折。

4. 治疗　儿童锁骨骨折通常不需要太多的干预，因为这类骨折愈合快，功能恢复也迅速。成人锁骨骨折合并较严重的并发症，因此需要更准确复位和密切的随访，以确保功能完全恢复。成人锁骨骨折可能合并较多的骨痂形成，与第1肋相连可导致锁骨下神经、血管损伤。

二、锁骨中1/3骨折

锁骨中1/3骨折是最常见的锁骨骨折类型，占全部锁骨骨折的80%。这类骨折大部分见于锁骨中外1/3的交界处。内侧有肋锁韧带固定。典型表现是近段骨折由于胸锁乳突肌的牵引而向上移位。

1. 损伤机制　导致锁骨骨折的常见原因有两种。一是直接暴力作用于锁骨，向后的直接暴力可能会导致锁骨的单一骨折，如果暴力直接向下，常出现锁骨粉碎性骨折。神经血管损伤多见于向下的暴力作用。

第二种损伤机制是间接暴力，典型的是摔倒时肩膀着地，暴力经肩峰传导到锁骨。锁骨骨折常见于锁骨中1/3，是由于锁骨的“S”形外观使得间接外力集中到这一点上。

2. 查体　在皮下可以触及锁骨的整体，因此，基本的查体就能早期诊断锁骨骨折。大部分患者在骨折部位出现肿胀和触痛。锁骨中1/3骨折常导致肩关节由于失去支撑而向下和向内塌陷。患者常因为疼痛将上肢内收贴近胸廓，并限制上肢的活动。

所有锁骨骨折患者都需要检查和记录患侧肢体远端的血供和感觉运动功能。如果出现严重移位合并软组织撕裂伤，可能出现皮下淤斑。

3. 影像学检查　常规的锁骨X线正位片就能明确骨折以及可能的移位情况。球管向头侧倾斜45°也有助于发现这类骨折（前弓位）。

4. 合并损伤　锁骨中1/3骨折很少合并神经血管损伤。锁骨骨折合并移位时，可能出现锁骨下血管损伤。当怀疑有血管损伤时，强烈建议行血管造影。神经损伤可能是神经根的挫伤或者撕脱伤。任何锁骨骨折合并移位都应详细检查颈4～8神经根的功能。

5. 治疗　常使用“8”字绷带固定这类骨折。然而据文献报道，“8”字绷带和悬吊固定锁骨骨折，两者之间并没有明显的区别。有一篇文献报道，“8”字绷带会导致更严重的不适感。而与此相反，有文献报道，“8”字绷带允许患者的双手活动，使得患者能早期恢复工作（如使用键盘）。大部分病例允许患者选择治疗方式，如选择“8”字绷带，应教育患者及家属正确使用和调整该装置。①患者站立位，双肩向后用力牵拉。②使用“8”字绷带固定。③检查患者是否出现神经血管损伤的征象，并教育患者及家属注意此类情况。④教育家属每天束紧“8”字绷带，以患者能忍受为度。

（1）无移位锁骨骨折（成年型）：无移位锁骨骨折有完整的骨膜，因此悬吊和冷敷就能满足需要。1周后复查X线片确保骨折无移位。儿童通常需要固定3～5周，而成年人常需要6周甚至更长。

（2）锁骨骨折合并移位（成年型）：在急诊室闭合复位并不能促进骨折愈合，也不能长期维持骨折复位。“8”字绷带可以用于骨折复位和维持复位，患者应在骨科医生的指导下治疗。如前所述，“8”字绷带和腕带悬吊治疗锁骨骨折并没有明显的区别，因此，患者的喜好是最好的治疗选择。转诊骨科是有必要的，因为锁骨中1/3骨折移位具有很高的神经、血管损伤概率。锁骨中1/3骨折很少出现骨折不愈合，最常见于骨折移位。有文献报道，锁骨中1/3骨折移位出现15%的骨折不愈合。

仅部分患者需要手术治疗。当把手术作为治疗骨折移位的常规方法时，骨折不愈合率就会上升。骨折切开复位内固定的适应证包括骨折缩短移位>2cm，开放骨折，合并神经、血管损伤。相对适应证包括移位 >2cm 和患者无法耐受长期制动。

6. 并发症　锁骨中 1/3 骨折可能合并以下几种并发症：

（1）畸形愈合是成年锁骨骨折常见的并发症。儿童锁骨骨折不常见畸形愈合，因为这类骨折有很强的重塑作用。

（2）大量的骨痂增生导致锁骨外观不佳或者压迫神经血管导致损伤。

（3）骨折不愈合少见，多与骨折采用切开复位内固定治疗有关。

三、锁骨远端 1/3 骨折

这类骨折占全部锁骨骨折的 15%，见于喙锁韧带的远侧。锁骨远端 1/3 骨折可以分为 3 型（图 5－40）：①无移位型。②移位型。③累及关节面。在第 1 型，骨折无移位，喙锁韧带完整。第 2 型，骨折移位，合并喙锁韧带撕裂，典型征象是锁骨近端被胸锁乳突肌向上牵拉移位。第 3 型累及肩锁关节关节面。

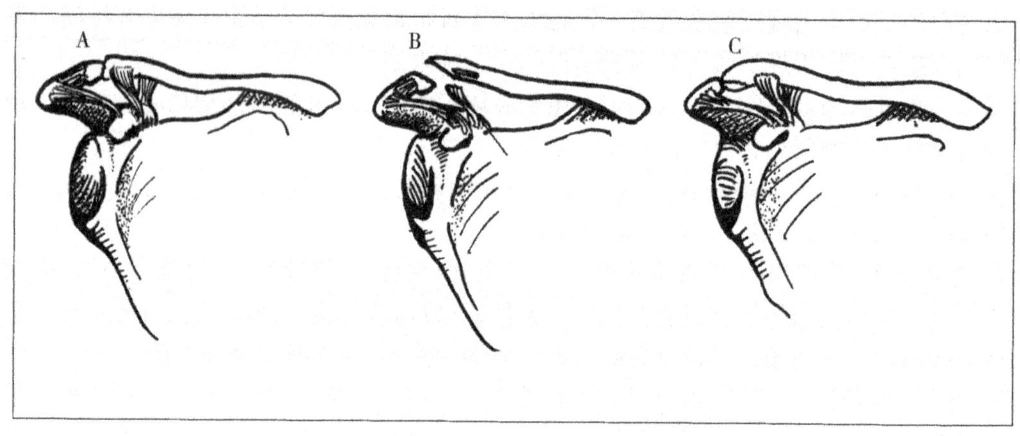

图 5－40　锁骨远端 1/3 骨折

A. 无移位骨折，韧带完整；B. 骨折移位，韧带断裂（不稳定）；C. 累及肩锁关节面

1. 损伤机制　锁骨远端 1/3 骨折多由于直接暴力所致。暴力从上向下直接作用于锁骨产生无移位或者移位骨折。累及关节面的骨折常由于暴力作用于肩关节外侧所致（摔伤），或者是压缩外力导致。

2. 查体　患者多诉骨折区疼痛，患肢内收以减轻疼痛。触及骨折端或患肢外展时，疼痛加剧。骨折移位时，查体可触及移位的骨折端。

3. 影像学检查　常规影像学检查就可以明确骨折。但是累及关节面的骨折可能很难通过影像学发现。球管朝头侧倾斜 10°～15°能避开肩胛冈的叠合影，从而发现更细微的骨折。特殊的投射技术如锥束成像技术，外侧位，或者负重（10lb）时行 X 线检查，都有助于明确骨折。怀疑关节面骨折时，CT 检查也是有必要的。

4. 合并损伤　这类骨折可能伴随喙锁韧带损伤。

规则：所有移位的锁骨远端 1/3 骨折都伴有喙锁韧带撕裂，治疗同肩锁关节脱位。

肩锁关节半脱位或者肩锁关节脱位可能伴有锁骨远端 1/3 骨折。

5. 治疗

（1）无移位骨折：无移位的锁骨远端 1/3 骨折被周围的完整韧带和肌肉固定，通常仅处理不适症状即可，予以冰块冷敷，应用镇痛药物，早期功能锻炼。

(2) 有移位的锁骨远端 1/3 骨折：这类骨折的急诊处理包括腕带悬吊、冰敷、应用镇痛药物，并需要转入骨科进行骨折切开复位内固定手术治疗。

(3) 累及关节面的锁骨远端 1/3 骨折：这类患者需要处理不适症状，予以冰块冷敷、镇痛药物，以及腕带悬吊。鼓励患者早期功能锻炼，以预防退行性关节炎的出现。

6. 并发症　锁骨远端 1/3 骨折常伴有两种主要的并发症。

(1) 延迟愈合，常见于采取保守治疗的有移位的锁骨远端 1/3 骨折。

(2) 退行性关节炎可能出现在累及关节面的骨折。

四、锁骨内侧 1/3 骨折

锁骨内侧 1/3 骨折（图 5 - 41）不常见，仅占锁骨骨折的 5%。需要很强的暴力才能导致该部位的骨折，因此，此类骨折可能伴有其他损伤，需要详细查体。

1. 损伤机制　直接暴力作用在锁骨内侧会产生此类骨折。作用于肩关节的间接暴力通过挤压锁骨撞击胸骨而导致骨折。摔倒时，上肢伸直外展着地也可能间接导致锁骨撞击胸骨而出现锁骨骨折。

2. 查体　胸锁关节处明显的疼痛和触痛。上肢外展时疼痛加剧。

3. 影像学检查　球管朝头侧倾斜 45°的 X 线正位片通常能很好地显示这类骨折。有时，可能还需要锥束成像技术、上位肋骨成像术或者 CT 检查来发现此类骨折。

4. 合并损伤　锁骨内侧 1/3 骨折常由于严重暴力导致的，因此，可能伴有各种器官潜在的严重损伤。如果骨折向后移位，处理过程中必须排除胸腔内的损伤。胸骨骨折或者胸锁关节的半脱位可能会合并锁骨内侧 1/3 骨折。

5. 治疗　急诊处理包括冰块冷敷、使用镇痛药物及腕吊带。有移位的锁骨内侧 1/3 骨折需要转入骨科行手术治疗。

6. 并发症　锁骨内侧 1/3 骨折常伴有胸锁关节退行性关节炎。

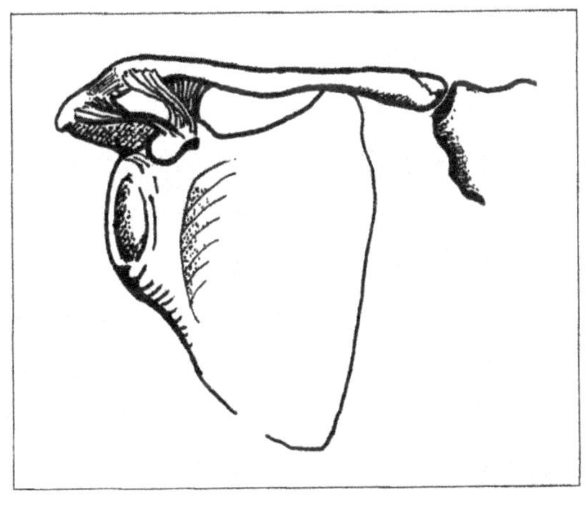

图 5 - 41　累及胸锁关节的锁骨内侧 1/3 骨折

（朱冬昀）

第七节　肱骨骨折

一、肱骨干骨折

肱骨干是指从胸大肌止点至肱骨髁上嵴之间的范围。肱骨干骨折多见于50岁以上的患者，通常为中1/3骨折。肱骨干骨折常见于以下四种基本类型：①横形骨折。②斜形骨折。③螺旋形骨折。④粉碎性骨折。

骨折的类型取决于损伤的机制、外力的大小、骨折的位置及损伤时肌肉的牵拉方向。上述骨折类型还可以根据骨折移位和成角的情况进一步分型（图5－42和图5－43）。

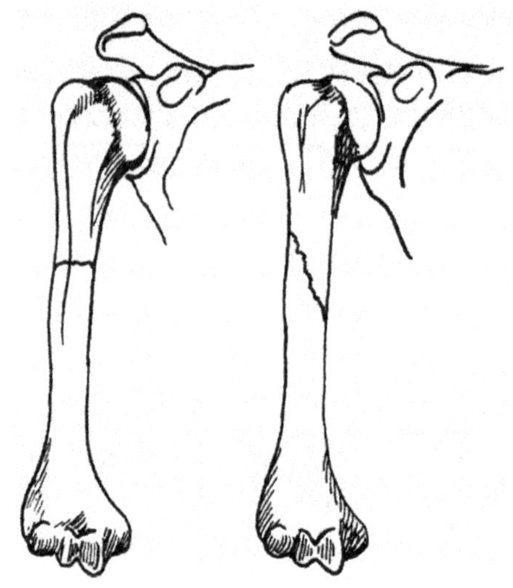

图5－42　肱骨干骨折：未移位

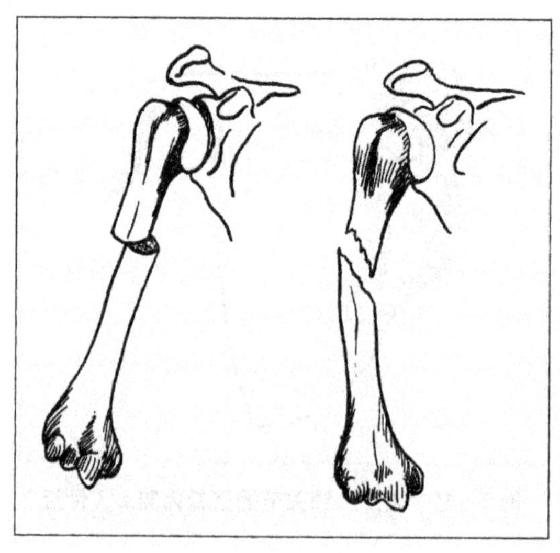

图5－43　肱骨干骨折：合并移位或成角

（一）解剖概要

解剖学上可见多块肌肉附着于肱骨干，从而导致其在骨折时易发生牵拉移位。三角肌止于肱骨干前外侧，而胸大肌则止于结节间沟的内侧（图 5 - 44）。冈上肌止于大结节，产生外展和外旋作用。肱二头肌和肱三头肌附着远端，牵拉远侧骨折端向近侧移位。

胸大肌止点以上的骨折，由于冈上肌的牵拉可出现肱骨头外展外旋移位（图 5 - 44A）。而骨折线位于胸大肌和三角肌止点之间时，近侧骨折端由于胸大肌的牵拉而内收移位（图 5 - 44B）。三角肌止点以下的骨折，三角肌牵拉近侧骨折端常出现外展移位（图 5 - 44C）。

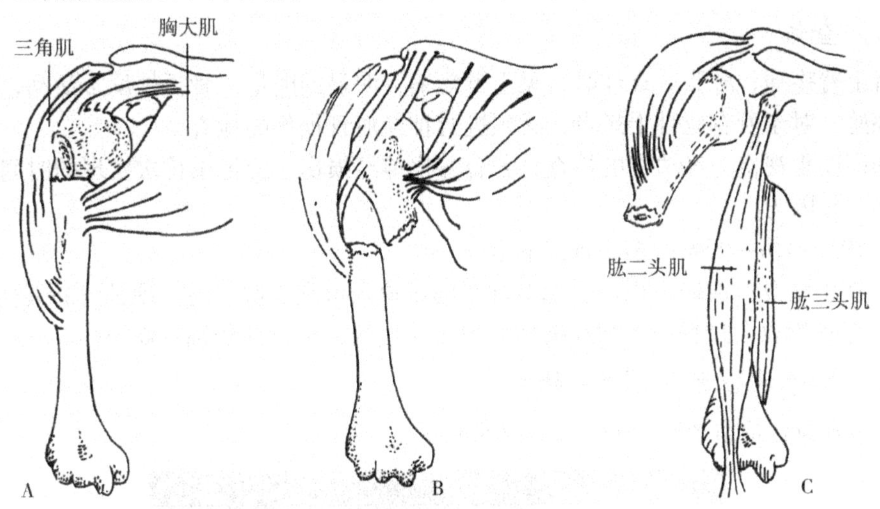

图 5 - 44　肱骨干骨折端的移位受到肱骨近端附着肌肉的影响。主要包括三角肌、冈上肌、胸大肌、肱二头肌和肱三头肌

A. 骨折线位于肩袖和胸大肌止点之间时，近端骨折端外展旋转移位；B. 骨折线位于胸大肌和三角肌止点之间时，近端骨折端内收移位；C. 骨折位于三角肌止点以下时，近端骨折端外展移位

供应前臂和手的神经血管束沿肱骨干的内侧下行。肱骨干骨折可以导致上述结构的损伤，而最常见的还是桡神经损伤。桡神经在肱骨干中下 1/3 处紧贴骨面（图 5 - 45），此处骨折容易发生桡神经损伤。

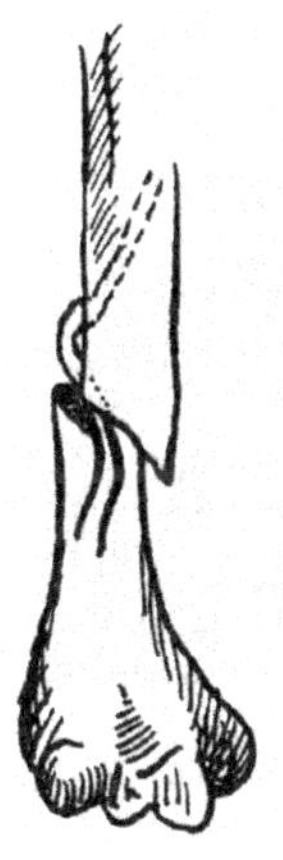

图 5 - 45　桡神经沿肱骨外侧面走行于上臂外侧肌间隔。肱骨干骨折可能累及桡神经

（二）损伤机制

肱骨干骨折可由直接暴力或间接暴力引起。最常见于直接暴力，如跌倒或者外力直接打击肱骨，也见于车祸伤。多为肱骨干横形骨折。

间接暴力常由于跌倒时肘部或者手着地，应力向上传导导致肱骨干骨折。另外，肌肉的猛烈收缩也可以导致病理性骨折。间接暴力多为螺旋形骨折。

对于安装肱骨假体的患者，相对轻微的损伤也可以导致肱骨干骨折。这种骨折可因过度扩髓打入假体时产生。

（三）查体

患者上臂疼痛，肿胀。查体时可见上臂短缩，明显的畸形，骨折处反常活动，可有骨擦音或骨擦感。对于所有肱骨干患者，必须进行神经血管损伤的检查。

必须高度重视桡神经功能的检查，若合并桡神经损伤，应记录首次发现的时间。这些信息很重要，是因为：

（1）神经损伤一开始时多为神经麻痹。

（2）在手法复位或固定以后，如对神经的压迫未得到缓解，会出现轴突断裂伤。

（3）在骨折愈合过程中，神经损伤表现为缓慢的、进行性的轴突断裂伤。

（四）影像学检查（图5－46）

X线检查应包括整个肱骨的正位片和侧位片。

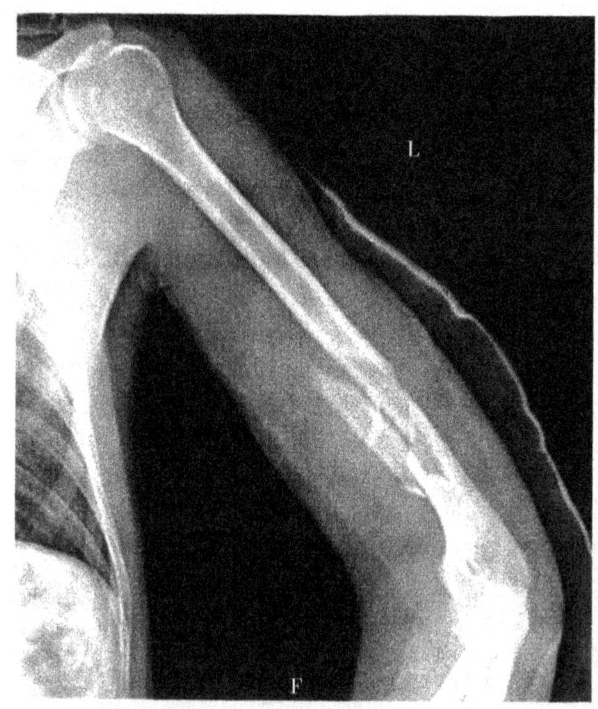

图5－46　肱骨中下1/3粉碎性骨折

（五）合并损伤

肱骨干骨折可能合并多种严重损伤。

（1）肱动脉损伤。

（2）神经损伤（桡神经多于尺神经或正中神经）。

（3）合并肩关节或肱骨远端骨折。

（六）治疗

根据骨折的类型、移位的程度以及是否合并其他损伤而采取不同的治疗方法。肱骨干骨折可以分为两大类：①无移位的肱骨干骨折。②移位或成角的肱骨干骨折。

1. 无移位的肱骨干骨折　可见于横形骨折、斜形骨折、螺旋形骨折或者粉碎性骨折。急诊处理包括冰敷、镇痛药、应用结合夹板和早期转诊。随后予以颈领和袖带或 sling 和 swathe 悬吊等方法制动患肢。

肱骨干骨折愈合一般需要 10 ~ 12 周。相对于横形骨折，螺旋形骨折愈合时间较短，因为螺旋形骨折的骨折端接触面积更大。靠近肘关节或者肩关节的骨折愈合所需时间更长，预后结果也更差。

2. 移位或者成角的肱骨干骨折　此类骨折的急症处理包括冰敷、镇痛、应用结合夹板（图 5 – 47）及急症转诊。予以颈领和袖带悬吊制动患肢以缓解疼痛，减轻进一步损伤。

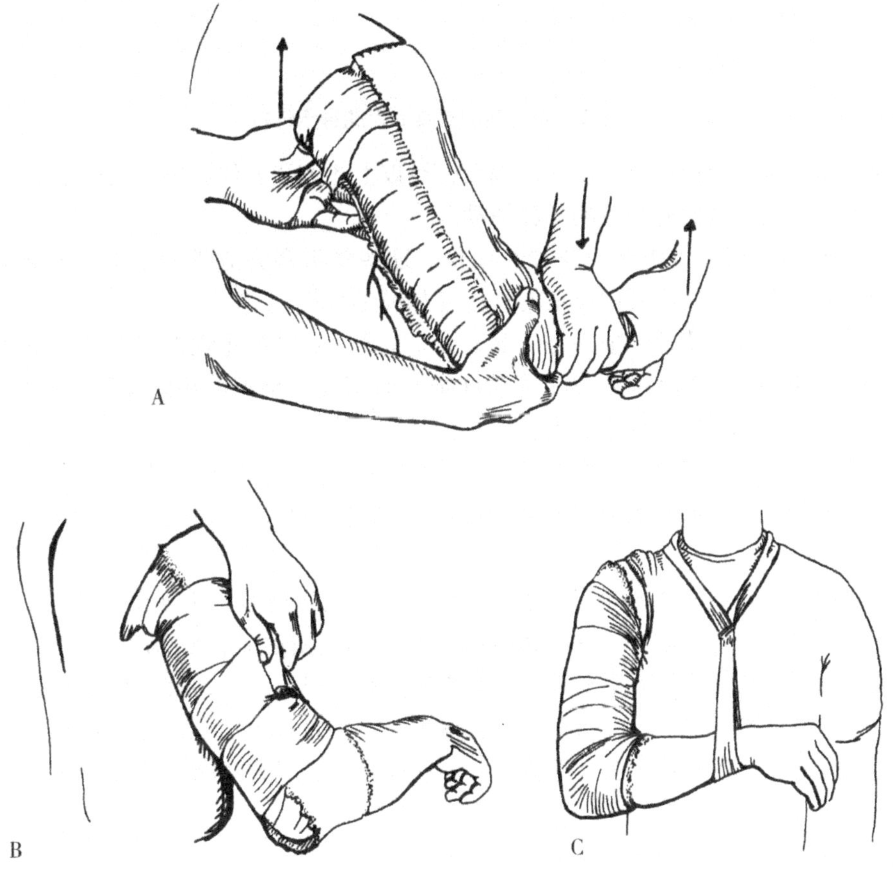

图 5 – 47　U 形双面夹板

也被称为“糖钳夹板”，用于肱骨干骨折，以维持骨折复位。用颈圈和腕带装置悬吊前臂大多数此类骨折的确定性治疗可采用非手术方法，包括继续应用结合夹板或者塑料矫形支具（图5-48）。这些方法固定牢靠，能够纠正骨折的成角畸形和移位。功能支具保留肘关节和肩关节的活动，有助于改善术后关节功能。由于睡姿可能对骨折的愈合有影响，因此必须指导患者采取半坐卧位的姿势睡眠，这也是不建议使用腕部吊带的原因之一，因为腕吊带可能会抵消重力作用，进而影响骨折复位的维持。

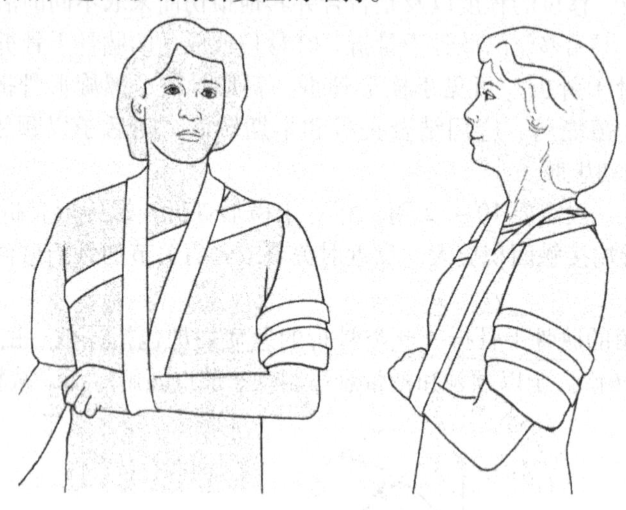

图5-48　功能支具治疗肱骨干骨折

上肢悬垂石膏曾经被广泛使用，但现在已经被上述方法取代。患者复位术后立即开始手部的功能锻炼。及早开始肩关节的环转活动。

6%～15%的肱骨干骨折并发桡神经损伤。这些骨折多为肱骨中下1/3的螺旋形骨折，但也见于肱骨中1/3骨折或其他类型的骨折（如横形骨折）。

肱骨干骨折导致的桡神经损伤可能部分或完全累及运动或感觉神经纤维。完全性运动功能障碍见于50%以上的病例。大部分患者在损伤时即发生桡神经功能障碍，但高达20%的患者在治疗过程中神经损伤持续加重。

肱骨干骨折引起的桡神经麻痹在过去是手术探查的适应证。但现在已经不推荐采用。因为：①神经横断损伤仅见于12%的患者。②自发的神经再生。③延迟的手术干预并没有加重预后效果。

手术治疗通常采用钢板内固定。适应证包括：①成角畸形无法维持<15°。②患者无法忍受非手术治疗的长期固定。③肱动脉损伤。④合并其他损伤需要长期卧床，无法利用对抗牵引复位。⑤合并其他骨折需早期固定。⑥骨折端有软组织嵌入，对位对线不良。⑦同侧臂丛损伤。如果合并臂丛损伤，上肢肌肉失去稳定性，难以对抗重力，骨折端分离，无法维持骨折的复位。⑧多节段骨折，病理性骨折，开放性骨折，或者两侧肱骨干骨折。

（七）并发症

肱骨干骨折可能合并以下严重并发症。

（1）肩关节粘连性关节囊炎，早期功能锻炼可预防。

（2）肘关节骨化性肌炎。积极的功能锻炼可避免出现。

（3）桡神经麻痹迁延不愈。

（4）骨折延迟愈合或不愈合。

二、肱骨近端骨折

肱骨近端骨折占上肢骨折的3%，最常见于老年人。从解剖学上看，肱骨近端骨折包括所有邻近肱骨外科颈的肱骨骨折。在这些骨折当中，80%的肱骨大结节无移位。

1. 解剖概要　为了理解肱骨近端骨折的损伤机制和移位倾向，需要对肱骨近端的解剖结构有更好的了解。

肱骨近端的骨性结构见于图5－49。肱骨头与肩胛骨关节盂构成了盂肱关节。

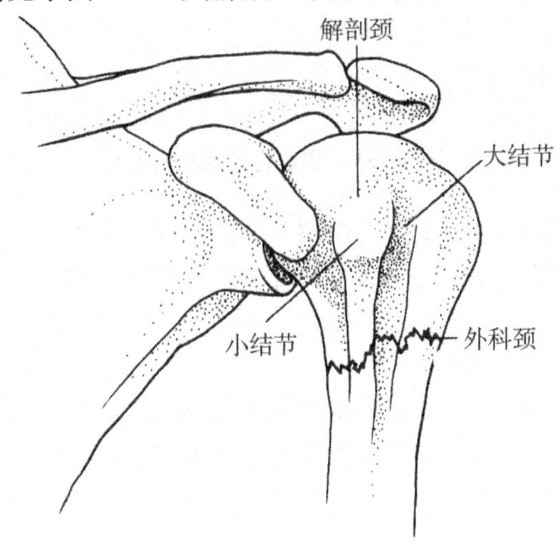

图5－49　肱骨近端解剖结构图。图中示肱骨外科颈骨折

肱骨头关节面止于解剖颈，因此，解剖颈以上的骨折都归于关节面骨折。外科颈是位于肱骨近端、解剖颈以下的狭窄部分。大、小结节是解剖颈稍靠下的骨性隆突。

肱骨近端有多块肌肉附着和包绕。肩袖由冈上肌、冈下肌和小圆肌组成。肩袖的腱性部分止于大结节。肩袖肌肉向上牵拉骨折端，并伴有前旋。肩胛下肌止于小结节，牵拉骨折端向内，伴有后旋。胸大肌止于结节间沟的外侧缘，牵拉骨折端向内移位。而三角肌止于三角肌粗隆，牵拉骨折端向上移位。但这两者的附着点都位于外科颈的远端，因此，不属于肱骨近端的范畴。

肱骨近端附近的神经血管束见于图5－50。臂丛神经、腋神经、腋动脉紧邻肱骨近端，因此，骨折常合并神经血管损伤。

2. 损伤机制　肱骨近端骨折多由于直接暴力和间接暴力引起。直接暴力作用于上臂的外侧面可导致骨折，如跌倒伤。间接暴力则更常见，常由于跌倒时，手部着地，引起继发骨折。

肱骨骨折的位置取决于跌倒时上肢的姿势。跌倒时，若上肢外展，即发生外展型骨折，远侧骨折端处于外展位。如果上肢内收时跌倒，则发生内收型骨折，远侧骨折端呈内收位。肱骨近端骨折的位置和类型由以下4种因素决定：

（1）骨折时的暴力决定了骨折的严重程度，并在一定程度上影响移位情况。

（2）暴力作用时肱骨的旋转情况决定了骨折类型。

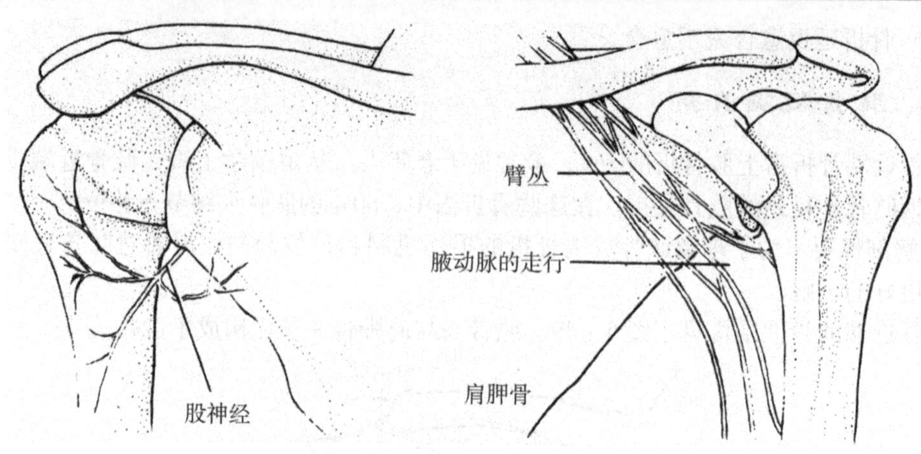

图 5-50　重要神经血管的走行

（3）暴力作用时邻近肌肉的张力和作用方向决定移位程度。

（4）患者的年龄决定了骨折的位置。对于肱骨近端骨骺未闭合的儿童，通常发生骨骺分离而不是骨折。青年人骨骼强壮，多发生关节脱位，偶见骨折。老年人由于骨质疏松，多易骨折，占肱骨近端骨折的 85%。

3. 影像学检查　包括肱骨内旋、外旋的肩关节 X 线正位片，肩胛骨冈上肌出口位（图 5-51）。肱骨外旋时，是检查大结节是否存在骨折的最佳视角。内旋时可以观察到小结节邻近盂肱关节。肩胛骨冈上肌出口位则有助于诊断肩关节脱位、肩胛骨骨折以及肱骨近端骨折。

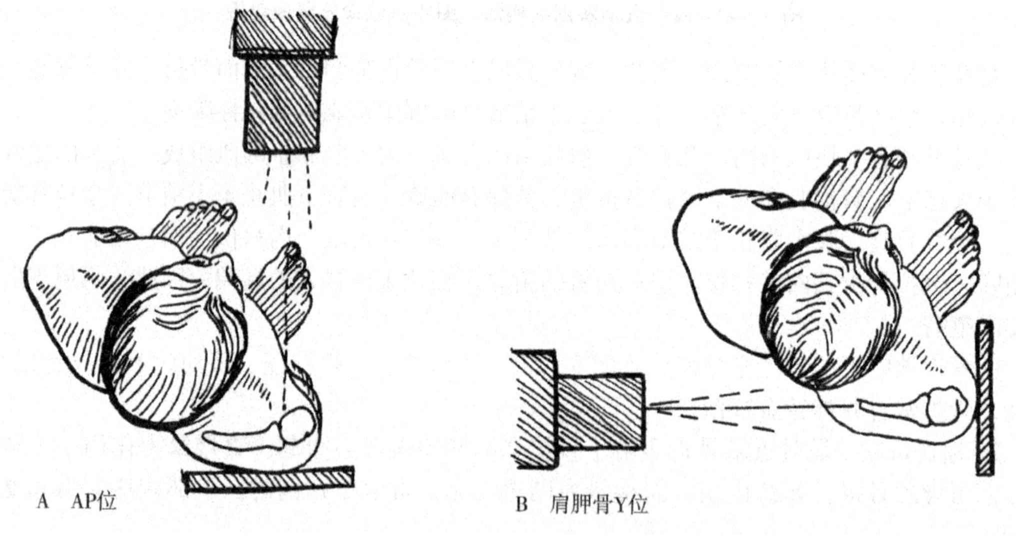

图 5-51　肩关节 x 线检查包括

A. 肱骨内旋、外旋条件下的正位片；B. 肩胛骨冈上肌出口位

另外，我们也建议采用肩关节腋位投照法（图 5-52）。操作时，患肢需外展 90°，通常患者因为疼痛而不能配合。

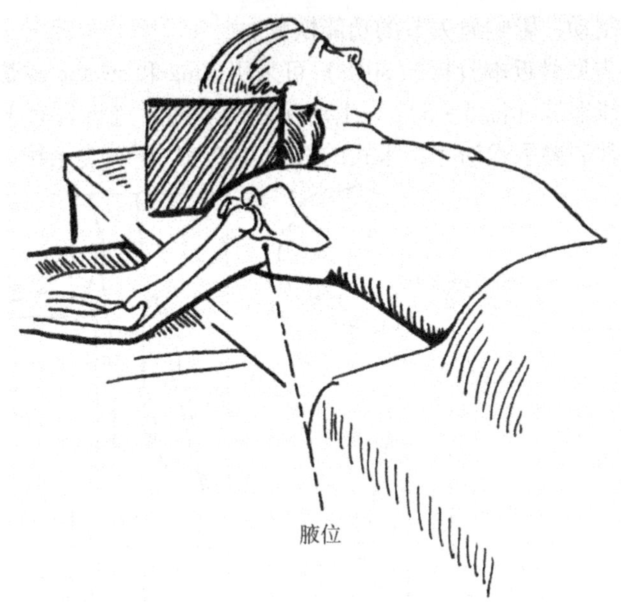

图 5－52　肩关节腋位投照法

这 4 种摄片方法可以充分评估肩关节和肱骨近端包括关节面的情况。患者取俯卧位、站位和坐位，都可以进行这 4 种 X 线检查，我们也建议坐位。

关节内骨折合并导致肱骨头下移的关节积血。影像学上称为假性关节脱位，这多表明存在关节内骨折（图 5－53）。另一个表明存在关节内骨折的影像学征象是脂液线。

多层螺旋 CT 较之 X 线检查更易发现隐匿的骨折。

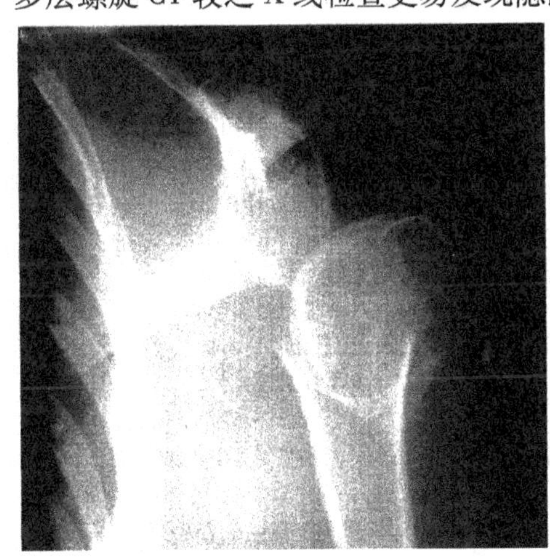

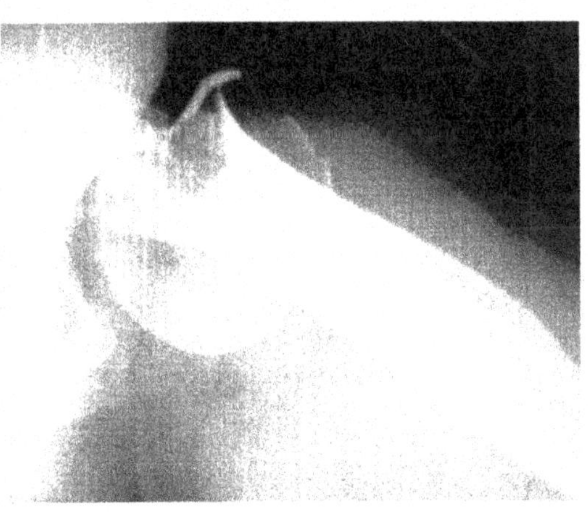

图 5－53　假性肩关节脱位，继发于肱骨近端骨折引起的关节积血

X 线正位片显示肱骨头脱位，但腋位片上肱骨头的位置未见异常。图示大结节和外科颈均有骨折，但大结节骨折块无移位，因此，仍为两部分骨折

4. 治疗　根据患者的年龄、性别和生活方式，肱骨近端骨折的治疗措施有所不同。

规则：肱骨近端骨折的治疗效果取决于能否早期功能锻炼。因此不必过度强调解剖复位，以避免术后长期制动，影响肩关节的功能恢复。

无移位的骨折（占肱骨近端骨折的80%）可采用 sling 和 swathe 或腕带悬吊。我们建议早期即进行被动的功能锻炼（图5-54）。主动功能锻炼随后进行。对于较复杂的、有移位或成角畸形的骨折，常需要手术治疗，术式的选择可参考以下分类系统。

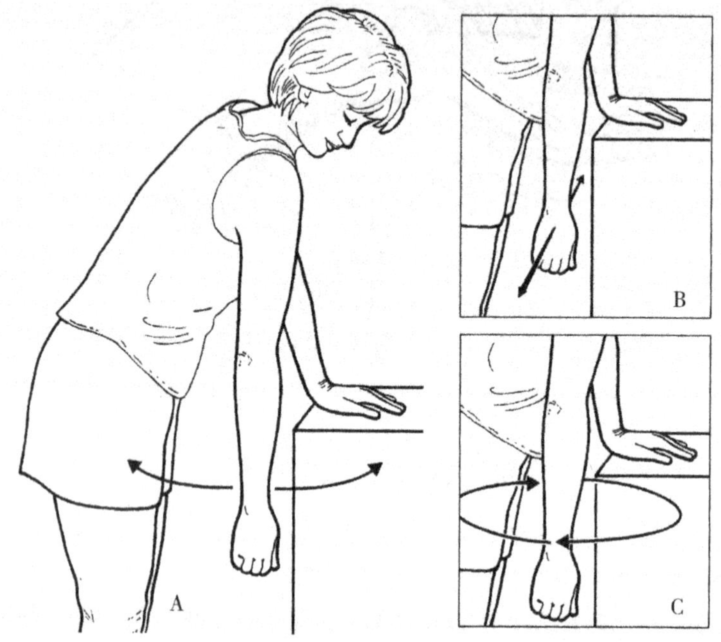

图5-54 Codman 练习

A. 首先，患肢垂下，前后摆动；B. 随后患肢进行内收、外展练习；C. 最后顺时针和逆时针旋转患肢。当患者病情稳定时，这三组动作每日重复进行，并逐步增加活动范围

分型：我们采用 Neer 改进的分型。根据 Neer 的建议，肱骨近端分为4部分（图5-55）：①肱骨头。②肱骨干。③大结节。④小结节。

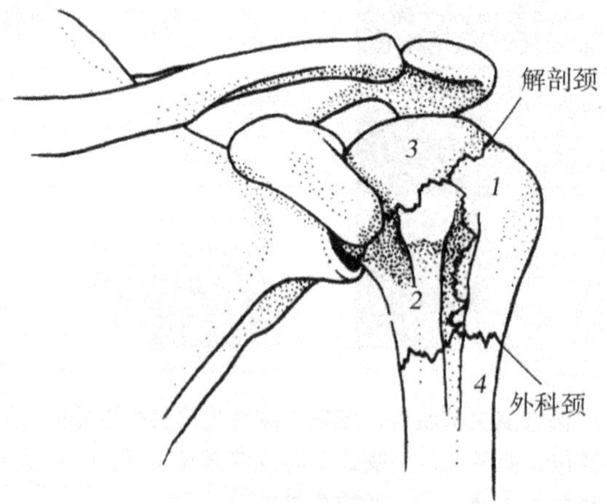

图5-55 肱骨近端四部分结构图（Neer 分型）

1. 大结节；2. 小结节；3. 肱骨头；4. 肱骨干。按照一个或多个部分的移位情况进行骨折分型。骨折块分离 > 1cm 或者成角 >45°即为骨折移位

该系统根据骨折块和移位的情况进行分类，对治疗和预后有一定的指导意义。

骨折后，如肱骨近端所有骨折块均无移位和成角畸形，则称为一部分骨折。如有一个骨折块相对于完整的肱骨近端移位 > 1cm 或者成角 >45°，称为两部分骨折。如有两个骨折块相对于肱骨近端分别出现移位，称为三部分骨折。如四块骨折块均有移位，称为四部分骨折。移位的单一骨折块，如果包含肱骨近端两部分结构也归为两部分骨折。值得注意的是骨折块分离 > 1cm 或者成角 > 45°才被称为骨折移位。图 5 – 56 归纳了肱骨近端骨折的 Neer 分型。其中三部分和四部分骨折多合并肱骨头脱位。Neer 系统并不包含关节内骨折。

接近 80% 的肱骨近端骨折是一部分骨折。骨膜、肩袖和关节囊参与维持肱骨近端各部分的稳定。肱骨近端骨折应由急诊医师负责处理。其余 20% 的骨折则是两部分、三部分或四部分骨折。这些骨折须予以复位，但复位后仍不稳定。

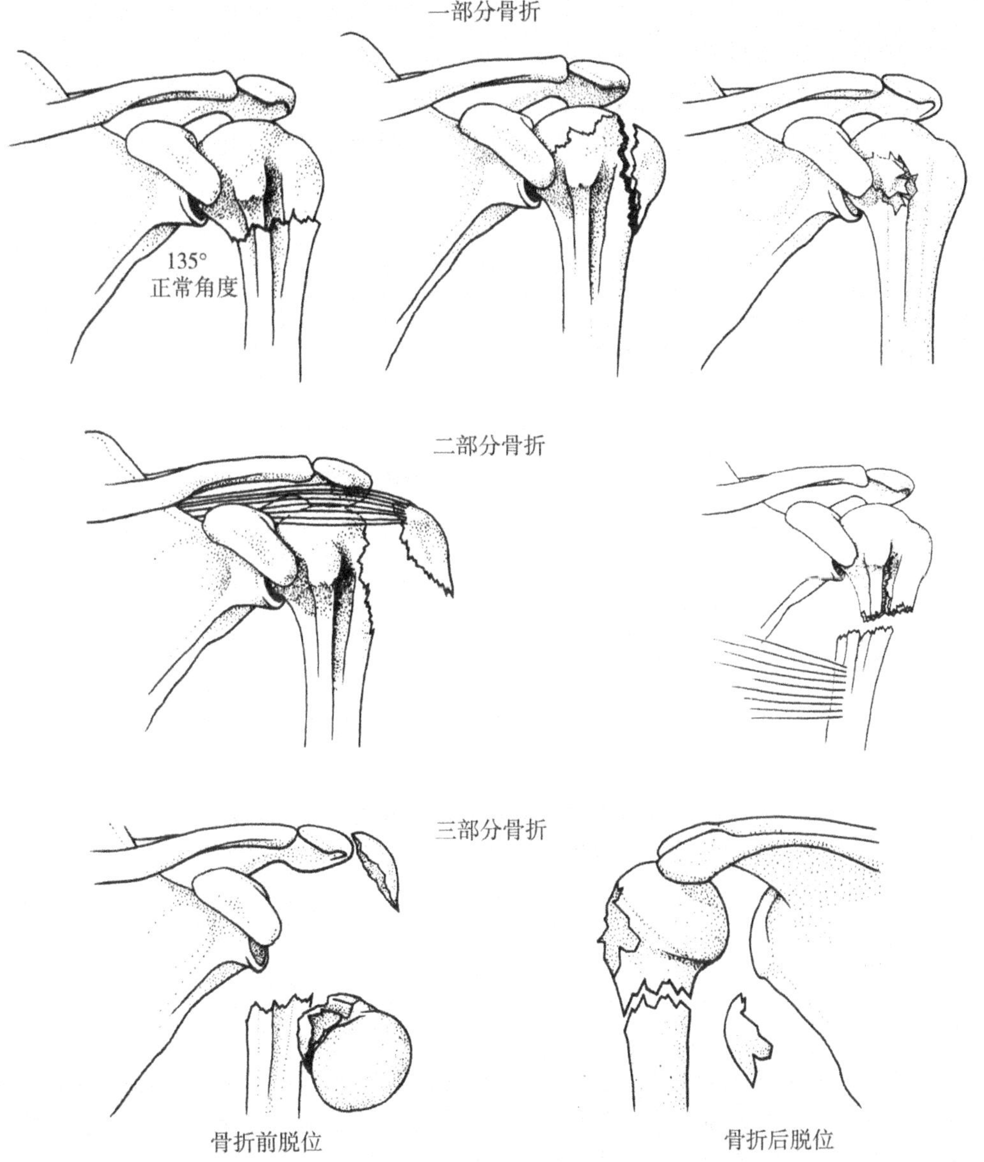

四部分骨折

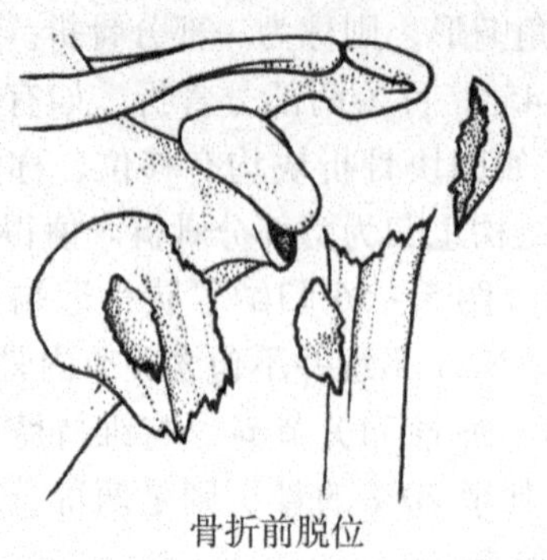

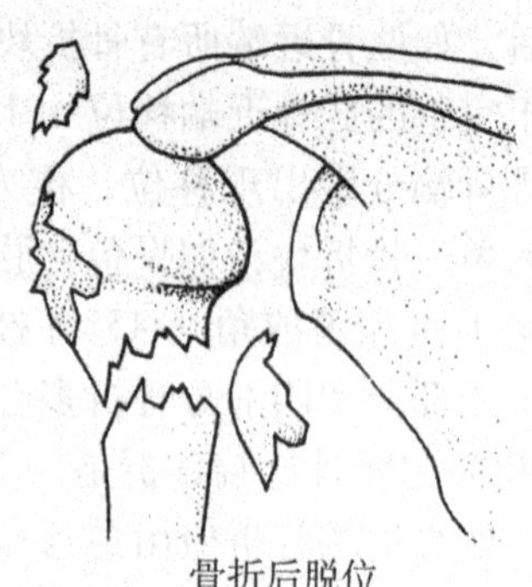

图 5－56　Neer 分型的一部分骨折、两部分骨折、三部分骨折和四部分骨折

（一）肱骨外科颈骨折

肱骨头和肱骨干之间的夹角正常值为 135 °（图 5－57）。医师在治疗过程中应测量该角度，以判断损伤情况和治疗效果。夹角≤90°或 >180°即为异常，并结合患者的年龄和日常活动，考虑予以复位。

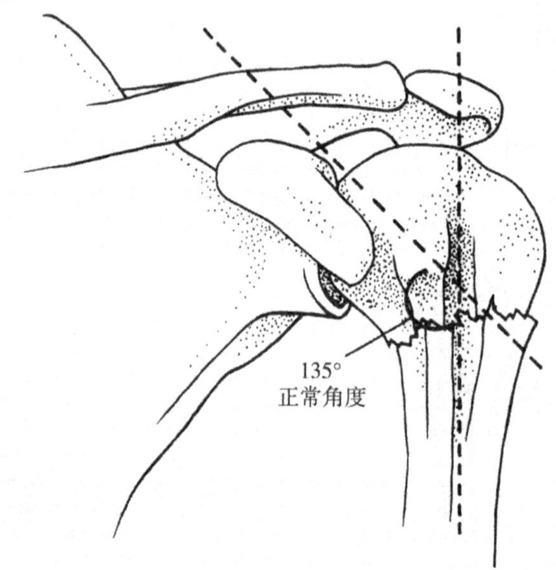

图 5－57　肱骨头和肱骨干之间的夹角正常值为 135°。夹角≤90°或 >180°即为异常，并结合患者的年龄和日常活动，予以复位

外科颈骨折分为三类：无移位骨折（图 5－58）、移位性骨折（图 5－59）和粉碎性骨折（图 5－60）。

夹角 <45°无须复位。夹角 >45°，再结合患者的年龄和生活方式，考虑是否予以复位。骨折块分离 >1cm 就认为是骨折移位。

1. 损伤机制　肱骨外科颈骨折由直接暴力和间接暴力引起。最常见的是间接暴力，跌倒时，手部着地，引起外科颈骨折。如果跌倒时，上肢外展，肱骨干骨折端向外侧移位。如果上肢内收时跌倒，肱骨干骨折端大多向内侧移位。

直接暴力引起的肱骨外科颈骨折在老年患者中很少见。

2. 查体　患者上臂和肩部疼痛、肿胀。如果患肢呈内收位，臂丛神经和腋动脉受累的可能性较低。如果患肢呈外展位，则高度怀疑臂丛和腋动脉受损。

规则：如果怀疑患者存在外科颈骨折，而且患肢呈外展位，需将其暂时固定，不要尝试复位，以免损伤神经、血管。这类骨折多有明显、严重的移位，内收的肱骨干可能对邻近的神经血管产生永久性损害。影像学检查时，患肢应予以固定，避免骨折自行复位。

影像学检查之前，医师应详细记录患肢末端的血供和感觉功能。

3. 影像学检查　包括患肢内旋、外旋时的 X 线正位片，肩胛骨冈上肌出口位和肩关节腋位。这些检查足以明确诊断。

4. 合并损伤　无移位的外科颈骨折可能合并腋神经挫伤或撕脱伤。腋神经、血管和臂丛神经损伤常见于移位或粉碎性外科颈骨折。

5. 治疗

（1）无移位肱骨外科颈骨折（图 5－58）

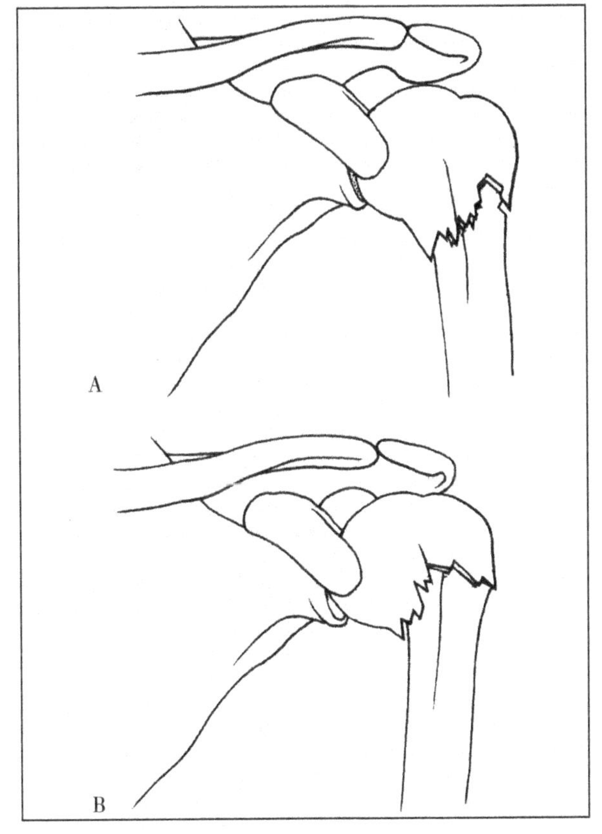

图 5－58　肱骨外科颈骨折：无移位

A. 轻度成角（<45°）；B. 明显成角（>45°）

1）成角<45°：这类骨折属于一部分骨折。治疗措施包括患肢吊带制动，冰敷，抬高患肢和止痛药。早期进行手部功能锻炼，在能忍受的情况下及早进行腕部环转练习。2～3 周开始肘关节和肩关节的被动练习。3～4 周开始肩关节的主动功能锻炼。

2）成角>45°：对于老年患者，由于其较低的要求，即便成角>45°，只要骨折端之间有接触，吊带悬吊即可，不需手法复位。然而，对于年轻患者，这类骨折归于两部分骨折，需要手法复位。骨折时，部分骨膜仍保持连续，有助于手法复位时骨折块的复位。急诊处理措施包括：吊带悬吊，镇痛药物，以及局麻或全麻条件下复位所需的各种准备。

（2）移位的外科颈骨折（图5－59）

1）移位<1cm：为一部分骨折。治疗措施包括患肢吊带悬吊、冰敷、抬高患肢和应用镇痛药物。

早期进行手部功能锻炼，随后进行关节的环转练习，2～3周开始肘关节和肩关节的被动练习，3～4周开始肩关节的功能锻炼。

2）移位>1cm：急诊处理包括患肢吊带悬吊、冰敷、应用镇痛药物以及其他常规措施。局麻或全麻下行手法复位，并以吊带悬吊。如果复位后仍有移位的可能，就需要克氏针翘拨复位或切开复位。

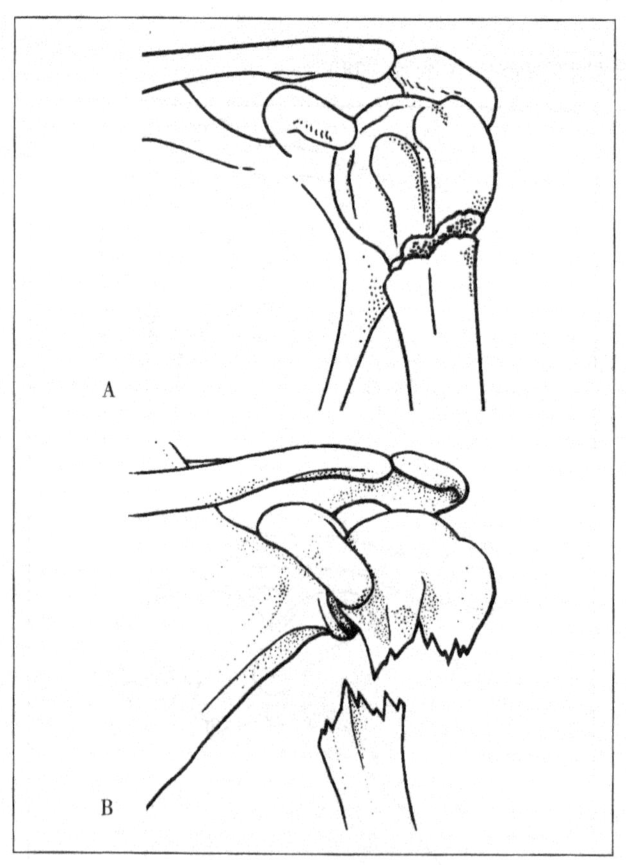

图5－59　外科颈骨折：移位

A. <1cm；B. >1cm

如果常规处理无法缓解神经、血管受压的情况，可以在麻醉条件下手法复位，步骤如下（图5－61）：①患者仰卧位或半卧位，屈肘，沿肱骨纵轴向下持续牵引。②牵引条件下，将患肢置于胸前，轻度前屈。③牵引可以使骨折块暂时分离。此时，医师另一只手置于患侧肱骨内侧，挤压骨折块复位。逐渐放松牵引。④手法复位后，再次详细检查患侧末端血供和感觉。并用 sling 和 swathe 固定患肢于胸壁。

粉碎性骨折（图 5－60）急诊处理措施包括患肢制动、冷敷、应用镇痛药物和其他常规措施。治疗方法包括上肢悬垂石膏、切开内固定术或者尺骨鹰嘴牵引术。

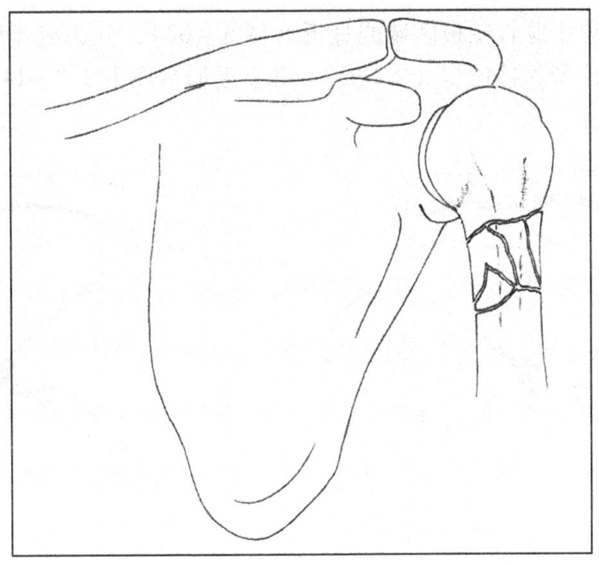

图 5－60　肱骨外科颈骨折：粉碎性

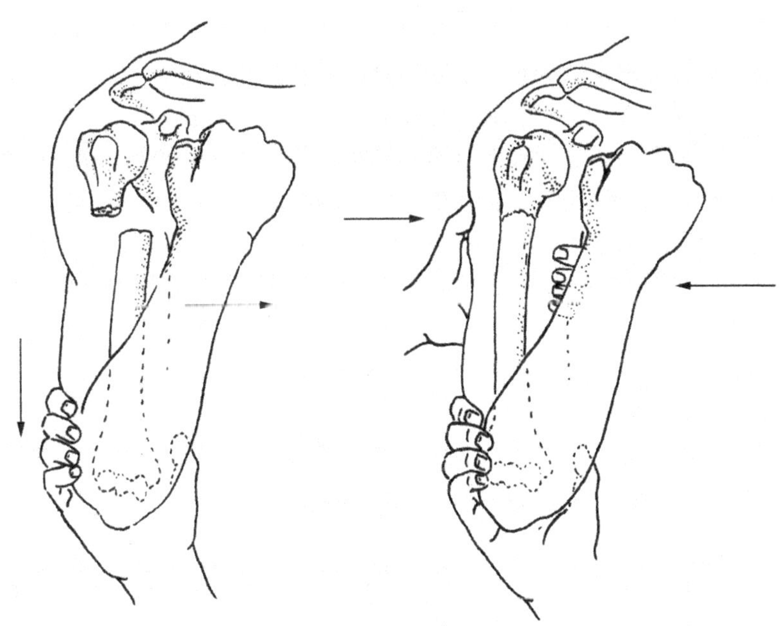

图 5－61　肱骨近端骨折移位手法复位示意图

沿骨折移位的反方向牵引进行手法复位

6. 并发症　肱骨外科颈骨折可能合并以下严重并发症。

（1）术后关节僵硬是常见并发症。早期功能锻炼有助于缓解。

（2）畸形愈合常见于移位的骨折。幸运的是，健侧肩关节有很大的活动范围，使这个并发症并不会引起严重的功能降低。

(3) 骨化性肌炎大多数情况下可自行吸收。

（二）肱骨解剖颈骨折

解剖颈骨折是指位于肱骨骺板区域的骨折（图5-62），分为成年型和儿童型。成年型骨折少见，分为无移位型和移位型（>1cm）。儿童型通常发生于8~14岁的儿童。

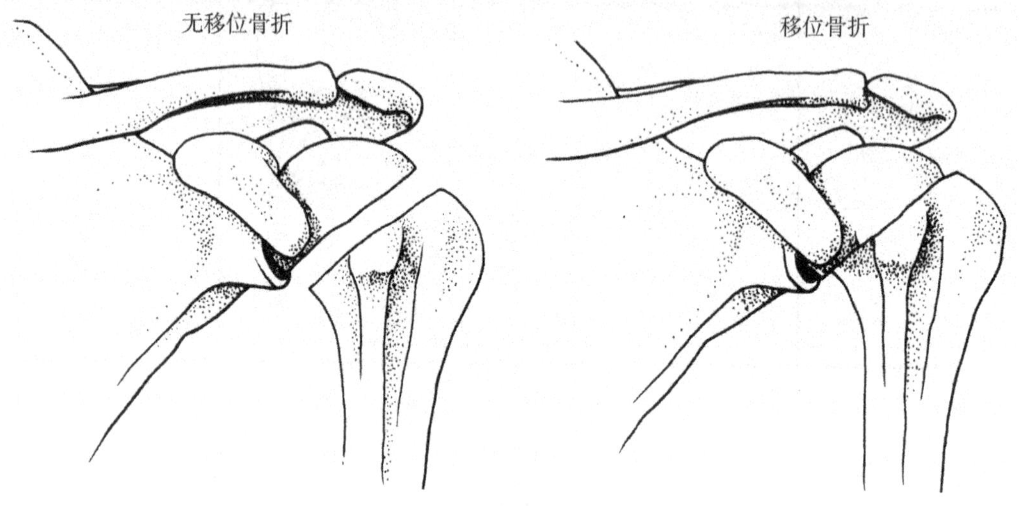

图5-62　肱骨解剖颈骨折

1. 损伤机制　常见机制是跌倒时，上肢伸直，手或肘部触地。

2. 临床检查　肩部肿胀，触痛明显。疼痛随肩关节活动加剧。

3. 影像学检查　常规影像学检查即可明确诊断。儿童中常见的是 Salter Ⅱ型骨折。

4. 合并损伤　解剖颈骨折通常不合并周围组织的损伤。

5. 治疗　急诊处理措施包括患肢 sling 和 swath 制动、冷敷、应用镇痛药物和早期转诊。移位或无移位的解剖颈骨折均需要转诊到骨科。移位的解剖颈骨折需要立即复位，应急症转诊到骨科。

儿童期解剖颈骨折并不是真正的骨折，而是指肱骨近端的骺板损伤。处理措施包括患肢制动，应用镇痛药物和急症转诊。

6. 并发症　解剖颈骨折常合并肱骨头的缺血性坏死。我们建议医师在处理此类患者时应该咨询骨科专业医师，制定恰当的治疗方案和随访计划。

（三）肱骨大结节骨折

冈上肌、冈下肌和小圆肌均止于大结节，因此，骨折时，牵拉骨折块向上移位。向上移位的骨折块阻挡肩关节的外展活动。

肱骨大结节骨折包括无移位和有移位两类。无移位骨折进一步细分为压缩骨折和非压缩骨折（图5-63）。而合并移位的大结节骨折也包括两类：仅骨皮质撕脱骨折和大结节完全撕脱骨折（图5-64）。

骨折块移位>1cm 常合并肩袖撕裂。

规则：肱骨大结节骨折移位合并肩袖纵向撕裂。

15%的肩关节前脱位病例可见大结节骨折。

1. 损伤机制　大结节骨折常由直接暴力或间接暴力引起。直接暴力常导致大结节压缩骨折。跌倒时，上臂外侧撞击地面引起压缩骨折。那些肌肉萎缩、肌力下降的老年人特别容易摔倒发生这类损伤。

间接暴力多引起大结节撕脱骨折。跌倒时，上肢伸开，手部着地，间接引起大结节无移位的撕脱骨折。如暴力过大时，引起肩袖撕裂，牵拉骨折块移位。

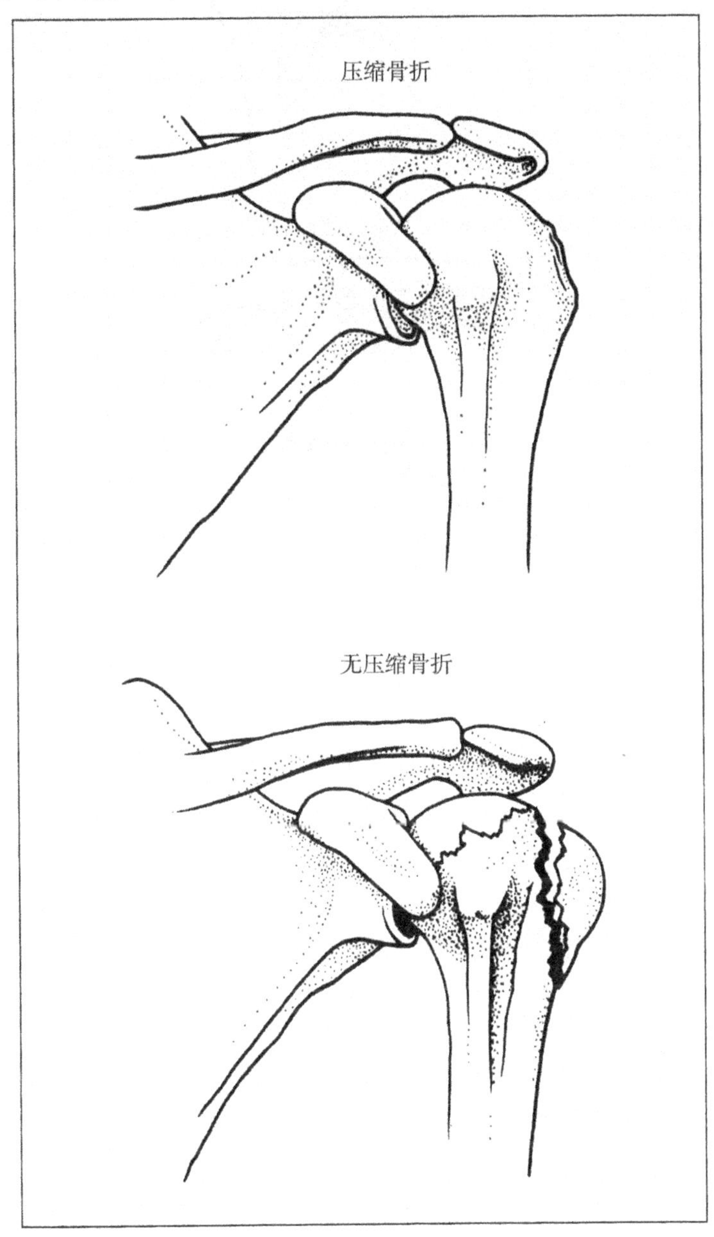

图 5－63　大结节骨折：无移位

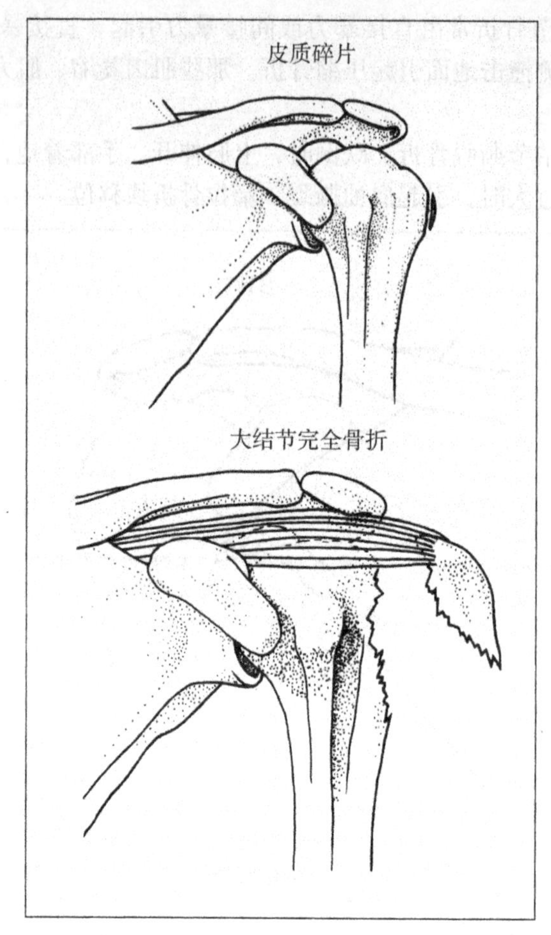

图 5－64　大结节骨折：移位

2. 临床检查　患者大结节区疼痛、肿胀。患肢外展无力，外旋时，疼痛加剧。如果骨折块向后移位撞击肩胛骨关节盂的后缘，就会限制肩关节的外旋。

3. 影像学检查　肩关节 X 线正位片能很好地显示大结节骨折及骨折块上移（图 5－65）。但是正位片难以评估骨折块后移的准确程度，骨折块也与关节面重叠，影响诊断。肩关节腋位片有助于弥补正位片的不足。因此，如果仅用肩关节正位片，可能会低估骨折块后移的程度，以及误诊两部分骨折。CT 检查大大增加移位程度诊断准确率。

4. 合并损伤　神经血管损伤少见。大结节骨折，特别是合并骨折移位的大结节骨折，常伴发肩关节前脱位和肩袖撕裂。

5. 治疗

（1）无移位骨折：压缩骨折和非压缩骨折的急诊处理包括冷敷、应用镇痛药物、悬吊制动，由于并发症发生率较高，应及早转诊。

（2）移位的大结节骨折：如果合并肩关节前脱位，复位以后，大结节骨折块也多能复位，即可按照无移位骨折治疗。

如果仍有脱位，或者是肩关节无脱位但骨折移位，则根据患者的年龄和生活方式采取不同的治疗措施。年轻患者采用切开复位内固定术，并修复撕裂的肩袖。必须要有足够大和强度的骨折块才能采用螺钉固定，但老年患者常由于骨质疏松致固定失败。老年患者常不适合手术治疗，可采用冷敷、悬吊、应用镇痛药物和早期转诊。老年患者必须及早进行功能锻炼，预防关节僵硬。

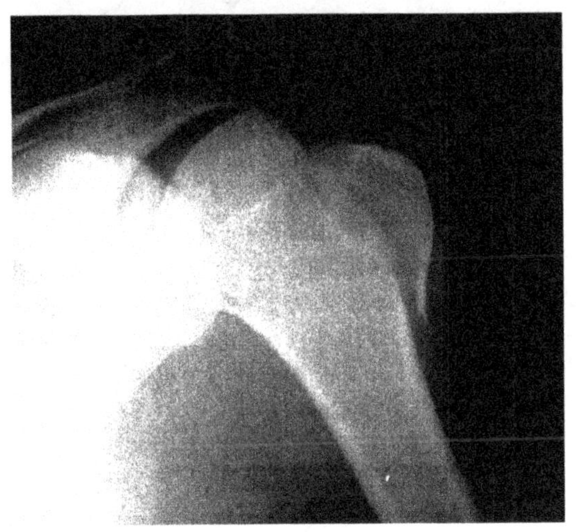

图5－65　肩关节X线正位片示：大结节骨折移位

6. 并发症　大结节骨折可能有以下并发症：

（1）大结节压缩骨折常出现肱二头肌腱长头撞击症，导致慢性腱鞘炎，最终肌腱断裂。

（2）骨折不愈合。

（3）骨化性肌炎。如果早期功能锻炼则可避免。

（四）小结节骨折

小结节骨折少见。肩关节后脱位可见到此类损伤。骨折块很小或很大（＞1cm）（图5－66）。

1. 损伤机制　小结节骨折常由间接暴力引起，例如癫痫发作或跌倒时上肢内收，肩胛下肌猛烈收缩，导致小结节撕脱。

2. 临床检查　小结节区域触痛明显。主动外旋或者对抗阻力内收时，疼痛加剧。被动外旋时，疼痛也加剧。

3. 影像学检查　肩关节常规检查即可明确诊断。

4. 合并损伤　常见肩关节后脱位。无移位的外科颈骨折也可出现小结节骨折。神经血管损伤少见。

5. 治疗　急诊处理包括：冷敷，应用镇痛药物，悬吊，以及骨科会诊。骨科医师大多建议悬吊3～5d，然后逐步进行功能锻炼。有些医师倾向于手术固定，因此，早期会诊是有必要的。

6. 并发症　由于肩部肌肉的代偿作用，这类骨折多无并发症。有些医师相信小结节骨折能减弱肩关节囊前部的支持作用，进而诱发肩关节再次脱位。

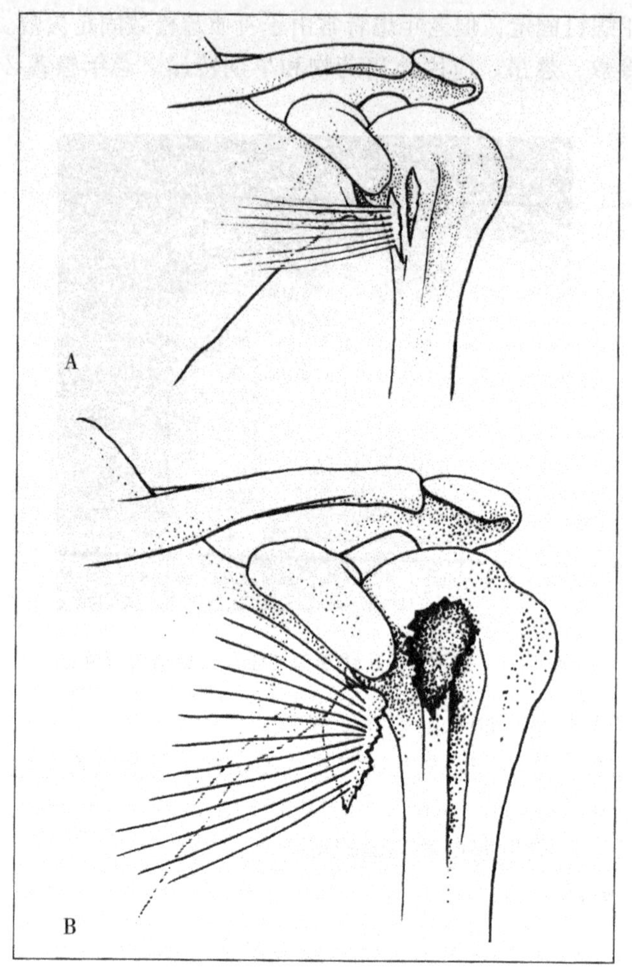

图 5－66　小结节骨折

A. 小骨折块；B. 大骨折块 >1cm 的骨折块移位

（五）肱骨近端粉碎性骨折

肱骨近端粉碎性骨折（图 5－67 和图 5－68）是指 Neer 分型中的三部分和四部分骨折（3 块或 3 块以上常由严重暴力引起，合并肩关节脱位）。

1. 损伤机制　最常见的原因是严重摔伤。受累的结构和移位的程度取决于暴力的大小和肌肉的张力。

2. 临床检查　肱骨近端弥散性疼痛、肿胀。患肢活动受限。

3. 影像学检查　包括肩关节 X 线正位片和肩胛骨出口位（图 5－51）。

4. 合并损伤　常合并严重合并伤：

（1）肩关节脱位。

（2）肩袖损伤。

（3）臂丛神经、腋血管损伤及腋神经和肌皮神经损伤。

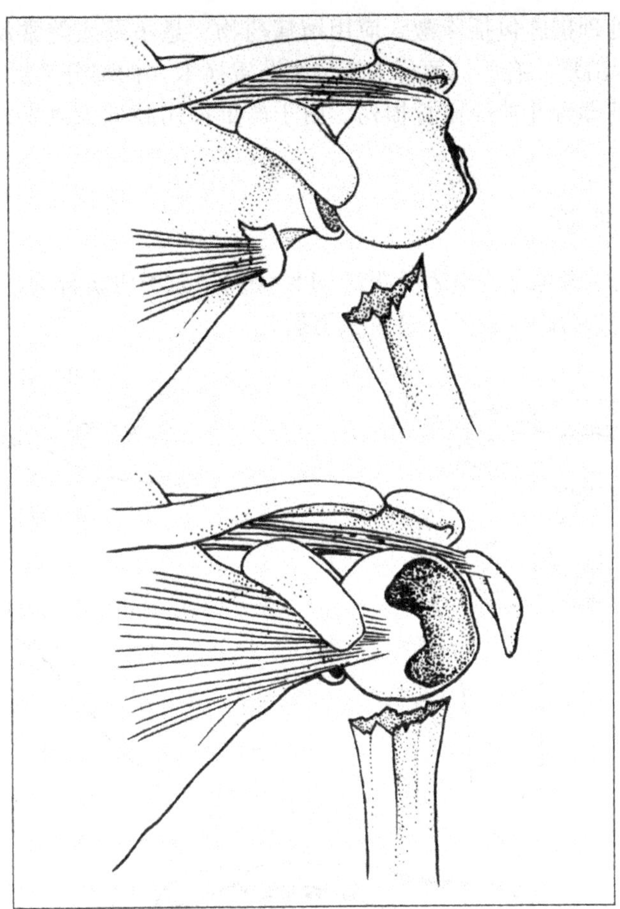

图 5－67　肱骨近端三部分骨折

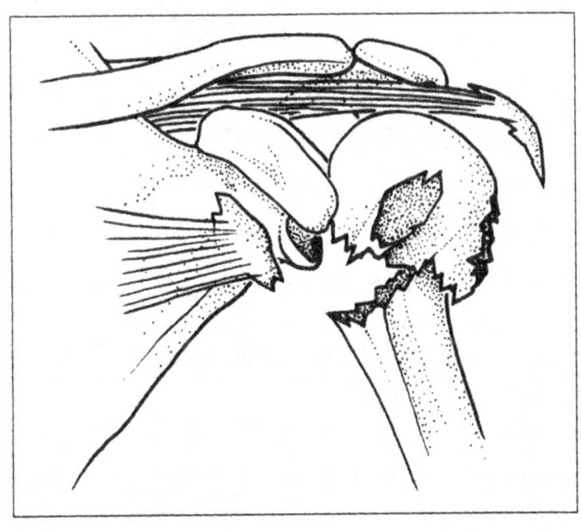

图 5－68　肱骨近端四部分骨折

5. 治疗　急诊处理措施包括冷敷、应用镇痛药物、悬吊及入院常规检查。肱骨近端粉碎性骨折都需要手术治疗，有些需要行人工肩关节置换术（四部分骨折）。

6. 并发症　早期即合并神经血管损伤。由于严重损伤肱骨头血供，四部分骨折有很高的肱骨头坏死概率。

三、关节面骨折

关节面骨折有些学者也称为嵌入骨折（图 5－69）。这类骨折分为：① <40% 面积受累。② >40% 面积受累。③粉碎性骨折（肱骨头劈裂）。

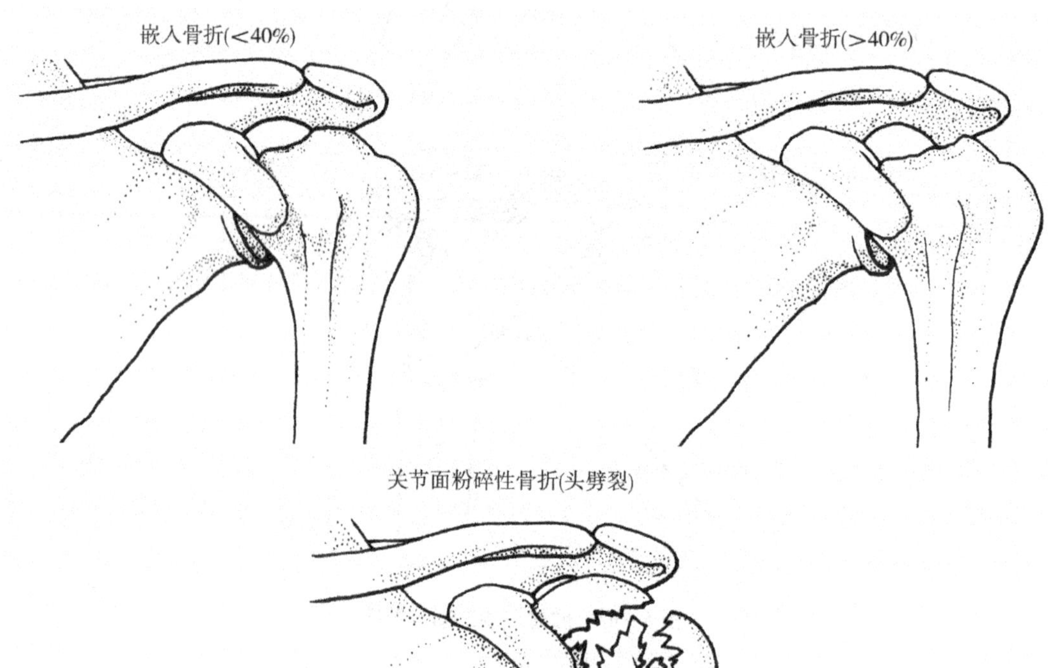

图 5－69　关节面骨折

1. 损伤机制　跌倒时，手臂外侧直接撞击地面引起。肩关节前脱位可能导致肱骨头外侧面受累，此类损伤称为 Hill－Sachs 骨折。

2. 临床检查　疼痛一般较轻，但是粉碎性骨折疼痛剧烈，活动受限。

3. 影像学检查　肱骨内旋、外旋条件下的肩关节 X 线正位片能很好地显示骨折线。嵌压骨折很难判断，常依据骨折的继发征象来明确诊断。患者站立位行肩关节正位片检查，如有脂液平，多表明有关节内骨折。

另外，嵌入骨折合并的关节血肿常导致肱骨头向下半脱位。

4. 合并损伤　关节面骨折常合并肩关节前方或后方脱位。

5. 治疗　该类骨折的急症治疗包括冰敷、镇痛、腕吊带制动和早期转诊。如果关节面受累不超过40%，上肢外旋位制动。如关节面受累超过40%或是粉碎性骨折，则要求假体置换。老年患者要求早期活动，不适宜选择手术修复。

6. 并发症　如前所述，神经、血管损伤可能使得这些骨折的处理更复杂。四部分骨折由于肱骨头血供受损，发生肱骨头缺血性坏死的概率很高。

（朱冬昀）

第八节　尺骨鹰嘴骨折

一、实用解剖

鹰嘴突（olecranon process）由尺骨近端和后方组成，位于皮下，易遭受直接创伤，并与冠状突组成了C形切迹（又称“半月切迹”），其较深的凹陷关节面与滑车关节面构成了肱尺关节，基本上只允许肘关节在前后方向上活动，即屈伸活动，并提供了内在稳定性。后方，肱三头肌腱附着于鹰嘴后上部，进入鹰嘴止点之前覆盖关节囊，其表面筋膜向内、外侧扩展，称为“鹰嘴支持带”，与股四头肌扩张部相似。外侧支持带由肱三头肌外侧部和LCL后束构成，内侧支持带由肱三头肌内侧部和MCL后束构成，支持带分别向内、外侧延伸并附着于前臂筋膜、鹰嘴和尺骨近端骨膜。尺神经位于内上髁后面的尺神经沟内，经过肘后内侧，向前穿过尺侧腕屈肌两头之间至前臂掌侧，并位于该肌的深面。

二、损伤机制

（1）直接暴力作用于肘后侧，即鹰嘴后方。

（2）跌落致上肢受伤，间接作用于肘部。

若肘部受到了较大暴力或属高能量损伤，强大外力直接作用于前臂近端后侧，使尺桡骨同时向前移位，由于滑车对鹰嘴的阻挡，使其在冠状突水平发生骨折，骨折端和肱桡关节水平产生明显不稳定，表现为鹰嘴的近骨折端向后方明显移位，而尺骨远折端则和桡骨头一起向前方移位，称之为“鹰嘴骨折合并肘关节前脱位”或“经鹰嘴的肘关节前脱位”。大多是直接暴力所致，鹰嘴或尺骨近端骨折大多粉碎，且多合并冠状突骨折。此种损伤比单纯鹰嘴骨折要严重，如果鹰嘴或尺骨近端不能获得良好的解剖复位和稳定的内固定，则易出现持续性或复发性畸形。

三、尺骨鹰嘴骨折分型

应用比较广泛的是Colton分型（图5－70），Ⅰ型：骨折无移位；Ⅱ型：骨折移位，又分为：①撕脱骨折（avulsion fractures）：鹰嘴尖端有一小的横行骨折块，与远骨折端分开，最常见于老年患者；②横断骨折（oblique and transverse fractures）：骨折线走行呈斜行，自接近于半月切迹的最低处开始，斜向背侧和近端，可以是一个简单的斜行骨折，也可以是矢状面骨折或关节面压缩骨折所导致的粉碎骨折折线的一部分；③粉碎骨折（comminuted fractures）：包括鹰嘴的所有粉碎骨折，常因直接暴力作用于肘后方所致，有许多平面的骨折，包括较常见的严重压缩性骨折，可合并肱骨远端、前臂及桡骨头骨折；④骨折－脱位（fracture－dislocation）：在冠状突或接近冠状突部位发生鹰嘴骨折，通过骨折端和肱桡关节的平面产生不稳定，使得尺骨远端和桡骨头一起向前脱位。

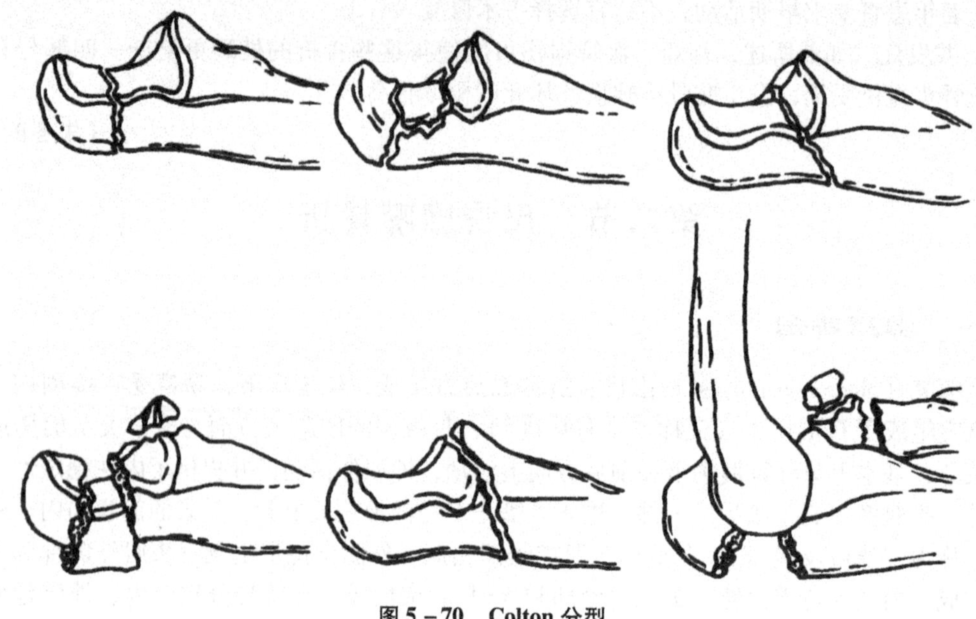

图5－70　Colton分型

四、临床表现

1. 症状和体征　属关节内骨折，常发生骨折端及关节内出血和渗出，导致尺骨远端肿胀和疼痛。常在可触鹰嘴骨折端及其异常活动，并伴有疼痛及活动受限。由于肱三头肌伸肘功能丧失，伸肌装置连续性中断，临床体征表现为不能抗重力伸肘。

2. 放射学检查　尽可能拍摄标准侧位X线片，以准确判断骨折长度、粉碎程度、半月切迹处关节面撕裂范围及桡骨头有无移位，正位片则可显示骨折线在矢状面的走向。

五、治疗方法

1. 无移位骨折（nondisplaced fractures）　由于尺骨鹰嘴有肱三头肌腱的附着，骨折后很少不发生移位。对于没有条件进行手术治疗和骨折移位较小的患者，可进行屈肘45°～90°长臂石膏后托固定2～3周，不能在完全伸肘位固定，5～7天内行X线片检查，以保证骨折不发生再移位。固定6～8周骨折也不能获得完全愈合，但固定3周即可获得充分的稳定，此时可去除外固定，在保护下进行功能锻炼，直至骨折在X线片上表现为完全愈合之前，避免屈肘超过90°。因为对无移位的尺骨鹰嘴骨折进行内固定治疗可使肘关节早期进行功能锻炼，以改善临床效果，对于有条件患者也可考虑手术固定治疗。

2. 移位骨折（displaced fractures）　对于移位的尺骨鹰嘴骨折应积极进行切开复位内固定治疗。治疗目的：①维持伸肘力量；②避免关节面不平滑；⑧恢复肘关节的稳定；④防止肘关节僵硬。

（1）张力带钢丝固定（tension－band wiring）：基本原理是内固定物可以中和作用于骨

折端的张力，并将其转化为压应力。要达到上述目的，必须将钢丝的近端通过肱三头肌腱的止点和远端通过低于骨折端在尺骨后缘的横行钻孔进行“8”字方式的缠绕。改善骨折对线和增加稳定性的措施是在放置张力带钢丝之前，用2枚平行的克氏针对骨折端进行固定。通过这种后方的钢丝环固定，可使半月切迹处骨折端的关节面产生一个间隙，而肱三头肌收缩所产生的张力在肱骨滑车的压力下，将有充足的压缩应力通过骨折端，有利于骨折愈合和早期活动。尸体实验已经证实张力带钢丝双结拧紧固定比单结法更好，可使骨折端获得均匀的加压。对斜行骨折可先用拉力螺钉作折块间内固定，后用克氏针和张力带钢丝固定，还可增加1枚加压螺钉，以加强固定效果。

（2）钢板固定：特制钩板固定：钩板（hook plate）可将分离的小骨折块与主骨固定在一起，其固定效果优于张力带，且不需要附加额外固定，而单纯张力带固定在治疗鹰嘴粉碎骨折时，则需要附加另外的内固定。

钢板固定：1/3管状钢板对治疗粉碎骨折或纵向斜形骨折非常适宜。由于粉碎骨折常常合并有骨缺损，采用张力带固定可导致鹰嘴压缩和变短。在鹰嘴后方或尺骨后外侧缘用钢板固定，可获得较牢固的稳定性及良好的解剖恢复，还可同时对骨缺损处进行一期植骨。

鹰嘴骨折合并肘关节前脱位属骨折脱位型损伤，也称之为“经鹰嘴的肘关节前脱位”，其受伤机制是继发于严重创伤或高能量损伤，强大的外力直接作用于前臂近端后侧，使尺桡骨同时向前移位，由于肱骨滑车对鹰嘴的阻挡，使其在冠状突水平发生骨折，在骨折端和肱桡关节水平产生明显不稳定。由于常常是直接暴力创伤所致，故鹰嘴或尺骨近端骨折大多粉碎，而且多合并冠状突骨折。这种骨折的形态决定了其适于用钢板固定，而不宜单纯用张力带固定。用张力带固定可能会造成鹰嘴压缩和变短，使半月切迹与滑车关节面对合异常，影响关节活动，导致创伤性骨关节炎。对于有明显骨缺损者，为恢复尺骨鹰嘴形态，防止内固定物失效，可考虑一期行植骨术，而采取钢板固定也为植骨提供了方便。应将此类损伤与Monteggia骨折脱位相鉴别。Monteggia骨折脱位的尺骨骨折可能更靠远端，桡骨头可发生向前、后、外脱位。最重要的鉴别依据是本病患者的上尺桡关节未发生分离，尺桡骨一起向前移位。在术中可见一旦尺骨骨折向前移位得到纠正，桡骨头脱位也大多同时获得了复位。对尺骨骨折行坚强固定有利于维持桡骨头的复位。术中一定要拍摄X线片证实骨折复位与固定是否满意，并注意检查前臂被动活动时桡骨头是否稳定。

（田明波）

第九节　尺桡骨骨折

一、解剖概要

桡骨和尺骨可比作两个紧靠在一起的顶端相反的两个锥形体，相互平行，被近端丰富的肌肉组织紧裹在一起（图5－71）。由于桡骨和尺骨接触紧密，所以在遭受外伤时，暴力常同时使桡、尺骨及两者之间的韧带受损。

注意：若桡骨和尺骨其一发生骨折，特别是伴有成角或移位时，往往会伴发另一骨的骨折或脱位。

桡骨和尺骨间的韧带连接见图5－72，桡骨和尺骨在肘关节和腕关节被关节囊包裹，近端由桡骨和尺骨前后方的韧带连接，远端通过桡尺韧带形成关节，并包含纤维软骨盘，两骨干之间由坚韧的骨间膜相连。

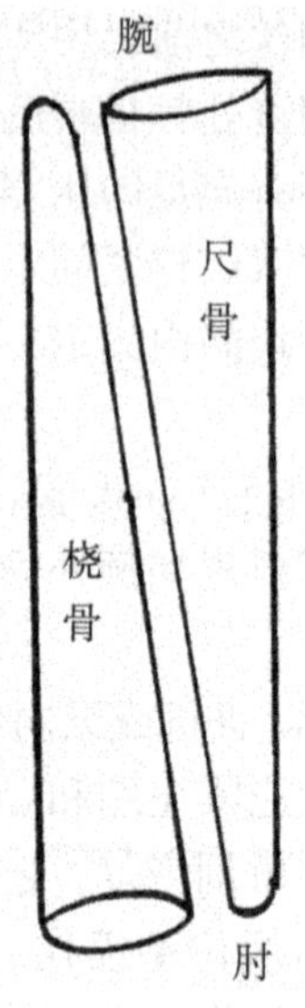

图 5－71　桡骨和尺骨可视作顶底相邻的两个锥形体，因此当桡骨绕尺骨旋转时允许旋前旋后

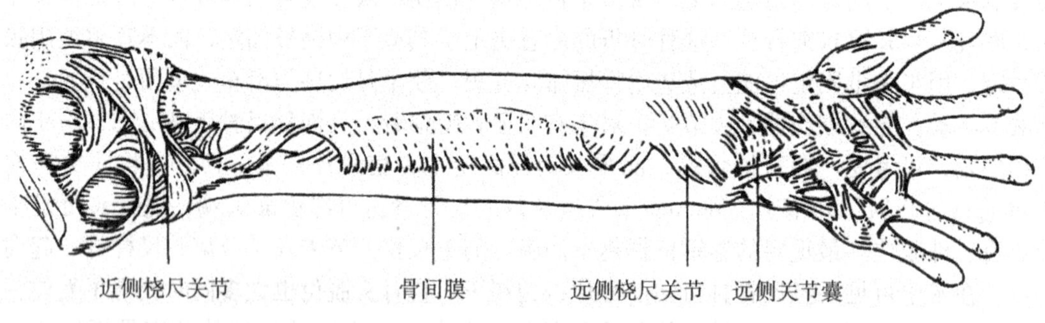

图 5－72　桡骨和尺骨肘部和腕部通过关节囊相连，两骨骨干通过骨间膜相连

一般来讲，桡骨和尺骨被四个主要的肌群包绕，由于这些肌群的牵拉导致骨折移位和手法复位失败。如图 5－73，图 5－74 所示这些肌群为：

（1）近端：肱二头肌腱和旋后肌施加旋后的力量。

（2）骨干中段：旋前圆肌附着于桡骨干并施加旋前的力量。

（3）远端：两组肌肉肌附着于桡骨远端。旋前方肌施加旋前的力量，导致骨折移位。肱桡肌、拇长展肌和拇短展肌，施加外力导致形变，其中肱桡肌在骨折移位中起主导作用。

处理桡骨和尺骨骨折时，必须注意恢复其对位和对线关系，尺骨较直，相对固定，桡骨绕尺骨旋转。桡骨与尺骨相反，有一个侧弓，在骨折时必须恢复，以便骨折愈合后能有充足的旋前、旋后空间（图 5－75）。

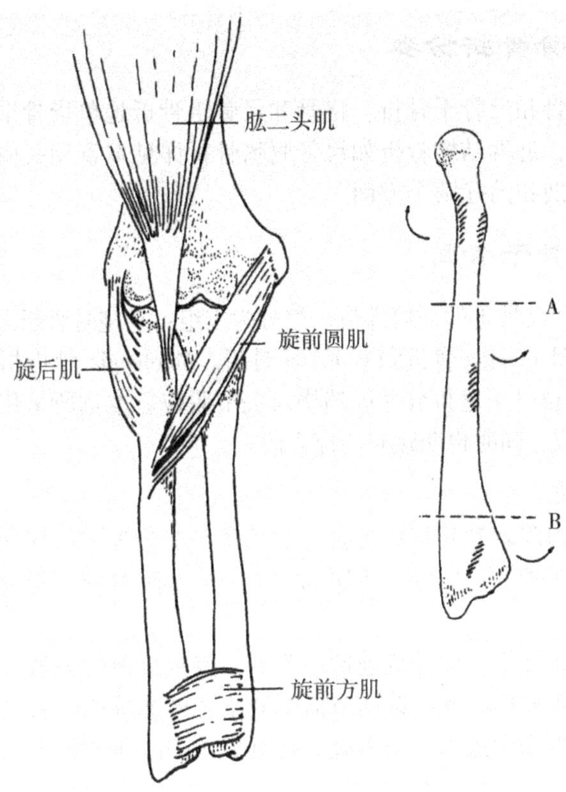

图 5－73　标注所示为附着于桡骨上引起骨折移位的主要肌肉，箭头所示方向为 A 点和 B 点骨折时骨折移位的方向

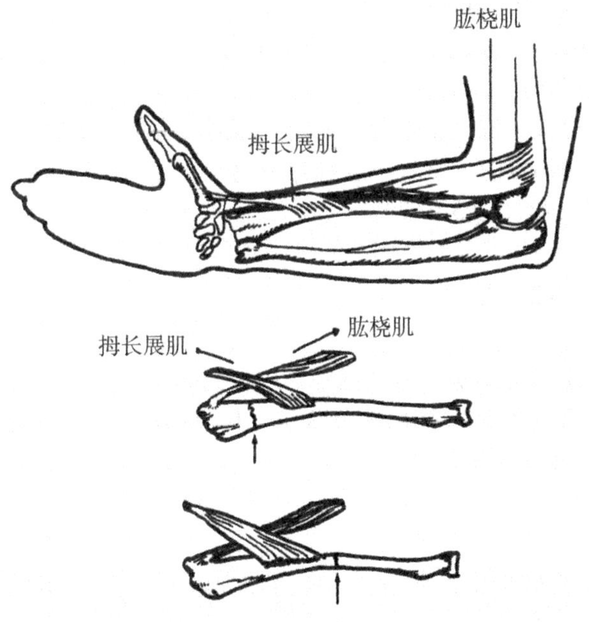

图 5－74　肱桡肌和拇长展肌产生形变力，使桡骨远端骨折发生移位，其中肱桡肌在骨折移位中起主导作用

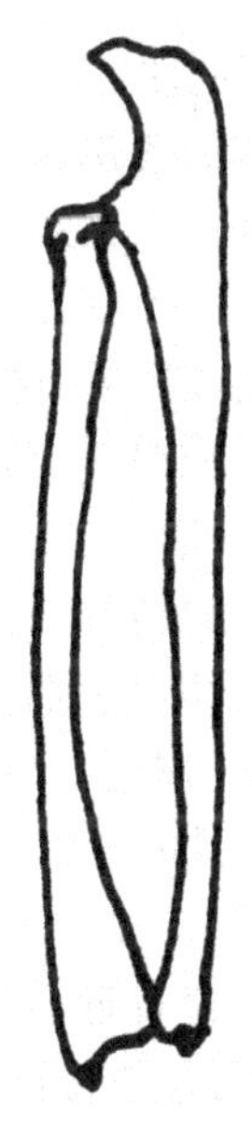

图 5－75　桡骨侧弓能允许桡骨充分地旋前和旋后

二、桡骨和尺骨骨折分类

本节将主要讨论桡骨和尺骨干骨折，桡骨和尺骨干骨折是单指骨干的骨折，不包括关节囊或韧带所包绕的部分，近端结构骨折如尺骨鹰嘴骨折详见本章相关内容。本节桡骨和尺骨骨折分类系统兼顾其解剖和治疗两个方面。

三、桡骨和尺骨干骨折

骨折可发生于桡骨和尺骨干的任何部位，被分为三组：①桡骨骨折。②尺骨骨折。③桡骨和尺骨联合骨折，比如 Monteggia 骨折和 Galeazzi 骨折。Monteggia 骨折指尺骨骨折合并桡骨近端脱位，Galeazzi 骨折指桡骨干骨折合并远端桡尺关节脱位。本章所采用的尺骨和桡骨骨折的分类方法是基于解剖部位，同时也兼顾到治疗方法。

（一）桡骨干骨折

桡骨干骨折根据肌肉附着和骨折后骨折片的移位情况分为三组（图 5－76）：

第一组为桡骨近 1/3 骨折，即肱二头肌和旋后肌远端附着处，骨折时两肌将施加旋后的力量，使桡骨近端移位。

第二组为桡骨中 1/3 骨折，此处旋前圆肌附着，发挥旋前的力量。

第三组为桡骨远 1/3 骨折，此处旋前方肌对骨折片施加旋前的力量。

桡骨干骨折最多发生于中远 1/3 交界处，此处肌肉组织包绕最少，因此较容易受到直接暴力损伤。

1. 损伤机制　最常见的机械损伤是对桡骨干的直接暴力打击。

2. 查体　纵向施压或骨折处触压时可出现触痛，触痛超越下桡尺关节时可能伴发下桡尺关节半脱位或脱位，并且提醒急诊医师 Galeazzi 骨折的可能。

3. 影像检查　常规的前后位和侧位 X 线片通常足以明确诊断，桡骨干骨折通常伴随严重但是常被忽视的肘关节及腕关节损伤。

注意：不合并尺骨骨折的单纯桡骨干骨折是十分少见的，当遇到类似骨折时，急诊医师必须想到是否有合并远端桡尺关节损伤可能，桡骨干远端骨折通常合并远端桡尺关节脱位。

远端桡尺关节损伤有 4 种 X 线表现（图 5－77）：

（1）尺骨茎突基底部骨折。

（2）前后位片：远端桡尺关节间隙变宽。

（3）侧位片：桡骨远端相对于尺骨脱位。

（4）桡骨远端关节面尺侧缘低于尺骨远端关节面桡侧缘超过 5mm。

4. 合并损伤　桡骨干远端骨折常并发远端桡尺关节脱位（Galeazzi 骨折），高能量损伤或伴有广泛的软组织损伤可能并发急性筋膜间室综合征。

5. 治疗

（1）桡骨近 1/3 段骨折

1）无移位骨折：此类桡骨骨折比较少见，常须急诊科治疗。由于旋后肌和肱二头肌附着在桡骨近端，对骨折近端施加旋后的力量，因此急诊科首先要采取屈肘 90°前臂旋后位前后夹板固定，然后常规进行 X 线照片进一步了解骨折有无移位。

2）移位骨折：需要急诊安排骨折切开复位内固定手术治疗，急诊科处理采取屈肘 90°

位前臂旋后长臂夹板外固定制动。

值得一提的是，涉及桡骨近端1/5的骨折的治疗目前还存在争议，因为骨折块较小内固定是非常困难的，大多数患者采取手法复位前后夹板固定，固定时应保持前臂旋后，肘关节屈曲90°。

（2）桡骨中段骨折

1）无移位骨折：应采取屈肘90°前臂适度旋后位前后夹板固定，然后强调患者注意复查X线照片。

2）移位骨折：需要急诊安排骨折切开复位内固定手术治疗，术后采用屈肘90°前臂适度旋后位前后夹板固定。

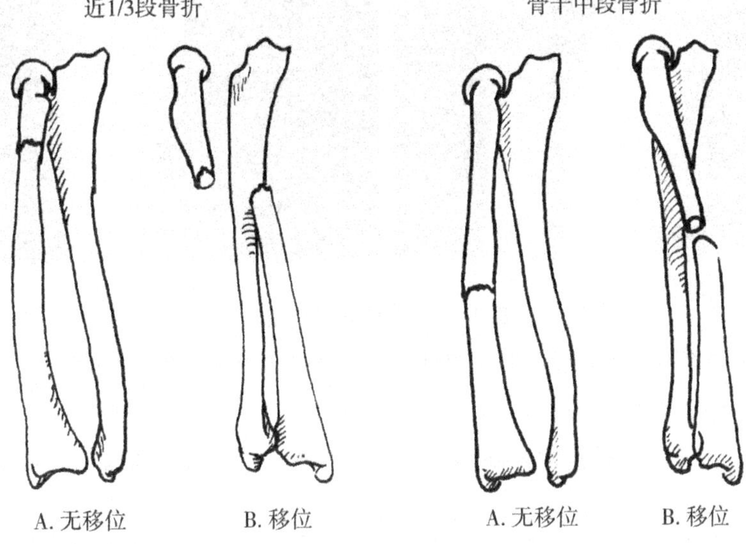

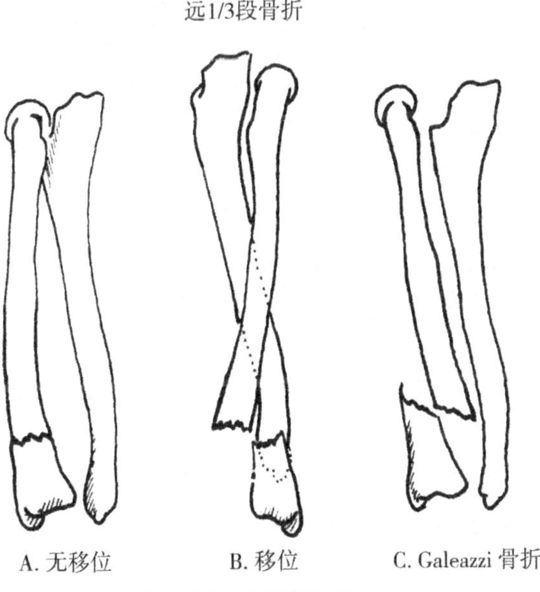

图5－76　桡骨干骨折

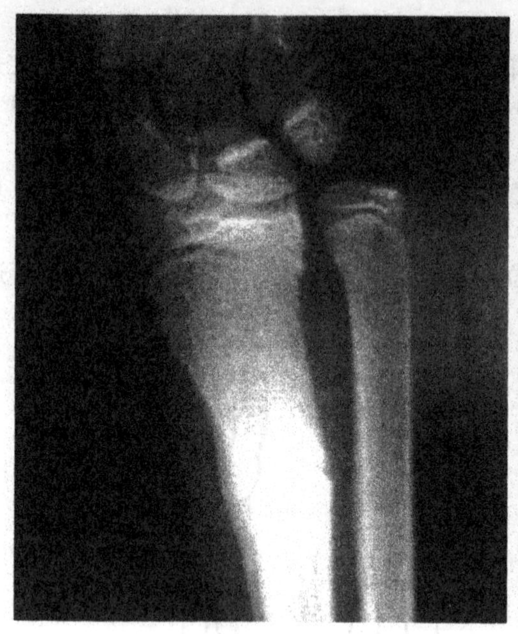
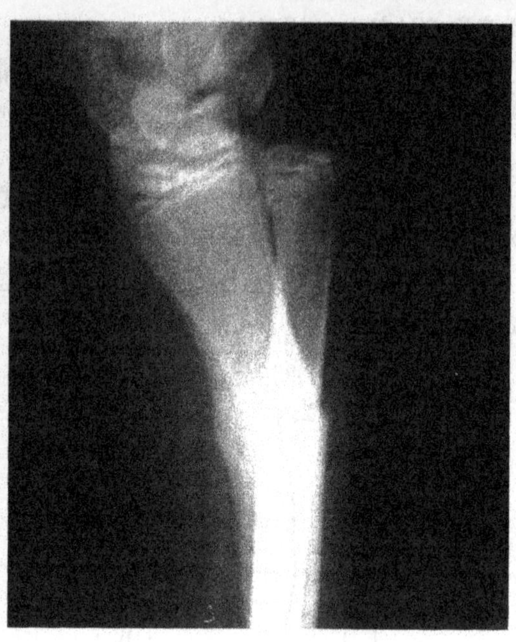

图 5 – 77　Galeazzi 骨折

前后位 X 线片上远侧桡尺关节间隙增宽，侧位片上桡骨远端相对于尺骨移位

（3）桡骨远 1/3 段骨折

1）无移位骨折：此类骨折常伴随远端桡尺关节半脱位，应采取屈肘 90°前臂旋前位前后夹板固定。

2）移位骨折：此类骨折最常见，需要选择急症手术骨折切开复位内固定治疗，典型骨折为非粉碎性、横形或斜形骨折，桡骨远端骨折多向背侧成角移位。

3）Galeazzi 骨折：远端桡尺关节触痛或尺骨远端隆起应高度怀疑 Galeazzi 骨折（图5 – 77），有报道 Galeazzi 骨折占全部前臂骨折的 3% ~7%。此类骨折需要手术治疗，并发症发生率较高，应请骨科医生会诊。如果骨折 10 周内没有得到恰当的诊治，患者将会遭受前臂旋前和旋后受限、慢性疼痛及活动无力的痛苦。

6. 并发症　桡骨干骨折常会出现多种并发症。

（1）无移位骨折虽然采取了固定措施，但是由于肌肉的牵引，会发生迟发性移位，因此必须注意随访复查 X 线照片，确保骨折满意的位置。

（2）复位或制动不良会导致骨折畸形愈合或骨不连。

（3）在处理此类骨折时旋转移位必须早期纠正。

（4）远端桡尺关节脱位或半脱位是桡骨干骨折非常常见的合并症。

（5）桡骨干骨折神经血管损伤不太常见。

（二）尺骨干骨折

尺骨干骨折可以被分为 3 组：①无移位。②移位（ >5 mm）。③Monteggia 骨折（图 5 – 78）。尺骨中段是最常出现骨折的部位（图 5 – 79）。

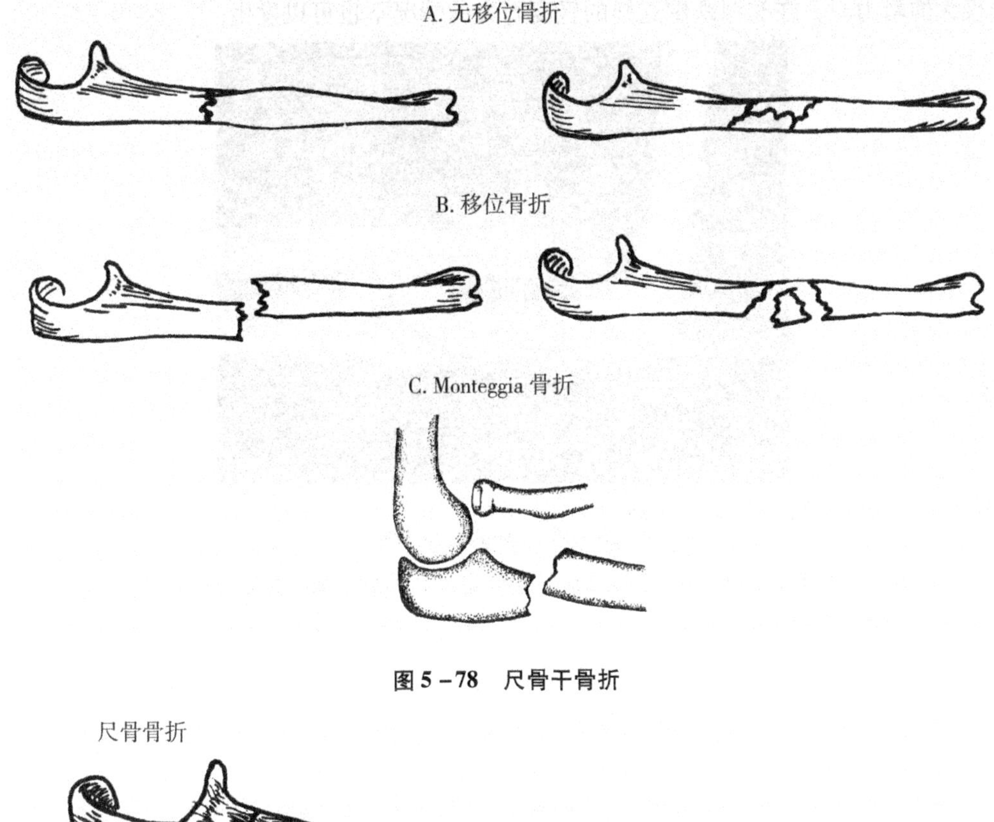

图 5－78　尺骨干骨折

图 5－79　尺骨中段是骨折最常发生的部位，常见于“警棍”损伤

Monteggia 骨折是指尺骨干近端 1/3 骨折合并桡骨小头脱位，桡骨小头脱位也可发生于单纯环状韧带断裂时。Monteggia 骨折被分为以下四种类型：

（1）尺骨干骨折合并桡骨小头向前脱位（图 5－80），尺骨近端骨折向前成角，此型占 Monteggia 骨折的 60%。

（2）尺骨干骨折合并桡骨小头向后或侧后方脱位，此型占 Monteggia 骨折的 15%。

（3）尺骨干骺端骨折合并桡骨小头向外侧或前外侧脱位，占 Monteggia 骨折的 20%，此型常发生于儿童，为肘内侧遭受直接暴力所致。

（4）尺骨和桡骨干骨折（近端 1/3）合并桡骨小头向前脱位，此型骨折罕见，仅占 Monteggia 骨折的 5%。

1. 损伤机制　有两种损伤机制导致尺骨骨折，直接暴力是最常见的损伤机制，所引起的骨折即我们常说的“夜盗（杖）骨折”，因为它发生于当受到夜盗杖袭击时举起前臂保护面部的情况下。这种机制常发生于车祸或斗殴时，另外前臂过度的旋前或旋后也可导致尺骨干骨折。

Monteggia 骨折发生于外力同时导致尺骨骨折和桡骨小头脱位，这种损伤不一定发生于遭受很大的暴力时，在类似跌倒这样的轻度外力的情况下也可以发生。

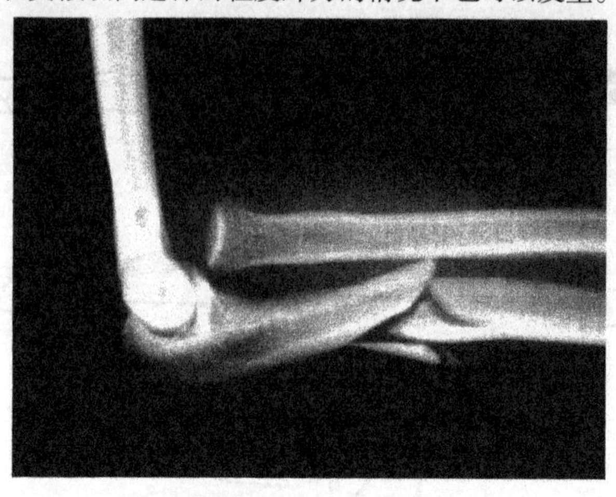

图 5 - 80　Monteggia 骨折

经过桡骨干中线及桡骨小头的直线（桡骨肱骨小头线），不经过肱骨小头的中心

至于桡骨小头前脱位，尺骨侧后方遭受直接暴力是最常见的原因，跌倒时前臂强烈地旋前、外旋，也可以导致这种骨折发生。桡骨小头后脱位的发生机制与肘关节后脱位的发生机制类似，在这种情况下，由于尺肱韧带的强度大于骨骼强度，导致骨折伴桡骨小头脱位。

2. 查体　骨折部位有明显的肿胀和压痛，尺骨叩击可引起骨折部位疼痛，前臂旋前旋后疼痛、受限。

由于骨折成角，Monteggia 骨折常导致前臂短缩，桡骨小头前方脱位时在肘窝可以触及。肘关节屈伸活动及前臂旋前、旋后时引发疼痛或导致疼痛加剧。

Monteggia 骨折可以通过前臂旋前、旋后时疼痛的程度与其他类型的尺骨骨折区分。

3. 影像学检查　前后位及侧位 X 线照片通常能明确骨折的情况（图 5 - 81），如果骨折有明显的移位，应加拍肘关节和腕关节 X 线片，以除外关节损伤、半脱位或脱位。任何尺骨骨折，尤其是尺骨近端骨折，急诊医生应该在侧位 X 线平片上分析桡骨肱骨小头线。经过桡骨干中线及桡骨小头的直线应该经过肱骨小头的中心，若不经过肱骨小头的中心，说明近侧桡尺关节受损。

4. 合并损伤　尺骨干近 1/3 骨折并发损伤较少，尺骨干近 1/3 骨折应评估桡骨小头周围韧带的损伤情况，因为这些韧带的损伤很可能导致骨折进一步的移位。

规则：移位的尺骨骨折常并发桡骨骨折或桡骨小头脱位。

较少见的合并损伤如桡神经深支麻痹，通过治疗其功能常可以恢复，另外，在遭受高能量损伤或伴有广泛的软组织损伤可能并发急性筋膜间室综合征。

5. 治疗

（1）无移位骨折：无移位或轻度移位（ <5mm）的尺骨干骨折通常采用长臂夹板固定，推荐对骨折进行骨科专业治疗。

推荐的确切治疗方法目前尚存在争议，尺骨远端 2/3 无移位的骨折可以单纯行固定制动治疗，传统方式推荐采用屈肘 90°前臂中立位石膏管型外固定，但现在认为不必要过度限制。一些作者推荐采用夹板或石膏管型固定1周后，更换为预制的功能性支具保护，与长臂石膏管型相比，功能性支具可以使患者更早地回到工作岗位，并获得较好的腕关节功能。

尺骨近1/3骨折由于周围有较多的软组织包裹，采用管型石膏固定受到限制。另外，尺骨近1/3骨折可以并发隐匿的和较难确定的桡骨小头周围支持韧带的损伤，因此，尺骨近1/3骨折推荐切开复位内固定治疗。

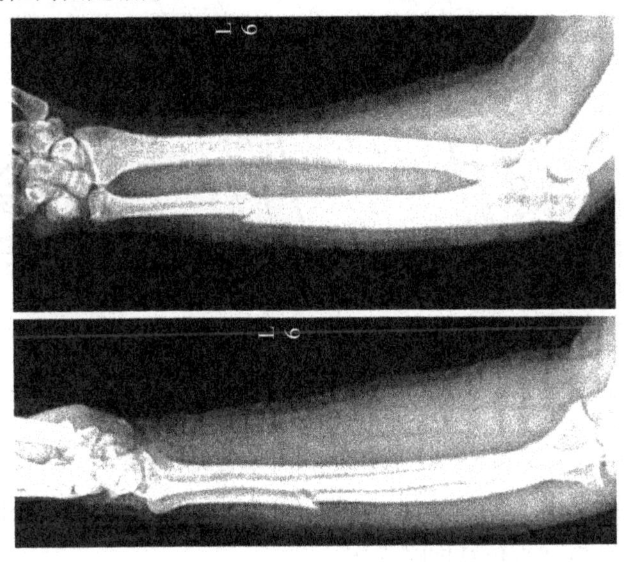

图5-81　尺骨轻度移位骨折（<5mm），“警棍”骨折

（2）移位骨折（≥5mm）：首先采用长臂夹板外固定，大多数的骨科医生倾向于切开复位内固定来处理此类骨折，尤其高能量损伤所致的骨折。老年人低能量损伤所致的骨折，可以采用功能性支具治疗。

尸体解剖研究证实，尺骨骨折移位超过其宽度的50%，即可导致骨间膜撕裂。尺骨近1/3骨折移位，较易损伤桡骨小头周围的韧带结构。

（3）Monteggia骨折：成人骨折可以首先采用后方长臂夹板固定，并请骨科医生会诊，对患者病情进行紧急评估。Monteggia骨折是手术矫治的指征，内固定最常用的方法是钢板螺丝钉固定。

儿童骨折急诊处理包括采用后方长臂夹板固定和转诊患者，通常采用全身麻醉下闭合复位尺骨骨折，然后前臂旋后直接按压复位桡骨小头，若嵌入的环状韧带阻碍桡骨小头复位，则需要手术切开复位。

6. 并发症　因为Monteggia骨折并发症较多，因此需要转诊。其并发症包括：

（1）桡神经深支麻痹常继发于神经的挫伤，通常能够自愈。

（2）复位不佳或制动不良会导致骨不连。

（3）由于撕裂的环状韧带未能得到修复，桡骨小头再脱位或半脱位在闭合复位后经常发生。

（三）桡骨和尺骨联合骨折

此类骨折多见于儿童，占儿童骨折的45%。桡骨和尺骨联合骨折也发生于成人，治疗方法却与儿童非常不同。成年人无移位的前臂联合骨折是非常少见的。

骨折的暴力通常会足以导致骨折的移位。桡骨和尺骨联合骨折根据骨折移位和成角分类（图 5－82）。不完全骨折未累及双侧骨皮质，如隆起和青枝骨折也属于此类。

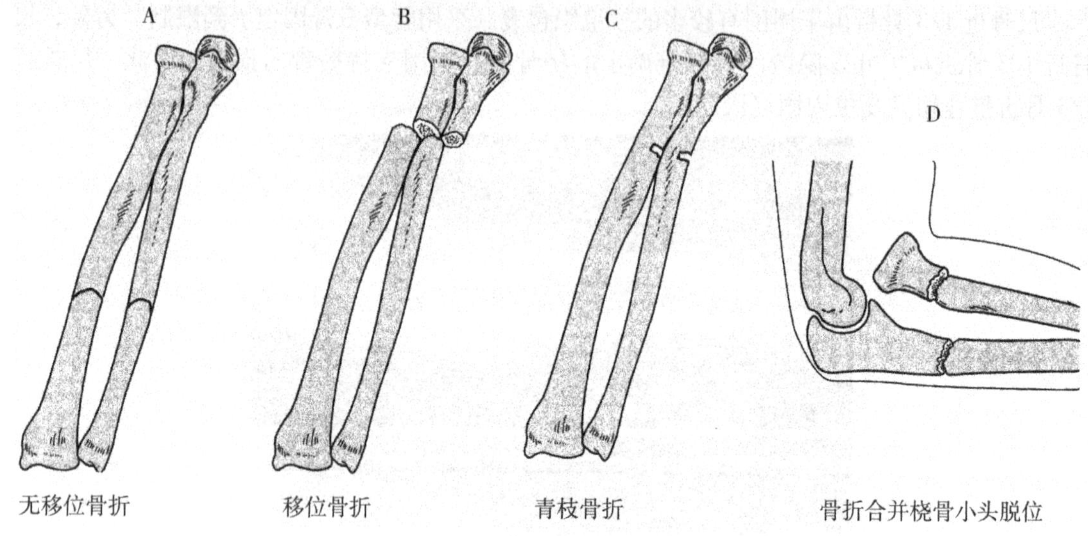

图 5－82　桡骨和尺骨干双骨折的分类

1. 损伤机制　有两种机制导致前臂联合骨折，最常见于交通事故时，前臂遭受直接暴力撞击，儿童常见于前臂伸直位跌倒时受伤。

2. 查体　伤处肿胀、压痛以及手和前臂活动受限是最常见体征，同时肘关节和腕关节进行检查，对诊断是否合并近端和远端韧带的损伤是十分重要的。前臂畸形是骨折的一个非常明显的体征，虽然骨折合并桡神经、正中神经及尺神经损伤的情况不太常见，但必须通过仔细检查和记录给予排除。

3. 影像学检查　前后位及侧位 X 线片通常足以明确骨折的情况（图 5－83，图 5－84），同时拍腕关节和肘关节的 X 线片进一步帮助评估骨折、脱位和半脱位的情况，隐匿的远端桡尺关节半脱位需要通过 CT 检查证实。经过桡骨干中线及桡骨小头的直线应该经过肱骨小头的中心（桡骨肱骨小头线），若不经过肱骨小头的中心，应该怀疑是否存在近侧桡尺关节损伤。

4. 合并症　桡骨和尺骨联合骨折常合并近侧及远侧桡尺关节损伤，在前臂的闭合损伤中，血管神经损伤比较少见，对神经功能的记录是处理前臂骨折必不可少的部分。高能量撞击伤或伴有广泛的软组织损伤可能并发急性筋膜间室综合征。

5. 治疗

（1）无移位骨折：无移位骨折比较少见，因为能够造成桡骨和尺骨联合骨折的暴力往往非常大，足以导致骨折移位。对于骨折无移位和成角的患者，首先采用屈肘 90°前臂中立位前后夹板外固定，然后采用可靠的长臂石膏管型外固定。要注意复查 X 线片除外骨折移位，所有的患者都应进行早期的骨科随访。

（2）移位骨折：成人移位骨折急诊科处理包括外固定和安排急症手术复位，固定尽可能在 24～48h 进行（图 5－85），成人采用闭合复位最终往往失败，复位时恢复其力线和旋转功能，开放性骨折需要立即手术干预。

儿童移位的前臂骨折可以采取闭合复位，因为骨折愈合后桡骨和尺骨可以重新塑型。只要骨骺未闭合，骨折通过重新塑型，不经手术干预85%的患者能恢复正常功能。闭合复位应该请骨科会诊医生执行，以确保骨折获得足够的矫正，可以在急诊室或手术室通过程序性镇静进行。

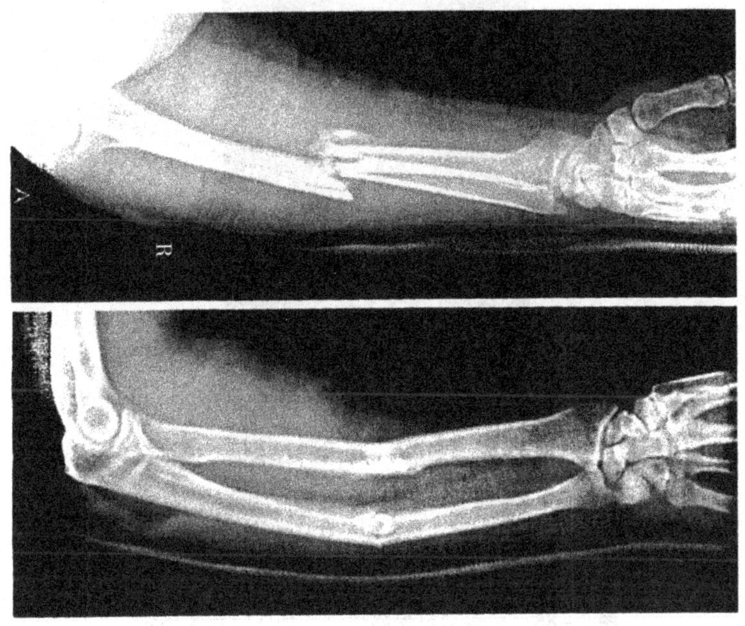

图5-83　成人桡骨和尺骨联合骨折前后位和侧位X线片，这种骨折需要手术固定

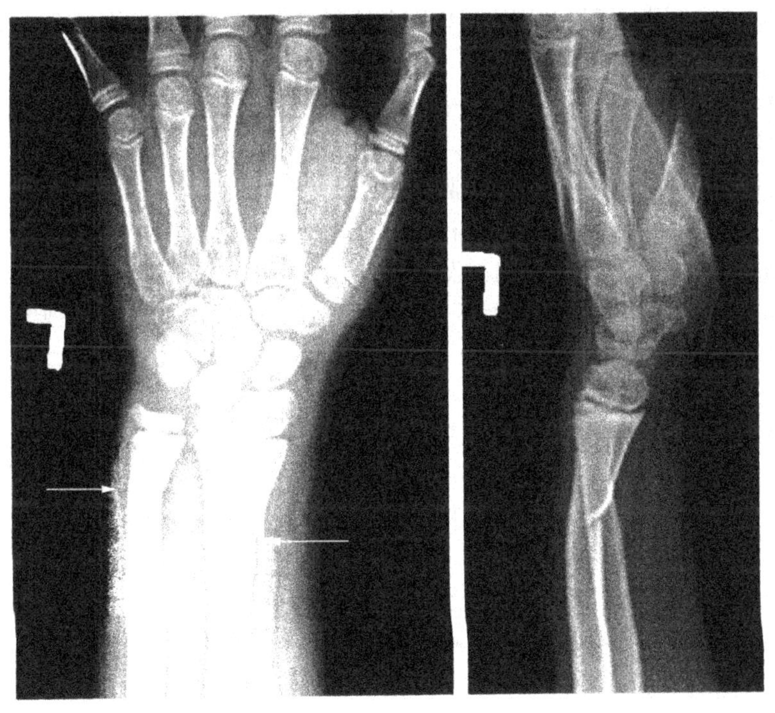

图5-84　前后位和侧位X线片显示儿童桡骨和尺骨远端青枝骨折

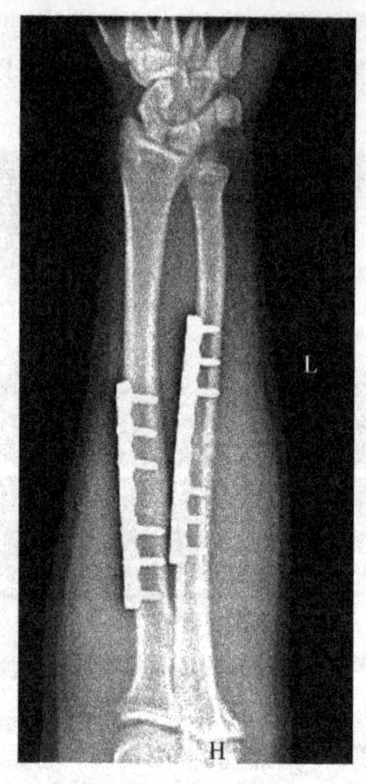

图 5－85　桡骨和尺骨移位骨折加压钢板内固定

（3）青枝骨折：青枝骨折或隆起骨折最初可以采用长臂甲板固定，肿胀消退后采用长臂石膏管型固定 4～6 周。复位及固定可以在急诊科进行，当骨折成角 >15°，需要到骨科进行复位。

（4）桡骨和尺骨近 1/3 联合骨折合并桡骨小头半脱位：此类骨折是 Monteggia 的一种变异，需要手术切开复位内固定治疗。

注意：桡骨和尺骨近 1/3 联合骨折常合并桡骨小头半脱位。

6. 并发症　桡骨和尺骨干联合骨折有相当多的并发症。

（1）感染是开放性骨折最常见的并发症。

（2）神经损伤在闭合性骨折不常见，但在开放性骨折经常发生。桡神经、正中神经和尺神经损伤的发生率相同。

（3）由于动脉网的存在，血管损伤的表现并不常见。

（4）复位不佳或制动不良会导致骨不连和畸形愈合。

（5）前臂联合骨折可以并发筋膜间室综合征，其识别要点是：尽管筋膜间室高压，脉搏仍然存在，毛细血管充盈时间逐渐延长。骨筋膜室综合征一旦发生，需要急诊行筋膜切开术。

（6）桡骨和尺骨骨性融合可并发于桡骨和尺骨干联合骨折治疗后。

（7）骨折处理不当会导致前臂旋前和旋后受限。

（朱冬昀）

第六章　下肢骨折

第一节　骨盆骨折

一、概述

骨盆位于躯干与下肢之间，是负重的主要结构；同时盆腔内有许多重要脏器，骨盆对之起保护作用。骨盆骨折可造成躯干与下肢的桥梁失去作用，同时可造成盆腔内脏器的损伤。随着现代工农业的发展和交通的发达，各种意外和交通事故迅猛增加，骨盆骨折的发生率也迅速增高，在所有骨折中，骨盆骨折占1%～3%，其病死率在10%以上，是目前造成交通事故死亡的主要因素之一。

（一）发病机制

引起骨盆骨折的暴力主要有以下3种方式：

1. 直接暴力　由于压砸、碾轧、撞挤或高处坠落等损伤所致骨盆骨折，多系闭合伤，且伤势多较严重，易并发腹腔脏器损伤及大量出血、休克。

2. 间接暴力　由下肢向上传导抵达骨盆的暴力，因其作用点集中于髋臼处，故主要引起髋臼中心脱位及耻、坐骨骨折。

3. 肌肉牵拉　肌肉突然收缩致使髂前上棘、髂前下棘及坐骨结节骨折。

（二）分类

由于解剖上的复杂性，骨盆骨折有多种分类，依据不同的标准，可有不同的分法。如依骨折的部位分为坐骨骨折、髂骨骨折等；依骨折稳定性或是否累及骨盆负重部位而分为稳定与不稳定骨折；依致伤机制及外力方向分为前后受压及侧方受压骨折；依骨折是否开放分为开放或闭合骨折。目前主要的分类方法有：

1. Tile分型　Pennal等于1980年提出了一种力学分型系统，将骨盆骨折分为前后压缩伤、侧方压缩伤和垂直剪切伤。Tile于1988年在。Pennal分型的基础上提出了稳定性概念，将骨盆骨折分为：A型（稳定）、B型（旋转不稳定但垂直稳定）、C型（旋转、垂直均不稳定），这一分型系统目前被广泛应用。

A型：可进一步分为2组。A1型骨折为未累及骨盆环的骨折，如髂棘或坐骨结节的撕脱骨折和髂骨翼的孤立骨折；A2型骨折为骨盆环轻微移位的稳定骨折，如老年人中通常由低能量坠落引起的骨折。

B型：表现为旋转不稳定：B1型骨折包括“翻书样”骨折或前方压缩损伤，此时前骨盆通过耻骨联合分离或前骨盆环骨折而开放，后骶髂的骨间韧带保持完整。Tile描述了这种损伤的分期。第一期，耻骨联合分离小于2.5cm，骶棘韧带保持完整；第二期，耻骨联合分

离 >2.5cm，伴骶棘韧带和前骶髂韧带破裂；第三期，双侧受损，产生 B3 型损伤 B2 -1 型骨折为有同侧骨折的侧方加压损伤；B2 -2 型骨折有侧方加压损伤，但骨折在对侧，即“桶柄状”损伤，韧带结构通常不因伴骨盆内旋而遭到破坏。

C 型：旋转和垂直均不稳定。包括垂直剪切损伤和造成后方韧带复合体破坏的前方压缩损伤。C1 型骨折包括单侧的前后复合骨折，且依后方骨折的位置再分为亚型；C2 型骨折包括双侧损伤，一侧部分不稳定，另一侧不稳定；C3 型骨折为垂直旋转均不稳定的双侧骨折。Tile 分型直接与治疗选择和损伤的预后有关。

2. Burgess 分类　1990 年，Burgess 和 Young 在总结 Pennal 和 Tile 分类的基础上，提出了一个更全面的分类方案，将骨盆骨折分为侧方压缩型（LC）、前后压缩型（APC）、垂直压缩型（VS）、混合型（CM）。APC 与 LC 每型有 3 种损伤程度。APC - Ⅰ型为稳定型损伤，单纯耻骨联合或耻骨支损伤。APC - Ⅱ型损伤为旋转不稳定合并耻骨联合分离或少见的耻骨支骨折，骶结节、骶棘韧带及骶髂前韧带损伤。APC - Ⅲ型损伤常合并骶髂后韧带断裂，发生旋转与垂直不稳定。LC - Ⅰ型损伤产生于前环的耻坐骨水平骨折以及骶骨压缩骨折。所有骨盆的韧带完整，骨盆环相当稳定。LC - Ⅱ型损伤常合并骶后韧带断裂或后部髂嵴撕脱。由于后环损伤不是稳定的嵌插，产生旋转不稳定。骨盆底韧带仍然完整，故相对垂直稳定。LC - Ⅲ型损伤又称为“风卷样”骨盆。典型的滚筒机制造成的损伤首先是受累侧骨盆因承受内旋移位而产生 LC - Ⅱ型损伤。当车轮碾过骨盆对侧半骨盆时其产生外旋应力（或 APC）损伤。损伤方式不同，典型的损伤方式为重物使骨盆滚动所造成。垂直剪切损伤（VC）为轴向暴力作用于骨盆，骨盆的前后韧带与骨的复合全部撕裂。髂骨翼无明显外旋，但其向上和向后移位常见。混合暴力损伤（CMI）为由多种机制造成的损伤。此分类系统对临床处理上有 3 点意义：①提醒临床医师注意勿漏诊，特别是后环骨折。②注意受伤局部与其他合并伤的存在并预见性地采取相应的复苏手段。③能使得临床医师根据伤员总体情况和血流动力学状况以及对病情准确认识，选择最适合的治疗措施，从而降低病死率。

3. Letournel 分类　Letournel 将骨盆环分为前、后 2 区域。前环损伤包括单纯耻骨联合分离、垂直骨折线波及闭孔环或邻近耻骨支、髋臼骨折。后环损伤的特征为：

（1）经髂骨骨折未波及骶髂关节。

（2）骶髂关节骨折脱位伴有骶骨或髂骨翼骨折。

（3）单纯骶髂关节脱位。

（4）经骶骨骨折。

4. Dennis 骶骨解剖区域分类

Ⅰ区：从骶骨翼外侧至骶孔，骨折不波及骶孔或骶骨体。

Ⅱ区：骨折波及骶孔，可从骶骨翼延伸到骶孔。

Ⅲ区：骨折波及骶骨中央体部，可为垂直、斜形、横形等任何类型，全部类型均波及骶骨及骶管。

此种分类对合并神经损伤的骶骨骨折很有意义。Ⅲ区骶骨骨折其神经损伤发生率最高。

二、诊断

（一）临床表现

1. 全身表现 主要因受伤情况、合并伤、骨折本身的严重程度及所致的并发症等的不同而不尽相同。

低能量致伤的骨盆骨折，如髂前上棘撕脱骨折、单纯髂骨翼骨折等，由于外力轻、无合并重要脏器损伤、骨折程度轻及无并发症的发生，全身情况平稳。高能量致伤的骨盆骨折，特别是交通事故中，由于暴力大，受伤当时可能合并颅脑、胸腹脏器损伤，且骨折常呈不稳定型，并发血管、盆腔脏器、泌尿生殖道、神经等损伤，可出现全身多系统损伤的症状体征。严重的骨盆骨折可造成大出血，此时主要是出血性休克的表现。

2. 局部表现 不同部位的骨折有不同的症状和体征。

（1）骨盆前部骨折的症状和体征：骨盆前部骨折包括耻骨上、下支骨折，耻骨联合分离，坐骨支骨折，坐骨结节撕脱骨折。此部骨折时腹股沟、会阴部耻骨联合部及坐骨结节部疼痛明显，活动受限，会阴部、下腹部可出现瘀斑，伤侧髋关节活动受限，可触及异常活动及听到骨擦音。骨盆分离、挤压试验呈阳性。

（2）骨盆外侧部骨折的症状和体征：包括髂骨骨折，髂前上、下棘撕脱骨折。骨折部局部肿胀、疼痛、伤侧下肢因疼痛而活动受限，被动活动伤侧肢可使疼痛加重，局部压痛明显，可触及骨折异常活动及听到骨擦音。髂骨骨折时骨盆分离、挤压试验呈阳性，髂前下棘撕脱骨折可有“逆行性”运动，即不能向前移动行走，但能向后倒退行走。

（3）骨盆后部骨折的症状和体征。包括骶髂关节脱位、骶骨骨折、尾骨骨折脱位。症状和体征有骶髂关节及骶骨处肿胀、疼痛，活动受限，不能坐立翻身，严重疼痛剧烈，局部皮下淤血明显。“4”字试验、骨盆分离挤压试验呈阳性（尾、骶骨骨折者可阴性）。骶髂关节完全脱位时脐棘距不等。骶骨横断及尾骨骨折者肛门指诊可触及尾、骶骨异常活动。

（二）诊断

1. 外伤史 询问病史时应注意受伤时间、方式及受伤原因、伤后处理方式、液体摄入情况、大小便情况。对女性应询问月经史、是否妊娠等。

2. 症状 见临床表现。

3. 体格检查

（1）一般检查：仔细检查患者全身情况，确明是否存在出血性休克、盆腔内脏器损伤，是否合并颅脑、胸腹脏器损伤。

（2）骨盆部检查：①视诊：伤员活动受限，局部皮肤挫裂及皮下淤血存在，可看到骨盆变形、肢体不等长等。②触诊：正常解剖标志发生改变，如耻骨联合、髂嵴、髂前上棘、坐骨结节、骶髂关节、骶尾骨背侧可发现其存在触痛、位置发生变化或本身碎裂及异常活动，可存在骨擦音，肛门指诊可发现尾骶骨有凹凸不平的骨折线或存在异常活动的碎骨片，合并直肠破裂时，可有指套染血。

（3）特殊试验：骨盆分离、挤压试验阳性，表明骨盆环完整性破坏；“4”字试验阳性，表明该侧骶髂关节损伤。特殊体征：Destot 征——腹股沟韧带上方下腹部、会阴部及大腿根部出现皮下血肿，表明存在骨盆骨折；Ruox 征——大转子至耻骨结节距离缩短，表明存在侧方压缩骨折；Earle 征——直肠检查时触及骨性突起或大血肿且沿骨折线有压痛存在，表明存在尾骶骨骨折。

4. X 线检查　X 线是诊断骨盆骨折的主要手段，不仅可明确诊断，更重要的是能观察到骨盆骨折的部位、骨折类型，并根据骨折移位的程度判断骨折为稳定或不稳定及可能发生的并发症。一般来说，90% 的骨盆骨折仅摄骨盆前后位 X 线片即可诊断，然而单独依靠正位 X 线片可造成错误判断，因为骨盆的前后移位不能从正位 X 线片上识别。在仰卧位骨盆与身体纵轴成 40°～60°角倾斜，因此骨盆的正位片对骨盆缘来讲实际上是斜位。为了多方位了解骨盆的移位情况，Pennal 建议加摄入口位及出口位 X 线片。

（1）正位：正位的解剖标志有耻骨联合、耻坐骨支、髂前上、下支、髂骨嵴、骶骨棘、骶髂关节、骶前孔、骶骨岬及 L_5 横突等，阅片时应注意这些标志的改变。耻骨联合分离 > 2.5cm，说明骶棘韧带断裂和骨盆旋转不稳；骶骨外侧和坐骨棘撕脱骨折同样为旋转不稳的征象；L_5 横突骨折为垂直不稳的又一表现。除此之外，亦可见其他骨性标志，如髂耻线、髂坐线、泪滴、髋臼顶及髋臼前后缘。

（2）出口位：患者取仰卧位，X 线球管从足侧指向骨盆部并与垂直线成 40°角投射，有助于显示骨盆在水平面的上移及矢状面的旋转。此位置可判断后骨盆环无移位时存在前骨盆环向上移位的情况。出口位是真正的骶骨正位，骶骨孔在此位置为一个完整的圆，如存在骶骨孔骨折则可清楚地看到。通过骶骨的横形骨折，L_5 横突骨折及骶骨外缘的撕脱骨折亦可在此位置观察到

（3）入口位：患者取仰卧位，球管从头侧指向骨盆部并与垂直线成 40°角，入口位显示骨盆的前后移位优于其他投射位置。近来研究表明，后骨盆环的最大移位总出现在入口位中。外侧挤压型损伤造成的髂骨内旋、前后挤压造成的髂骨翼外旋以及剪切损伤都可以在入口位中显示。同时入口位对判断骶骨压缩骨折或骶骨翼骨折也有帮助。

对于低能量外力造成的稳定的骨盆骨折的 X 线表现一般比较易于辨认。而对于高能量外力造成的不稳定骨盆骨折，需综合不同体位的 X 线以了解骨折的移位情况，如果发现骨盆环有一处骨折且骨折移位，则必定存在另一处骨折，应仔细辨认。

5. 骨盆骨折 CT 扫描　能对骨盆骨及软组织损伤，特别是骨盆环后部损伤提供连续的横断面扫描，能发现一些 X 线平片不能显示的骨折和韧带结构损伤。对于判断旋转畸形和半侧骨盆移位有重要意义，对耻骨支骨折并伴有髋臼骨折特别适用。此外，对骨盆骨折内固定，CT 能准确显示骨折复位情况、内固定物位置是否恰当以及骨折愈合情况。CT 在显示旋转和前后移位方面明显优于普通 X 线片，但在垂直移位的诊断上，X 线片要优于轴位 CT 片。

6. MRI　适用于骨盆骨折的并发损伤，如盆内血管的损伤、脏器的破裂等，骨盆骨折急性期则少用。

7. 数字减影技术（DSA）　对骨盆骨折并发大血管伤特别适用，可发现出血的部位同时确认血管栓塞。

三、治疗

（一）急救

骨盆骨折多为交通事故、高处坠落、重物压砸等高能量暴力致伤，骨盆骨折患者的病死

率为10%～25%。除了骨折本身可造成出血性休克及实质脏器破裂外，常合并全身其他系统的危及生命的损伤，如脑外伤、胸外伤及腹部外伤等。对骨盆骨折患者的急救除了紧急处理骨折及其并发症外，很重要的一点是正确处理合并伤。

1. 院前急救　据报道严重创伤后发生死亡有3个高峰时间：第1个高峰发生在伤后1h内，多因严重的脑外伤或心血管血管损伤致死；第2个高峰发生在伤后1～4h，死因多为不可控制的大出血；第3个高峰发生在伤后数周内，多因严重的并发症致死。急救主要是抢救第1、第2高峰内的伤员。

抢救人员在到达事故现场后，首先应解脱伤员，去除压在伤员身上的一切物体，随后应快速检测伤员情况并做出应急处理。一般按以下顺序进行：①气道情况：判断气道是否通畅、有无呼吸梗阻，气道不畅或梗阻常由舌后坠或气道异物引起，应予以解除，保持气道通畅，有条件时行气管插管以保持通气。②呼吸情况：如果伤员气道通畅仍不能正常呼吸，则应注意胸部的损伤，特别注意有无张力性气胸及连枷胸存在，可对存在的伤口加压包扎及固定，条件允许时可给予穿刺抽气减压。③循环情况：判断心跳是否存在，必要时行胸外心脏按压，判明大出血部位压迫止血，有条件者可应用抗休克裤加压止血。④骨折情况：初步判定骨盆骨折的严重程度，以被单或骨盆止血兜固定骨盆，双膝、双踝之间夹以软枕，把两腿捆在一起，然后将患者抬到担架上，并用布带将膝上下部捆住，固定在硬担架上，如发现开放伤口，应用干净敷料覆盖。⑤后送伤员：一般现场抢救要求在10min之内完成，而后将伤员送到附近有一定抢救条件的医院。

2. 急诊室内抢救　在急诊室内抢救时间可以说是抢救的黄金时间，如果措施得力、复苏有效，往往能挽救患者的生命。患者被送入急诊室后，首先必须详细了解病情，仔细全面地进行检查，及时做出正确的诊断，然后按顺序处理。McMurray倡导一个处理顺序的方案，称A－F方案，即：

A——呼吸道处理。

B——输血、输液及出血处理。

C——中枢神经系统损伤处理。

D——消化系统损伤处理。

E——排泄或泌尿系统损伤处理。

F——骨折及脱位的处理。

其核心是：优先处理危及生命的损伤及并发症；其次，及时进行对骨折的妥善处理。这种全面治疗的观点具有重要的指导意义。

（1）低血容量休克的救治：由于骨盆骨折最严重的并发症是大出血所致的低血容量休克，所以对骨盆骨折的急救主要是抗休克。

1）尽可能迅速控制内外出血：对于外出血用敷料压迫止血；对于腹膜后及盆腔内出血用抗休克裤压迫止血；对于不稳定骨盆骨折的患者，经早期的大量输液后仍有血流动力学不稳，应行急症外固定以减少骨盆静脉出血及骨折端出血。对骨盆骨折的急诊外固定的详细方法将在下面讨论。有条件者可在充分输血、输液并控制血压在90mmHg以上时行数控减影血管造影术（DSA）下双侧髂内动脉栓塞。

2）快速、有效补充血容量：初期可快速输入2 000～3 000ml平衡液，而后迅速补充全血，另外可加血浆、右旋糖酐等，经过快速、有效的输血、输液，如果患者的血压稳定、中心静脉压（CVP）正常、神志清楚、脉搏有力、心率减慢，说明扩容有效，维持一定的液体即可。如果经输血、输液后仍不能维持血压或血压上升但液体减慢后又下降，说明仍有活动性出血，应继续输液特别是胶体液。必要时行手术止血。

3）通气与氧合：足量的通气及充分的血氧饱和度是抗低血容量休克的关键辅助措施之一，应尽快给予高浓度、高流量面罩吸氧。必要时行气管插管，使用加压通气以改善气体交换，提高血氧饱和度。

4）纠正酸中毒及电解质紊乱：休克时常伴有代谢性酸中毒。碳酸氢钠的使用最初可给予每千克 1mmol/L，以后在血气分析结果指导下决定用量。

5）应用血管活性药物：一般可应用多巴胺，最初剂量为 2～5μg/（kg·min），最大可加至 50μg/（kg·min）。

（2）骨盆骨折的临时固定：Moreno 等报道，在不稳定骨盆骨折患者中，即刻给予外固定较之不行外固定，输液量明显减少；而 Riemer 等的研究表明，即刻外固定可明显降低骨盆骨折患者的病死率。骨盆外固定有多种方法，简单的外固定架主要用于翻书样不稳定骨折；对于垂直不稳定骨折由于其不能控制后方骶髂关节复合体的活动，则不适用，应用 Ganz C 型骨盆钳可解决上述问题。有学者在不稳定骨盆骨折的急救中应用自行创制的骨盆止血兜，可明显降低骨盆骨折的病死率，其主要作用是通过对骨折的有效固定，减少骨折的活动、出血，更有效地促进血凝块形成；对下腹部进行压迫止血；其独特的结构便于搬动患者。

（二）进一步治疗

1. 非手术治疗

（1）卧床休息：大多数骨盆骨折患者通过卧床休息数周可痊愈。如单纯髂骨翼骨折患者，只需卧床至疼痛消失即可下地活动；稳定的耻骨支骨折及耻骨联合轻度分离者卧床休息至疼痛消失可逐步负重活动。

（2）牵引：牵引可解痉止痛、改善静脉回流、减少局部刺激、纠正畸形、固定肢体、促进骨折愈合，并方便护理。骨盆骨折中应用牵引治疗一般牵引重量较大，占体重的 1/7～1/5，牵引时间较长，一般 6 周内不应减重，时间在 8～12 周，过早去掉牵引或减重可引起骨折再移位。牵引方法一般采用双侧或单侧下肢股骨髁上牵引或胫骨结节牵引。对垂直压缩型骨折可先用双侧股骨髁上或胫骨结节牵引，以固定骨盆骨折，并纠正上、下移位，向上移位的可加大重量，3d 后摄片复查，待上、下移位纠正后，加骨盆兜带交叉牵引以矫正侧向移位，维持牵引 8～12 周。对前后压缩型骨折基本处理方法同上，但须注意防止过度向中线挤压骨盆，造成相反的畸形。对侧方压缩型骨折，应行双下肢牵引，加用手法整复，即用手掌自髂骨嵴内缘向外按压，以矫正髂骨内旋畸形，然后再行骨牵引。如为半骨盆单纯外旋，同时后移位，可采用 3 个 90°牵引法，即在双侧股骨髁上牵引，将髋、膝、距小腿 3 个关节皆置于 90°位，垂直牵引。利用臀肌做兜带，使骨折复位。

（3）石膏外固定：一般用双侧短髋“人”字形石膏，固定时间为 10～12 周。

2. 手术治疗

（1）骨盆骨折的外固定术：外固定术最适用于移位不明显、不需要复位的垂直稳定而旋转不稳的骨折。而对垂直剪切型骨折常需配合牵引、内固定等。如单侧或双侧垂直剪切型骨折，可先行双侧股骨髁上牵引，待骨折复位后行外固定，可缩短牵引住院时间。对耻骨联合分离或耻骨支、坐骨支粉碎骨折并发一侧髋臼骨折及中心脱位者，可先安装骨盆外固定器，然后在伤侧股骨大粗隆处行侧方牵引。6 周后摄 X 线片证实股骨头已复位即可去牵引，带外固定下地，患肢不负重，8 周后除去外固定器。对一些旋转及垂直均不稳的骨折一般后部行切开复位内固定，骶髂关节用 1 ~2 枚螺钉或钢板加螺钉固定，前部用外固定架固定耻骨联合分离或耻骨支骨折。术后 3 ~4 周可带外固定架下床活动。

（2）骨盆骨折的内固定：对于不稳定型骨盆骨折的非手术治疗，文献报道后遗症达 50% 以上，近年来随着对骨盆骨折的深入研究，多主张切开复位，其优点是可以使不稳定的骨折迅速获得稳定。

1）骨盆骨折内固定手术适应证：Tile（1988）提出内固定的指征为：①垂直不稳定骨折为绝对手术适应证。②合并髋臼骨折。③外固定后残存移位。④韧带损伤导致骨盆不稳定，如单纯骶髂后韧带损伤。⑤闭合复位失败，耻骨联合分离 >2. 5cm。⑥无会阴部污染的开放性后环损伤。Matta 等认为骨盆后部结构损伤移位 >1cm 者或耻骨移位合并骨盆后侧部失稳，患肢短缩 1. 5cm 以上者应采用手术治疗。

2）手术时机：骨盆骨折内固定手术时机取决于患者的一般情况，一般来说应等待患者一般情况改善后，即伤后 5 ~7d 行手术复位为宜。14d 以后手术复位的难度明显加大。如患者行急诊剖腹探查，则一部分耻骨支骨折或耻骨联合分离可同时进行。

（冯国君）

第二节　股骨颈骨折

股骨颈骨折系指由股骨头下至股骨颈基底部之间的骨折。股骨颈骨折对骨科医师一直是一个巨大的挑战。

一、股骨颈应用解剖

股骨头呈圆形，约占一圆球的 2/3，完全为关节软骨所覆盖，在其顶部后下有一小窝，称为股骨头凹，为股骨头韧带附着处，股骨头可由此获得少量血供。股骨颈微向前凸，中部较细。自股骨头中点，沿股骨颈画一条轴线与股骨下端两髁间的连线，并不在同一平面上，正常情况下，前者在后者之前，形成的角度，叫前倾角（图 6 -1），平均 13. 14°，其中男性 12. 20°，女性 13. 22°。股骨颈与股骨干之间成一角度，称颈干角（图 6 -2），成人为 125°，其范围在 110° ~140°之间。

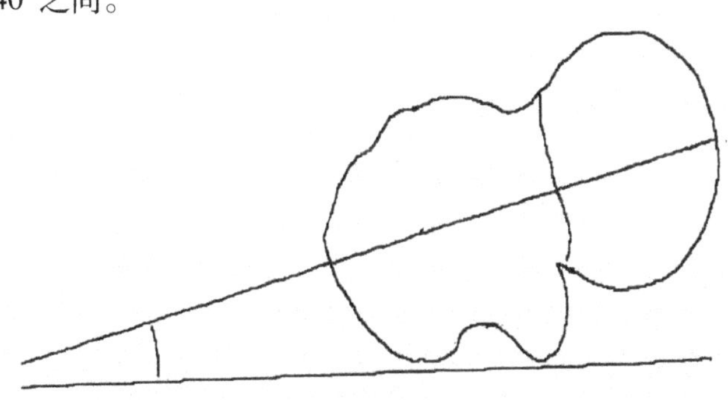

图 6 -1　股骨颈前倾角

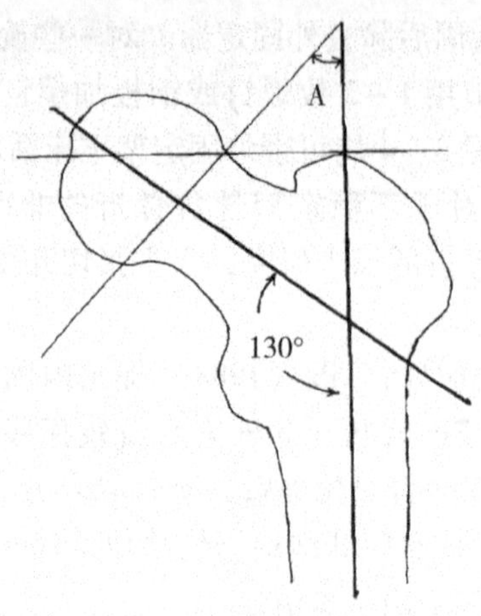

图 6-2 颈干角

（一）骨小梁系统

股骨颈内部承受张应力，压应力，弯曲应力和剪应力，骨小梁的分布方向和密集程度也因受外力的不同而不同，股骨头颈部有 2 种不同排列的骨小梁系统，一种自股骨干上端内侧骨皮质，向股骨颈上侧做放射状分布，最后终于股骨头外上方 1/4 的软骨下方，此为承受压力的内侧骨小梁系统；另一系统起自股骨颈外侧皮质，沿股骨颈外侧上行与内侧骨小梁系统交叉，止于股骨头内下方 1/4 处软骨下方，此为承受张力的外侧骨小梁系统（图 6-3）。在上述 2 种骨小梁系统在股骨颈交叉的中心区形成一三角形脆弱区域，即 Ward 三角区，在老年人骨质疏松时，该处仅有脂肪充填其间，更加脆弱。从股骨干后面粗线上端内侧的骨密质起，由很多骨小梁结合成相当致密的一片骨板，向外侧放射至大转子，向上通过小转子前方，与股骨颈后侧皮质衔接，向内侧与股骨头后内方骨质融合，以增强股干颈的连接与支持力，称为股骨距（calcar femorale），也称为“真性股骨颈”。Giffin 通过研究指出它的存在不仅加强了颈干连接部对应力的承受能力，而且还明显加强了抗压力与抗张力两组骨小梁最大受力处的连接，在股骨上段形成一个完整合理的负重系统。股骨上端的力学结构是典型力学体系，自重轻而负重大，应力分布合理，受力性能极佳，骨小梁的排列能最大限度地抵抗弯曲应力。股骨距在股骨颈骨折时内植入物放置位置方面及股骨头假体的置换技术方面，均具有重要意义。

（二）股骨头及颈的血供

成人股骨头的血运主要是来自股深动脉的旋股动脉，外侧和内侧旋股动脉通过股骨的前后方在转子的水平相吻合，从这些动脉特别是旋股内侧动脉分出上、下支持带动脉。上支持带动脉又分出上干骺动脉和外骺动脉，而下支持带动脉变成下干骺动脉。闭孔动脉通过髋臼支分出圆韧带动脉，其终端为骨骺内动脉。自股骨干和转子部的动脉穿进股骨皮质下，终止于股骨颈近端，外骺动脉和内骺动脉分别供应股骨头外 2/3 和内 1/3 的血运，而下干骺动脉主要供应股骨颈的血供。上支持血管是股骨头的最重要的血运来源，而下支持带血管则仅营养股骨头和颈的一小部分，圆韧带血管对股骨头血供的重要性各家意见不一，作用尚不明确。

股骨颈骨折后，进入股骨头上方的外侧骺动脉因骨折而中断，骨折移位使支持带血管撕裂，髓内出血，髋关节囊内压增高压迫支持带血管等因素，使股骨头的血供遭受损害。骨折后股骨头坏死与否主要与其残存血供的代偿能力有关。股骨颈骨折通常位于整个关节囊内，关节液可能妨碍骨折的愈合过程。因为股骨颈上基本无外骨膜层，所有愈合必须来自于内骨膜，滑液内的血管抑制因子也可抑制骨折的修复。这些因素连同股骨头无稳定的血液供应便使得愈合无法预测。因此，股骨颈骨折应早期复位及内固定，以利于骨折后扭曲的支持带血管重新开放，坚固的内固定有利于重建一些血管的连续性。

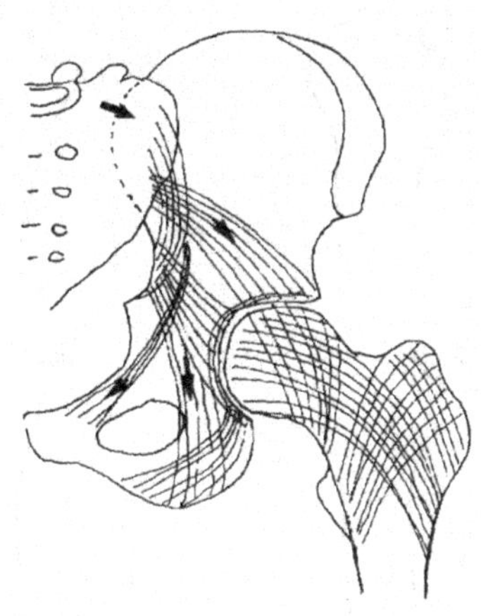

图 6－3　股骨颈骨小梁

二、股骨颈骨折伤因和损伤机制

老年患者骨量明显下降和松质骨结构异常，最终导致骨的力学强度下降，以致股骨颈成为骨质疏松性骨折的好发部位之一。另外，老年人髋周肌群退变，反应迟钝，不能有效的抵消髋部有害应力，加之髋部受到应力较大（体重 2～6 倍），因此当遭受轻微外力，如平地滑倒或绊倒，由床上或座椅上跌伤，均可形成骨折。

青壮年股骨颈骨折，往往由于严重损伤如车祸或高处跌落，损伤机制有 2 种解释：一是外力从侧方对大转子的直接撞击，二是躯干倒地时下肢旋转，而股骨头卡在髋臼窝内不能随同旋转，股骨颈抵于髋臼缘，正常股骨颈部骨小梁的方向呈狭长卵圆形分布，长轴线与股骨头、颈的轴线一致，有利于在正常生理情况下承受垂直载荷，但难以对抗上述横向水平应力而易于发生断裂。

因过度过久负重劳动或行走等极限应力作用于股骨头，使股骨颈的骨小梁发生显微骨折，可最终导致疲劳骨折。

三、股骨颈骨折分类

股骨颈骨折有多种不同的分型方法。

（一）按骨折部位分类

1. 头下型　骨折线完全在股骨头下，整个股骨颈在骨折远段。显然这类骨折对血供损伤严重，临床多见。

2. 头颈型　骨折线的一部分在股骨头下，另一部分则经过股骨颈，由于遭受剪应力，此型临床最常见。

3. 经颈型　全部骨折线均通过股骨颈中部，此型临床甚为少见。

4. 基底型　骨折线位于股骨颈基底部，其后部已在关节囊外，此型血供保留最好。

（二）按骨折移位程度分类（Garden 分型）

见图 6－4。

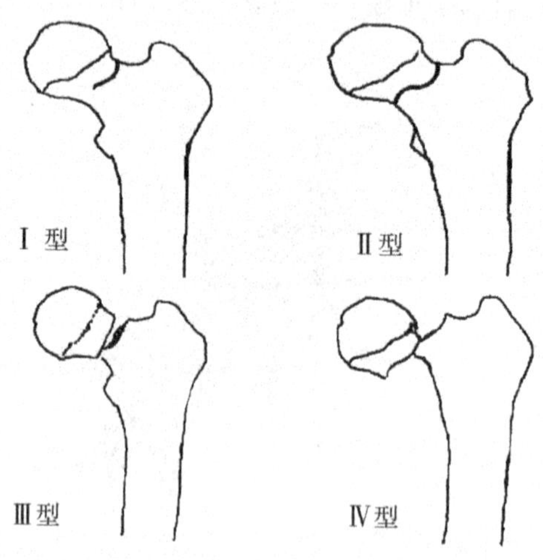

图 6－4　股骨颈骨折 Garden 分型

Ⅰ型：不完全性的嵌插骨折，股骨头斜向后外侧。

Ⅱ型：完全的无移位骨折。

Ⅲ型：完全骨折并有部分移位，可通过股骨头向骨小梁方向做出判断，但两骨折块尚保持相互间的接触。

Ⅳ型：骨折块完全移位。

（三）AO 分型系统

股骨颈骨折被分为股骨头下无或微移位型（B_1 型），经颈型（B_2 型），或移位的头下骨折（B_3 型），这些类型又可进一步分型，B_1 型骨折又有外翻 15°及以上的嵌插（$B_{1.1}$），外翻小于 15°（$B_{1.2}$），无嵌插（$B_{1.3}$）；经颈型（B_2 型）骨折又分颈基底部（$B_{2.1}$ 型），伴内收的颈中型（$B_{2.2}$ 型），伴剪切的颈中型（$B_{2.3}$ 型）；有移位的股骨头下骨折（B_3 型）又分为中度外翻合并外旋（$B_{3.1}$ 型），中度垂直翻转及外旋移位（$B_{3.2}$ 型），或显著移位（$B_{3.3}$ 型）。B_3 型骨折的预后最差。见图 6－5。

目前临床上 Garden 的分型系统应用最为广泛，但无论应用哪一种分型系统，均应把嵌插骨折从无移位的股骨颈骨折中区分开来。这类骨折具有明显的稳定性，可行保守治疗或非手术治疗，因为几乎 100% 的嵌插骨折均可愈合，但有 15% 以上可发生再移位，因此对这类患者可选用闭合多枚螺钉固定，防止再移位的发生。对 GardenⅡ型，由于无嵌插，也就骨折本身没有固有的稳定性，如不行内固定，则几乎所有骨折均发生移位。

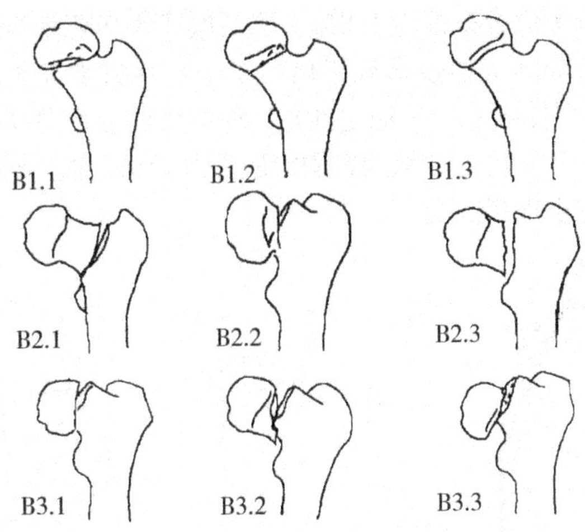

图6－5　股骨颈骨折AO分型

四、股骨颈骨折临床表现和诊断

对老年人摔跌后诉髋部或膝部疼痛者，应考虑股骨颈骨折的可能。对移位明显的股骨颈骨折诊断并无困难，体格检查时可发现大转子上移至髂前上棘与坐骨结节连线以上，腹股沟韧带中点下方有压痛；患肢轻度屈曲，内收并有外旋，短缩畸形，但肿胀可不明显；叩击患者足跟时可致髋部疼痛加重。X线检查可明确诊断，并进一步判断类型。多数患者伤后即不能站立和行走，部分骨折端嵌插的患者症状很轻，下肢畸形也不明显，极易漏诊，对此类患者，应CT或MRI检查，可嘱卧床休息，2周后再次摄片复查。

五、股骨颈骨折治疗

稳定的嵌插型骨折即Garden Ⅰ型，可根据情况使用非手术治疗，如外展位牵引或穿用"⊥"形鞋保持伤肢于外展、旋转中立位等。但由于患者多为老年人，为避免长期卧床所引起的多种并发症，并且有约15%移位率，也可选经皮螺钉固定，对Garden Ⅱ型因缺乏稳定，均应闭合复位内固定。

复位和内固定是治疗移位型股骨颈骨折的基本原则，多用Garden对线指数判断复位程度（图6－6）。正常正位片上股骨干内缘与股骨头内侧压力骨小梁呈160°，侧位片上股骨头轴线与股骨颈轴线呈一直线（180°），Garden证实，如果前后位上股骨头的压力骨小梁和股骨内侧皮质的夹角在155°～180°，则骨愈合的比率增高，而缺血性坏死的发生率较低；在侧位上虽然应尽量争取矫正前倾角，但复位后155°～180°也可接受。同时证实，无论在哪一平面上对线指数小于155°或大于180°时，缺血性坏死的发生率从7%增至65%。

股骨颈骨折内固定的装置已研制出很多，实验证明加压单钉抗旋转强度较差。加压多钉类为目前较受欢迎的治疗方法。Kyle和Asnis提出用空心螺钉3～4根固定骨折效果好，Van用生物力学方法比较4种内固定物即三翼钉、滑移式钉板、加压单钉及加压多钉后认为，3枚加压螺纹钉的抗压、抗张强度及抗扭转能均在其他3种固定物之上。Mecutchen等报告加压螺纹钉治疗股骨颈骨折不愈合率仅为1.8%，术后股骨头坏死率为11%，螺纹钉治疗效果明显优于其他治疗方法。Bout 等通过研究指出由于空心螺钉直径小，故对骨质及髓内血管损伤小，3 枚钉呈三角形立体固定，故稳定性好，能有效防止股骨头旋转及下沉，而且其手术适应证比较广。我们最常使用空心螺丝钉固定股骨颈骨折。假若外侧皮质骨质疏松或粉碎相当严重，也可考虑侧方小钢板固定。

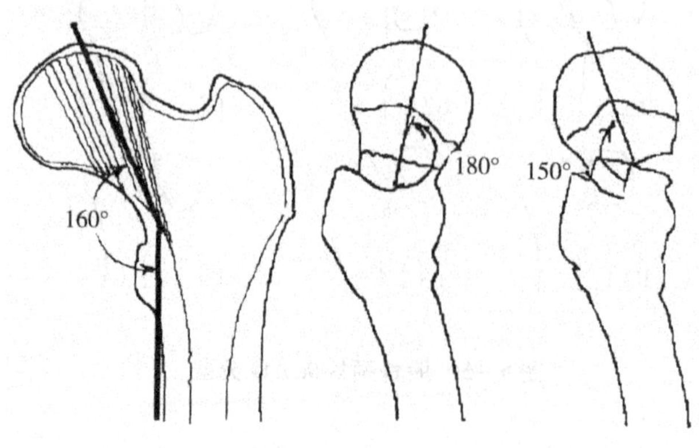

图6-6　Garden 指数

准确良好的复位是内固定成功的必要条件，一般对股骨颈骨折选择闭合复位，切开复位仅适用于闭合方法无法复位的患者。

1. 闭合复位方法　Whitman 法，牵引患肢，同时在大腿根部加反牵引，待肢体原长度恢复后，行内旋外展复位。Leadbetler 改良了 Whitman 法，主要是屈髋屈膝 90°位牵引。牵引复位采用胫骨结节骨牵引（1/7 体重），在 1～2 日内致骨折复位，牵引的方向一般为屈曲，外展各 30°，如有向后成角，可在髋伸直位做外展 30°。目前多采用先用缓慢的皮牵引或骨牵引数日，等患者可手术后，在麻醉下在骨科牵引床上先将伤肢外展、外旋位牵引到骨折端有分离后，再内旋患肢，稍放松牵引，一般可获得良好复位。

2. 切开复位　患者取仰卧位，一般选择 Watson－Jones 入路，可向近端和前侧延伸，切开关节囊后，直视下复位操作。在牵引床上切开复位，因关节囊紧张，影响暴露，增加手术操作难度。在复位时应注意股骨颈的旋转问题，建议在复位及克氏针临时固定后，拍片和透视检查。

3. 闭合复位空心螺钉内固定（AO）　患者于骨折复位床上牵引复位满意后，通过外侧切口显露大转子和股骨上端长约 8cm，切开皮肤、皮下组织和阔筋膜，剥离股外侧肌起点和后方，并向前牵开。首先在股骨颈前方打入 1 根螺纹导针，以确定股骨颈前倾角，并通过透视证实导针的位置，将平行导向器斜面紧贴于股骨大转子下外侧，通过中心孔向股骨头内钻入第 2 根导针，进针方向应平行于第 1 根导针，透视下位置良好后，拔去第 1 枚导针。通过平行导向器边缘 3 个孔分别钻入 3 根导针，经透视 3 根导针位置适当，且深达股骨头软骨面下方，即拔除第 2 枚导针，完成导针的定位，使用直接的测量装置确定 3 根导针进入的深度，计算钻孔的深度，使用中空钻头及中空丝锥钻孔和攻丝，选择螺丝钉，螺纹部分最好位于对侧骨折块，拧入中空螺丝钉后松动牵引，加压旋紧。透视下证实骨折、螺钉位置良好。必要时可应用垫圈以防止螺丝钉头沉入近侧皮质内。

术后处理：术后第1天，患者可坐起，是否负重取决于骨结构的稳定性，不主张患者在床上做直腿抬高运动，以免增加股骨颈的剪力。大多数患者允许术后扶双拐保护下立即部分负重，至骨愈合，始可完全负重。

4. 股骨颈骨折的人工假体置换 关节置换术的出现，无疑对股骨颈骨折的治疗产生很大的冲击。虽然术式较传统内固定术为大，但术后早期恢复关节功能，避免了卧床所引发的褥疮、肺部感染，使其一度为很多医生所热衷。对年老、骨质疏松、骨折不愈合及股骨头坏死变形的病例，它确实是恢复关节功能的有效办法。人工关节置换术治疗股骨颈骨折的优点为：①避免了股骨颈骨折不愈合及股骨头坏死问题。②降低并发症的发生率。③治疗时间短。④提高患者的生活质量。但另一方面，假体置换的并发症，如松动、感染、假体断裂、髋臼磨损、关节周围异位骨化等也暴露出来。特别对于中青年患者，因关节活动强度较大，使髋关节置换术出现较高的手术失败率。Colles 曾对43例（51髋）50岁以下股骨颈骨折患者行全髋置换术，随访3～15年，41%做了翻修术，有的患者甚至进行了多次翻修术。Rogmar 发现关节置换组2年后失败率达6%，25%的患者有行走障碍，1.5%则有严重的髋部疼痛。另外，近年来，多钉内固定技术的应用，良好的复位和坚强的内固定已解决早期下床活动和负重的问题。

基于以上的优点和缺点，不同作者提出针对有移位的关节囊内骨折应选择假体置换的治疗应符合下列条件：

（1）生理年龄应在65岁以上。

（2）髋关节原伴发疾病，如骨性关节炎，强直性脊柱炎，股骨头无菌性坏死等。

（3）恶性肿瘤病理性骨折。

（4）陈旧性股骨颈骨折。

（5）伴有股骨头脱位的股骨颈骨折，因为这种损伤环境下，必定会发生缺血性坏死。

假体的选择：人工假体有单极股骨头、双极股骨头和全髋置换术。单极半髋假体置换可产生持续性疼痛和突破髋臼的并发症。随着双极假体的发展，单极假体使用日渐减少。Hasan 等通过随访认为双极人工股骨头置换在平均6.1年随访后虽无髋臼的破坏，但远期疗效仍不及全髋置换。对体质较弱的高龄（大于80岁）患者，估计存活期较短，采取全髋关节置换术的耐受性差可选用双极人工股骨头置换。由于第4代骨水泥技术（髓腔冲洗，负压下搅拌骨水泥，使用髓腔塞，骨水泥由骨水泥枪加压注入及中置器使用），使股骨骨水泥柄假体松动与非骨水泥柄无差别，因此老年患者股骨颈骨折仍采用骨水泥固定为主；而髋臼侧，Kavanagh 等报道术后15年骨水泥翻修为14%，Poss 等报道非骨水泥术后11年翻修为3.1%，因此，对骨质疏松不是非常明显者，仍主张选用非骨水泥。

（冯国君）

第三节 股骨转子部骨折

一、股骨转子间骨折

（一）病因及发病机制

股骨转子间骨折（intertrochanteric fracture）是临床最常见的髋部骨折之一，好发于老年人，男性多于女性，属于关节囊外骨折。有资料统计其发病年龄较股骨颈骨折晚 5～6 岁，其发病率占到全部骨折的3%～4%，占髋部骨折的35.7%。近年来由于人口老龄化的发展和高能损伤的日渐增多，该病的发病率呈上升趋势且年轻化。其发病原因老年人主要是由于骨质疏松，肢体不灵活，当下肢扭转，跌倒或使大转子直接触地致伤造成，或由于转子部受到内翻及向前的复合应力，引起髋内翻畸形和以小转子为止点的嵌压形成小转子蝶形骨折；亦可由髂腰肌突然收缩造成小转子撕脱骨折。年轻人骨折则多因高能损伤而致，多为粉碎性骨折。由于转子部血运丰富，骨折后极少不愈合，易发生髋内翻畸形，但高龄患者长期卧床引起的并发症很多，为临床治疗的难题。

（二）分类

目前，股骨转子间骨折分类应用较多的即 Evans 分类法（图 6－7）和 AO 分类法。Evans 根据骨折的方向将转子间骨折分为 2 种主要类型。Ⅰ型中骨折线从小转子向上延伸；该型通过内侧皮质的解剖复位获得稳定。Ⅱ型骨折线反斜形，该型骨折股骨干有向内侧移位的趋势。Ⅰ型又细分为 5 亚型：1 度为非完全性骨折，转子部仅大转子骨折，小转子完整；2 度为非粉碎性骨折，无或轻度移位；3 度为颈折片嵌入干折端；4 度骨折端分离，大部分内侧后壁缺损。目前该种分类方法已被广泛采用。AO 组织将股骨转子间骨折分为 3 类，A_1 组：经转子间的单纯骨折；A_2 组：经转子的粉碎骨折：A_3 组：反转子间骨折（图 6－8）。

（三）临床表现

患者大多有外伤史，老年患者往往只是一个轻微的外伤史，比如摔倒；而年轻患者的股骨转子骨折往往伴随着一些车祸等高能损伤。患髋有明显疼痛，活动障碍，无法行走，患肢有短缩外旋畸形，有时可闻及转子部骨擦音。一些 Evans Ⅰ型的患者有时仍能行走，疼痛很轻，患肢可有外旋畸形。

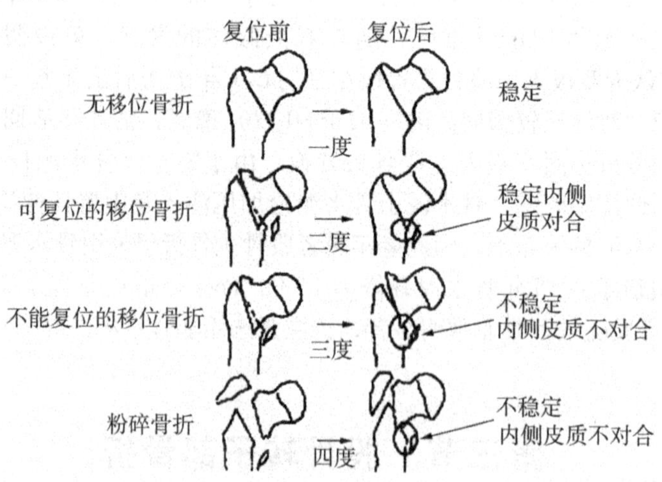

图 6－7　Evans 分类法

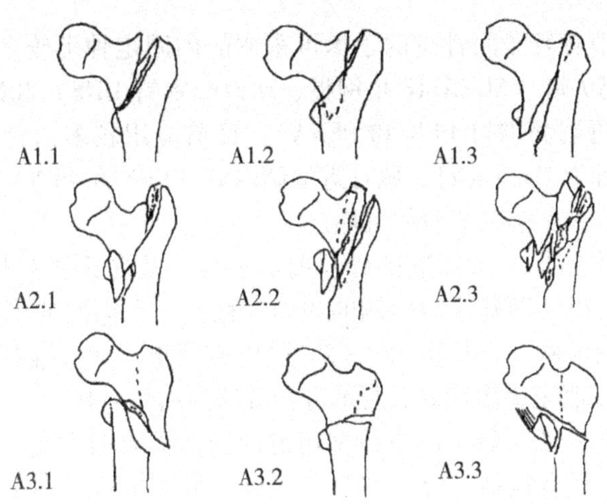

图 6-8 股骨转子间 AO 分型

（四）诊断

患者多为老年人，大多有明显的外伤史，髋部剧烈疼痛，活动后加重，不能负重行走或站立。患肢短缩及外旋畸形，无移位的嵌插骨折或移位较少的稳定骨折，上述症状较轻，但多伴有下肢的外旋畸形。体检时可见患肢大转子上移，局部肿胀明显，可见瘀斑，局部压痛明显，纵向叩击患肢转子部疼痛明显。需与股骨颈骨折相鉴别，转子骨折压痛点在转子部，而股骨颈骨折压痛点在腹股沟中点外下方。拍片可见股骨转子骨折线，可以根据 X 线片分型，必要时行 CT、三维重建检查，有利于明确骨折粉碎程度，了解复位稳定性。而 MRI 检查对一些隐性骨折有效。虽然神经血管损伤并不常见，但应该认真检查。对由于高能量创伤所引起的骨折患者需要仔细地检查以除外合并损伤。

（五）治疗

治疗的最主要目的是使患者能尽早活动且活动功能恢复到其受伤前的水平。对于转子间骨折的患者来说，要达到此目的应以手术治疗为最佳方案。非手术治疗只适用于不能耐受手术患者以及年龄较轻、骨折未发生移位的身体健康的患者。但是，对这些患者必须进行严密监控，密切观察及时发现任何骨折移位的征象。接受手术治疗的患者应该早期活动以避免由于长期卧床所引起的并发症。

转子间骨折的任何分类方法中，最重要的因素为骨折的稳定性。当后内侧皮质未受损或在手术时保存其完整性则稳定性可大大增强。非稳定性转子骨折的类型包括后内侧的支撑点丧失、骨折扩展至转子下以及反斜形骨折。

1. 非手术治疗　股骨转子间骨折传统的治疗方法，是将患肢置于外展 30°位牵引或外展 30°位卧床 4 ~6 周，再改为患肢穿防旋鞋，骨折愈合一般不成问题。传统疗法的优点是患者不需忍受手术的痛苦与风险，比较容易被患者与家属接受。这对于在不具备手术治疗医疗条件的基层医院仍然是一种治疗手段。对一些高龄、心肺功能差或骨质疏松很严重，手术难以达到坚强固定的患者，可选择该治疗方法。存在的缺点是需长期卧床，易引发肺炎、褥疮、血管栓塞等并发症，重者可导致死亡。

2. 手术治疗

（1）手术类别：股骨转子间骨折的手术可采取的内固定种类较多，一般可分为钉板系统（Jewett 钉、麦氏鹅头钉、AO/ASIF 角钢板、动力髋螺钉 DHS）和髓内固定系统（Ender 钉、Gamma 钉、股骨近端髓内钉 PFN 和 PFNA）。目前应用较多的钉板结构是动力髋螺钉（DHS）、髓内固定装置为 Gamma 钉、股骨近端髓内钉（PFN 和 PFNA）。另外，对于部分股骨转子间粉碎骨折采取人工髋关节假体置换。

（2）术前计划：术前应拍摄标准的骨盆前后位像，及受累髋关节的前后位及侧位像。与床面垂直的侧位像可以帮助确认后内侧的粉碎性程度。在标准的正侧位 X 线片上不能完全很好的显示出骨折的形状，可拍摄 15°～20°的内旋位像。如果准备进行髓内针固定，拍摄对侧的 X 线片有助于制定手术计划，帮助选择合适的内植入物。

（3）植入物的选择：股骨转子间骨折常用的内固定器有两大类：带侧方钢板的加压滑动髋螺钉和髓内系统。前者包括传统的髋拉力螺钉（可提供转子间平面的加压）和侧方加压钢板（可另外提供轴向加压）。髓内系统有顺行髓内钉，它带有 2 枚普通螺钉（Recon 钉）或加压型螺钉（如 Gamma 或髋髓内钉）。加压型髓内钉长度较短的，其尾端位于骨干部；较长者，其尾端可达股骨髁上。另一类为逆行髓内钉，如 Ender 钉，它是从股骨髁向上经髓腔打入股骨颈。

动力髋螺钉是以 Richard 钉为代表的加压髋螺钉，该钉由波兰 Pohl 于 1951 年设计，1955 年 Schumpelik 开始应用于治疗股骨转子间骨折。经瑞士内固定学会（AO/ASIF）改进为动力髋螺钉（Dynamic Hip Screw，DHS）。该钉采用一枚较粗的股骨颈螺钉代替三翼钉，通过拉力螺纹钉的滑动加压和有侧方套筒的钢板将股骨头颈段与股骨干固定为一体，并使骨折端产生动力性加压作用。主要并发症为钢板断裂、螺钉穿出股骨头、髋内翻畸形。DHS 治疗稳定性转子间骨折疗效肯定；但对于不稳定性骨折，由于颈后内侧皮质缺损，压应力不能通过股骨距传导，内固定物上应力增大，螺钉切割股骨头，钢板疲劳断裂，骨折不愈合或畸形愈合等并发症发生率高；对 Evans Ⅱ 型转子间骨折加压作用可导致骨折段的分离，效果更差，失败率高达 24%～56%。对伴严重的骨质疏松（Slng 氏指数≤3 级）的不稳定性股骨转子间骨折患者，该系统不能控制骨折端的旋转应力同时滑槽钉对骨折端的过度嵌压，使钉尾过度突出，也容易引起肢体短缩以及髋内翻，严重时可发生钉子穿出股骨颈。DHS 应放在股骨头的中下 1/3，即张力骨小梁和压力骨小梁交汇处的下方，股骨颈的中下部，侧位上放在股骨头的中下稍偏后。有作者认为髋内翻与过早下地负重有关，故主张下地时间应根据骨折稳定程度、骨质疏松程度和内固定坚强程度而定。对于伴有骨质疏松者应推迟负重时间。

Gamma 钉是由 Crosse 等设计并且得到广泛应用的髓内系统，为一种带锁髓内钉，在股骨头颈处斜穿一根较粗的螺钉，并带有滑动槽。它结合了 DHS 和髓内钉的优点，具有创伤小、出血少、操作简单、感染率低、愈合率高的特点。与 DHS、麦氏（Mclanghlin）钉相比，减少了运动力臂的长度。生物力学测试发现 Gamma 钉与 DHS 对稳定的股骨转子间骨折，2 种固定的强度相似；而在不稳定性骨折中，Gamma 钉明显比 DHS 坚强。临床应用该钉的并发症可达 8%～15%，主要为股骨干骨折，髋内翻畸形。Domingo 等认为，股骨干骨折的发生是由于 Gamma 钉与股骨近端的解剖形态不完全相符、钉尾过粗以及过度扩髓有关。

而 Ahrengart 等发现，应用 Gamma 钉置入股骨头螺钉时位置更易偏向上方，这会导致远期切割股骨头的概率增高。目前国内多数选用改良的亚太型国产 Gamma 钉，该钉的上端呈直柄，无外展角度，术后较原型更容易出现髋内翻，原因有：适应证的选择错误，大转子及股骨颈基底部内侧皮质不完整，主钉在髓内不稳定，拉力螺钉进钉部位已经骨折，内固定无法坚强。发生髋内翻的多为 3 度、4 度骨折；严重骨质疏松的患者，影响螺钉的固定强度，过早负重，螺钉对松质骨的压迫，引起股骨颈处骨小梁的吸收，从而颈干角减小，引起髋内翻；手术操作，拉力钉打入的深度不够，顶端未达到股骨头软骨面下 1cm 处，以及主钉进钉位置不正确；还有亚太型 Gamma 钉的本身设计缺陷等。

股骨近端带锁髓内钉（Proximal Femoral nail，PFN）PFN 和 PFNA 由 AO/ASIF 在 Gam－ma 钉基础上设计而成。PFN 由 1 枚主钉、1 枚自攻股骨颈螺钉、2 枚自攻髋螺钉（防旋螺钉）以及 2 枚锁钉组成；PFNA 则在 PFN 的基础上，把 PFN 的自攻髋螺钉改为螺旋刀片，加强了防旋及防退的功能。根据股骨形状设计成 6°成角。近端 2 枚螺钉直径不同，拉力螺钉直径为 10mm，防旋螺钉直径为 6. 5mm。国产 PFN 钉近端两枚螺钉直径均为 6. 5mm。该系统较 Gamma 钉多 1 枚自攻髋螺钉，具有较好的抗旋转、稳定功能。PFN 的钉体较 Gamma 钉细长，近端 2 枚螺钉较细，从而减少了对股骨头的切出力和主钉远端的应力集中，增加了骨折断端的压应力，故有效地减少了骨折端的骨吸收，有利于骨愈合。该钉主要适用于梨状窝处无骨折以及转子下斜行骨折线不超过 8cm 的骨折。由于 PFN 的远段髓内钉直径较小，从而在钉的尖端减少了应力集中，避免了股骨干骨折的并发症发生。生物力学试验证实 PFN 的抗压缩和抗扭转性能均强于 DHS，而且随着骨折稳定性的下降，PFN 较 DHS 能承担大部分股骨近端尤其是经股骨距的载荷，有利于骨折早期愈合。PFN 治疗股骨转子间骨折近年来被更多的学者所接受。

人工假体置换治疗老年骨质疏松患者的不稳定的股骨转子间粉碎性骨折，能迅速恢复患肢功能，减少髋内翻畸形、骨折延期愈合、不愈合及因长期卧床而导致的坠积性肺炎等并发症的发生。应用人工假体治疗股骨转子间骨折应严格掌握适应证：患者必须是 70 岁以上，有骨质疏松症，不稳定、粉碎性的转子间骨折。但股骨转子粉碎骨折因周围肌肉损伤及止点重建松动导致脱位发生率较高。如果股骨距有粉碎性骨折，需使用带股骨距假体，目前使用较少。最好的适应证是，原有髋关节疾病需人工关节置换现发生股骨转子骨折者，及内固定失败的高龄患者。总之，随着内固定器材的不断更新，手术技术的不断完善，治疗股骨转子间骨折的手术方法越来越多，大大减轻了患者长期卧床所带来的并发症。正确选择内固定物，是手术成功的关键。

（4）转子间骨折的加压髋螺钉内固定术

1）麻醉：采用全身麻醉或硬膜外阻滞麻醉。

体位：患者仰卧于骨折牵引床上，会阴部放置带衬垫、可透 X 光的对抗牵引柱，健肢髋关节屈曲外展置于大腿支架上，用衬垫保护健肢的腓总神经。患肢置于外展 15°～30°，中立位或略内旋牵引复位，避免过度牵引，防止外翻。C 型臂机透视转子部正侧位，明确骨折复位情况，注意内侧及后侧皮质骨的接触情况。若无法牵引复位，则需切开复位。

2）铺单：髋部皮肤常规消毒液消毒、铺巾，术野薄膜保护。

3）显露：经股骨近端外侧入路，切口自股骨大转子向远方延伸约。切口长度根据所使用的内固定器长度而定。于股外侧肌间隔上分离股外侧肌时，应仔细电凝止血股深动脉穿支。

4）穿入导针：所用钢板角度不同，导针打入的平面也各异。一般 DHS 主钉采用 135°，进针点位于大转子顶点下方约 2.5cm 左右（平股外侧肌嵴以下约 2cm 处）。如果选用角度更大的钢板，套筒角度每增加 5°，进针点应向远端移动 5mm。用 1 枚克氏针沿股骨颈前方插入，有助于判断前倾角。将尖端为 3.2mm 的螺纹导针用电钻在导向器引导下按颈干角 135°、前倾角 15°攻入股骨颈。透视确定导针在正、侧位上均位于中心位时，测量主钉长度。注意，导针应尽量位于股骨距上，过于靠上，则主钉无法获得牢固的抓持力。另外，导向器应置于股骨外侧皮质中线，以使导针正确打入。

5）股骨扩孔：按照测量的拉力螺钉的长度，设置电动扩孔钻的深度，然后开始扩孔，直到自动阻挡器远侧缘抵达外侧皮质时停止。扩孔结束时，应透视检查，确定导针未前进至盆腔内或随扩孔器退出。

6）股骨头的攻丝：骨质疏松者常不必攻丝，但对于较为年轻的患者或异常硬化的骨质需要进行攻丝，当攻丝锥自动阻挡器的前部与皮质导向器相抵时即停止攻丝。

7）拧入拉力螺钉：按直接测量尺所测长度选取的拉力螺钉植入后，钉尾露于骨皮质外约 5mm。

8）植入钢板和拉力螺钉：将合适长度的钢板套入主钉上，钢板与股骨纵轴平行，在股骨上植入螺钉，再在主钉上拧入加压螺钉。

9）固定小转子和后内侧骨折块：侧方钢板最近端的螺孔可拧入 1 枚 6.5mm 的松质骨螺钉或普通的空心螺钉来固定小转子或后内侧较大的骨折块。

10）置负压引流皮管，逐层缝合切口。

11）术后处理：术后第一天患者可在床上进行髋膝关节活动锻炼，以防深静脉血栓形成。术后 2 天内拔除引流管，术后根据患者的实际情况，可以指导患者进行早期部分负重行走锻炼。术后 8～12 周可以完全负重行走。

二、股骨大转子骨折

单纯大转子骨折较少见，大多由于患肢的急剧扭转致臀部肌肉的剧烈收缩所引起的撕脱骨折，或直接暴力引起的粉碎骨折。大转子骨折患者局部可出现剧烈疼痛，行走困难，局部压痛明显，皮肤可见瘀斑，纵向叩击股骨时局部疼痛明显。拍 X 线片可见大转子骨折。

大转子骨折由于血供丰富，大多可以愈合。一些不全骨折，或疼痛较轻、不能耐受手术的患者可以卧床牵引治疗，但要加强护理，一般要求患肢外展 15°～30°位皮肤牵引 4～6 周。大转子骨折移位较明显，需行手术治疗。内固定方法主要有 2 种，一种是拉力螺钉固定，主要适用于骨折块较完整的患者，可以在 C 臂透视下闭合复位，采用 AO 拉力螺钉技术用直径 4.5mm 的空心螺钉 2 枚固定；若没有 C 臂机，可以采用切开复位，术后患肢应该避免完全负重 4～6 周。另一种是张力带技术，切口采用大转子外侧切口，平卧位，患侧臀部略垫高，患者外展 15°，自大转子顶点上方约 3cm 向下引一约 8cm 切口，切开皮肤、浅深筋膜及阔筋膜张肌，予以大转子骨折块复位后予以克氏针临时固定，在用钢丝一端穿过臀中小肌止点，另一端穿过股外侧肌止点，行“8”拉紧固定，缝合阔筋膜张肌后关闭切口，此术后第一天患髋就可以行屈伸活动功能锻炼，患肢仍需部分负重 4～6 周。

三、股骨小转子骨折

单纯小转子骨折较少见，小转子是内收肌的止点，大多由于内收肌的强烈收缩致小转子的撕脱骨折。主要表现为伤后大腿内侧剧烈疼痛，可负重行走，但活动髋关节时疼痛加剧，局部有明显压痛点，皮下可有瘀斑，患髋不能内收，外展时痛剧，下肢无短缩畸形，可有外旋畸形，一般不损及重要血管神经，X 线片可以明确诊断。治疗上可选择保守治疗，患肢制动 4 ~6 周即可下地行走锻炼。

（施水彬）

第四节　股骨干骨折

一、应用解剖特点

（一）股骨干的解剖定位

股骨干的解剖范围为：股骨小粗隆下缘至股骨髁上部的解剖段。

（二）外形结构特点

股骨干是人体中最坚固和最长的管状骨，当人体直立时，其向内向下倾斜；女性的骨盆相对较宽，其倾斜度更大一些。股骨干本身还有一个向前的凸度，其外形上部呈圆柱形，下部逐渐移行呈三棱柱形，在其后面有一条纵形骨嵴称为股骨嵴或股骨粗线。向近端逐渐分为两唇，外侧唇终于臀肌粗隆，为臀大肌的附丽部；内侧唇一部分终于耻骨线，为耻骨肌附丽部，另一部分止于转子间线；股骨嵴向远端也分为两唇，分别移行至股骨内、外上髁。股骨干远端逐渐变扁增宽，在横切面上呈卵圆形。股骨干骨皮质的厚薄不一，一般中间厚，两端逐渐变薄，向远端至髁部仅为一薄层。前后面对应点的皮质厚度除股骨嵴最厚外基本一致。股骨骨髓腔横断面呈圆形，长度自小粗隆底部起至股骨下端关节面上一手掌处止，骨髓腔狭窄不一。一般自股骨大粗隆至外上髁连线上 1/4 处开始狭窄，最狭窄处在此连线中点近端 2 ~3cm 处。以此连线中点远近端 4cm 连线代表股骨干髓腔的中线，并沿髓内钉进入方向引线，两线的交点在近端 4 ~5cm 处，夹角为 5° ~7°，进行股骨髓内钉固定时应注意这些解剖特点。

（三）血液供应特点

股骨干滋养孔一般有 1 ~3 个，大部分为双孔，多位于股骨的中段及中上段。一般开口于股骨嵴上或股骨嵴的内外侧，上滋养孔大多位于股骨干上、中 1/3 交界处稍下方，下孔则位于上、下 1/2 交界处稍上方。滋养孔道多斜向近侧端，与股骨轴线成 45°角。股骨滋养孔也有单孔，多集中于股骨中 1/3 处。双滋养动脉的上滋养动脉一般发自第一穿动脉，而下滋养动脉则发自其余穿动脉。滋养动脉进入皮质后其行程可长可短，入髓腔后再向上、下分支做树枝状，血流呈远心方向，供应皮质内侧 2/3 ~3/4。骨膜动脉为众多横形细支，来自周围肌支，呈阶梯状，只供应皮质外侧 1/4 ~1/3，平时作用不大。股骨干骨折后，如果主要滋养动脉缺如，骨骺动脉和骨膜动脉不能代偿股骨干远侧断端的血供，新骨形成将受到影响。如骨折发生在上中 1/3 交界处，远骨折段近侧将缺乏血供。如骨折发生在中下 1/3 交界处，同时该股骨只有1个滋养动脉，在皮质内行程又较长，则近断端远端的血供将发生障碍，影响愈合。

股骨干骨折后采用髓内钉固定，将有可能损伤滋养动脉的髓支。另一方面，由于滋养动脉在股骨嵴处进入的较多，手术时应尽量不要剥离此处，采用钢板固定时，钢板不宜放在前面，因为螺丝钉可能穿入后部股骨嵴，从而损伤滋养动脉而影响骨折的愈合。

（四）周围相关结构的解剖特点

围绕股骨有较多的肌肉，特别集中于上部及后部，因而通常从体表不易摸到股骨。由于股骨外侧无重要血管及神经等结构，且肌肉较薄，显露股骨以外侧最为适宜。股骨中段1/3的全部、上1/3的大部以及下1/3的一部分全为股内侧肌、股外侧肌及股中间肌所包围，股骨干任何部分的骨折都或多或少地引起股四头肌的损伤。由于出血、水肿、渗液进而机化，如果再给予较长时间的固定，缺少必要的肌肉功能锻炼，时间一长，必然引起挛缩或纤维增生，造成粘连，特别是骨折位于股骨下部或由于渗液向下流注更易引起肌肉及膝关节囊的粘连，严重影响膝关节的活动，使得屈曲范围大受限制。

二、致伤机制

（一）概述

股骨干骨折的发生率略低于粗隆部骨折和股骨颈骨折，约占全身骨折的3%，但其伤情严重，好发于20～40岁的青壮年，对社会造成的影响较大。10岁以下的儿童及老年人也时有发生。

（二）致伤机制

由于股骨被丰富的大腿肌肉包绕，健康成人股骨骨折通常由高强度的直接暴力所致，例如机动车辆的直接碾压或撞击、机械挤压、重物打击及火器伤等均可引起。高处坠落到不平地面所产生的杠杆及扭曲传导暴力也可导致股骨干骨折。儿童股骨干骨折通常由直接暴力引起，且多为闭合性损伤，也包括产伤。暴力不大而出现的股骨干骨折者除老年骨质疏松外，应警惕病理性因素。

（三）骨折移位

股骨周围肌群丰富，且大多较厚，力量强大，以致股骨干完全骨折时断端移位距离较大，尤其是横形骨折更明显。骨折后断端移位的方向部分取决于肌肉收缩的合力方向，另外则根据外力的强度与方向以及骨折线所处的位置而定。整个股骨干可以被看成1个坚固的弓弦，正常情况下受内收肌群、伸膝肌群及股后肌群强力牵引固定。股骨干骨折后该3组肌肉强力牵引使弓弦两端接近，使得骨折端向上、向后移位，结果造成重叠畸形或成角畸形，其顶端常朝前方或前外方。具体按照骨折不同部位，其移位的规律如下。

1. 股骨干上1/3骨折　近侧断端因髂腰肌及耻骨肌的收缩向前屈曲，同时受附着于股骨大转子的肌肉，如阔筋膜张肌、臀中肌及臀小肌的影响而外展外旋；近侧骨折断端越短，移位越明显；远侧断端因股后肌及内收肌群的收缩向上，并在近侧断端的后侧。由于远侧断端将近侧断端推向前，使后者更朝前移位（图6－9）。

2. 股骨干中1/3骨折　骨折断端移位情况大致与上部骨折相似，只是重叠现象较轻。远侧断端受内收肌及股后肌收缩的作用向上向后内移位，在骨折断端之间形成向外的成角畸形，但如骨折位于内收肌下方，则成角畸形较轻（图 6-10）。除此以外，成角或移位的方向还取决于暴力的作用方向。这一部位骨折还常常由于起自髋部止于小腿的长肌的作用而将股骨远断端和小腿一起牵向上方，导致肢体短缩，Nelaton 线变形，大粗隆的最高点比股骨颈骨折更位于髂前上棘与坐骨结节连线的上方。其另一个特点是，足的位置由于重力的作用呈外旋位。

3. 股骨干下 1/3 骨折　除纵向短缩移位外，腓肠肌的作用可使骨折远端向后移位，其危险是锐利的骨折端易伤及腘后部的血管和神经。

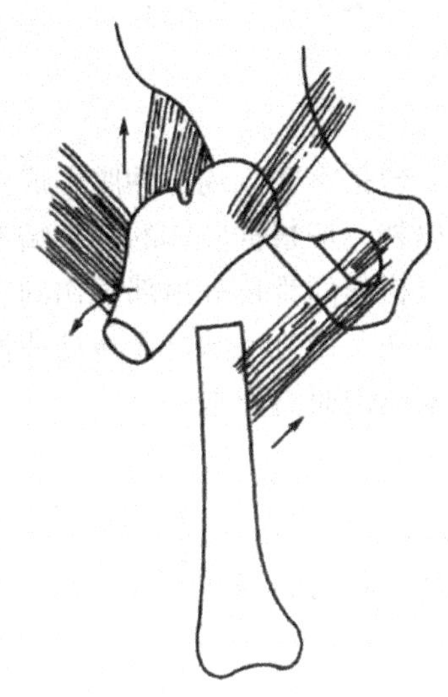

图 6-9　股骨干上 1/3 骨折移位情况示意图

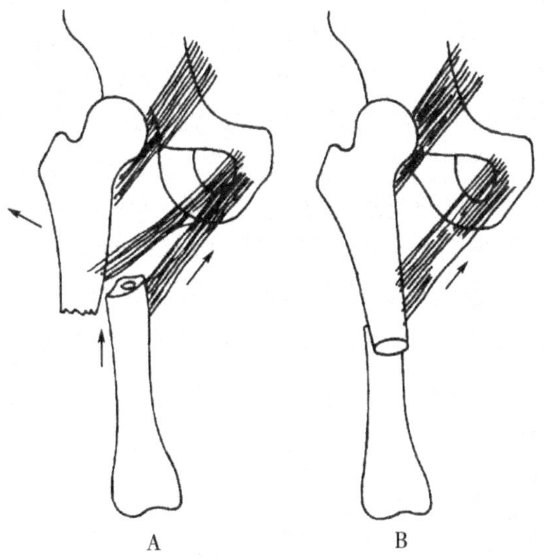

图 6-10　股骨干中 1/3 骨折移位情况示意图

A. 内收肌处；B. 内收肌下方

三、临床表现

股骨干骨折多因强暴力所致，因此应注意全身情况及相邻部位的损伤：

（一）全身表现

股骨干骨折多由于严重的外伤引起，出血量可达1 000～1 500ml。如果是开放性或粉碎性骨折，出血量可能更大，患者可伴有血压下降、面色苍白等出血性休克的表现；如合并其他部位脏器的损伤，休克的表现可能更明显。因此，对于此类情况，应首先测量血压并严密动态观察，并注意末梢血液循环。

（二）局部表现

可具有一般骨折的共性症状，包括疼痛、局部肿胀、成角畸形、异常活动、肢体功能受限及纵向叩击痛或骨擦音。除此以外，应根据肢体的外部畸形情况初步判断骨折的部位，特别是下肢远端外旋位时，注意勿与粗隆间骨折等髋部损伤的表现相混淆，有时可能是2种损伤同时存在。如合并有神经血管损伤，足背动脉可无搏动或搏动轻微，伤肢有循环异常的表现，可有浅感觉异常或远端被支配肌肉肌力异常。

（三）X线片表现

一般在X线正侧位片上能够显示骨折的类型、特点及骨折移位方向，值得注意的是，如果导致骨折的力量不是十分剧烈，而骨折情况严重，应注意骨质有无病理改变的X线片征象。

四、诊断

根据受伤史再结合临床表现及X线片显示，诊断一般并不复杂。但对于股骨干骨折诊断的第一步，应是有无休克和休克趋势的判断；其次还应注意对合并伤的诊断。对于股骨干骨折本身的诊断应做出对临床处理有意义的分类。传统的分类包括开放性或闭合性骨折；稳定型或不稳定型骨折，其中横形、嵌入型及不全性骨折属于稳定型骨折。国际内固定研究协会（AO/ASIF）对于长管状骨骨折进行了综合分类，并以代码表示，用来表示骨骼损伤的严重程度并作为治疗及疗效评价的基础。AO代码分类的基础是解剖部位和骨折类型，解剖部位以阿拉伯数字表示，股骨为3、骨干部为2，股骨干即为32，骨干骨折类型分为“简单”（A型）及“多段”，多段骨折既有“楔形”骨折（B型）又有“复杂”骨折（C型），再进一步分亚组。其英文字母序列数及阿拉伯数字越大，骨折也越复杂，治疗上的难度也越高。

五、非手术治疗

以下病例选择非手术疗法已达成共识。

（一）新生儿股骨干骨折

常因产伤导致，可采用患肢前屈用绷带固定至腹部的方法，一般愈合较快，即使有轻度的畸形愈合也不会造成明显的不良后果（图6－11）。

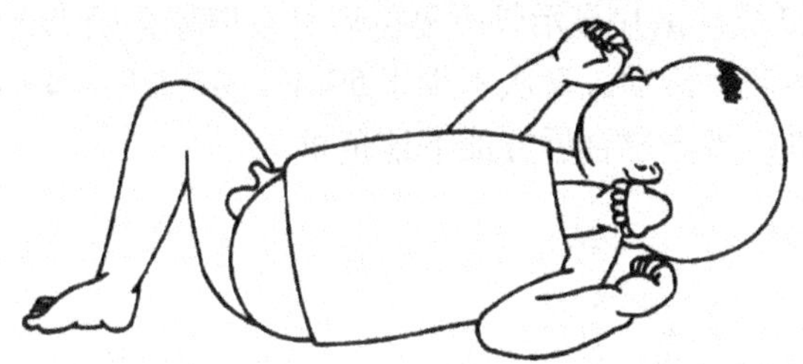

图6-11 小儿股骨干骨折绷带固定示意图

（二）4岁以下小儿

不论何种类型的股骨干骨折均可采用 Bryant 悬吊牵引（图6-12），牵引重量以使臀部抬高离床一拳为度，两腿相距应大于两肩的距离，以防骨折端内收成角畸形，一般3~4周可获骨性连接。

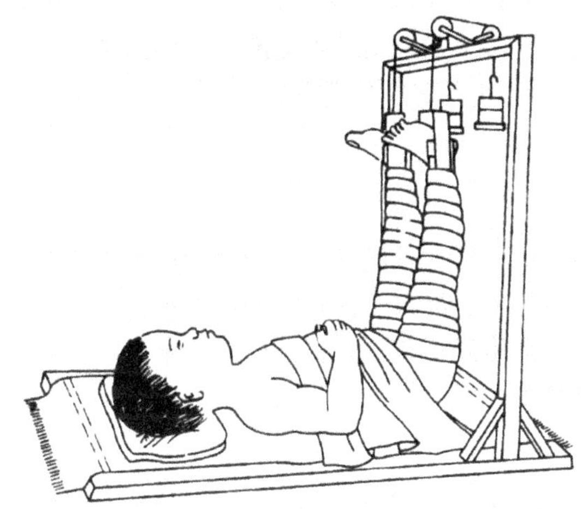

图6-12 4岁小儿 Bryant 悬吊牵引示意图

（三）5~12岁的患儿

按以下步骤处理：

1. 骨牵引 Kirschner 针胫骨结节牵引，用张力牵引弓，置于儿童用 Braunes 架或 Thomas 架上牵引，重量3~4kg，时间10~14天。

2. 髋人字石膏固定 牵引中床边摄片，骨折对位满意有纤维连接后，可在牵引下行髋人字石膏固定。再摄片示骨折对位满意即可拔除克氏针。

3. 复查 石膏固定期间应定时摄片观察，发现成角畸形时应及时采取石膏楔形切开的方法纠正。

4. 拆除石膏 一般4~6周可拆除石膏，如愈合欠佳可改用超髋关节的下肢石膏固定。

5. 功能锻炼 拆除石膏后积极进行下肢功能训练，尽快恢复肌力及膝关节的功能。

（四）13~18岁的青少年及成人

方法与前述基本相似，多采用胫骨结节持续骨牵引（图6-13），初期（1~3天）牵引重量可采用体重的1/8～1/7，摄片显示骨折复位后可改用体重的1/10～1/9；在牵引过程中应训练患者每日3次引体向上活动，每次不少于50下，牵引维持4～6周，再换髋人字石膏固定3个月，摄片证明骨折牢固愈合后方能下地负重。

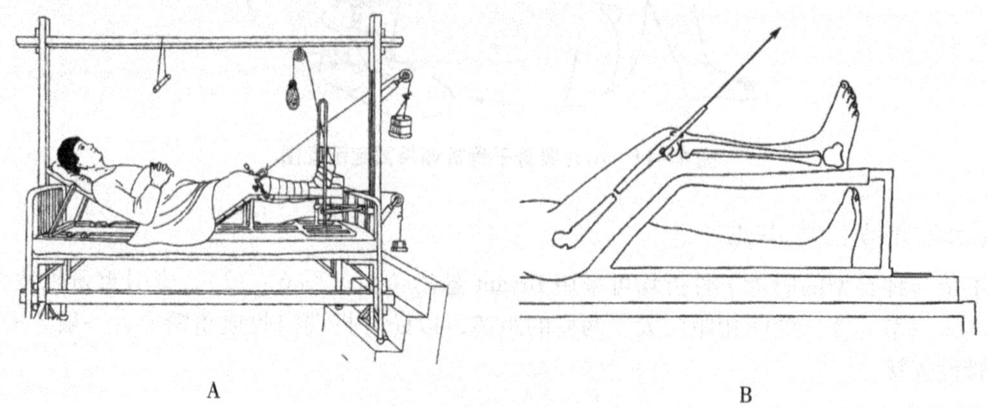

图6－13 股骨干骨折骨牵引示意图

A. 牵引状态；B. 注意牵引力线应与股骨轴线一致，或按骨折移位方向加以调整

六、手术治疗

保守疗法对于儿童骨折的治疗比较满意。因为股骨周围骨膜较厚，血供丰富，且有强大的肌肉包绕；成人股骨干骨折极少能被手法整复和石膏维持对位的。持续牵引由于需要长期卧床易导致严重的并发症，加重经济负担，目前已成为不切实际的做法。现代骨科对股骨干骨折的治疗，在无禁忌证的情况下，多主张积极手术处理。

（一）髓内钉固定术

1. 概述　1940年，Küntscher介绍髓内钉内固定用于股骨干骨折，创立了髓内夹板的生物力学原则（图6－14）。目前，关于股骨髓内钉的设计和改进的种类很多，但最主要集中在以下几方面。

（1）开放复位髓内钉固定或闭合插钉髓内钉固定。

（2）扩大髓腔或不扩髓穿钉。

（3）是否应用交锁。

（4）动力或静力型交锁髓内钉。

为了便于权衡考虑和适当选择，有必要对这几方面进行阐述。

2. 开放插钉的优点与闭合插钉比较

（1）不需要特殊的设备和手术器械。

（2）不需要骨科专用手术床及影像增强透视机。

（3）不需早期牵引使断端初步分离对位。

（4）直视下复位，易发现影像上所不能显示的骨折块及无移位的粉碎性骨折，更易于达到解剖复位及改善旋转的稳定性。

（5）易于观察处理陈旧性骨折及可能的病理因素。

3. 与闭合复位相比不足之处

（1）骨折部位的皮肤表面留有瘢痕，影响外观。

（2）术中失血相对较多。

（3）对骨折愈合有用的局部血肿被清除。

（4）由于复位时的操作破坏了血供等骨折愈合条件，并增加了感染的可能性。

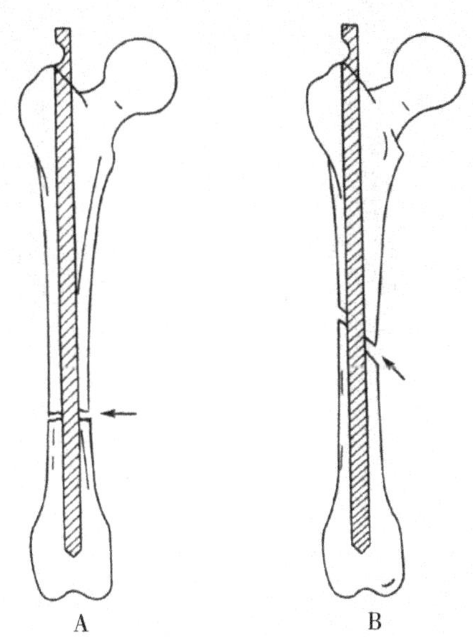

图 6-14　股骨干骨折髓内钉固定示意图

A. 中 1/3 横折；B. 中 1/3 斜形骨折

4. 扩髓与否　一般认为，扩髓后髓内钉与骨接触点的增加提高了骨折固定的稳定性，髓腔的增大便于采用直径较大的髓内钉，钉的强度增大自然提高了骨折的固定强度。扩髓可引起髓内血液循环的破坏，但由于骨膜周围未受到破坏，骨痂生长迅速，骨折愈合可能较快。因此对于股骨干骨折，多数学者主张扩髓，扩髓后的骨碎屑可以诱导新骨的形成，有利于骨折的愈合。对于开放骨折，由于有感染的危险性，应慎用或不用。有文献报道，由于扩髓及髓内压力的增加，可导致肺栓塞或成人呼吸窘迫综合征，因此对多发损伤或肺挫伤的患者不宜采用。

5. 内交锁髓内钉　内交锁髓内钉是通过交锁的螺钉横形穿过髓内钉而固定于两侧皮质上，目的是防止骨折旋转、短缩及成角等畸形的发生。但是髓内钉上的内锁孔是应力集中且薄弱的部分，易因强度减弱而发生折断。因此，应采用直径较大的髓内钉，螺钉尽可能远离骨折部位，螺钉充满螺孔，延迟负重时间。不带锁髓内钉以 Ender 钉、Rush 钉及膨胀髓内钉为代表，临床上也有一定的适应证。内交锁髓内钉通过安置锁钉防止了骨折的短缩和旋转，分别形成静力固定和动力固定；由于静力型固定的髓内钉可使远、近端均用锁钉锁住，适宜于粉碎、有短缩倾向及旋转移位的骨折（图 6-15）。静力型固定要求术后不宜早期负重，以免引起髓内钉或锁钉的折断导致内固定失败。动力型固定是将髓内钉的远端或近端一端用锁钉锁住，适用于横形、短斜形骨折及骨折不愈合者，方法为一端锁定，骨折沿髓内钉纵向移动使骨折端产生压力，因而称为动力固定（图 6-16）。静力固定可在术后 6～8 周短缩及旋转趋势消除后拔除一端的锁钉，改为动力型固定，利于骨折愈合。总之，由于影像增强设备、弹性扩髓器等的应用，扩大了内交锁髓内钉的应用范围。股骨内交锁髓内钉的设计较多，比较多见的有 Grosse - Kempf 交锁髓内钉、Russell - Taylor 交锁髓内钉及 AO 通用股骨交锁髓内钉，这几种髓内钉基本原理及手术应用是相似的。

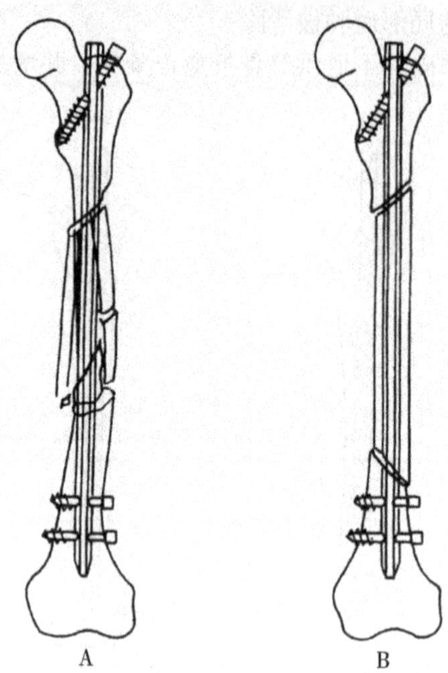

图 6 -15　股骨干骨折动力型固定示意图

A. 粉碎性骨折；B. 上、下双折

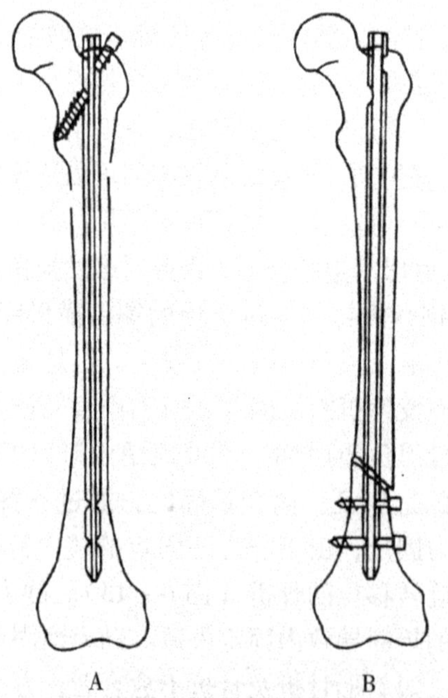

图 6 -16　股骨干骨折静力型固定示意图

A. 上端锁钉；B. 下端锁钉

现就交锁髓内钉在股骨干骨折的应用作一介绍。

（1）手术适应证

1）一般病例：股骨干部小粗隆以下距膝关节间隙9cm以上之间的各种类型的骨折，包括单纯骨折、粉碎性骨折、多段骨折及含有骨缺损的骨折；但16岁以下儿童的股骨干骨折原则上不宜施术。

2）同侧损伤：包含有股骨干骨折的同侧肢体的多段骨折，如浮膝（股骨远端骨折合并同侧胫骨近端骨折）。

3）多发骨折：包括单侧或双侧股骨干骨折或合并其他部位骨折，在纠正休克，等呼吸循环稳定后应积极创造条件手术，可减少并发症，便于护理及早期的康复治疗。

4）多发损伤：指股骨干骨折合并其他脏器损伤，在积极治疗危及生命的器官损伤之同时，尽早选用手术创伤小、失血少的髓内钉固定。

5）开放骨折：对一般类型损伤，大多无需选择髓内钉固定；粉碎型者，可酌情延期施行髓内钉固定或采用骨外固定方法。

6）其他：对病理骨折、骨折不愈合、畸形愈合及股骨延长等情况也可采用髓内钉固定。

（2）术前准备

1）拍片：拍股骨全长正侧位X线片（各含一侧关节），必要时拍摄髋关节及膝关节的X线片，以免遗漏相关部位。

2）判定：仔细研究X线片，分析骨折类型，初步判断骨折片再移位及复位的可能性和趋势，估计髓内钉固定后的稳定程度，决定采用静力型固定或动力型固定。同时应了解患者患侧髋关节及膝关节的活动度，有无影响手术操作的骨性关节病变，尤其是髋关节的僵硬会影响手术的进行。

3）选钉：根据术前患肢X线片，必要时拍摄健侧照片，初步选择长度及直径合适的髓内钉及螺钉，一般而言，中国人男性成年患者常用钉的长度为38～42cm，直径11～13mm；女性常用钉的长度为36～38cm，直径10～12mm。在预备不同规格的髓内钉及锁钉的同时，尚需准备拔钉器械及不同规格的髓腔锉等。此外，必须具备骨科手术床及X线片影像增强设备。

4）术前预防性抗生素：术前1天开始应用，并于手术当日再给1次剂量。

（3）麻醉方法：常用连续硬膜外麻醉，也可采用气管插管全身麻醉。

（4）手术体位：一般采取患侧略垫高的仰卧位，或将其固定于“铁马”（骨科手术床）上，后者的优点包括：

1）为麻醉师提供合适的位置，特别是对严重损伤的患者，巡回护士、器械护士及X线片技术员也满意用此位置。

2）对患者呼吸及循环系统的影响较小。

3）复位对线便于掌握，特别是易于纠正旋转移位及侧方成角畸形。

4）便于导针的插入及髓内钉的打入，尤其适用于股骨中下段骨折。

仰卧位的缺点是：对于近端股骨要取得正确进路比较困难，尤其是对于一些肥胖患者。此时为了使大粗隆的突出易于显露，需将患肢尽量内收，健髋外展。

侧卧位的优点是：容易取得手术进路，多用于肥胖患者及股骨近端骨折。缺点是放置体位比较困难，对麻醉师、巡回护士，器械护士及 X 线片技术员都不适用；术中骨折对线不易控制，远端锁钉的置入也比较困难。

无论是采用哪种体位，均应将患者妥善安置在骨科专用手术床上，防止会阴部压伤及坐骨神经等的牵拉伤等。

（5）手术操作步骤

1）手术切口及导针入点：在大粗隆顶点近侧做一个 2cm 长的切口，再沿此切口向近侧、内侧延长 8～10cm，按皮肤切口切开臀大肌筋膜，再沿肌纤维方向做钝性分离；识别臀大肌筋膜下组织，触诊确定大粗隆顶点，在其稍偏内后侧为梨状窝，此即为进针点，选好后用骨锥钻透骨皮质（图 6－17）。

正确选择进针点非常重要，太靠内侧易导致医源性股骨颈骨折或股骨头坏死，甚至引起髋关节感染；此外可造成钉的打入困难，引起骨折近端外侧皮质骨折。进针点太靠外，则可能导致髓内钉打入受阻或引起内侧骨皮质粉碎性骨折。

2）骨折的复位：骨折初步满意的复位是手术顺利完成的重要步骤，手术开始前即通过牵引手法复位；一般多采用轻度过牵的方法，便于复位和导针的插入。应根据不同节段骨折移位成角的机制来行闭合复位，特别是近端骨折仰卧位复位困难时，可采取在近端先插入一根细钢钉作杠杆复位，复位后再打入导针。非不得已，一般不应作骨折部位切开复位。

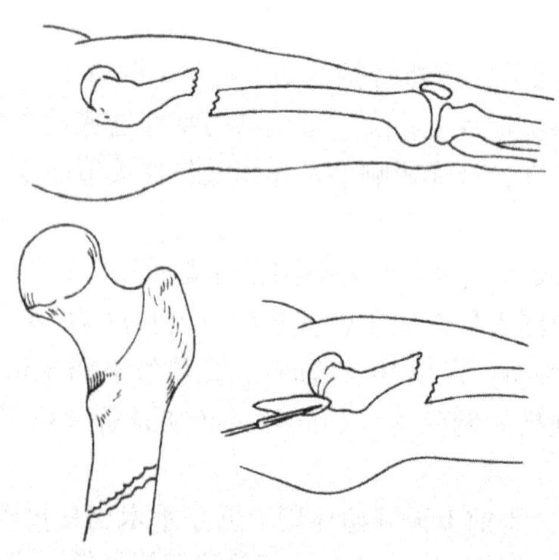

图 6－17　闭合髓内钉固定的切口、进针点及钻透骨皮质示意图

对于粉碎性骨折无需强求粉碎性骨块的复位，只要通过牵引，恢复肢体长度，纠正旋转及成角，采用静力型固定是可以取得骨折的功能愈合的。

3）放置导针、扩大髓腔：通过进针点插入圆头导针，不断旋转进入，并保持导针位于髓腔的中央部分，确定其已达骨折远端后，以直径 8mm 弹性髓腔锉开始扩髓，每次增加 1mm，扩大好的髓腔应比插入的髓内钉粗 1mm。扩髓过程中遇到阻力可能是将通过髓腔的狭窄部，通过困难时可改用小一号的髓腔锉，直到顺利完成为止。要防止扩髓过程中对一侧皮质锉得过多引起骨皮质劈裂造成骨折。

4）髓内钉的选择和置入：合适的髓内钉的长度应是钉的近端与大粗隆顶点平齐远端距

股骨髁 2～4cm，直径应比最终用的髓腔锉直径小 1mm。此时，将选择好的髓内钉与打入器牢固连接，钉的弧度向前，沿导针打入髓腔；当钉尾距大粗隆 5cm 时，需更换导向器，继续打入直至与大粗隆顶平齐。打入过程中应注意不能旋转髓内钉，以免此后锁钉放置困难，遇打入困难时不能强行，必要时重新扩髓或改小一号髓内钉。

5）锁钉的置入：近端锁钉在导向器的引导下一般比较容易，只要按照操作步骤进行即可，所要注意的是导向器与髓内钉的连接必须牢固，松动将会影响近端钉的置入位置。远端锁钉的置入也可采用定位器，临床实际中依靠定位器往往效果并不理想，这可能是由于髓内钉在打入后的轻微变形影响了其准确性，一般采用影像增强透视结合徒手技术置入远端锁钉，为减少放射线的照射，需要训练熟练的操作技巧。

6. Küntscher 钉　Küntscher 钉是标准的动力髓内钉，其稳定性取决于骨折的完整程度及钉和骨内膜间的阻力，但适应证有所限制：一般只适宜于股骨干中 1/3、中上 1/3 及中下 1/3 的横断或短斜形骨折。此项技术在半个世纪以来，其有效性和实用性已被数以万计的病例证实一方面，其具有动力压缩作用，有利于骨折早日愈合；另一方面，由于交锁髓内钉需要在 C 形臂 X 线机透视下进行，部分医院仍不具备该设备，加上锁定孔处易引起金属疲劳断裂及操作复杂等问题，因此传统的 Küntscher 钉技术仍为大众所选用。现将这项技术简述如下：

（1）适应证：适用于成年人，骨折线位于中 1/3、中上 1/3 及中下 1/3 的横断形、闭合性骨折，微斜形、螺旋形者属相对适应证，开放性者只要能控制感染也可考虑。该术式的优点是：操作简便，疗效确实，患者可以早日下地。

（2）操作步骤

1）先行胫骨结节史氏钉骨牵：持续 3～5 天，以缓解及消除早期的创伤反应，并使骨折复位。

2）选择长短、粗细相适合的髓内钉：梅花形髓内钉最好，一般在术前根据 X 线片显示的股骨长度及髓内腔直径选择相应长短与粗细的髓内钉，并用胶布固定于大腿中部再拍 X 线片，以观察其实际直径与长度是否合适，并及时加以修正。

3）闭合插钉：骨折端复位良好的，可在大粗隆顶部将皮肤做一个 2cm 长切口，使髓内钉由大粗隆内侧凹处直接打入，并在 C 形臂 X 线机透视下进行，其操作要领与前者相似，不赘述。

4）开放复位及引导逆行插钉：牵引后未获理想对位者，可自大腿外侧切口暴露骨折端，在直视下开放复位及酌情扩大髓腔；然后将导针自近折端髓腔逆行插入，直达大粗隆内侧穿出骨皮质、皮下及皮肤，再扩大开口，将所选髓内钉顺着导针尾部引入髓腔并穿过两处断端，使钉头部达股骨干的下 1/3 处为止。中下 1/3 骨折患者，应超过骨折线 10cm。钉尾部留置于大粗隆外方不可太长，一般为 1.5cm 左右，否则易使髋关节外展活动受阻。一般在 1 年后将钉子拔出，操作一般无困难，原则上由施术打钉者负责拔钉为妥。

5）扩大髓腔插钉术：有条件的也可选用髓腔钻，将髓腔内径扩大，然后插入直径较粗的髓内钉以引起确实固定和早期下地负重。但笔者认为如此操作会对骨组织的正常结构破坏太多，拔钉后所带来的问题也多。因此在选择时应慎重，既要考虑到内固定后的早期效果，又要考虑到拔除髓内钉后的远期问题。

6）术后：可以下肢石膏托保护 2～3 周，并鼓励早期下地负重，尤其是对于中 1/3 的横形骨折；但对中下 1/3 者，或是斜度较大者则不宜过早下地，以防变位。

有资料显示，欧美等发达国家近年对长管状骨骨折，又重新恢复了以髓内钉治疗为主流的趋势，其中包括交锁髓内钉等也日益受到重视。但就股骨干骨折而言，还有其他的一可选用的手术方法。

（二）接骨板螺钉内固定术（图 6－18）

既往认为接骨板螺钉固定术的适应证为手术复位髓内钉固定不适合的患者，如股骨上 1/3 或下 1/3 骨折者，最近对股骨干骨折切开复位接骨板螺钉固定的观点已有所不同。由于传统髓内钉满意的疗效，以及当前闭合性髓内钉手术、特别是交锁髓内钉技术的发展，人们看到更多的是接骨板螺钉内固定的缺点没有经验的骨科医师可能会造成一些力学上的错误，如钢板选择不当、太薄或太短、操作中螺钉仅穿过一层皮质、骨片的分离等，尤其是当固定失败、发生感染时，重建就成了大问题，并且接骨板的强度不足以允许患者早期活动。此外，由于钢板的应力遮挡导致的骨质疏松，使得在拆除内固定后仍应注意保护骨组织，逐步增加应力才能避免再骨折。这些方面严重地影响了接骨板螺钉内固定术在股骨干骨折中的应用和推广，应慎重选择。

（三）Ender4T 技术（图 6－19）

Ender 钉治疗股骨干骨折曾风行多年，操作简便，颇受患者欢迎。但其易引起膝关节病废而不如选用髓内钉。因此，近年来已较少采用。

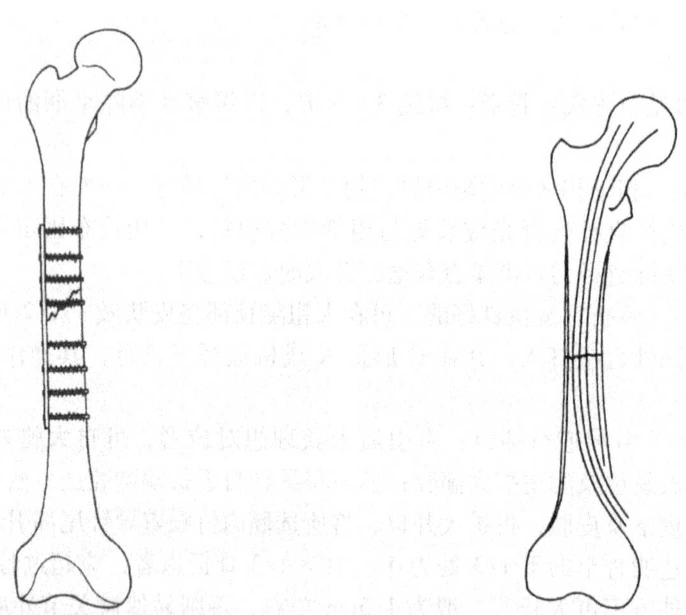

图 6－18　接骨板螺钉技术示意图　　图 6－19　股骨干骨折 Ender 钉固定示意图

（四）外固定支架固定术（图 6－20）

关于外固定支架，国内外有多种设计，其应用的范围适用于股骨干各段、各种类型的骨折，对开放性骨折、伤口感染需定期换药者尤其适用。应用外固定支架患者可早期下地活动，有益于关节功能的恢复。应注意防止穿针孔的感染和手术操作中误伤血管神经。由于大腿部肌肉力量强大，宜选用环形或半环形的支架，单侧支架很难维持对位对线，除非伴有其他损伤需卧床休养的病例。

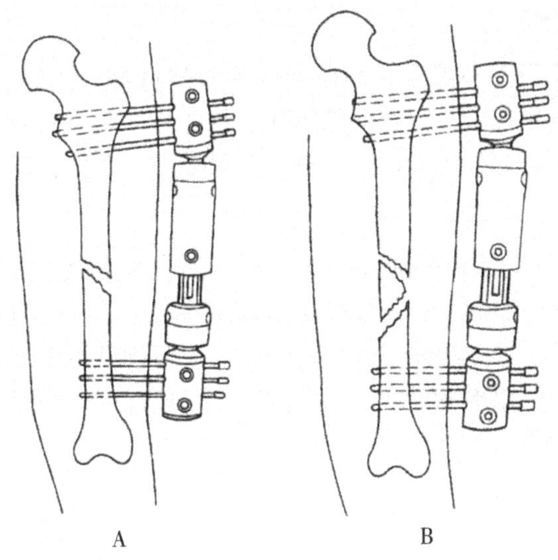

图 6－20　骨外固定架示意图

A. 股骨中段斜形骨折；B. 股骨中段粉碎性骨折

七、术中并发症

术中并发症的发生均与操作不当有关，例如术中发生新的骨折。髓内钉固定时造成新的骨折主要与髓内钉规格尺寸选择不当、进针点太偏外或偏内、髓腔扩大过度皮质偏薄有关，手术时加以注意是可以避免的。髓内钉打入一部分后处于进退不能的与术前估计不足及术中粗暴强行打入有关，应采取相应的策略防患于未然。

八、术后并发症

（一）延迟愈合和不愈合

延迟愈合多发生在开放性骨折及粉碎性骨折，主要原因大多与处理措施不当有关，可通过改进不恰当的措施、延迟固定时间、局部确实制动和外加电磁场刺激等辅助手段，大部分能取得完全愈合。不愈合通常由于感染、严重骨缺损等引起，采用交锁髓内钉辅以自体植骨可以在取得骨愈合的同时照顾到膝关节功能的恢复。

（二）畸形愈合

畸形愈合和内固定不当及活动过早有关，股骨干骨折成角畸形大于15°、旋转畸形大于20°或短缩畸形超过2.0cm者，均应设法矫正，小儿及老年病例可放宽标准。一般可采用人工制造骨折重新固定的方法，固定时除矫正旋转成角外，应注意维持合适的肢体长度，必要时可考虑植骨。

（三）再骨折

再骨折一般多发生在钢板固定拆除后：由于钢板的应力遮挡，局部骨质疏松，拆除后应暂缓负重，或外加石膏固定一段时间，逐步增加负重，预防应力损伤。对于已发生的再骨折，宜采用交锁髓内钉等较可靠的方法固定，一般愈合时间都较原骨折短。

（四）内植物折断

内固定植入物的断裂并不鲜见，其原因一方面与材料的质量有关，另一方面与固定不当、过早负重有关，发生在骨折愈合前的折断应视骨折对位对线情况及愈合趋势酌情处理。原则上应予去除，但技术操作困难，这种情况下如果强行取出，可能带来不良后果。

（五）膝关节功能障碍

大多由于长期固定引起股中间肌的粘连、股中间肌本身的损伤与瘢痕化，以及膝关节内和髌骨两侧囊壁的病变而引起。主张在确实固定的基础上早期活动可预防膝关节功能障碍的发生。轻者可通过理疗、加强功能锻炼得以恢复。重则行股四头肌成形术，手术松解膝关节及髌韧带下方粘连，切除已瘢痕化的股中间肌，并酌情行股四头肌延长术等。术后早期行CPM锻炼，疗效多较满意。

（冯国君）

第五节　髌骨骨折

一、概述

髌骨是人体中最大的籽骨，它是膝关节的一个组成部分。切除髌骨后，在伸膝活动中可使股四头肌肌力减少30%左右。因此，髌骨能起到保护膝关节、增强股四头肌肌力的作用，除不能复位的粉碎性骨折外，应尽量保留髌骨。

髌骨骨折为直接暴力或间接暴力所致。直接暴力多因外力直接打击在髌骨上，如撞伤、踢伤等，骨折多为粉碎性．其髌前腱膜、股四头肌及髌两侧腱膜和关节囊多保持完好，骨折移位较小。间接暴力，多由于股四头肌猛力收缩，所形成的牵拉性损伤，如突然滑倒时，膝关节半屈曲位，股四头肌骤然收缩，牵拉髌骨向上，髌韧带固定髌骨下部，而股骨髁部向前顶压髌骨形成支点，三种力量同时作用造成髌骨骨折。间接暴力多造成髌骨横形骨折，移位大，髌前筋膜及两侧扩张部撕裂严重。

二、诊断

1. 病史要点　有明显外伤史，多为跌倒后膝部着地，亦可是外力直接打击在髌骨上，如撞伤、踢伤等。局部疼痛，不能活动、行走。

2. 查体要点　骨折后膝关节腔积血，髌前皮下淤血、肿胀，严重者可有皮肤张力性水疱。髌骨局部有压痛，移位的骨折，可触及骨折线间的空隙，膝关节不能活动，屈伸活动明显受限。陈旧性骨折有移位者，因失去股四头肌作用，伸膝无力，走路缓慢，并可有关节活动障碍。

3. 辅助检查　多数病例摄髌骨正侧位X线片即可证实。对可疑髌骨纵形或边缘骨折，须拍髌骨轴位片。对于诊断有疑问，或骨折不明显者可行CT检查进一步证实。

4. 分类

（1）无移位的髌骨骨折。

(2) 有移位的髌骨骨折
1) 髌骨横形骨折。
2) 髌骨粉碎性骨折。
3) 髌骨下极粉碎性骨折。
4) 髌骨上极粉碎性骨折。
5) 髌骨纵形骨折。

5. 诊断标准
(1) 患者多有明显外伤史。
(2) 查体局部疼痛、肿胀，可有皮下瘀斑、水疱，膝关节活动受限。
(3) X 线显示骨折。
(4) 对难以确诊的患者采用 CT 检查。

三、治疗

髌骨骨折是关节内骨折，对新鲜髌骨骨折的治疗，应最大限度地恢复关节面的平整，恢复原关节面的形态，力争使骨折解剖复位，关节面平滑，给予坚强内固定，修补断裂的肌腱腱膜和破裂的关节囊。早期活动膝关节，防止创伤性关节炎的发生、恢复膝关节的功能。

1. 保守治疗　石膏托或管型固定适用于无移位的髌骨骨折，可抽出关节积血，适当加压包扎，用长腿石膏托或管型固定患肢于伸直位 4 ~ 6 周。在此期间，练习股四头肌收缩，去除石膏托后练习膝关节伸屈活动。

2. 手术治疗　对于有移位的髌骨骨折应行切开复位内固定。内固定方法有多种，对于髌骨横形骨折应尽可能采用张力带固定。此法优点是固定牢固，不需外固定，可以早期活动膝关节（图 6 – 21）。对于髌骨粉碎性骨折可采用髌骨环扎术，术后需加石膏外固定。记忆合金髌骨爪形固定器，可用以固定髌骨横形骨折及粉碎性骨折，术后无需外固定，膝关节亦可较早活动。

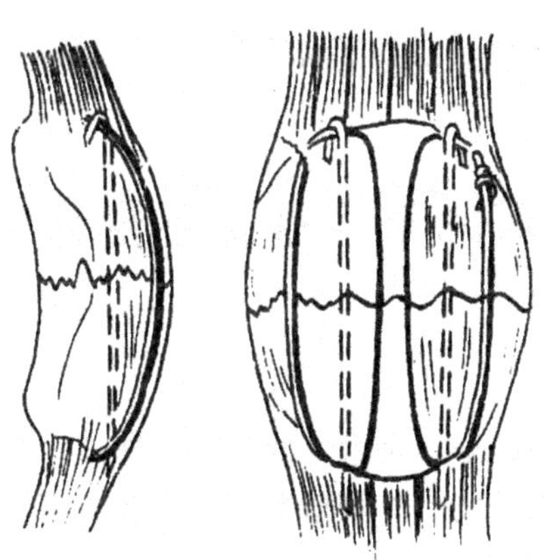

图 6 – 21　髌骨骨折张力带固定

髌骨部分切除术适用于髌骨下极或上极粉碎性骨折。切除较小骨块或骨折粉碎部分，将髌韧带附着于髌骨上段，或将股四头肌附着于髌骨下段骨块，术后长腿石膏伸直位固定 3 周，去石膏后不负重练习关节活动，6 周后扶拐逐渐负重行走，并加强关节活动度及股四头肌肌力锻炼。此法可保全髌骨作用，韧带附着于髌骨，愈合快，股四头肌功能得以恢复，无骨折愈合后关节面不平滑问题。只要准确按上法处理，术后及时作关节活动及股四头肌锻炼，可以达到关节活动好、股四头肌肌力恢复好的治疗目的。且因关节面平滑，不致因骨折引起髌股关节炎。

髌骨全切除适用于严重粉碎性骨折无法复位固定者，髌骨全切除将不可避免地影响伸膝功能，应尽可能避免。将碎骨全部切除，同时直接缝合股四头肌腱与髌韧带，修复关节囊，术后用石膏固定膝于伸直位 3 ~4 周，逐渐锻炼股四头肌及步行功能。

四、预后评价

大多愈合良好，鲜有骨折不愈者，部分患者可能遗留创伤性关节炎。髌骨骨折是关节内骨折，在治疗中应尽量使关节面恢复平整，减少髌股关节炎的发生。影响髌骨骨折预后的因素有二：①髌骨关节面复位不佳，不平滑，环形固定或“U”形钢丝固定不够坚强，在活动中不易保持关节面平滑，如固定偏前部，则可使关节面骨折张开，愈合后易发生髌股关节炎。②内固定不坚强者，尚需一定时间外固定，若骨折愈合较慢，则外固定时间需长达 6 周以上，关节内可发生粘连，妨碍关节活动。因此，髌骨骨折的治疗原则应当是，关节面复位平滑，内固定适当有力，早活动关节。

五、最新进展

髌骨骨折的治疗方法有多种，有各种钢丝固定技术（包括张力带钢丝）、螺钉固定、部分髌骨切除、全髌骨切除等。克氏针张力带钢丝固定仍是最经典的治疗方法，固定确实可靠，可以早期进行功能训练。Weber 等用实验方法对环扎钢丝、张力带钢丝、Magunson 钢丝、克氏针张力带钢丝所提供的骨折固定牢固强度进行比较，发现最牢固的固定方式是克氏针张力带钢丝固定。空心螺钉加张力带钢丝固定曾作为一种新的固定方式出现，但生物力学测试表明这一固定方式并无特别优点。对于髌骨切除存在较大争议，因此，如果切实可行的话，应尽可能保留髌骨，至少保留近端或远端 1/3。

（田明波）

第六节　胫骨平台骨折

一、概述

胫骨平台骨折是一种常见损伤，是常见的关节内骨折，受到外力挤压或撞击时容易造成骨折或塌陷，产生不同程度的膝内、外翻畸形。严重者还可合并半月板或韧带损伤，引起膝关节功能严重障碍。随着现代骨科的发展，胫骨平台骨折的治疗概念不断更新，从坚强的内固定转变到生物学固定，除了注重骨折的治疗，也注意关节韧带、半月板等组织的保护和治疗。有限切开、直接或间接复位、生物学固定是目前胫骨平台骨折的治疗方向。

二、诊断思路

1. 病史要点　多为严重暴力所致，常见于高处坠落、交通事故及生活伤，膝关节受轴向压应力及内翻或外翻应力的联合作用而造成形态多样的骨折，外翻应力造成胫骨平台的压缩和劈裂，此种类型的损伤最为多见。内翻损伤可造成胫骨内髁的压缩和劈裂，但较为少见。高处坠落时的垂直压缩应力，可造成胫骨双髁的压缩、劈裂乃至粉碎性骨折。

2. 查体要点　骨折严重程度不同，临床表现也有所不同。单髁的轻度压缩骨折，膝关节的肿胀和疼痛都很轻，但关节多有积血，局部压痛存在。更为严重的骨折除肿胀明显外，可见关节畸形，关节活动障碍。同时，注意检查韧带损伤体征。

3. 辅助检查　正侧位 X 线片是必需的，但 X 线片常不能反映出骨折的全部情况，特别是粉碎性骨折时，行 CT 检查将可详细了解各骨折块的相互关系和移位情况。并可行三维重建，对治疗方案的制定颇有帮助。MRI 检查可以发现韧带损伤情况。

4. 分类

（1）最简洁清楚的分型是改良的 Duparc 和 Facit 分类（1960）：即将胫骨平台骨折分为劈裂、压缩、混合型及双髁骨折（图 6－22）。

（2）Hohl 和 Moore 将胫骨平台骨折分为五型：即劈裂骨折、整个平台骨折、边缘撕脱骨折、边缘压缩骨折、四块骨折（图 6－23）。

（3）Schatzker（1987）将胫骨平台骨折分为六型：图 6－24。

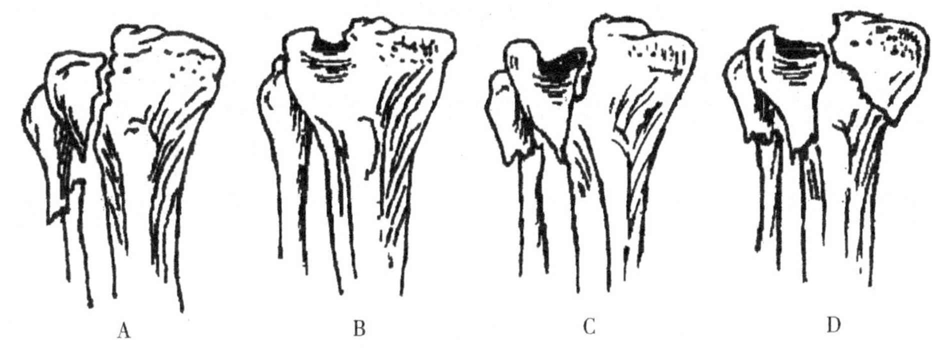

图 6－22　胫骨平台 Duparc 和 Facit 分类

A. 劈裂型；B 压缩型；C 混合型；D. 双髁型

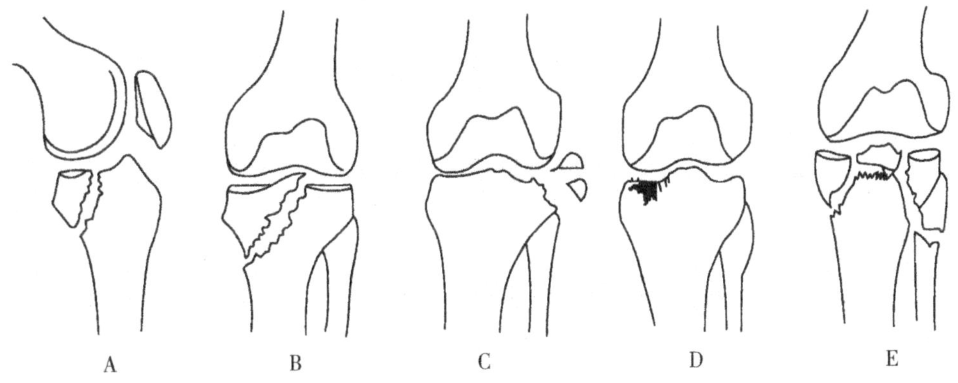

图 6－23　胫骨平台 Hohl 和 Moore 分型

A. 劈裂骨折；B. 整个平台骨折；C. 边缘撕脱骨折；D. 边缘压缩骨折；E. 四块骨折

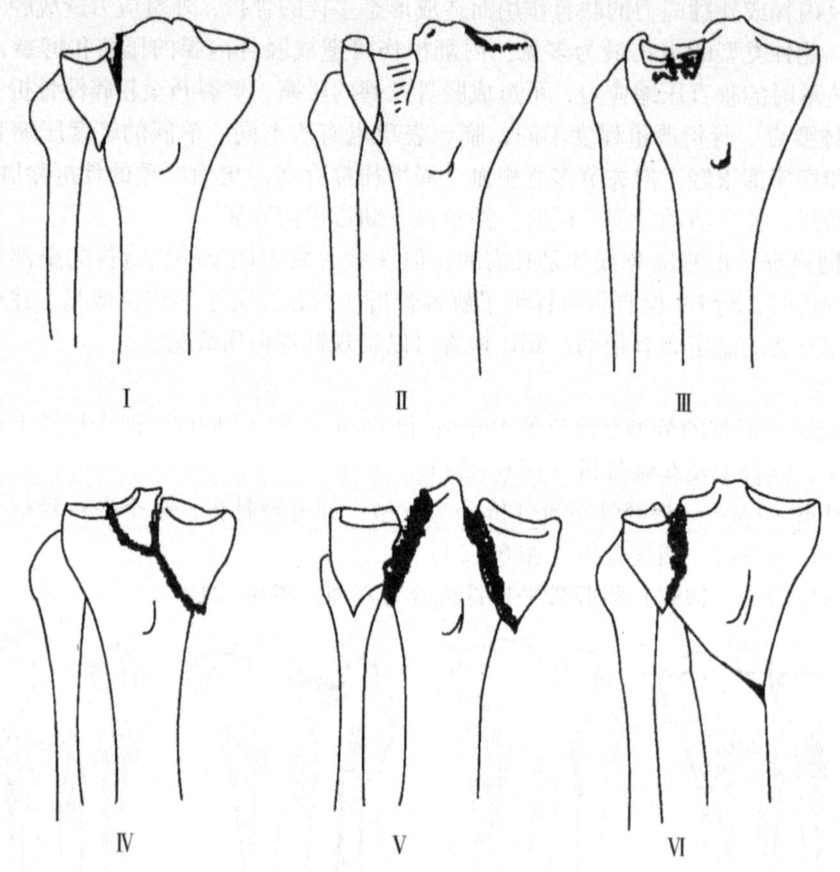

图 6－24　胫骨平台 Schatzker 分型

Ⅰ型：胫骨外侧平台的楔形骨折，常见于年轻人。

Ⅱ型：胫骨外侧平台楔形骨折合并程度不同的平台负重区的压缩骨折，压缩部位可以在前侧、中部、后侧或全部累及。

Ⅲ型：胫骨外侧平台关节面中心部的压缩骨折，不合并楔形骨折，压缩范围可以是中央部或整个平台。

Ⅳ型：胫骨内侧平台骨折，常见于高龄骨质疏松者。

Ⅴ型：双侧平台的楔形骨折，由轴向压应力所造成。

Ⅵ型：复杂骨折，显著特点是骨折块分离，牵引将使骨折块更为分离。

5. 诊断标准

（1）典型外伤史。

（2）体格检查发现有疼痛、肿胀和关节畸形。

（3）正侧位 X 线片。

（4）CT、MRI 检查。

6. 诊断流程　见图6－25。

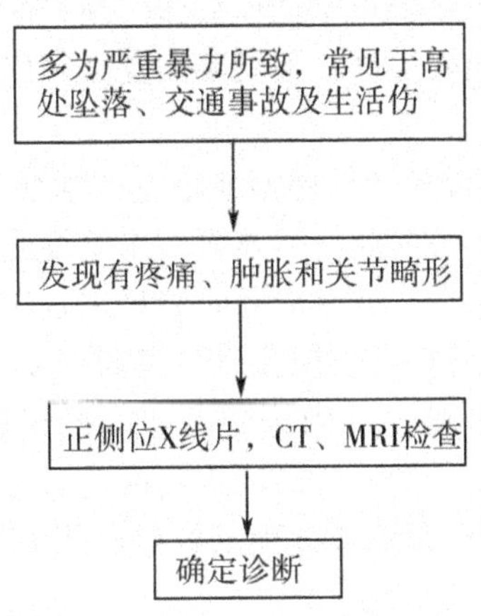

图6－25　胫骨平台骨折诊断流程

三、治疗

1. 非手术治疗

（1）适应证：胫骨平台骨折无移位或者骨折塌陷＜2mm，劈裂移位＜5mm，粉碎性骨折或不易手术切开复位骨折。

（2）牵引方法：跟骨牵引，重量3～3.5kg，并做关节穿刺，抽吸关节血肿，牵引4～6周，依靠牵引力使膝关节韧带及关节紧张，间接牵拉整复部分骨折移位，纠正膝内翻或外翻成角，在牵引期间积极锻炼膝关节活动，能使膝屈曲活动达90°，并使关节塑形。

2. 手术治疗

（1）适应证：对关节面塌陷移位明显、骨折脱位、合并韧带损伤及不稳定者，必须手术治疗。目的是使之达到：①关节面无创解剖复位；②骨折块稳定固定；③良好植骨支撑以重建干骺端；④早期功能锻炼。胫骨平台骨折的手术指征为：①胫骨外侧平台向外倾斜＞5°，或关节面塌陷＞3mm，或平台增宽＞5mm；②除裂纹骨折外的所有内侧平台骨折；③外侧平台倾斜的双髁骨折；④内侧倾斜的双髁骨折；⑤除裂纹骨折外的所有纵向压缩性骨折。

（2）根据骨折类型，手术治疗采取如下原则

1）劈裂骨折采用前外侧直切口显露，以螺钉、垫圈内固定，如果移位轻微，可经皮内固定。

2）压缩骨折采用前外侧直切口显露，在外侧半月板的下面（胫骨面）横行切开关节囊及髂胫束，即可看到压缩区。于干骺端皮质骨处开骨窗，通过此窗顶抬起压缩骨折块，使之复位。骨缺损区充填自体移植骨块，缺损较大者可使用异体骨、人工骨充填，尽量不使用骨水泥，因其可妨碍愈合，使用螺钉或支撑钢板固定，修复切开的髂胫束和半月板附着点。

3）混合型骨折（SchatzkerⅡ型）采用外侧直切口显露，切断半月板前角附着点，以翻开书本方式分开前侧骨折线，即可见到被压缩凹入的骨折块，直视下复位，充填植骨后再复位劈裂骨折，以支撑钢板内固定，修复半月板前角附着点。

4）双髁骨折（SchatzkerⅤ型）采用外侧直切口，切断半月板前角附着点以显露外侧平

台，在胫骨内侧缘关节水平以远做纵形小切口（8cm），显露内髁骨折，复位后使用骨栓或螺钉、支撑钢板内固定；亦可使用膝正中切口显露，断开髌腱直视下做双髁的复位，以单侧或双侧支撑钢板固定。此切口显露虽好，但切断髌腱必须修复，术后需长期制动，影响关节功能的恢复。

5）髁间棘骨折可合并于胫骨平台外翻型或垂直型损伤，亦可单独发生。前者于处理平台骨折时一并处理，后者可做髌旁内侧切口显露，以丝线或钢丝通过骨隧道固定于胫前，注意是否有内侧副韧带损伤同时存在，如有应同时修复，石膏制动8周。

6）后交叉韧带附着点撕脱骨折移位明显者应及时手术，超过2周者复位困难。切口选用膝后侧波状切口，沿腓肠肌外侧头的内缘分离即可见到移位的骨折块，因骨折块一般较小，难以用螺钉直接固定，可通过骨隧道以丝线或钢丝固定于胫前，石膏制动8周。

7）胫骨髁边缘部位的压缩和撕脱骨折预示着存在膝关节韧带的损伤，修复韧带损伤比处理骨折更重要。

四、预后评价

1. 畸形愈合　因胫骨平台主要由松质骨构成，周围有软组织附着，具有良好的血液供给及成骨能力，骨折容易愈合。但由于过早负重，致胫骨内髁或外髁的塌陷，内固定不牢靠。粉碎骨折有缺损，未充分植骨造成畸形愈合，当膝内翻 $>5°$，外翻 $>15°$，患者行走时疼痛，应及时矫正手术。

2. 膝关节僵直、膝关节不稳定　也是常见并发症。

五、最新进展

关节镜下辅助复位及固定技术正在开始使用，关节镜下手术的软组织损伤少，提供较好关节面显露并能诊断及治疗并发的半月板损伤。首先将患肢置于股部固定架上，上气囊止血带，关节镜入口位于膝关节前外侧，并在膝关节间隙上方约2cm处，然后灌洗膝关节，抽出关节内积血，去除游离骨及软骨碎片。如果外侧半月板嵌入骨折部位，可用钩将其钩出，半月板撕裂通常可修复，评估骨折块塌陷及劈裂情况。对劈裂骨折采用大巾钳向关节中部挤压劈裂骨折片，将之复位，待关节镜下证实复位满意后，经皮拧入直径6.5mm松质骨螺钉固定。塌陷骨折在其下方开一骨窗，插入克氏针入骨块内，然后通过带套管的挤压器打入，将其抬高，待关节镜观察复位满意后，拔除克氏针及套管挤压器。所形成骨腔用自体骨及骨水泥充填，最后经皮拧入松质骨螺丝钉。术后早期开始CPM被动活动锻炼功能。

（冯国君）

第七节　胫腓骨骨折

一、概述

胫腓骨是常见的骨折部位，约占全身骨折的13.7%，具有外伤严重、创口面积大、骨折粉碎污染严重、组织挫灭伤多的特点。胫腓骨骨折治疗的目的是恢复小腿的承重功能，纠正骨折端的旋转移位与成角畸形，避免影响膝踝关节的负重功能和发生关节继发性劳损。

胫骨的营养血管由胫骨干上1/3后外侧穿入，在皮质骨内走行一段距离后进入骨髓腔。胫骨干中、下段骨折时，营养血管易受伤，导致骨折远端供血不足，发生延迟愈合或不愈合。

胫腓骨、骨间膜与小腿筋膜形成四个筋膜间室：胫前间隙、外侧间隙、胫后浅间隙与深间隙。骨折后出血、血肿以及肌肉挫裂伤后肿胀使间隙内压力增高，受到筋膜限制时又可发生筋膜间室综合征，造成血液循环和神经功能障碍，严重者甚至发生缺血性坏死。在小腿骨折治疗中，必须注意防治。

二、诊断思路

1. 病史要点

（1）直接暴力：胫腓骨干骨折以重物打击、踢伤、撞击伤或碾轧伤等多见。暴力多来自小腿的前外侧，骨折线多呈横断形或短斜形，巨大暴力或交通事故伤多为粉碎性骨折。两骨折线常在同一平面，若为横断骨折，可在暴力作用侧有一三角形碎骨片，骨折后，骨折端多有重叠、成角、旋转移位。因胫骨前面位于皮下，所以骨折端穿破皮肤的可能极大，肌肉被挫伤的机会较多。如果暴力轻微，皮肤虽未穿破，但挫伤严重、血运不良，亦可发生皮肤坏死，骨外露发生感染。较大暴力的碾挫、绞轧伤可有大面积皮肤剥脱、肌肉撕裂和骨折端裸露。骨折部位以中下1/3较多见，由于营养血管损伤、软组织覆盖少、血运较差等特点，延迟愈合及不愈合的发生率较高。

（2）间接暴力：由高处坠落、旋转暴力扭伤或滑倒等所致的骨折，骨折线多呈斜形或螺旋形。腓骨骨折线较胫骨骨折线高，软组织损伤小，但骨折移位、骨折尖端穿破皮肤形成穿刺性开放伤的机会较多。骨折移位类型取决于外力作用的大小、方向、肌肉收缩和伤肢远端重量等因素。小腿外侧受暴力的机会较多，因此，可使骨折端向内成角，小腿重力可使骨折端向后侧倾斜成角，足的重量可使骨折远端向外旋转，肌肉收缩又可使两骨折端重叠移位。

2. 查体要点　压痛是反映骨折存在部位的基本体征。儿童的青枝骨折，成人的腓骨骨折，有时尚可以负重行走，而固定且局限的压痛则警示骨折存在的可能性很大，必须摄X线片予以明确诊断。如已有局部异常活动，乃至出现成角和外旋畸形，则无需再查压痛，只需对合并症的征象加以查实，以及拍X线片了解骨折的特点。胫腓骨骨折直接合并神经损伤很少见，只在腓骨颈骨折时易合并腓总神经损伤。但是，每个胫腓骨骨折的患者必须记录踝关节背伸、跖屈，足趾的背伸、跖屈以及足部皮肤感觉等神经系统的情况，了解有无前筋膜间室综合征发生的征兆以及是否发生石膏压迫腓总神经的情况。

胫腓骨骨干骨折直接合并血管损伤的可能性较小，但胫骨上端骨折发生血管损伤可能性较大。胫前动脉在该处穿过骨间膜，骨折时容易拉伤或被附近的骨折块损伤；另一处有可能损伤血管的部位是胫骨下端的骨折。无论什么部位胫腓骨骨折的患者，必须检查足背动脉和胫后动脉有无搏动。此外，还要检查其他有关血运的体征，如毛细血管的充盈、肌肉的收缩力、皮肤感觉及疼痛的类型等，并作详细的记录。软组织损伤的情况需仔细地估计，有无开放伤口，有无潜在的皮肤坏死区，在对预后的估计上均有重要意义。碾挫伤对皮肤及软组织均会造成严重的影响，有时软组织和皮肤损伤的真正范围要经过若干天才能确切判断。伤肢远端温暖以及足背动脉搏动未消失绝非供血无障碍的证据，有任何可疑时，均应行多普勒超声检测，必要时动脉造影。对小腿部位的肿胀应有充分的警惕，尤其是触诊，张力大、牵拉相关肌肉引起疼痛时，则应立即行骨筋膜室压力的检测，及时发现筋膜间室综合征并予以治疗。

3. 辅助检查　影像学检查应包括胫腓骨骨干和相邻关节的正、侧位 X 线片。

4. 分类　见图 6－26。

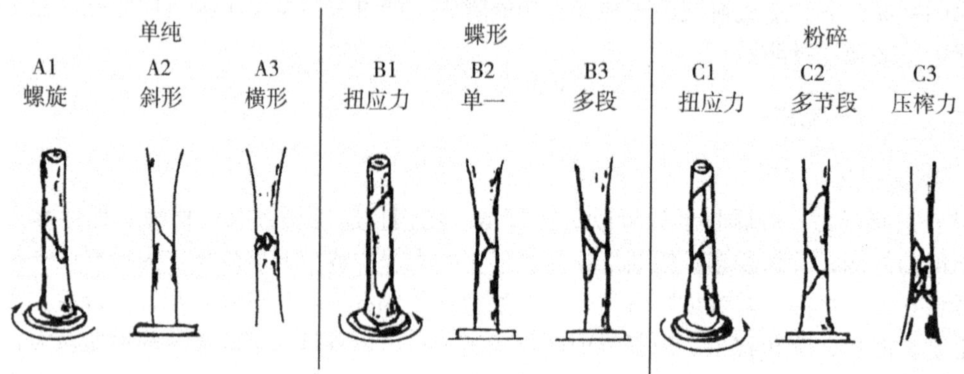

图 6－26　胫腓骨骨折分类

5. 诊断标准

（1）典型的外伤史。

（2）体格检查发现小腿疼痛、肿胀和畸形。

（3）胫腓骨骨干和相邻关节的正侧位 X 线片。

（4）对怀疑病理性骨折者行 CT、MRI 和骨扫描检查。

6. 诊断流程　见图 6－27。

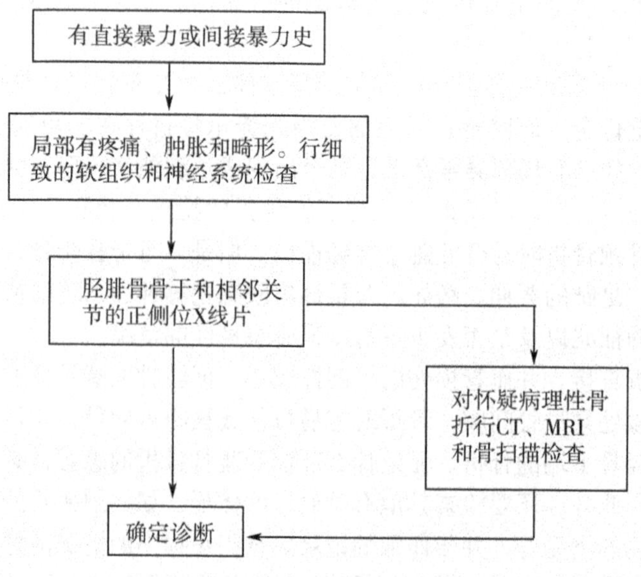

图 6－27　胫腓骨骨折诊断流程

三、治疗

胫腓骨骨折的治疗目的是恢复小腿的承重功能，因此，骨折端的成角畸形与旋转移位应该予以完全纠正，以免影响膝踝关节的负重功能和继发关节劳损。除儿童不强调恢复患肢与对侧等长外，成年患者仍应注意使患肢缩短不多于1cm，畸形角度不超过10°，两骨折端对位至少应在2/3以上。

1. 保守治疗　适用于无移位或整复后骨折面接触稳定无侧向移位趋势的横断骨折、短斜形骨折等，在麻醉下行手法复位及长腿石膏固定，膝关节应保持在屈曲20°左右位，待石膏干固后可扶拐练习踏地及行走，2～3周后可开始去拐练习负重行走。

2. 手术治疗　胫腓骨骨折一般骨性愈合期较长，长时间石膏外固定对膝、踝关节的功能必然造成影响。另外，由于肌肉萎缩和患肢负重等因素，固定期内可能发生骨折再移位。因此，对不稳定性骨折采用切开复位内固定者日渐增多，并可根据不同类型的骨折采用不同的内固定方法。

（1）螺钉内固定：斜形或螺旋形骨折，可采用螺钉内固定，于开放复位后，用1～2枚螺钉在骨折部固定，用以维持骨折对位，然后包扎有衬垫石膏，2～3周后改用无衬垫石膏固定10～12周。但1～2枚螺钉仅能维持骨折对位，起到所谓“骨缝合”的作用，固定不够坚固，整个治疗期内必须辅助有坚强的石膏外固定。

（2）钢板螺钉内固定：斜形、横断或粉碎性骨折均可应用。由于胫骨前内侧皮肤及皮下组织较薄，因此，钢板最好放在胫骨外侧胫前肌的深面。加压钢板内固定，由于加压钢板的压力不易控制，压力过大有可能造成骨折端压迫坏死，反而影响骨痂生长，坚强的钢板，可产生应力遮挡，使骨的生理应力消失，骨皮质可因此而萎缩变薄，拆除钢板后易发生再骨折。加压钢板厚度大，也容易压迫皮肤发生坏死，因此，临床应用受到一定的限制。

（3）交锁髓内钉固定：交锁髓内钉运用的范围是距上、下关节面各4cm以外的骨折。对较为稳定的，尤其是短缩趋势小的中段横行骨折，可采用动力型带锁髓内钉，远端不加螺钉交锁，有利骨折端间的紧密接触乃至加压。对不稳定性的胫骨骨折，静力型带锁髓内钉显然对维持复位十分有利，它不仅可以限制骨折进一步的移位或短缩，也可以限制其延长，维持接触，不发生分离。

（4）外固定支架：有皮肤严重损伤的胫腓骨骨折，外固定支架可使骨折得到确实固定，便于观察和处理软组织损伤，尤其适用于肢体有脱套伤的创面处理。粉碎性骨折或骨缺损时，外固定支架可以维持肢体长度，有利于晚期植骨。

3. 治疗流程　见图6－28。

四、最新进展

锁定加压钢板（locking compression plate，LCP）是AO在动力加压接骨板（DCP）和有限接触动力加压接骨板（LC－DCP）的基础上，结合AO的点接触钢板（PC－Fix）和微创固定系统（LISS）的临床优势，于2001年研发出来的一种全新的接骨板内固定系统。LCP具有以下优点：①螺钉与接骨板具有成角稳定性；②无需对接骨板进行精确的预折弯；③对骨外膜的损伤更小，更符合微创原则；④螺钉松动的发生率更低，因此，用于胫腓骨骨折更具有优势。

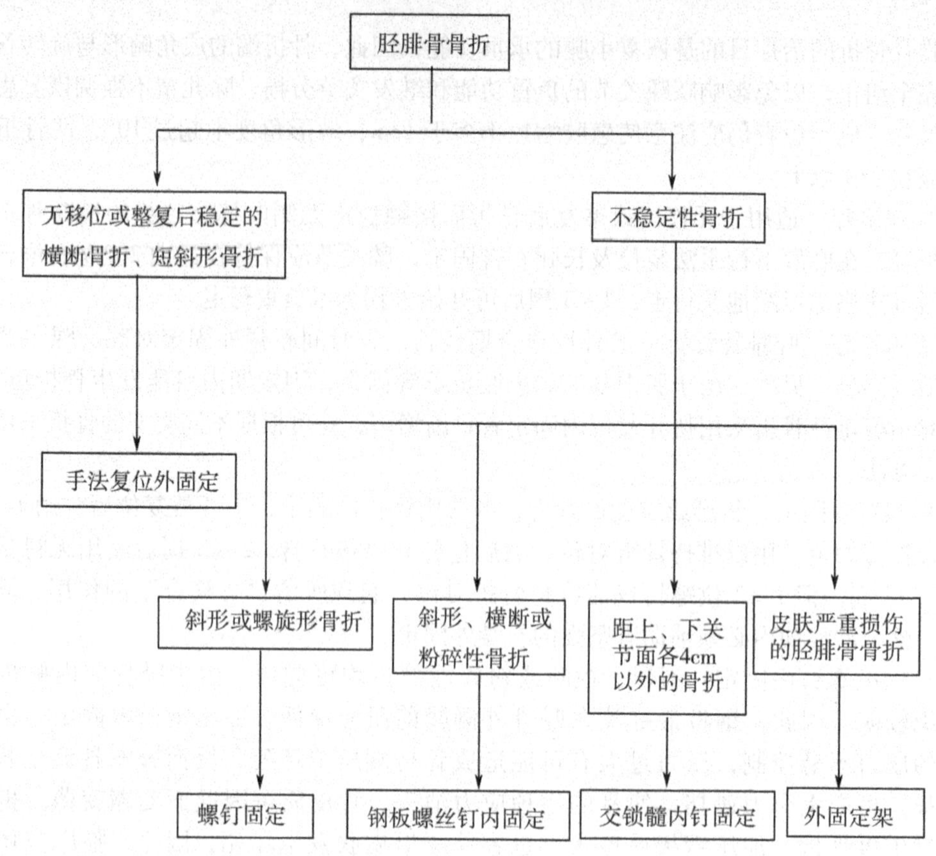

图 6－28　胫腓骨骨折治疗流程

（施水彬）

第八节　胫骨远端 Pilon 骨折

一、概述

胫骨 Pilon 骨折即胫骨下关节面穹隆部骨折，是创伤骨科最常见的关节内骨折之一，约占胫骨骨折的 1% ～10%，据国外报道其发病率约占全身骨折的 3.92%。这种骨折的特点是：胫骨负重面产生不同程度的碎裂，关节面破坏、不平整，远端松质骨压缩与骨质缺损，并发症及合并症的发生率很高，若治疗不当，可导致关节功能严重受损。由于胫骨远端血供差，软组织菲薄，不能提供良好的血运及保护，而且关节面常常严重粉碎，以至于 Pilon 骨折治疗极其困难。

二、诊断思路

1. 病史要点　产生胫骨 Pilon 骨折的主要作用力是通过距骨到达胫距关节顶部的轴向挤压力，同时，也有旋转作用引起的剪切力。最常发生于高处坠落、车祸、滑雪或绊脚前摔。足部受伤时所处的位置对产生骨折类型起决定性作用。当足在背屈时，较宽的距骨前部进入踝穴造成挤压和胫骨前缘骨折；足处于跖屈位时，可造成胫骨后缘骨折；中立位时，可以造成胫骨下端 Y 形骨折，胫骨前后缘均有骨折。损伤能量与骨、软骨和软组织损伤程度直接相关，高处坠落或车祸骤停属于高能量损伤；滑雪或绊脚前摔属于低能量的扭转伤。轴向压缩暴力和旋转剪切力决定骨折类型，两力同时作用可产生关节面压缩错位和干骺端粉碎性骨折，导致轴向对线不良。

2. 查体要点　踝关节局部肿胀、压痛和功能障碍是主要临床表现。

3. 辅助检查　可摄标准的踝关节正侧位 X 线片和踝穴位片，必要时可行多排螺旋 CT 加二维和三维重建。磁共振成像（MRI）在检查骨、韧带和肌腱损伤时是非常有价值的。

4. 分类

（1）AO 分型：根据骨折部位及关节面骨折移位和粉碎程度分型。

A 型骨折：胫骨远端的关节外骨折，根据干骺端粉碎情况再分为 A_1、A_2 及 A_3 三个亚型。

B 型骨折：部分关节面骨折，部分关节面仍与胫骨干相连，根据关节面撞击及粉碎情况又分为 B_1、B_2 和 B_3 三个亚型。

C 型骨折：累及关节面的干骺端骨折，根据干骺端及关节面粉碎程度再分为 C_1、C_2 和 C_3 三个亚型。

（2）Ruedi 和 Allgower 分型：根据关节面及骨折移位程度将胫骨远端骨折分为 3 个类型，是目前最常用分型。

Ⅰ型：单纯的胫骨远端骨折，无踝关节脱位。

Ⅱ型：经关节面的胫骨远端骨折，有踝关节脱位，无关节面粉碎性骨折和塌陷。

Ⅲ型：经关节面的胫骨远端骨折，有踝关节脱位，关节面为粉碎性嵌插性骨折。

5. 诊断标准

（1）高处坠落、车祸、滑雪或绊脚前摔等外伤史。

（2）踝关节局部肿胀、压痛和功能障碍等临床表现。

（3）标准的踝关节正侧位 X 线片和踝穴位片提示。

（4）必要时可行多排螺旋 CT 加二维和三维重建及 MRI 检查。

6. 诊断流程　见图 6－29。

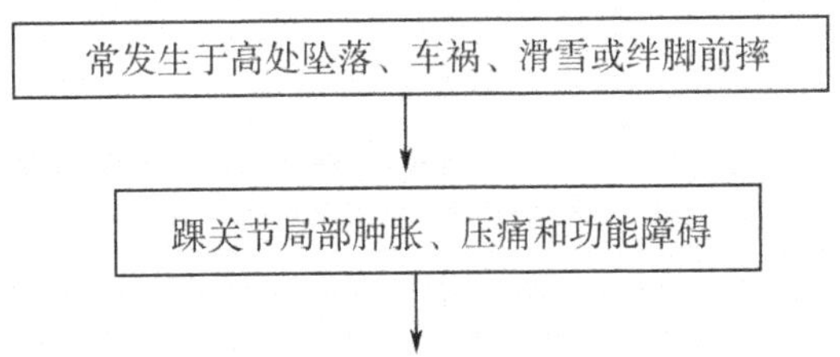

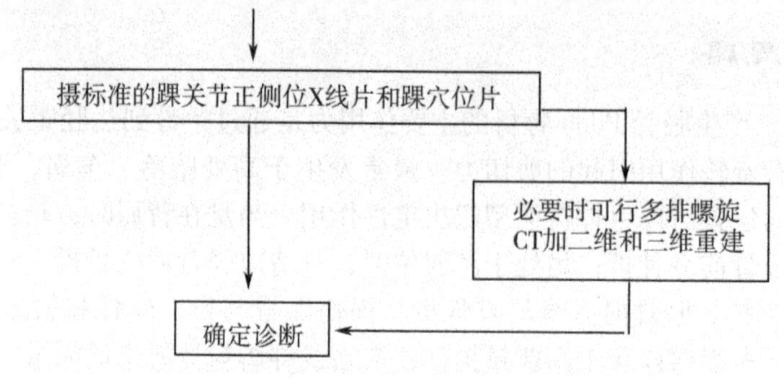

图 6－29　Pilon 骨折诊断流程

三、治疗

Pilon 骨折是涉及胫骨负重关节面的骨折，且周围软组织脆弱，干骺端甚至包括胫骨下段骨折粉碎不稳定，关节面损坏不平整，关节软骨损伤。治疗以修复关节面，有效维持骨折复位稳定，早期关节活动、恢复关节功能、预防并发症为主。

1. 保守治疗　一般采用手法复位或跟骨牵引后石膏、超踝夹板、单纯外固定支架固定。保守治疗适用于全身情况差，不能耐受手术者以及少数骨折无移位、关节囊保持完整、没有明显脱位的 I 型骨折。有条件可采用经皮克氏针或螺钉有限固定加辅助外固定或直接切开复位坚强内固定，旨在缩短外固定时间，早期功能锻炼，避免因单纯外固定而发生骨折再移位的可能。

2. 手术治疗

（1）手术方法的选择：除全身情况差，不能耐受手术者行保守治疗外，大多数骨折均应采取手术治疗，此已被学者达成共识。但是，目前的焦点在于胫骨的固定方式和手术时间上。Ruedi 等倡导传统 AO 手术治疗的四步骤原则：复位恢复腓骨的长度并固定，复位胫骨关节面，对骨缺损处进行植骨，固定胫骨远端。Wyresh 等却认为此原则不适用于复杂和开放性骨折，提倡有限内固定和外固定相结合的治疗手段。强调按软组织损伤严重程度制订方案，软组织处理、骨折复位固定分步骤进行或延期切开复位内固定，而不是一味地切开复位内固定。目前，已逐渐形成 Pilon 骨折手术治疗的“BO”原则。强调细致的软组织暴露、骨折块的有限剥离、间接复位技术、稳定固定后的早活动和晚负重的指导原则。其目的是尽可能保护骨、软组织活力，进行关节面复位，并提供能允许踝关节早期活动的固定。Plal－mar 指出：骨折的治疗着重于寻求骨折稳定和软组织完整之间的平衡，过分地追求解剖学重建，其结果往往是既不能获得足以传导载荷的固定，而且使原已损伤组织的血运遭到进一步破坏。严格掌握手术时机，对减少伤口并发症尤其重要。众多学者认为继发损伤或手术创伤的肿胀常使皮肤难以闭合或坏死。伤后 8～12h 内，是骨折断端的血肿期，而这之后多是真皮下水肿，直接影响伤口的愈合，因此，软组织条件良好，骨折损伤的程度轻微，特别是低能损伤，手术应该在伤后 8～12h 内进行。对软组织损伤严重的或粉碎性骨折，其手术时机，应作两步处理：第一步稳定软组织，跟骨牵引或有限固定腓骨结合外固定支架固定，维持胫腓骨的长度，防止软组织挛缩，等待肿胀消退、软组织条件许可；第二步行胫骨切开复位内固定，时间多在 5 天～3 周之间为宜，合并有其他部位复合伤者则可暂行外固定支架固定，时机成熟后二期手术。

(2) 手术固定方法

1）AO切开复位内固定：20世纪60年代Ruedi等倡导传统AO手术，遵循的四点治疗原则：首先是精确复位腓骨长度并内固定，这尤其重要，腓骨的解剖重建不仅为胫骨骨折复位确定基准，也增加了胫骨远端松质骨固定后的稳定性；其次是胫骨干骺端关节面的解剖重建，重点复位内踝、前外侧骨（Tillaux－Chaput）和后唇骨块（Volkmann三角）这三个主要骨折块；再次是针对由于骨折时关节面骨块嵌入干骺端松质骨而使复位后产生的骨质缺损予以植骨，行自体髂骨或同种异体骨移植，这是修复关节面平整的关键；最后重新连接干骺端和骨干，在胫骨内侧或前侧用形状符合胫骨远端解剖特点，有良好支撑作用的接骨板和松质骨螺钉固定。随着对Pilon骨折的进一步认识，特别是对损伤机制、软组织条件及骨折损伤程度进行分型后，许多学者发现，对于高能量损伤、软组织条件不良及骨折损伤严重的患者，采用AO切开复位内固定方法无法获得满意的效果，早期、晚期并发症较多，解决这些并发症往往比较困难，甚至需要多次手术治疗。应用AO原则切开复位内固定治疗Pilon骨折时，应充分评估软组织损伤程度、术后软组织的愈合能力，并严格掌握手术时机。一般认为该方法适用于软组织条件良好、低能量的Ⅰ、Ⅱ型骨折，而开放性损伤，软组织条件不良，高能量的Ⅱ、Ⅲ型Pilon骨折则为相对禁忌证。

2）有限内固定结合外固定：对于严重的Pilon骨折，20世纪90年代起越来越多的学者倾向于使用有限内固定结合外固定的治疗方法，以避免对骨及软组织血运的医源性破坏。有限内固定是指采用小切口的方法对腓骨进行复位和内固定，并在直视下对胫骨远端的关节面进行复位，而干骺端的复位与固定则依靠各种外固定支架、夹板、石膏、跟骨牵引等外固定。国内外报道较多的是有限内固定结合外固定支架治疗，其疗效较好，总结有以下优点：相对安全地对腓骨进行内固定以及直视下的关节面的复位；骨折整复使骨膜及软组织剥离少，内固定极为有限，手术穿针远离创面，减少了感染不愈合问题；可靠的固定术后可早期扶拐下床活动；超关节的功能位固定，有利于关节囊及韧带损伤的功能重建，防止晚期关节不稳。但此方法关节面整复的精确性较低，也存在外固定针道感染、松动以及由于没有对干骺端进行植骨可能使愈合时间延长的缺点。有限内固定结合外固定治疗方法既适用于软组织良好的Ⅰ、Ⅱ型骨折，更适用于严重的Ⅱ、Ⅲ型及开放骨折。在深入的研究中，更多的学者提出分期重建内固定的方法，以早期有限固定腓骨后，加外固定支架或跟骨牵引固定胫骨，待软组织好转后，行二期胫骨切开复位加植骨内固定治疗，它同时能有效地防止软组织并发症和长期使用外固定支架的缺点，此方法得到了越来越多的学者的认可。

四、预后评价

早期的并发症主要是皮肤坏死、伤口闭合困难、伤口感染。伤口问题是这类骨折治疗失败的主要原因，大多是手术时机不当或处理不及时、粗暴剥离软组织及切口之间距离过短造成的局部张力太高与引流不充分。用有限内固定结合外固定支架治疗，固定有限、软组织剥离少、血运破坏小，较好地解决了这个问题，但其针道感染和松动又是一新问题，要强调术后的及时处理。

晚期并发症主要是骨折延迟愈合、不愈合，关节僵硬、畸形愈合、创伤性关节炎、感染迁延所致的慢性骨髓炎。首要的是骨折愈合问题，除骨折部位的解剖及损伤特点原因外，未行一期植骨、手术剥离太广、内固定不牢靠、术后伤口感染也是重要原因。其次是创伤性关节炎，有人认为骨折的初期移位和碎裂程度并非是创伤性关节炎的决定因素，关节面解剖重建的精确度和骨折固定的稳定程度是关键。术后功能锻炼是改善关节功能的有效措施，可防止关节强直，促进关节面的再塑形、软组织肿胀消退。

五、最新进展

采用微创经皮钢板内固定术（minimally invasive plate osteosynthesis，MIPO）治疗胫骨远段 Pilon 骨折，旨在通过保护骨膜及其周围软组织血运，来保证骨折部血液供应，达到促进骨折愈合的目的。微创经皮钢板内固定术时，由于骨折断端不暴露，骨折复位主要采用间接复位的方法，可充分利用完整的软组织链。骨折周围软组织链既是骨折愈合良好的生物环境，也是骨折整复及维持固定后稳定的重要协同因素。MIPO 技术适用于闭合骨折，对 Gustilo Ⅰ、Ⅱ型的开放性骨折也适用，特别是皮肤条件不好、有擦皮伤结痂和小创面，不适合广泛切开手术的病例。MIPO 技术的优点：损伤小，恢复快，较传统切开手术大大缩短了住院天数，减轻了患者的痛苦及经济负担；最大限度地保留了骨膜，而膜内化骨是骨修复的基础；表皮切小孔较传统切开更符合患者的美学要求；比传统切开手术对骨折周围血运的破坏要小，可进一步缩短内固定后骨折愈合时间，更符合生物学固定的理念。

采用 MIPO 技术的内固定可使用解剖钢板或 LCP。锁定加压钢板（locking compression plate，LCP）用于 Pilon 骨折的治疗更具有优势，近年来得到了广泛的应用。

（施水彬）

第九节　跟腱断裂

一、概述

跟腱断裂是一种常见的损伤，多发生于青壮年。跟腱是人体最长和最强大的肌腱之一，成人跟腱长约 15cm，起始于小腿中部，止于跟骨结节后面的中点。肌腱由上而下逐渐变厚变窄，从跟骨结节上 4cm 处向下，又逐步展宽直达附着点。跟腱在临近肌肉部和附着点部分均有较好的血液供应，而其中下部即跟腱附着点以上 2～6cm 处，血液供应较差，肌腱营养不良，因而，该处常易发生断裂，有些因素可减弱跟腱的纤维强度，如反复的应力与严重的腱周围炎，类固醇药物多次局封，均应引起注意。

二、诊断

1. 病史要点　开放性跟腱损伤时，跟腱部位有伤口存在，若清创仔细检查伤口，即可发现跟腱断端。闭合性跟腱损伤常有典型的外伤史，伤时突然感到跟腱部似受到棍击，有时还可听到响声，随后局部肿胀、疼痛，小腿无力，行走困难。

2. 查体要点　患侧踝关节跖屈活动减少或完全消失，而被动的踝关节背伸活动反较正常增加，在体表肌腱断裂处可触及一横沟，并有明显压痛。

3. 辅助检查　四肢 MRI 踝关节扫描可以看到跟腱断裂信号。

4. 分类

（1）根据是否与外界相通分为开放性和闭合性两大类

1）开放性跟腱损伤多见于工农业劳动者，大多数系在跟腱有张力的情况下由锐器造成的切割伤，如机器或锐利的金属切屑碎片致伤，或在农村因铁锹或镰刀的切割伤，跟腱的损伤可在不同水平。

2）闭合性跟腱损伤多见于演员、运动员和其他职业的运动损伤，其机制系跟腱处于紧张状态时受到垂直方向的暴力打击，或由于肌肉突然猛烈的收缩所致，如足尖蹬地跳跃或连续翻跟斗时发生。如跟腱有慢性炎症、营养不良的退行性病变和跟腱钙化等病理基础，则更易损伤。损伤部位多见于跟腱附着点上方 2～6cm 处。

（2）依据手术时跟腱损伤所见病理情况，可分为 3 种类型，它与伤因有密切关系

1）横断型：系割伤或砍断所致的开放损伤，跟腱横形断裂部位多在止点上 3cm 左右，断面齐整，向近端回缩约 3～5cm，根据损伤程度可分为完全或部分断裂。

2）撕脱型：系因跟腱部直接遭受砸、碰伤所致，开放或闭合，跟腱的止点撕脱或于止点上 1.5cm 处完全断裂，断面呈斜形，尚整齐，近侧腱端有少量腱纤维撕脱，近端回缩均大于 5cm。

3）撕裂型：多为演员及体育爱好者，跟腱在止点上 3～4cm 处完全断裂，断端呈马尾状，粗细不等，参差不齐。此型损伤的解剖基础是跟腱有退行性变。病理检查，肌腱有透明变性，纤维性变，腱纤维间有脂肪组织，小圆细胞浸润，血管增生等退行性变。

5. 诊断标准

（1）典型的外伤史。

（2）患侧踝关节跖屈活动减少或完全消失，在体表肌腱断裂处可触及一横沟，并有明显压痛，Thompson 试验可明确跟腱是否断裂。

（3）四肢 MRI 踝关节扫描可以看到跟腱断裂信号。

三、治疗

跟腱断裂治疗目的在于恢复跟腱的完整性，以保持足踝的跖屈力量。在修复过程中尽力设法保持跟腱表面的平滑，以利跟腱的滑动。

1. 新鲜损伤　开放性或完全性的跟腱断裂应早期施行手术缝合，保守治疗往往因跟腱断端间瘢痕组织较多而失去其坚韧性，再断裂率较高，或跟腱因相对延长而使跖屈力量减弱。

儿童跟腱损伤后，由于腓肠肌张力不大，组织修复和再生力强，因而，手术采用简易“8”字缝合，而且由于儿童关节韧带松弛，关节功能恢复也较好。

成人跟腱横断可行 Bunnell 缝合法，即行跟腱后方纵切口长约 10cm，显露跟腱断端，用 1mm 粗的不锈钢丝的一端，从近端断面插入，在肌腱中向近端行径约 2cm，再弯向外侧穿过跟腱外面，在钢丝出口的近端 1cm 处，再横穿跟腱从内侧穿出，从出口远端 1cm 处，斜行向远端穿过跟腱，从断端穿出，拉紧钢丝后，分别穿入两根直针头，用两针头穿入跟腱远端断面约 3～5cm，从足底处皮肤出，拉紧钢丝使跟腱断端尽量对合，用纽扣把钢丝固定于皮外，断端间再用丝线行间断缝合。为了加强吻合口的强度，可以用阔筋膜或者从跟腱近端翻转舌形瓣来搭桥缝合，伤口缝合后，加垫于跟部及足底部，长腿石

膏固定膝关节于屈曲、足马蹄位，使跟腱处于无张力位置。4 周后去除石膏，用无菌操作剪断钢丝，抽出之，再用小腿石膏固定足于轻度马蹄位，扶拐行走，逐渐负重 2 周，再过 4 ~ 6 周去石膏正常行走。

为了防止吻合处与皮肤粘连并用筋膜加强跟腱断裂的吻合口，可做 Lindholm 手术：手术时患者俯卧，从小腿中部到跟骨做后侧微弧形切口，从正中切开深筋膜，显露跟腱断裂处，切除断端破碎的肌腱，用粗丝线或钢丝行褥式缝合，中间加间断缝合以加强力量。从腓肠肌近端两侧翻下 1cm 宽、7 ~ 8cm 长的肌腱条，肌腱瓣在吻合口上方 3cm 处保留，将肌腱瓣翻 180°，使其光滑面向外，两侧肌腱瓣与远端缝合，两侧彼此缝合，取肌腱瓣处伤口吻合，缝合皮肤切口，石膏固定，术后处理同上。跟腱呈马尾状撕裂者，如果撕裂纤维短，可修整残端重新吻合，否则用编入缝合法。

2. 陈旧性损伤　闭合性跟腱损伤有时因尚有踝关节跖屈功能而被漏诊，未能及时治疗而成为陈旧性。陈旧性跟腱损伤因有腓肠肌萎缩、短缩及无力，踝关节不能自动跖屈，常需做跟腱修补，而不应勉强作端对端吻合，以免因跟腱短缩而发生足下垂畸形。手术可用近侧肌腱延长，或用阔筋膜修补缺损处。

Bosworth 法较为理想，行后正中纵切口，从小腿中上 1/3 到足跟显露跟腱断端，切除瘢痕组织，从近到远游离宽 2mm、长 7 ~ 9cm 的腓肠肌腱，直到断端，将其横穿跟腱近端及远端。随后用无损伤线缝合，再缝合取腱处，缝合切口，尽量使两断端接近，术后处理同新鲜损伤。用腓骨短肌腱与比目鱼肌缝合加强跟腱的力量，并辅之以阔筋膜修补也是治疗陈旧性跟腱断裂的一种方法。国内采用牵引法加手术，获得成功。手术分两期进行，一期松解粘连，清除断端间瘢痕，并用钢丝缝于上断端，术后以质量 2 ~ 3kg 的重物牵引，待牵至两端基本对合（一般 2 周以内）后，行二期断端吻合术，于跟腱结节垂直旋入一枚螺钉，将保留的钢丝固定于其上以维持牵引力，愈合后去除螺钉及钢丝（图6 – 30）。

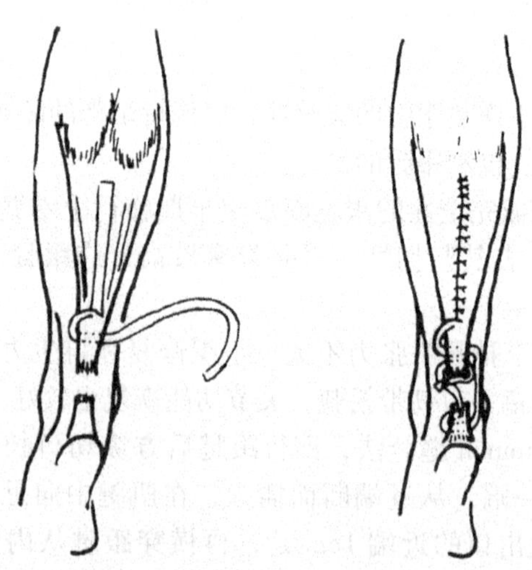

图 6 – 30　Bosworth 法

Abraham 倒 "V – Y" 腱成形术：切除或切开断端间瘢痕，在腓肠肌的肌肉肌腱移行部下方 1cm 向下，做腱的倒 "V" 形切开，"V" 臂的长度，约大于缺损段的 1.5 倍，将 "V"

部向下拉以使腱的断端接触，在无张力下直接缝合，然后缝合倒“V”部（图6-31）。对未切除瘢痕者，可将远断端劈开，行鱼嘴状插入缝合，再缝合下移的倒“V”部。

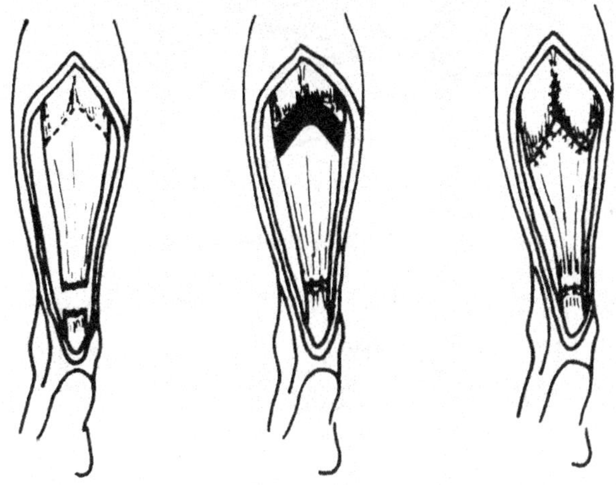

图6-31　Abraham法

四、预后评价

术后并发症主要有切口感染和跟腱再断裂两种。出现皮肤坏死和跟腱液化，可用两条腱膜瓣下翻修法修复缺损跟腱，局部皮瓣转移覆盖创面。跟腱再断裂与去除石膏固定后过早剧烈运动和吻合不够牢固有关，术后感染和再断裂发生率为9.7%。

（田明波）

第十节　跟骨骨折

跟骨骨折在临床上较为多见，约占全身骨折的1.5%。不仅是从事高空作业的青壮年多见，随着人口老龄化，老年者跟骨骨折也非少见，这与骨质疏松有关。跟骨骨折后主要波及跟距关节，当其咬合变异，并由此而引起负重力线异常，则是构成创伤性距下关节炎的病理解剖学基础。其发病率不仅取决于损伤的程度，还与治疗方法的选择及个体差别等关系密切。因此，选择最佳治疗方案，对跟骨骨折患者的康复及并发症的防治具有直接作用。

一、跟骨骨折的解剖复习及致伤机制

（一）跟骨的解剖特点

跟骨呈不规则的长方形，是人体最大的跗骨。前方为跟骰关节面，上方是跟距关节面，后方是跟腱附着的跟骨结节。其内侧面呈中凹状，与1个宽厚的突起相连（即载距突，是趾腱膜和足底小肌肉的起点）。在跟骨中偏后有向上隆起的跟骨角（Bohler角），大约38°（图6-32）。其下方骨较疏松，当骨折时易被压缩、断裂而导致此角角度的减小，甚至为负角；这不仅易引起跟距关节炎，而且使跟腱松弛而影响小腿的肌力及步态。

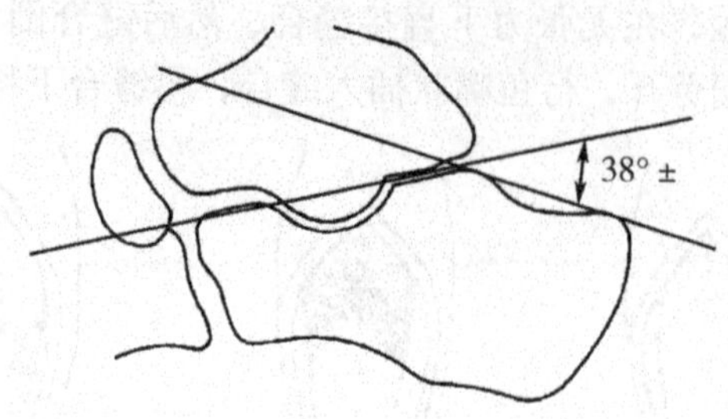

图 6－32　距骨 Bohler 角示意图

跟骨对足部的整体功能具有重要作用，其不仅承受来自距骨传导的载荷，并且因其突向踝关节的后方，从而为小腿三头肌延长力臂，以满足人体向前推进的需要。同时跟骨也是足弓构成的主要成分，使足部富有弹性，以缓解震荡。因此，当跟骨发生骨折后，应充分恢复其本身的正常位置和距下关节的关系，以免影响上述功能。

（二）致伤机制

主要有以下 3 种方式：

1. 垂直压力　约有 80% 的患者是自高处跌下或滑下所致。根据坠落时足部的位置不同，其作用力的方向也不一致，并显示不同的骨折类型，但基本上以压缩性骨折为主。此外还依据作用力的强度及持续时间不同，其压缩的程度呈不一致性改变。

2. 直接撞击　是跟骨后结节处骨折，多是外力直接撞击所致。

3. 肌肉拉力　腓肠肌突然收缩可促使跟腱将跟骨结节撕脱，若足内翻应力过猛则引起跟骨前结节撕脱，而外翻应力则造成载距突骨折或跟骨结节的纵向骨折，但后者罕见。

二、跟骨骨折的诊断及分型

（一）诊断

跟骨骨折的诊断一般多无困难，除依据外伤史及临床症状外，主要从 X 线片（正位、侧位及轴线位）加以确诊，并依此进行分型。仅个别患者需 CT 扫描或 MR 检查。

（二）分型

一般分为以下 2 型：

1. 关节外型　关节外型是指不波及跟距关节的骨折，包括：

（1）跟骨（后）结节骨折（图 6－33），又有纵形骨折、横形骨折及撕脱性骨折之分。

（2）跟骨前结节骨折（图 6－34）。

（3）载距突骨折（图 6－35）。

（4）结节前方近跟距关节的骨折。

2. 关节型骨折　根据关节型骨折的形态及受损程度等，又可分为以下 4 型（图 6－36）：

（1）舌型（tongue type）骨折：多是垂直暴力所致。

（2）压缩型（depression type）骨折：可因纵向垂直外力所引起。

（3）残株型（stump type）骨折：即波及距骰及跟距关节的纵（斜）向骨折。

（4）粉碎型（crush type）骨折：多由强烈的压缩暴力所致。

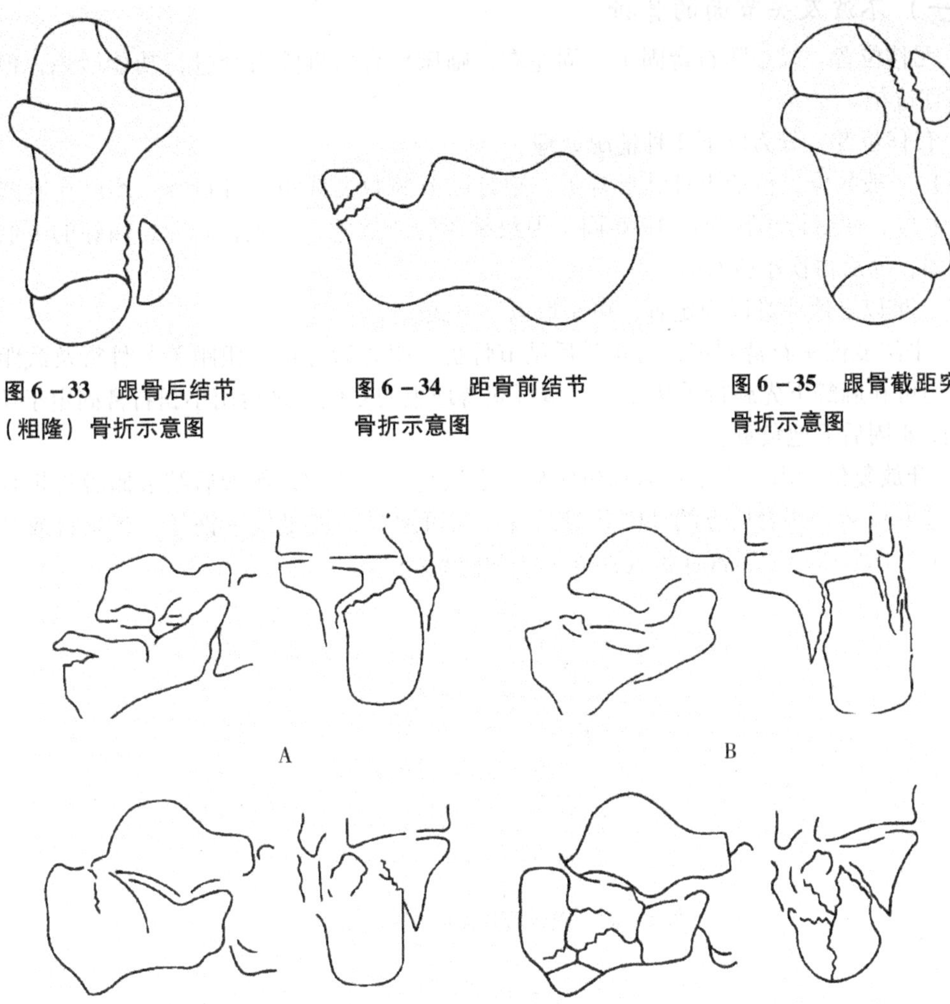

图 6－33 跟骨后结节（粗隆）骨折示意图

图 6－34 距骨前结节骨折示意图

图 6－35 跟骨截距突骨折示意图

图 6－36 跟骨关节型骨折示意图

A. 舌型；B. 压缩型；C. 残株型；D. 粉碎型

三、跟骨骨折的治疗

不波及跟距关节和跟骰关节的骨折在治疗上较易处理，但波及关节面，尤其是 Bohler 角明显减少且压缩严重的，不仅治疗难度较大且治疗意见也不一致。目前主要有 2 种观点，一种是通过一切手段，包括开放复位＋植骨术，以争取尽可能地恢复跟骨的原解剖结构，尤其是关节面的外形与咬合角度（包括将塌陷之关节面撬起，关节下植骨等），虽较一般患者疗效为佳，但操作复杂。反对者认为与其早期开放复位＋植骨，不如后期出现创伤性关节炎时再行跟距关节融合术。还有一种观点是强调功能锻炼，即对骨折的复位要求不严，而是主张早期功能活动，包括足跟前方放置弹性垫后即早日下地负重等功能锻炼等，也能普遍获得中等水平的疗效。究竟采用何种疗法，还需依据患者的具体情况而定，一般将其分为以下 3 种类型进行处理。

（一）不波及关节面的骨折

1. 无移位者　以小腿石膏固定4周左右，临床愈合后拆除石膏进行功能锻炼，但下地负重不宜过早。

2. 有移位者　分为以下2种情况处理。

（1）一般移位：包括跟骨纵形骨折、跟骨结节撕脱及载距突骨折等，均应在麻醉下先行手技复位，而后行小腿固定4～6周。因跟腱撕脱所致的，应先行跖屈、屈膝的下肢石膏固定3周，而后再换小腿石膏。

（2）难以复位或难以固定者：可采取以下方式。

1）手法复位＋石膏固定：对跟骨后结节骨折、跟骨后方接近跟距关节骨折及载距突骨折等，均可在麻醉下先施行手法复位，多可获得理想的复位，之后用小腿石膏固定于功能位4～6周，8周后下地负重。

2）开放复位＋内固定术：对移位明显、手法复位失败的，例如后结节撕脱骨折骨折片移位超过1cm者，跟骨后方的鸟嘴状骨折等，均可通过开放复位＋钢丝、螺丝钉或骨搭钉等内固定。术后以小腿石膏保护（图6－37和图6－38）。

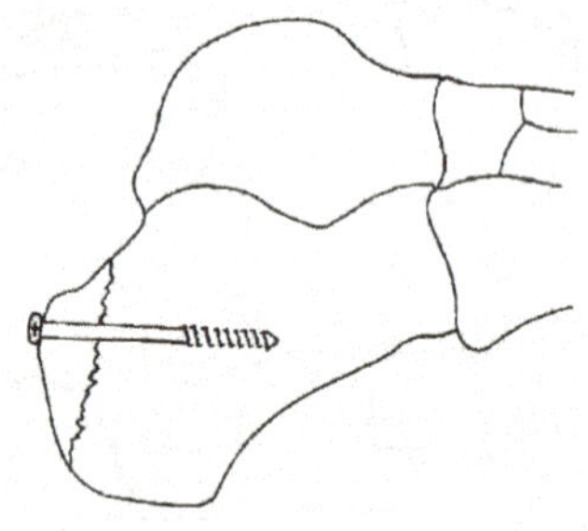

图6－37　跟骨后方骨折内固定示意图

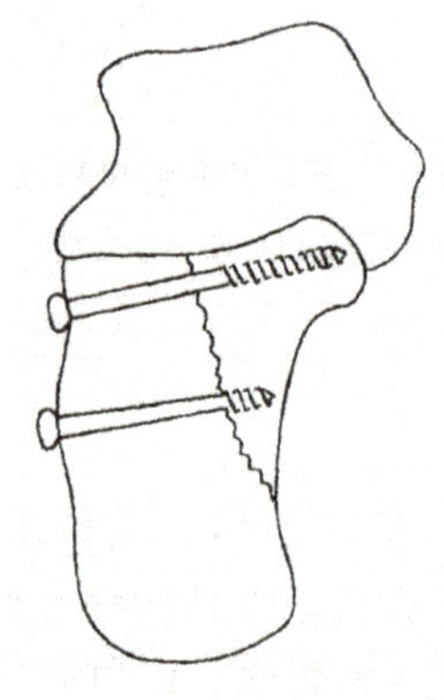

图6－38　跟骨纵形骨折双螺钉内固定示意图

（二）波及关节面的骨折

分下面不同情况进行处理。

1. Bohler角变小的横形骨折　可用史氏钉自跟骨结节插入达骨折线处，然后将史氏钉向下方压以使骨折复位，并将史氏钉向深部打入，使其穿过骨折线抵达跟骨前方直至距跟骰关节面0.5cm处。全部操作过程宜在C形臂X线机透视下进行（或拍片）。然后小腿石膏固定4～6周，史氏钉可于3周后拔除（图6－39）。

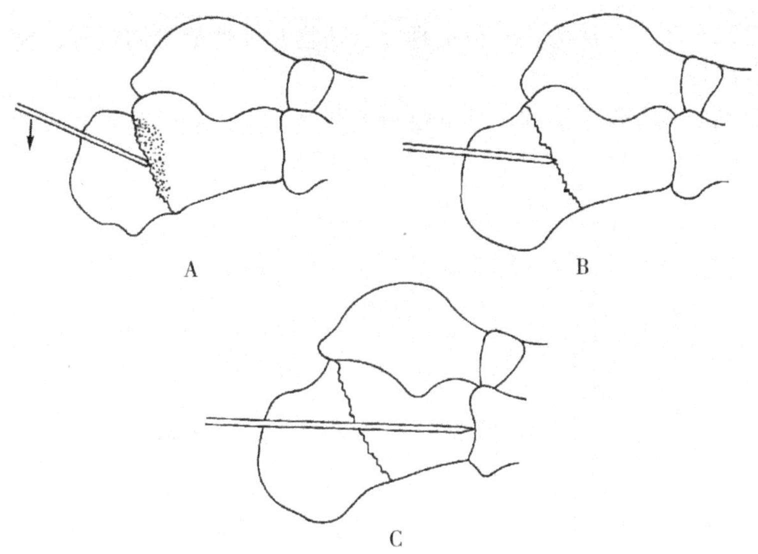

图6－39　跟骨Bohler角变小骨折复位示意图

A. 插钉；B. 复位；C 将钉打入前方

2. 跟距关节塌陷的骨折　根据患者年龄及全身状态不同而采取相应措施。

（1）青壮年：可行开放复位＋植骨术，以求恢复关节面的角度及跟骨的大致形态。术中注意从跟骨的两侧对跟骨同时加压以纠正骨块的侧方移位。

（2）老年患者：对60岁以上或身体条件不宜手术的，应以恢复功能为主。可用弹性绷带加压包扎，然后按足弓的形态进行功能锻炼。一般是让足底在直径10～15cm的圆木棍上滑动，以促进足的纵弓及Bohler角的恢复。

3. 粉碎性骨折　也应根据患者的年龄及具体情况而酌情掌握。

（1）青壮年：腰麻或硬膜外麻醉后，按下述步骤予以复位及固定：

1）跟骨结节处史氏钉打入：一般在透视下进行。

2）牵引及手法复位：在将跟骨结节史氏钉向下牵引的同时，将足趾跖屈位，足心向上加压，以达到恢复Bohler角的目的。

3）挤压跟骨两侧用跟骨复位器：自跟骨的两侧迅速加压，持续时间不超过1s，然后立即放松（加压标准以健侧宽度为准）。

4）史氏钉固定：复位满意者，另取史氏钉1～2根，从跟骨结节后方，沿跟骨长轴打入、并穿过骨折线，用于固定。

5）石膏：手术后以小腿石膏固定，并再次对跟骨内、外两则加压塑形，之后即拔除跟骨结节史氏钉，2～3周后再拔除跟骨纵向史氏钉。石膏制动4～6周后开始功能活动，下地负重应在伤后10～12周以后开始。

（2）60岁以上患者：麻醉下用跟骨复位器复位后，按塌陷性骨折者处理，以关节功能恢复为主。

（三）跟骨骨折并发症的处理

1. 跟距关节创伤性关节炎　发病率较高，约20%，多发生在波及距骨面的塌陷性或粉碎性骨折患者。

（1）轻者：以非手术疗法为主，包括理疗、药物及弹性绷带固定等，也可采用跟骨钻孔减压术，均有疗效。

（2）重者：指影响工作生活的。可行跟距关节融合术，最简单的术式是局部旋转植骨术（图6－40）。

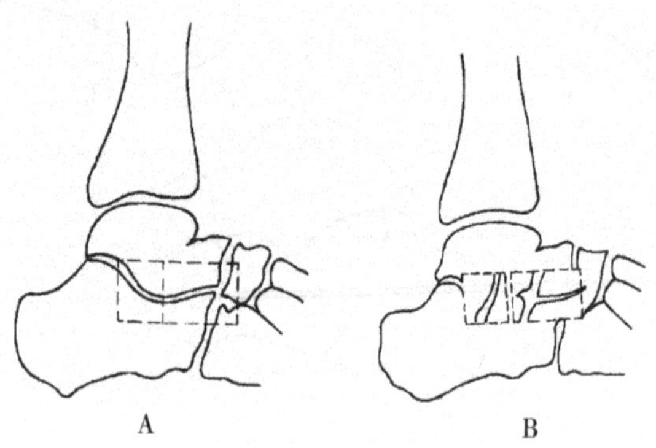

图6－40　跟距关节等三关节旋转植骨融合术示意图

A. 切骨；B. 转移骨块

2. 足跟增宽　患者多因影响穿鞋而求医，一般让其放松鞋的宽度。对有骨质明显增生或骨刺形成的，可将其切除。

3. 足底痛　由外伤后跟骨内组织压力增高所致。严重者可通过足跟外侧多方向钻孔减压，疗效颇佳，且操作简便，无需切开。

4. 腓骨肌腱粘连（炎）　常可遇到，轻者可行理疗，重者则需行腓骨肌腱松解术。

5. 平底足　主要因Bohler角变小所致，以功能锻炼为主，严重者可行跟骨体楔形截骨矫正术。

（施水彬）

第七章　脊柱损伤

第一节　寰椎骨折

1920 年 Jefferson 首先报道了 4 例寰椎爆裂性骨折，并就其损伤特点作了描述。后来，学者们陆续进行了报道，并将这种寰椎椎弓的特殊骨折称为 Jefferson 骨折。这是一种较少见的上颈椎损伤，其骨折的发生率占全颈椎损伤的 2% ~4%，Lipson 报道 260 例成人颈椎损伤仅有 10 例寰椎骨折（占 3.8%）。这种骨折的机制，临床和 X 线片表现与其他颈椎损伤有明显不同的特点。

一、概述和解剖特点

寰椎即第 1 颈椎（C_1），系联结枕骨和其他颈椎的主要解剖结构。它是一节非典型的脊椎，外观呈椭圆环状，无椎体，而在环形两侧增厚变粗，称之侧块，其上下表面各自为斜向内前方的关节面，与枕骨髁状突和枢椎关节面相对应，分别构成枕寰和寰枢关节。从侧块伸出两臂左右联结成环，即为前后弓，两弓中央增粗为结节，在与侧块相遇处骨质较纤弱，是骨折部位好发所在。前弓后面的中央与齿突对应构成寰齿关节，由寰椎两侧块间的横韧带和关节囊维持其稳定性。寰椎椎管矢径大约 3cm，其间容纳脊髓约 1.0cm，齿突约占据 1.0cm，尚有 1.0cm 空间为缓冲间隙。

二、病因和发病机制

自上而下的传导暴力已被公认是造成寰椎骨折的主要作用形式。当暴力作用到头顶后，通过枕骨两髁状突分别向下并向后到达寰椎两侧块的关节面（图 7－1）。由于枢椎两关节侧块作为人体纵轴对抗这种冲击暴力，致使寰椎介于外力之间，就可能导致寰椎前后弓与其侧块联结处的薄弱带发生骨折。

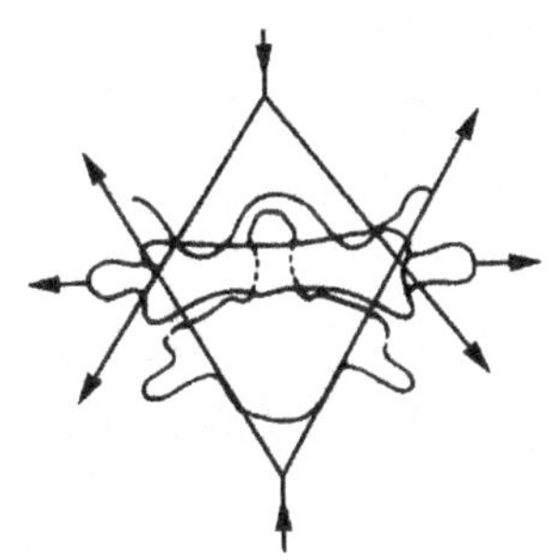

图 7－1　寰椎骨折传导暴力方式

寰椎介于垂直暴力对抗力之间损伤的具体原因有多种，然而，头顶直接遭到外力作用，例如最常见的创伤，如跌倒、交通事故及跳水等运动创伤，都有可能造成此类损伤。直接暴力作用多是由于刀或子弹引起穿透性损伤，此时可因椎动脉和颈椎脊髓损伤而立即死亡，故平时医疗单位极少见到。由于暴力的大小、方向以及损伤瞬间伤者头颈姿势的不同，寰椎骨折具有多样性（图 7－2）。

根据骨折部位和移位状况可分为 4 种类型。

Ⅰ型：寰椎后弓骨折，系由过伸和纵轴暴力作用于枕骨髁与枢椎棘突之间，并形成相互挤压外力所致（图 7－3），也可能与枢椎骨折和齿突骨折并发。

Ⅱ型：寰椎侧块骨折，多发生在一侧，骨折线通过寰椎关节面前后部，有时波及椎动脉孔。

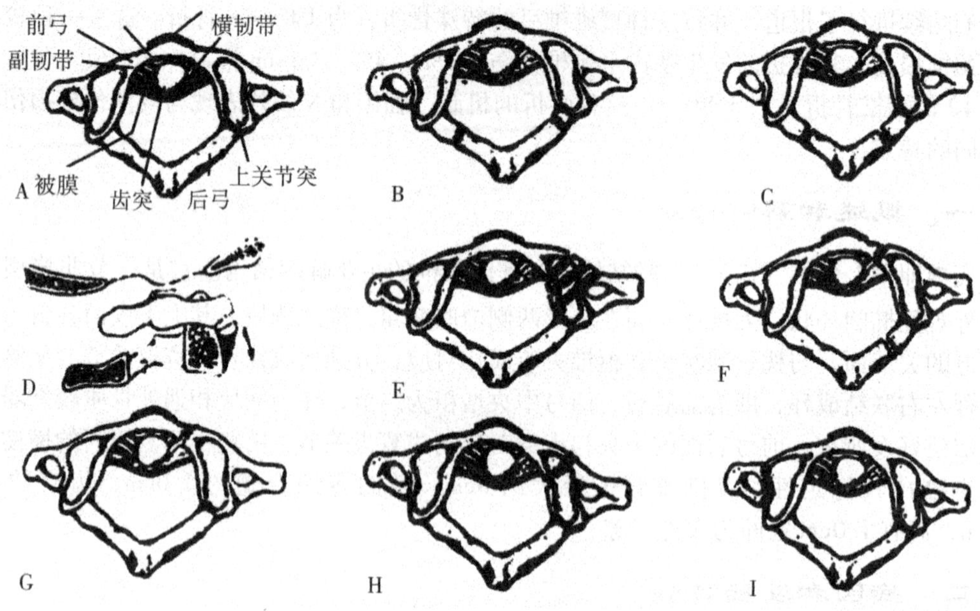

图 7－2　各种类型的寰椎骨折

A. 寰椎的骨与韧带关系；B. 后弓骨折；C. Jefferson 骨折；D. 寰椎前弓下部过伸型骨折；E. 侧块粉碎骨折；F. 同侧前后弓骨折；G. 单侧后弓骨折；H. 单侧侧块骨折；I. 横突骨折

Ⅲ型：寰椎前后弓双骨折，即在侧块前部和后部都发生骨折，通常称之为 Jefferson 骨折，多系单纯垂直暴力作用结果。骨折移位特点与该部解剖和暴力大小有关。寰椎的前后弓 4 处骨折是本损伤的基本特点，4 个骨折块分别为两侧块的外厚内薄楔状结构，作用力呈离心式分布，骨折块也常随作用力呈分离移位，即造成爆裂性骨折。

Ⅳ型：寰椎稳定性骨折，包括寰椎椎弓单处骨折、经侧块关节面骨折及单纯横突骨折。

合并齿突骨折较少见，Anderson 报道一组 32 例齿突Ⅱ型（齿突基底部）骨折仅有 1 例寰椎骨折。合并横韧带断裂则更少见，而寰椎无骨折的单纯横韧带断裂者较多。

三、临床表现

颈部僵硬和枕下区域疼痛是寰椎椎弓骨折的主要临床表现，局部压痛限于枕粗隆下方，被动头部运动以旋转受限最明显。颈部疼痛、僵硬，患者常以双手托住头部，防止其活动；有时出现咽后血肿，但通常不会引起呼吸困难和吞咽障碍；头部前倾呈强迫体位，有时用手扶持头部，避免头颈向任何方向转动。枕骨髁与枢椎棘突挤压可致寰椎后弓骨折，脊髓或神经根受压比较少见，这与该区椎管矢状径大，骨折后其骨折片离心分离有关。如第2颈神经（枕大神经）受累时，患者感觉枕部疼痛，颈肌痉挛，颈部活动受限，若伴脊髓损伤，可有运动感觉丧失，损伤严重者可致瘫痪甚至立即死亡（图7－3）。

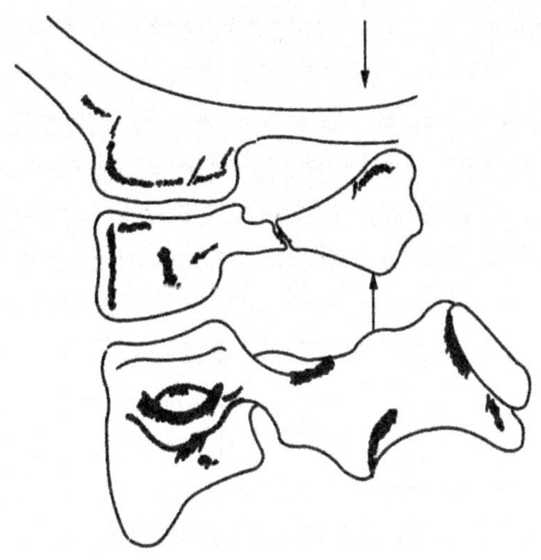

图7－3　枕骨髁与枢椎棘突挤压可致寰椎后弓骨折

四、诊断和鉴别诊断

（一）X线检查及表现

寰椎椎弓骨折的诊断主要依赖X线检查。普通的前后位和侧位X线拍片常因该部结构复杂造成影像重叠，影响对损伤的判断。因此，寰枢区前后位开口拍片，能够集中显示解剖形态，利于上颈椎损伤的判断。

Jacobson认为正常人寰椎区开口拍片可因不同程度的旋转和侧屈引起寰－枢椎斜倾，从而造成X线影像上侧块与齿突的位置改变。因此发现两侧块偏斜时，应仔细观察枢椎棘突的位置是否居中，这对正确的判断至关重要。如枢椎棘突位置居中，侧块移位意味着既不是旋转也不是侧屈，而是由于损伤所引起的骨折移位。

寰椎骨折损伤的X线表现特点归纳如下。

（1）寰椎的两侧块移位，可以同时向外侧分离移位，也可为不对称的移位，移位的范围可达2～4mm。

（2）判断侧块移位应参照枢椎的棘突是否维持在中央。若棘突阴影在中央而有侧块移位，则表示并非因旋转所致侧块与齿突距离的差异。

（3）断层拍片可了解细微结构的变化，可能发现寰椎侧块的内侧有一小游离骨片，系为横韧带撕脱所致。但这种小的撕脱骨片在普通X线片上是无法显示出来的。

（4）咽后壁软组织肿胀阴影能在清晰X线片上显示出来，表示该部骨折出血的血肿部位。

双侧寰椎侧块都发生偏斜，这是 Jefferson 骨折所特有的表现。但在没有旋转和侧屈异常条件下，发生偏斜也见于寰枢椎前脱位，应结合上颈椎的侧位 X 线片加以鉴别。

（二）稳定性的判断

寰椎爆裂性骨折诊断时多因对此类损伤认识不足或摄片时投照部位、角度不佳，参数选择不当而发生困难。清晰的上颈椎前后位开口片通常可以显示寰椎骨折和解剖关系的变化。根据该区正常 X 线解剖关系的变化，能够较准确的做出诊断。

正常情况下，上颈椎前后位开口片表现寰椎两侧块与齿突间的距离相等而对称；两侧块外缘与枢椎关节突外缘在一直线上；侧位 X 线片表现寰椎前结节后缘与齿突前缘即寰齿间距成人为 3mm，这是恒定的 X 线标志。以上 X 线表现若发生变化，尤其寰椎侧块向外滑动移位，就是骨折的重要诊断依据。同时必须注意因颈椎过伸时枕骨直接撞击寰椎后弓致椎动脉沟处单纯寰椎后弓骨折，该骨折仅能从侧位 X 线片上显示出来。在侧位 X 线片如果寰齿间距大于 3mm，还提示可能合并横韧带撕裂伤。损伤后的稳定程度主要取决于横韧带和翼状韧带损伤状况。尤其横韧带对固定齿突、稳定寰枢关节及保持寰椎两侧块间的张力起着极为重要作用。如果横韧带无损，则两侧块的分离移位是有限的，其两侧移位距离之和必然小于 6. 9mm；如果横韧带完全断裂，则两侧块失去了韧带控制，离心性分离移位大于 6. 9mm，即造成该区不稳定（图 7 -4）。严重的不稳定性骨折常表现为寰枢椎关节脱位。为了解寰枢区损伤的细微结构的变化，宜采用断层拍片及 CT 扫描，常能显示寰椎爆裂的骨折片分离状况，对确定其稳定程度是有益的。注意寰椎侧块内侧缘撕脱骨折，是横韧带撕裂征象，提示骨折不稳定。

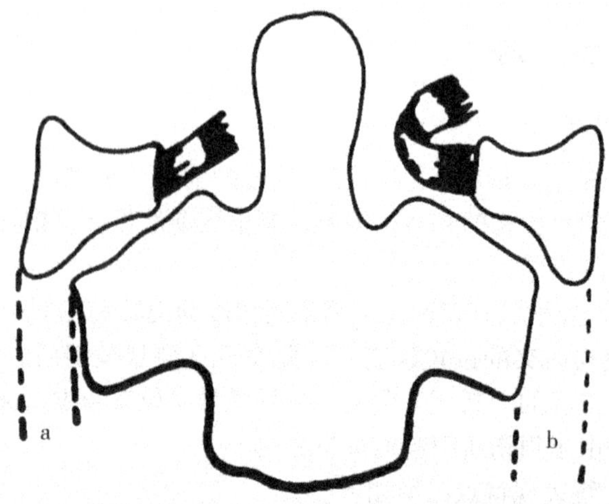

图 7 -4　寰椎骨折分离移位 a + b≥6. 9mm，表示寰椎骨折横韧带断裂

（三）骨折与神经损害的关系

根据 Jefferson 骨折机制和骨折移位特点，可以推测此损伤不应合并严重神经损害。因寰枢区椎管矢径和横径大，骨折后骨折块自椎管向外滑动，使椎管容积扩大，通常对脊髓不会产生压迫。但下列几种情况可能造成神经损害。

（1）小骨折片撕脱分离或侧块嵌入椎管并压迫脊髓。

（2）合并横韧带断裂或齿突骨折导致寰枢关节脱位可严重损伤颈脊髓，导致四肢瘫痪，甚至立即死亡。

(3) 陈旧性寰椎爆裂性骨折经治疗未能达到骨性愈合，遗有永久性不稳定，正常解剖及生理功能丧失，可能出现迟发性神经损害。

五、治疗方法

关于此类损伤治疗的专题文献较少，各学者报道的病例有限，但也已形成较系统的治疗措施。

治疗目的在于恢复枕－寰－枢解剖区域的稳定性及其功能，避免脊髓急性受压或迟发性损害。早年曾施行寰椎后弓切除术，但目前已不再有人单纯采用这种既危险又破坏稳定因素的手术方式。

(一) 非手术治疗

采用非手术治疗的新鲜的损伤，是一种合理的治疗方法。不管骨折是否稳定，都可以获得满意的疗效。其方法是：在骨折诊断确定后，用颅骨牵引或 Glisson 枕颌带牵引，重量为 3～5kg。牵引的作用是可减少或解除枕骨髁和枢椎对寰椎骨折块的压力，并使分离的侧块与前后弓断端接触，有利于骨折的复位和愈合。

自 Halo 支架应用于颈椎固定后，许多学者愿意采用这种装置来控制上颈椎损伤后的稳定。尤其对合并横韧带断裂的不稳定性寰椎爆裂性骨折，Halo 头盆环具有保持枕－寰区域的高度稳定作用。必须使骨折有充分愈合时间，通常要 3～5 个月。骨折愈合还应用颈托继续保护一个时期。

(二) 手术治疗

为获得伤后枕寰枢区永久性稳定，有些学者积极主张手术治疗。手术方法有 2 种，即寰枢间融合术和枕颈融合术。

1. 寰枢间融合术　包括传统、改良的 Gallie 和 Brooks 手术方法。寰枢间融合术不能用于新鲜的寰椎骨折，必须等待后弓与两侧块牢固地骨性愈合后施行。其方法如下。

(1) 切口：自枕骨粗隆下 2.0cm，沿中线通过发际抵 C_4 棘突，切开皮肤、皮下，用电凝止血。

(2) 枢椎棘突和椎板的显露：沿中线于项韧带基部做潜行切割分离，自 C_2、C_3 棘突一侧切断肌肉止点，用骨膜剥离器从棘突侧方及椎板做钝性骨膜下剥离，用干纱布条填充止血，将项韧带推向对侧。同法剥离对侧。用自动拉钩牵开固定，C_2、C_3 棘突和椎板即充分显露。

(3) 寰椎后弓的显露：自枢椎椎板两侧方切割肌肉附着部，沿正中线切开枕颈交界部肌肉层和疏松结缔组织，用手指可在枕骨大孔后缘与 C_2 椎板间触及寰椎后弓结节，切开枕寰间韧带和纤维组织，即用小型锐利剥离器细心加以剥离。切开后弓骨膜并做骨膜下剥离，剥离范围应在后结节两侧不超过 1.5cm，以避免损伤椎动脉第 3 段（即裸露段）。

(4) 植骨融合和钢丝结扎

1) Gallie 法及改良法：剥离寰椎后弓，用长柄尖刀自寰椎所显露的后弓上缘，谨慎切开与枕寰后膜的粘连，将神经剥离子伸入其间隙，紧贴后弓深面充分剥离。

寰椎椎弓完整者，将其下缘用咬骨钳咬除皮质骨，制成骨粗糙面，枢椎上缘包括椎板和棘突同法制备出骨粗糙面。

将自体髂骨修剪成两块楔形骨块，其高度为 8 ~ 10mm，楔形上下面均为松质骨，底面为皮质骨。

使用优质中号钢丝，用钩状导引器或动脉瘤针将双股钢丝自寰椎后弓的一侧深面自上而下穿越并在后弓的后上方与钢丝尾端套入收紧，同法贯穿另一侧钢丝。将 2 块楔形骨块嵌入寰枢椎两侧，固定在寰椎后弓的钢丝分别从楔形骨块表面通过，再穿过 C_2 棘突，收紧后结扎，并保证寰椎后弓和枢椎椎板间隙为 8 ~ 10mm。

近年有多种改良方法，如 Fielding 法，大块骨块嵌入寰枢椎之间，或在寰枢椎后弓和椎板间植骨，再以钢丝固定。其基本技术多属于 Gallie 法技术操作。

2）Brooks 法及改良法：与 Gallie 法不同的是钢丝自寰椎后弓穿出后，再贯穿枢椎椎板下方，植骨时将植骨块松质骨面朝向寰椎后弓和枢椎椎板。骨块下方咬一豁口，恰好与枢椎椎弓基底相嵌收紧，并结扎钢丝。根据 Brooks 法基本原理，采用不同形状的植骨块，钢丝的结扎形式也不同。

此外，还有侧块螺钉、Apofix 夹等将寰枢椎后结构植骨融合的内固定法。

2. 枕颈融合术　枕颈融合术方法多种多样，这里仅介绍枕骨瓣翻转及自体髂骨移植法。

患者俯卧于石膏床内。全身麻醉或局部麻醉。做枕后结节至颈动脉的后正中切口。暴露寰椎后弓和枢椎椎板。

自枕骨大孔后缘上方 6cm 处，即枕骨结节下方双侧，用锐利骨刀向下凿取 1 ~ 1. 2cm 宽的 2 枚骨瓣，其深度限于枕骨外板，向下至枕骨大孔后上方 2cm。将骨瓣向下翻转折曲，盖住颈 1 ~ 2 椎板，保持骨瓣连接处不折断。

将自体髂骨片移植到骨瓣浅面，上至骨瓣折曲处，下达 C_3 的椎板和棘突表面。逐层缝合创口。术后维持石膏床内的体位并借助石膏床翻身，1 个月后可以用头颈胸石膏固定。

（李志浩）

第二节　齿突骨折

枢椎齿突骨折是一种累及寰枢椎区稳定性的严重损伤，由于局部解剖学上的特殊性，其不愈合率较高，日后不稳定的持续存在，可能导致急性或迟发性颈髓压迫并危及生命。

一、解剖概述

胚胎时期的齿突为一向上直立的软骨性突起，约在第 6 个月出现位于两侧的骨化中心，出生时通常已融合为一圆柱，但在尖端仍有一裂隙遗留呈凹状；至 2 岁又出现一骨化中心，完成骨化时间一般不超过 12 岁。枢椎椎体与齿突的基底部由一软骨板分开，4 岁开始骨化，7 岁时形成骨性连结，但大约有 1/4 的软骨板骨化不完全，致使齿突与椎体间有部分软骨存留。齿突血供也具特殊性，基底部骨折后极易发生骨折不愈合（图 7 - 5）。

齿突是枕寰枢椎的骨性中轴，长 14 ~ 16mm，被寰椎横韧带束缚在前弓的内面并与前弓和韧带分别构成关节。其两侧和尖部分别有翼状韧带附着并止于枕骨大孔前缘和枕骨髁的内侧面。齿突对于寰枢椎稳定具有重要作用，它与横韧带以及其他韧带一起共同限制着寰枢椎的过度活动。例如，当上颈椎屈曲至一定程度时，齿突即与枕骨大孔前缘相抵触，使屈曲活动受到阻碍，从而防止因寰枢椎过度活动引起颈髓损伤。

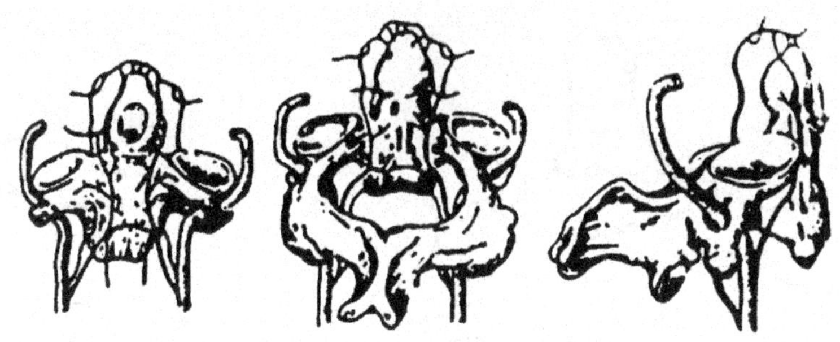

图7－5　齿突的血供图

二、病因和损伤机制

齿突骨折在成人的颈椎损伤中占10%～15%，而尽管小儿颈椎损伤并不常见，但齿突骨折所占比例却相当高。Althoff在生物力学实验中用尸体颈椎标本进行研究，分别对寰枢关节施加过屈、过伸及水平剪切等负荷，结果均未能造成齿突的骨折。因此他认为前、后水平方面的外力主要引起韧带结构的破坏或Jefferson骨折，而不引起齿突骨折。研究还表明，引起齿突骨折不同类型的负荷量由小至大依次为：水平剪切＋轴向压缩，来自前侧方或后侧方与矢状面呈45°的打击，与矢状面成直角的侧方打击。因此提出水平剪切与轴向压缩力的共同作用是造成齿突骨折的主要机制。而Mouradin在实验中加载寰枢椎侧弯造成齿突骨折，并认为寰椎侧块撞击所产生的剪切力可能起重要作用（图7－6）。

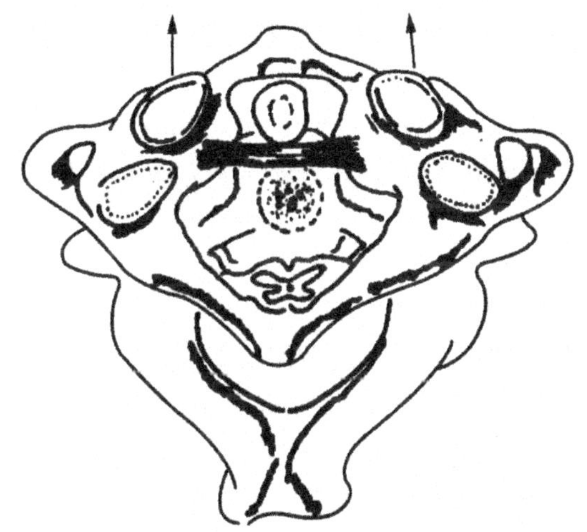

图7－6　剪切暴力致齿突骨折

骨折类型：尽管对于齿突骨折已有多种分类，目前在临床上多采用Anderson－D'Alonzo分类，即根据骨折部位分成3型（图7－7）。Ⅰ型：齿突尖端翼状韧带附着部的斜形骨折，约占4%；Ⅱ型：齿突与枢椎椎体连结处的骨折，占65%；Ⅲ型：枢椎体部骨折，这一部分相当于胚胎时期前寰椎与尾侧颈2体节融合处，占31%。多数学者认为以这种分类方法为基础，结合患者的年龄、骨折移位的方向等因素能够判断骨折的预后并选择有效的治疗方法。而其他的分类方法尚未被广泛承认和应用。

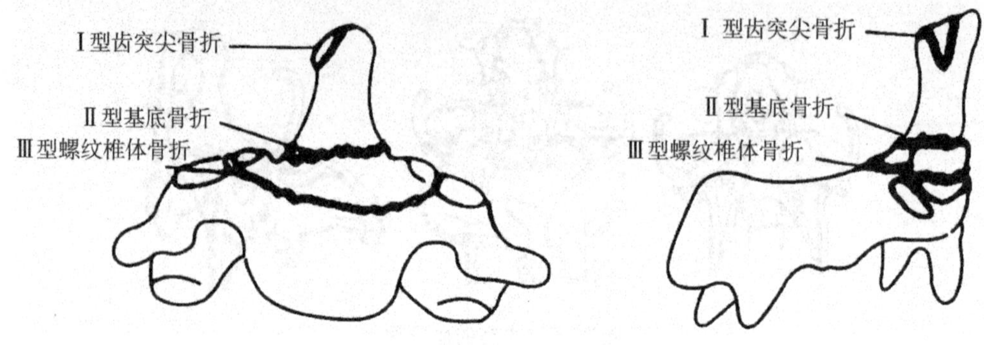

图7－7　齿突骨折 Anderson 分型

三、临床表现

枕部和颈后部疼痛是最常见的临床症状，并常有枕大神经分布区域的放射痛。颈部僵硬呈强迫位置，典型的体征为患者以手扶持头部可缓解疼痛，但在临床上并不常见。有15%～33%的患者有神经系统的症状和异常体征，其中以轻度截瘫和神经痛最为常见，严重者还可发生呼吸骤停，多见于老年人，常常当即死亡。

X线检查是诊断齿突骨折的主要手段和依据。上颈椎的常规检查应包括正、侧位片和开口位片，如疑有齿突骨折应进一步摄断层片或行CT扫描。齿突和脊髓各占据椎管矢状径的1/3，而其余1/3为缓冲间隙。成人寰椎前结节后缘与齿突之间的距离（寰齿间距）一般为2～3mm，而儿童略偏大，为3～4mm，超出这一范围即应考虑有齿突骨折和（或）韧带结构的断裂。有时引起向前水平位移的负荷首先引起骨的破坏而非韧带断裂，但Fielding研究中发现，横韧带断裂时也可无齿突骨折。在Ⅱ型齿突骨折时骨折断端间的接触面积要小于X线片所显示的范围。骨折段向后移位4mm可减少接触面积50%，如同时有侧方移位则将使接触面积进一步减少。如两个方向和移位均不超过2mm，接触面积将在64%以上。

四、诊断和鉴别诊断

详尽准确的损伤史和局部的检查，常能使医师考虑到这种损伤存在的可能。

早期诊断十分重要，尤其无移位的齿突骨折，常常因满足于常规拍片未发现骨折而误诊；有时虽已拍摄开口位片，但因拍片角度不合适，齿突骨折处显示不清或多重骨影掩盖等因素而漏诊。对有临床上可疑者必须密切观察，随时复查，必要时多次拍开口位断层片。

清晰的开口位片可以显示齿突骨折及其骨折的类型，侧位片能够显示寰枢椎是否脱位。必须注意齿突骨折可能合并寰椎骨折。

五、治疗

根据骨折类型和移位程度及影响骨折愈合因素进行综合考虑，采取相应的治疗方法。

（一）非手术治疗

对新鲜骨折，采用牵引复位＋头颈胸石膏固定。牵引重量通常为1.5～2kg，牵引方向应根据骨折移位情况而定，2～3d后摄片复查，尤其前后位及侧位片，了解骨折复位情况，必要时可将牵引位置进行适当调整。一经获得良好复位即可取正中位，维持牵引3～4周，然后在维持牵引下取仰卧位施行头颈胸石膏固定，持续3～4个月。拆除石膏后，再摄X线片了解骨折复位情况，并常规采用石膏或塑料颈托保护2～3个月。

Ⅰ型齿突骨折较少见且稳定性较好，因而采用简单的局部制动多能达到骨性愈合而无后遗症；对于Ⅲ型骨折则几乎都用坚强的外固定如Halo支具等；Ⅱ型骨折晚期骨不连的发生率最高，因此目前争论的焦点也多集中在对Ⅱ型的治疗。

近来，一些学者采用Halo支具固定治疗齿突骨折，能够保持高度的稳定作用，并也获得较好的效果，但这种装置的安装给患者带来不便，穿钉和固定的并发症并非少见，安装技术也比较复杂。虽然头颈胸石膏日后可能发生少许松动而不如Halo支具固定那样稳定，但是头颈胸石膏是以枕颈部和肩部为支点，能够保持骨折端的生理压缩性接触，对骨折愈合是有益的。

（二）手术治疗

齿突骨折及由此引起的不连接是寰枢椎不稳定的主要原因之一，尽管对于新鲜的齿突骨折特别是Ⅱ型和有移位骨折的处理意见尚未统一，但通常认为融合术的指征是：①颈脊髓损伤。②持续的颈部症状。③骨折不愈合且移位超过4mm，寰齿间距大于5mm。融合方法的选择也不一致。从生物力学的观点看，枕融合并不合理，但由于其易于操作且稳定性好而仍为不少学者所采用。

对于陈旧性骨折合并寰椎脱位，术前应细心地检查寰椎移位情况，并摄动态X线片以了解寰椎移位是否具有可复性。颅骨牵引1周后摄片，在持续牵引中，一些移位严重者均可出现不同程度的复位。多数病例可得到较满意复位。因此，术前耐心观察对选择治疗方法极为有利。一经复位便可立即应用寰枢椎融合，而避免枕颈融合。

寰枢融合的术式主要有2种：一是Gallie首先采用的寰椎后弓与枢椎椎板间中线植骨的方法；另一种是Brooks和Jenkins于棘突两侧植楔形骨的方法，前面已作过详尽介绍。有的学者采用前路经枢椎椎体插入螺钉直接将齿突固定。

（何　伟）

第三节　枢椎创伤性滑脱

枢椎椎弓骨折后，两骨折段分离，椎体可发生脱位，故又称之为“创伤性枢椎滑脱”（Traumatic Spondy lolisthesis of The Axis）。

枢椎骨折包括椎体和附件骨折。椎弓骨折和椎体脱位是于1866年由Haughton在1名被处绞刑的罪犯身上第一次被发现并描述的。1931年，Wood－Jones注意到在绞刑中将绞索的绳结置于颏下总是造成同一种致命的枢椎骨折/脱位（双侧椎弓根骨折）。1965年，Schneider等于汽车事故和其他突然减速的事故（如跳水时额部触及池底）中发现了同样的损伤，而第一次提出术语绞刑者（Hangman）骨折，并作为这种损伤的称谓，逐渐被众多学者所采用。也有人对此提出异议，如Nijima认为这个术语不准确，因为“hangman”的定义是“一个吊起另一个人的人”（即绞刑执行者），按照Garfin和Rothman的观点，这种损伤（绞刑者骨折）是每名绞刑执行者力争达到的一种情况，因而建议将其更名为绞死者（hanged－man）骨折。实际上，这种损伤常表现为枢椎前脱位，因此更为适合的名称应是“创伤性枢椎滑脱”。因为创伤的结果是枢椎的后结构发生骨折，其基本概念应为：枢椎双侧椎弓根骨折，伴或不伴前滑脱，如有脱位则应为创伤性枢椎滑脱。

一、概述和生物力学特点

枢椎作为整个枕颈部复合体与下位颈椎的连接部，在脊柱的生物力学功能方面有很重要的意义。其前柱的上部是齿突，与寰椎前弓和横韧带及其他附属结构构成寰枢关节；下方借椎间盘和前、后纵韧带与 C_3 椎体连结；其后柱的椎板和棘突均较为宽厚、坚实，棘突较长且尾部分叉，与其他颈椎棘突有明显的形态上的区别，在颈椎后路手术中，可作为定位的解剖标志；其中柱则较为薄弱，上关节突靠前，下关节突靠后，两关节突之间为一狭窄的骨质连结，通常称为峡部，其间又有一椎动脉孔穿越，在解剖上属于一个脆弱部位。

从生物力学观点上看，一个轴向的压力从上到下呈漏斗状，到枢椎平面合为一条力线，通过峡部（图 7-8）。一个伸展力量作用于齿突产生一个集中点，迫使它在矢状面上绕 X 轴旋转，这个力依靠两个力平衡：一边是张力，作用于前纵韧带、椎间盘和后纵韧带；另一边是压力，作用于 C_2，C_3 的小关节突关节。这两个相等和相对的力产生了一个平衡点，位于枢椎上、下关节突之间的峡部，恰好也是解剖上的薄弱处，当应力超出其极限时，将导致骨折。

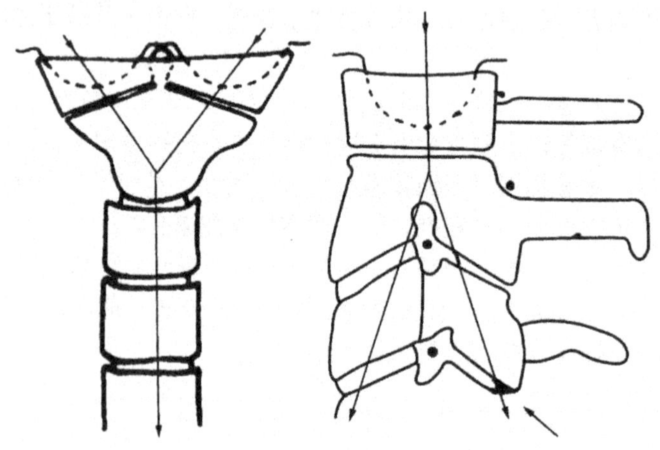

图 7-8　自下而上的暴力以枢椎椎弓为焦点造成骨折

二、病因和发病机制

主要的损伤机制：

（1）超伸展外力是枢椎椎弓部断裂的一个主要的损伤机制。

（2）绞刑中使用颏下绳结的机制。

已有大量的研究确定这种损伤，称为绞刑者骨折，骨折发生在侧块最前面的部分，或进入椎弓根，并有前纵韧带、椎间盘和后纵韧带的断裂。其损伤机制是过伸加上突然和猛烈的牵张暴力，造成颅颈分离（图 7-9），即枢椎椎体和颅寰结构作为一个整体向上分离，后方的枢椎后结构与 C_3 的连结仍是完整的，常造成脊髓横断并立即死亡。但也有承受了这种损伤的一些报道，仅存在有短暂的神经症状。这个区别被解释为负荷方向和重量，以及施加时间不同所致。

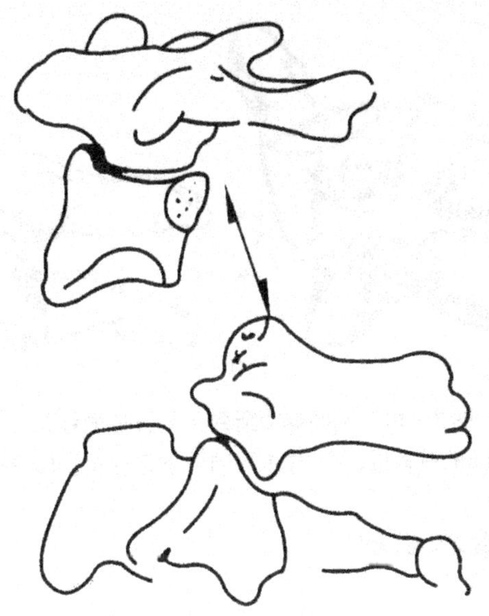

图 7－9　颅颈分离示意图

（3）在车祸或跳水事故中，损伤机制为过伸和轴向压缩暴力。过伸是由于身体前冲，前额撞击在倾斜的车窗玻璃或游泳池底所致，也涉及了轴向的压力，可能还有旋转的成分。相当多的枢椎骨折伴随 C_3 椎体压缩性骨折。还有不能用一种简单的伸展机制来解释的损伤，如低位颈椎的关节突骨折，这提示轴向压应力的存在。与绞刑中过伸伴收紧和牵张暴力相反，汽车事故或其他减速事故中是过伸伴轴向压缩暴力作用于枢椎。

（4）屈曲损伤也可能是绞刑者骨折的原因，但这种情况较少。

实际上，枢椎椎弓根骨折，其损伤的各种外力组合依据涉及的具体暴力矢量而定，包括暴力的大小、方向、作用点及作用时间。总的来说，暴力到达时脊柱各结构的位置，特殊患者其脊柱结构的独特的力学特征都决定了特别的损伤、破坏的结构部位和移位的程度（图 7－10）。当观察到创伤性枢椎前滑脱时，X 轴的弯曲是致伤暴力的主要组成部位，而最可能涉及的机制是过伸性暴力。

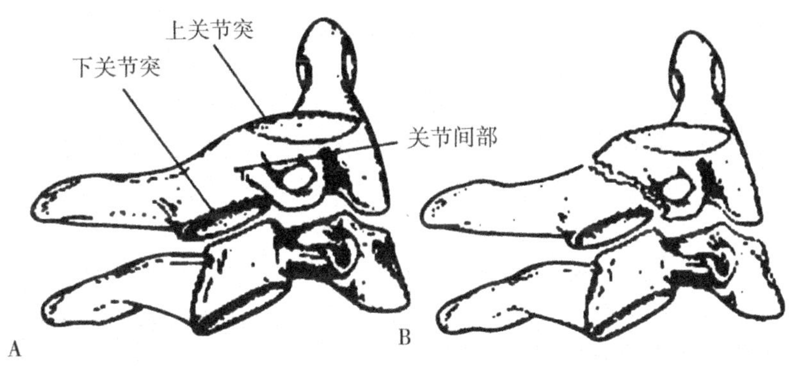

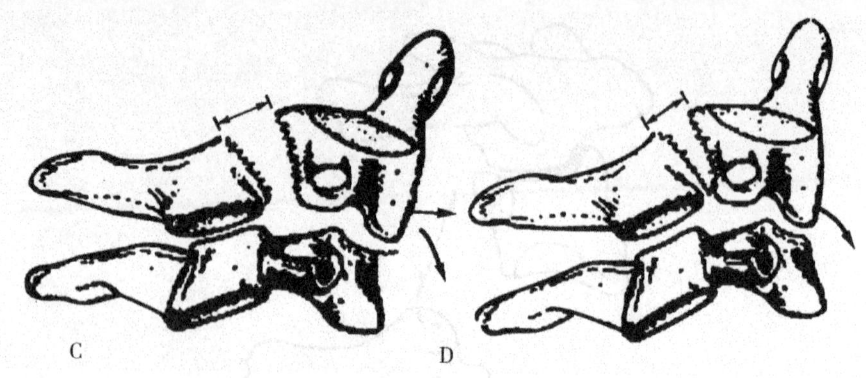

图 7-10　不同暴力所致不同程度的移位

A. 完整枢椎；B. 枢椎椎弓骨折；C. 骨折块向前下方移位；D. 骨折块向下方移位

三、骨折分类和临床表现

（一）分类

1. Francis 分类　直到 20 世纪 80 年代，有人提出绞刑者骨折分类的标准。首先是 Francis 等按照骨折移位、成角和韧带的不稳定情况将绞刑者骨折分为 5 个等级（表 7-1）。移位的测量是在侧位片上 C_2，C_3 椎体后下缘分别划垂线，测量垂线距离；成角 C_2，C_3 椎体后缘分别划线，测量两线交角的度数。

Ⅰ级骨折被认为是稳定的；Ⅱ～Ⅳ级骨折是不稳定的；Ⅴ级骨折意味着移位超过 C_3 椎体矢状径的 50% 或成角畸形已造成至少一侧 $C_{2\sim3}$ 间隙大于正常颈椎间盘的高度。

表 7-1　绞刑者骨折的 Francis 分类

等级	移位（mm）	成角（°）
Ⅰ	<3.5	<11
Ⅱ	<3.5	>11
Ⅲ	>3.5 或 <1/2 椎体宽度	<11
Ⅳ	>3.5 或 >1/2 椎体宽度	>11
Ⅴ	椎间盘破裂	

2. Effendi 分类　Effendi 等根据骨折的稳定程度将其分为 3 型。

Ⅰ型：稳定骨折，骨折线可以涉及椎弓的任何部位，$C_{2\sim3}$ 椎体间结构是正常的。

Ⅱ型：不稳定骨折，枢椎椎体显示屈曲或伸展的成角或明显的向前滑脱，$C_{2\sim3}$ 椎体间结构已有损伤。

Ⅲ型：移位的骨折，枢椎椎体向前移位并有屈曲，$C_{2\sim3}$ 小关节突关节发生脱位或交锁。

3. Levine 和 Edwards 分类　1985 年，Levine 和 Edwards 根据骨折的形态和稳定程度结合损伤机制将创伤性枢椎滑脱分为 4 型。

Ⅰ型：骨折有轻微的移位，韧带损伤轻微，是稳定的骨折，占 28.8%。损伤机制是过伸加轴向负荷造成枢椎椎弓在伸展位上断裂。

Ⅱ型：骨折有超过 2mm 的前移和不显著的成角，是稳定骨折，占 55.8%。损伤机制是过伸和轴向负荷引起椎弓近乎垂直的骨折，随后突然的屈曲导致椎间盘的后部纤维伸展和椎体的前移和成角，$C_{2\sim3}$椎间盘可因这种损伤机制中涉及的突然屈曲成分而破裂。

Ⅲ型骨折是Ⅱ型骨折一种变型，$C_{2\sim3}$间显示严重的成角和轻度的前移，骨折线通常不是垂直，而是从后上到前下斜形通过枢椎椎弓，占5.8%。损伤机制是屈曲占主要成分并伴有牵张成分的暴力。

Ⅳ型：双侧椎弓根骨折伴后侧小关节突的损伤，通常伴有椎弓骨折的严重移位和成角，以及一侧或两侧的小关节突脱位，占9.6%。损伤机制是屈曲暴力加轴向压缩。

通常认为，Levine 和 Edwards 的分类方法结合了骨折形态和损伤机制，对治疗方法的选择有指导意义。

从解剖角度看，创伤性枢椎前滑脱是十分危险的损伤，但神经损害的发生率相对较低，甚至有时令人难以置信。如 Levine 的 52 例中仅有 4 例伴颈脊髓损伤，而不相关的神经损伤如闭合性颅脑伤有 11 例。Brashear 的 29 例此类骨折患者，1 例左上肢瘫痪，6h 后恢复；1 例全身暂时性麻木；1 例脊髓中央管综合征，5 周后仅残留左上肢无力；另有 1 例四肢瘫痪，25d 后完全恢复。也有神经损害发生率相对较高的报道。Tan 报道的 31 例患者中 20 例无症状，7 例不完全四肢瘫痪（3 例中央管综合征），2 例不完全截瘫，2 例 Brown - Sequard 综合征，2 例完全的膀胱功能障碍。Marar 的 15 例中 11 例伴发不同程度的神经损害，其中 6 例 24h 后即告恢复，5 例时间稍长，但在 3d 至 3 个月内也全获得恢复。

此类损伤的神经损害发生率和损害程度较低可能是由于前方骨折块向前移位产生椎弓缺损并造成实际上椎管的扩大，脊髓也随之前移，而免受了寰椎后弓的压迫。但当骨折线累及枢椎椎体时，枢椎椎体后下方骨质仍留在原位，则出现了脊髓受压的危险。

（二）临床表现

最常见的症状是颈部疼痛和僵硬。其次是四肢麻木和无力。另一临床特点是合并有头和颈面部的损伤，位于前额或下颏，多为皮肤挫伤。有时可有其他椎体和长骨的骨折。如 Tan 的 31 例中有 18 例伴额部软组织的损伤，15 例有其他椎体（5 例）和长骨（10 例）骨折。Levine 的 52 例中也有 13 例其他部位骨折。此外，Okuchi 报道 1 例合并右侧椎动静脉瘘。

四、诊断

诊断程序包括：①骨折的分类。②有无神经损伤。③有无伴随伤。④是否为多发伤。

1. 普通 X 线检查　包括颈椎常规片和断层片。创伤性枢椎前滑脱的诊断主要依靠侧位片，侧位片可清楚地显示骨折线及移位和成角的情况，据此可做出骨折类型的影像学诊断。在医师陪同保护指导下，谨慎地做颈椎伸、屈位拍片，可进一步提供骨折稳定情况的信息。有时尚需做断层检查才能清楚显示骨折线。X 线的典型表现是双侧枢椎椎弓根骨折，骨折线呈垂直或斜形，枢椎椎体可有不同程度的移位和成角畸形。另需注意寰椎、下颈椎有无伴随骨折，对婴幼儿还需注意枢椎椎弓根先天性缺损或软骨连结的可能。检查其他损伤部位可了解有无多发伤的情况。

2. CT 扫描检查　CT 可清楚显示骨折线、移位情况及与椎管的关系。CT 三维重建有助于对骨折形态的全面了解。

3. MRI 成像　MRI 检查可了解脊髓及周围软组织的情况，对整个损伤可有全面的评估，并为手术入路的选择提供依据。

在整个颈椎骨折脱位中，创伤性枢椎前滑脱占4%~7%，如缺乏准确的外伤史或对该损伤特点认识不足，会造成漏诊。有时损伤较为复杂，伴有多发伤，尤其是存在明显的致命性非颈部伤时，更会引开医师的注意力，而造成颈椎伤被忽视。

再次强调颈椎常规片对外伤后颈部疼痛患者的重要性。对可疑的患者不要放过，应反复检查直到肯定或排除诊断为止。通过详细的病史了解和体格检查，掌握暴力的作用点及方向，结合影像学检查，判断其损伤机制，并可指导治疗方案的选择。

五、治疗

治疗方法的选择取决于骨折的稳定程度，大多数创伤性枢椎前滑脱患者采用密切关注的非手术治疗可以获得仅有最小畸形的坚固的骨性愈合，不融合的发生率很低。

（一）非手术治疗

非手术治疗包括头颈胸石膏、石膏颈托、Halo 支架和牵引。

1. 稳定骨折（Levine - Edwards Ⅰ型）　可直接采用石膏固定12周，拍片复查获得骨性愈合后改用颈托固定6周。

2. 不稳定骨折（Levine - EdwardsⅡ型）　可行牵引复位，入院后行床边拍片，观察搬运途中有无移位，可从小重量开始牵引，起始2kg，渐加重到4~5kg。根据损伤机制、移位和成角情况选择牵引方向及颈部位置，密切进行X线复查了解牵引效果，如发现牵引后移位加重或过牵，需立即调整，减轻重量或改变牵引方向，观察到复位后，改中立位牵引2kg维持3~6周，以制动和维持复位，然后带 Halo 支架下地活动。注意在骨折初期，Halo 支具并不能取得和维持复位，过早带 Halo 支具下地可能造成再移位。待伤后3个月期满后，骨折常能愈合，并带有一个最初的间隙，C_2，C_3 常自发融合。

对 Levine - EdwardsⅡA 型骨折的识别是重要的，此型骨折患者行牵引治疗后会造成 C_2，C_3 分离和移位加重，推荐的治疗是 Halo 支具制动并在影像学监测下施行轻度的加压，以取得和维持解剖复位。在X线片显示已获得解剖复位后继续 Halo 支具制动12周，观察到骨折愈合后，改用塑料颈托维持6周。

在影像学检查提示 C_2，C_3 的纤维环和韧带已有断裂的情况下，牵引可能产生较大的过牵。但也有原始X线片显示较大的 C_2，C_3 分离而采用牵引获得接近解剖复位的报告。显然，小心的、轻重量的牵引可以在外固定前或手术前采用，以改进复位，解除肌肉痉挛和获得软组织的修复，但必须在密切观察之下，一旦发现过牵，需立即停止。

（二）手术治疗

Levine - EdwardsⅢ型骨折是唯一需要手术治疗的绞刑者骨折，因后方的小关节突骨折和脱位若不予复位，可引起持续的颈部疼痛。可行后路手术复位及"∞"字钢丝固定植骨融合术，然后以 Halo 支具制动，以获得植骨的融合和骨折的愈合。C_2，C_3 前方韧带和椎间盘的断裂，可造成该节段的极度不稳，有时牵引难以维持复位，需行手术固定，术式有后路椎弓根钉内固定术、C_2，C_3 开槽植骨融合术、前路钢板内固定术。术后给予有效的外固定制动作为保护，直到有骨性融合的X线表现。手术的目的是减压、复位及提供稳定。Matsumoto 等报道1例累及枢椎椎体的枢椎椎弓根骨折患者，MRI 提示脊髓压迫来自枕骨大孔和寰椎后弓，开始行颅骨牵引治疗，几天后拍片复查见未复位，而神经症状加重，行枕骨大孔减压、寰椎后弓切除减压、枕-颈融合术，并以Halo支具制动，术后几天神经症状改善，术后12周X线显示牢固的融合，此后改用颈托保护。此时复查MRI，提示高位颈脊髓已获减压，膜下间隙正常。

关于创伤性枢椎前滑脱的预防，在汽车事故中安全带的使用可以大大减少这种损伤，当然，对交通法规的遵守是最有益处的。

（李志浩）

第四节　枢椎骨折

一、枢椎侧块骨折

枢椎的侧块是齿突两侧骨膨大部，其表面为关节面并与寰椎下关节面构成寰枢关节，侧块后外方为椎间孔，有椎动脉通过。侧块骨折为一种较少见的损伤，损伤机制与寰椎椎弓骨折基本相似，垂直压缩和侧方屈曲为其主要暴力方式（图7-11）。

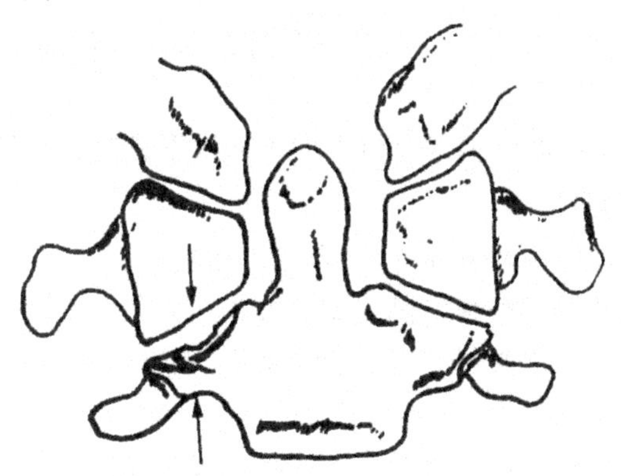

图7-11　枢椎侧块骨折

颈部或枕部疼痛和头颈活动受限为主要局部临床表现。极少合并脊髓或神经根损伤，尽管合并C_1，C_2其他部位损伤，较少出现神经症状。

治疗主要依据损伤严重程度来选择合适治疗方法。①轻度压缩骨折而无移位者，仅需要颈领固定直至骨折愈合。②侧块严重骨折者，需要牵引复位。③关节面不平的陈旧性损伤，合并有退行性改变及存在不稳定因素，且有局部疼痛或功能受限者，需要寰枢椎固定融合。

二、枢椎椎弓骨折

见上节内容。

三、枢椎椎体骨折

关于枢椎椎体骨折的报道不多，实际上这种损伤并非不常见，只是散在于绞刑者骨折和齿突骨折的专题报道中，一些非典型的绞刑者骨折的报道实际上是枢椎椎体骨折，而Anderson-D'Alonzo分类的Ⅲ型齿突骨折从其定义上就是枢椎椎体骨折，确切地讲并非齿突骨折。

（一）病因、分类和损伤机制

枢椎椎体骨折位于齿突基底部和双侧椎弓根之间，按照骨折的形态，可分为 3 型。

Ⅰ型：骨折线呈冠状排列的垂直的枢椎椎体骨折，其机制包括：

（1）较引起绞刑者骨折的暴力略少伸展，并伴较小的轴向负荷的暴力作用引起枢椎椎体背侧部位的垂直骨折。

（2）主要的轴向压缩负荷加伸展暴力作用于额顶部，从而引起椎体后背侧部位的垂直骨折加 $C_{2\sim3}$ 椎间盘前部断裂，C_2 椎体前下缘撕脱骨折，伴 C_1 和 C_2 大部分椎体的过伸（但往往不能表现出骨折）。

（3）屈曲暴力加轴向负荷作用于枕顶部，引起颈椎体侧垂直骨折，椎间盘断裂，C_2 复合体（寰椎和枢椎大部分椎体）前移和前纵韧带撕裂。

（4）屈曲加牵张暴力可引起枢椎椎体后部骨折，椎间盘部分断裂和 C_2 复合体屈曲。

（5）一个急性过伸和旋转的暴力。Schneider 等曾描述了 1 例类似的骨折，是因绞索套的绳结放置于耳下位置而发生的。

Ⅱ型：骨折线呈矢状方向的垂直枢椎骨折，即枢椎侧块骨折或枢椎上关节突骨折，其损伤机制是轴向压缩和侧屈暴力通过枕骨肌传导到寰椎侧块再传递到枢椎侧块，引起压缩性骨折。

Ⅲ型：骨折线呈水平方向的椎体部骨折，即齿突Ⅲ型骨折，此处不作赘述。

（二）临床表现和诊断

枢椎椎体骨折的临床表现特点依骨折类型有所不同。

（1）Ⅰ型骨折的患者伴随神经损害的概率较高。

（2）枢椎椎体前半部分连同寰椎移位，而枢椎椎体后侧骨折碎片仍留在原位，从而造成脊髓受压的危险，但也有神经功能完整仅有颈部剧烈疼痛为主要症状者。

（3）Ⅱ型骨折的患者一般不伴有神经损害症状，仅有局部症状，颈部疼痛、僵硬。

诊断时应根据准确、详尽的病史，体格检查并结合多种影像学检查结果综合研究。

（三）鉴别诊断

普通 X 线检查中，颈椎侧位片和矢状面的断层片对Ⅰ型骨折的诊断非常有用。侧位片可显示骨折线通过枢椎椎体背侧，椎体的前方大部分和寰椎一道向前移位，并伴屈曲或伸展的成角畸形，而其椎体后、下部分仍在原处，位于 C_3 椎体上方的正常位置，断层片可清楚显示骨折线及骨折块移位的情况。开口位片和冠状面的断层片对Ⅱ型骨折的诊断非常有价值，可显示枢椎侧块塌陷、寰椎侧块进入枢椎上关节面。

CT 及 CT 三维重建对了解骨折的全面信息非常重要。MRI 对软组织的良好分辨率使其在脊髓损伤中使用广泛；同样，在枢椎椎体骨折患者中，MRI 可清楚显示脊髓损伤和受压的情况。

（四）治疗

1. 枢椎椎体骨折的治疗应以保守治疗为主　根据每名患者的独特的损伤机制，采取不同的治疗。对无神经损害、无明显移位的患者行石膏固定；有移位的患者行牵引复位，注意事项同绞刑者骨折的治疗。对屈曲加牵张暴力所致损伤的患者，牵引可能造成移位加重或过牵，需改用 Halo 支架固定，并在影像学监视下略作加压。对伴有神经损害的患者，可先行牵引复位，密切观察，同时行多种的影像学检查明确骨折移位情况和脊髓受压情况，如能复位，症状改善，可继续维持牵引。

2. 手术治疗　如症状无改善或症状改善后停滞，则根据影像学检查所显示脊髓压迫的部位选择手术的入路及术式。对Ⅱ型骨折不能复位者，为防止长期的不稳、畸形愈合和退变性寰枢关节炎也可考虑行后路融合手术。

（李志浩）

第五节　颈椎过伸损伤

颈椎过度伸展性暴力造成的颈脊髓损伤，常常是较轻微或隐匿的损伤、挥鞭样损伤，如紧急刹车时，坐车者颈椎惯性屈曲后反弹或颈椎过伸也属此类。X线检查常无异常征象，故易被疏漏，影响治疗。这种损伤并不少见，据报道，该损伤占全颈椎各类损伤的29%～50%，并常常合并脊髓中央型损伤，且多见于老年人。

一、病因和发病机制

颈椎伸展超过生理极限时，后结构作为外力的支点，其中小关节受压最强，同时，颈椎前结构受到张力作用，最大受力点的椎间盘及前纵韧带可能被撕裂，或引起椎体前下缘撕脱骨折。尤其椎体后缘增生呈喙状者，更易发生。在颈椎向后猛烈伸展的一刹那，于遭受外力最强的水平上，同时伴有向后侧的剪切外力发生，使上位椎体向后移位，而下位椎体相对向前移动，椎体下缘常因前纵韧带牵拉造成撕脱骨折。

明显的过伸损伤也多见于高处坠落、跌倒和交通事故等，头面撞击障碍物产生过伸性暴力（图7－12，图7－13）。直接遭受打击者少见。

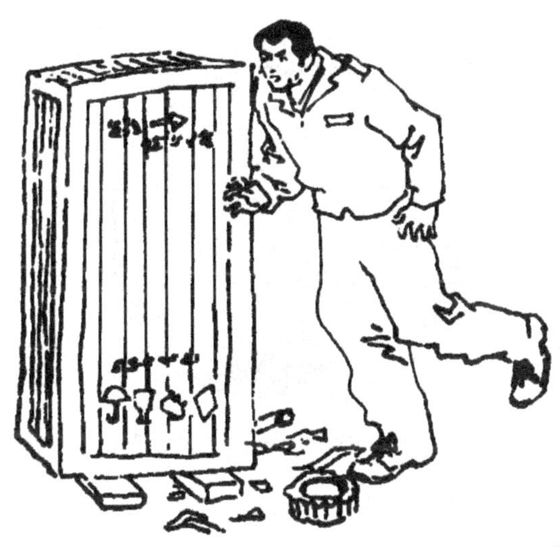

图7－12　跌倒时头撞固定物造成过伸损伤

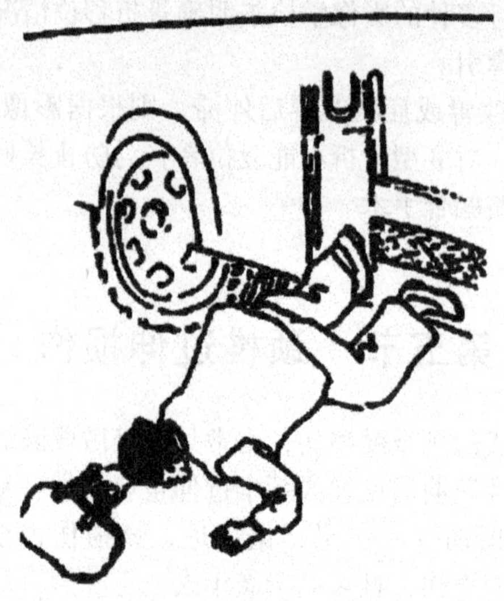

图7-13 跌倒时头先着地造成颈椎伸展伤

二、病理变化

颈椎过度伸展常伴有脊髓损伤。许多学者认为，超伸展时，脊髓可能被椎管后部的黄韧带皱褶，与前部的椎体后缘相互挤压致伤，导致以颈髓中央管为中心或脊髓前部的损伤，相应的临床表现为脊髓中央综合征和前脊髓综合征。Marar 为验证临床观察和损伤机制的推测，应用尸体解剖研究，证实了颈椎强力后伸时，颈椎的损伤和脊髓受到前后挤压。但是，这种类型的脊髓损伤并非一定由颈椎过伸损伤所致，有时也可能由和垂直压缩外力使椎体爆裂性骨折而引起。某家医院资料表明，颈椎过伸性损伤，最多合并脊髓损伤中央综合征和前脊髓综合征（图7-14，图7-15）。

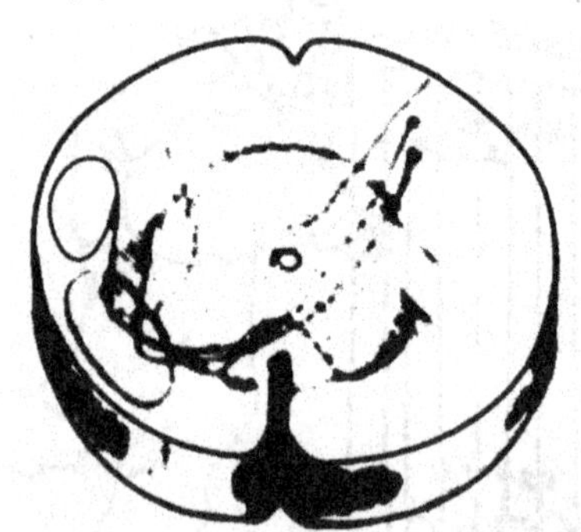

图7-14 脊髓中央综合征病理变化

除此之外，尚有严重的不全脊髓损伤和部分性脊髓损伤（非典型 Brown-Sequard 综合征）。因此，不应该把脊髓损伤中央综合征与颈椎过伸性损伤等同起来，即这种脊髓伤多可由颈椎过伸伤所致，而后者不一定都导致脊髓中央综合征。暴力的大小、颈椎原来退行性变及椎管变化都能影响颈椎损伤程度和脊髓损伤类型。颈椎超伸展损伤最容易合并脊髓中央和前部损伤，但是，还可能由于剪切暴力造成损伤节段上位椎体向后移位，引起脊髓严重的近似横切损伤，或偏于某一侧的部分损伤。当外力消失后，颈部肌肉收缩及弹性作用瞬间复位，故X线片上极少残存脱位征象。

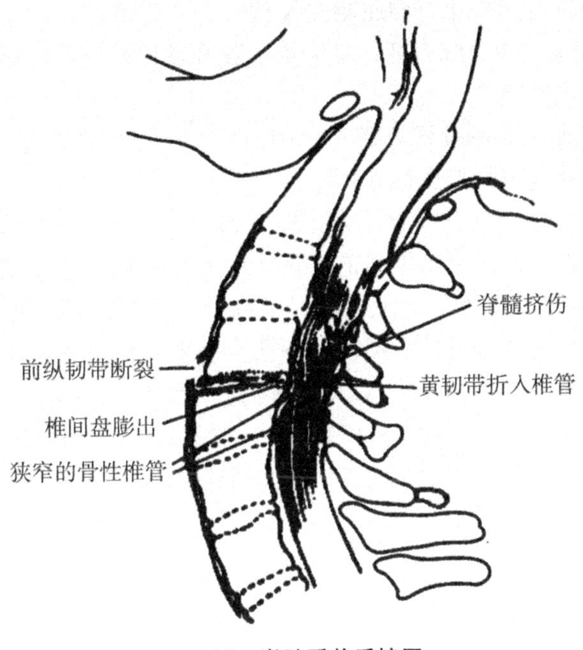

图7－15　脊髓受前后挤压

三、临床表现

颈椎过伸损伤的临床表现与损伤机制和神经根损伤有直接关系。临床症状的多少及严重程度有很大差别。

（1）额面及鼻部皮肤擦裂伤是最明显的遭受超伸展外力的临床表现，几乎所有病例都可发生。这种特征性损伤是额面或鼻部撞击物体或遭受直接打击所致。这是判断颈椎过伸性损伤比较有价值的特征之一，常能提示颈椎损伤的外力作用机制。

（2）局部压痛及活动受限颈椎后结构压痛少见，损伤节段的椎前压痛可能存在，即在损伤节段，推开气管和食管，手指触及椎体前部时疼痛。

（3）神经损伤多表现为脊髓中央综合征和前脊髓综合征，少数病例表现为部分和严重脊髓损伤。脊髓中央综合征的表现取决于脊髓中央管周围出血和水肿损害的程度和范围，典型的表现应为上肢瘫痪重于下肢，手部重于臂部，触痛觉受损重于深感觉。严重和部分脊髓伤并无明显的脊髓中央管损伤的特征性。必须充分认识这些错综复杂的神经症状。

四、诊断和鉴别诊断

不熟悉这种损伤而误诊者并非少见。缺乏对颈椎过伸性损伤基本病理变化和X线表现的认识，尤其是外伤较小、症状轻微者或老年人更容易误诊。对于诊断应注意以下几点。

（1）详尽病史的采集，常能提供损伤机制；颅脑伤患者常并有颈椎伤，应设法了解损伤时的姿势和暴力。

（2）对颅及面部损伤都应拍颈椎X线片，对任何有怀疑的患者，把颈椎拍片列为常规，以避免因其他部位损伤掩盖了颈椎伤。

（3）侧位X线片必须清晰显示上下位颈椎结构，上颈椎损伤而神经症状表现为低位时，必须注意观察下位颈椎有无变化。伸屈侧位X线片有一定价值。

（4）典型的脊髓损伤中央综合征，常能提示颈椎过伸性损伤，而对其他类型脊髓损伤，须结合其他各项再做出判断。

（5）考虑其他机制引起的颈椎脊髓伤，例如垂直压缩性骨折等也能造成脊髓中央综合征，颈椎伸展伤时椎体前下缘撕脱性骨折。

辅助检查：X线表现，由于过伸暴力，椎体和小关节骨折脱位少见，而软组织损伤明显；骨性损伤小而隐匿，有时易将椎体前下缘撕脱骨折片误认为前纵韧带节段性骨化而被忽视（图7－16）。损伤节段椎体前下缘三角形撕脱骨折，颈椎间盘间隙和椎前软组织变化，发生率较高，可以认为是颈椎过伸性损伤的特征性表现。根据我们对正常30例的观察，C_4以上椎前软组织较狭窄，为3～6mm，C_5以下较宽，为10～15mm。当颈椎椎前损伤出血或水肿时，损伤处软组织可增宽（图7－17）。中老年人颈椎退行性变及椎管矢状径缩小，几乎都发生在$C_{4\sim5}$和$C_{5\sim6}$节段，并常有骨刺形成。但这些变化只能是老年人容易发生过伸性颈椎脊髓伤的病理基础。

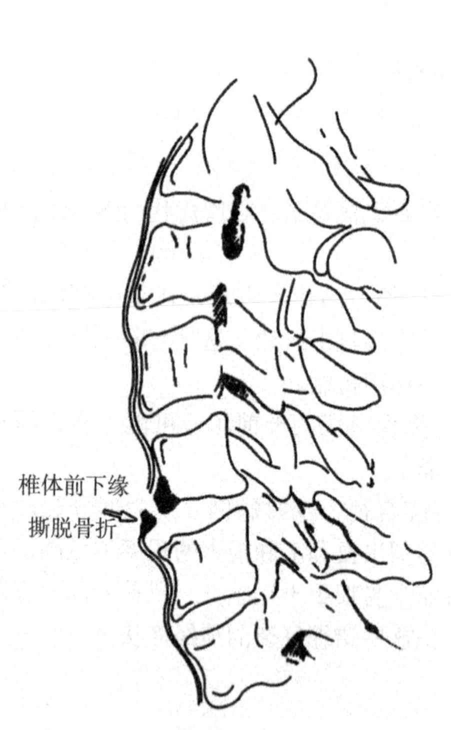

图7－16　过伸伤椎体前下缘撕脱骨折

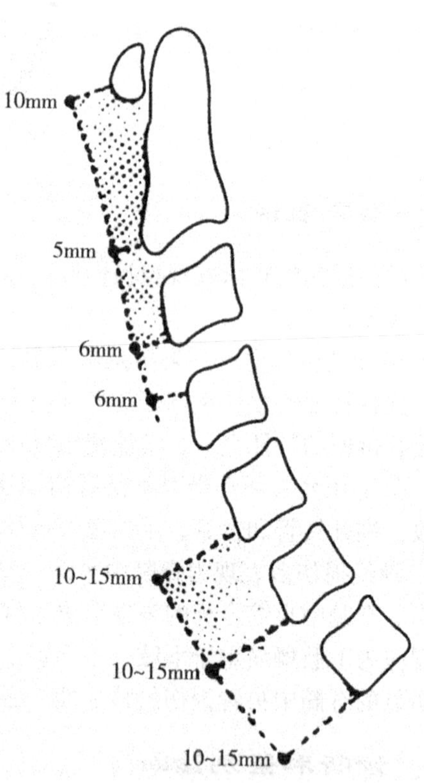

图7－17　椎前软组织阴影厚度正常值

五、治疗

颈椎过度伸展性损伤的机制和病理变化提示，该损伤并不存在椎管的外伤性骨性狭窄和需要复位的明显骨折脱位。

一经确诊，即常规应用Glisson带牵引，其重量为1.5～2.5kg。牵引位置宜采用颈椎略屈15°。持续牵引2～3周，然后采用头颈胸石膏或塑料颈托保护1～2个月。在牵引期间，应用呋塞米（速尿）和地塞米松静脉点滴，以利尿脱水并提高机体应激能力。其牵引目的是使颈椎损伤节段得到制动。略屈曲位能使颈椎椎前结构（韧带等）愈合，后结构例如皱褶的黄韧带舒展恢复常态。无选择性地对牵引治疗后的病例施行手术治疗，其结果并非满意。只有极少数损伤后表现节段性不稳、症状加重并确有致压物存在者方可考虑手术。通常取前路减压同时应用植骨融合。

过伸性颈椎损伤引起的脊髓中央综合征，预后通常比较良好，症状越轻恢复越快而完全。通常下肢最早于伤后3h即见恢复，其次是膀胱功能，上肢恢复最迟，手部功能恢复最差，常因脊髓损伤波及前角细胞，致手内在肌萎缩，而残留某种功能障碍。其他类型脊髓损伤症状恢复的情况同样取决于损伤严重程度。

（李志浩）

第六节　颈椎椎体爆裂性骨折

椎体爆裂性骨折是一种严重的颈椎损伤。自CT扫描技术应用以来，认识了椎体爆裂性骨折的横断层面的病理变化，提高了对此类损伤的认识和诊治水平。

一、病因和发病机制

高处重物坠落打击或人体从高处跌落头顶部撞击地面是常见的致伤原因。

颈椎在中立位时，突然受到来自垂直方向的暴力打击，外力通常自头顶传递到枕寰部和下颈椎，可以造成寰椎爆裂性骨折（Jefferson骨折）。暴力自上而下，垂直通过椎间盘达椎体，也可能导致下颈椎椎体爆裂性骨折。骨折片自椎体中央向四周分离移位，前、后纵韧带同时破裂（图7－18）。

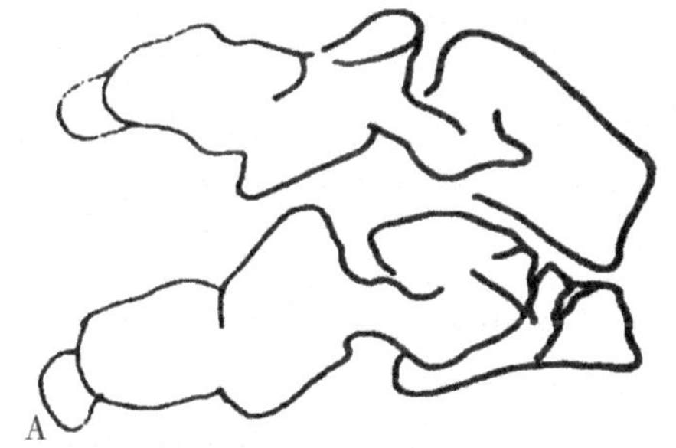

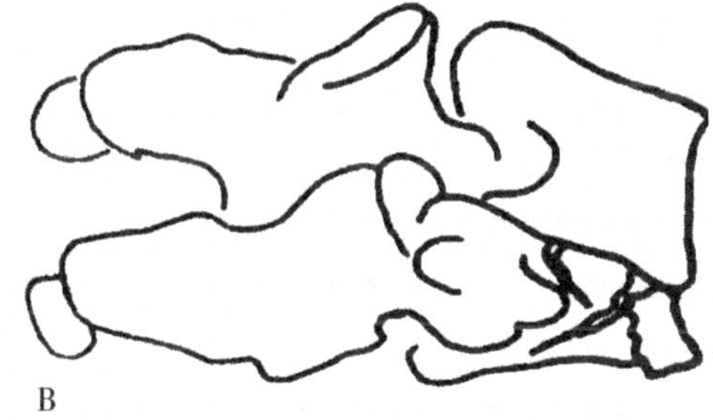

图7－18　椎体爆裂性骨折

二、病理变化

椎体爆裂性骨折实质上是属于粉碎性骨折的一种类型。强大的暴力使周围韧带结构严重破坏，椎体的骨折碎片向A椎体前部相迸造成骨折，B椎体全部骨折外爆裂分离，既能突出椎体前缘，又可向椎管方向移位，有时骨片挤进椎间孔，并引起脊髓和神经根损伤。椎体的正常高度丧失，相应的后结构，如椎弓、椎板和棘突可伴有骨折。

三、临床表现

（1）局部症状：颈部疼痛和运动功能丧失，压痛广泛，以损伤椎节的棘突和棘间压痛最明显。颈椎前方也可触及压痛。

（2）脊髓损伤症状：该损伤多比较严重，甚至造成脊髓完全性损伤。损伤平面以下感觉、运动和括约肌功能障碍。有时可引起脊髓前动脉损伤或压迫，导致脊髓前侧损害的特殊临床征象。神经根受压，出现肩臂和手部麻木、疼痛或感觉过敏，严重者肢体瘫痪。

四、诊断

X 线片的特征性表现是诊断的重要根据。

侧位 X 线片显示椎体粉碎性骨折，骨折片向前突出颈椎前缘弧线，向后突进椎管，颈椎生理弧消失，正位片显示椎体压缩性骨折。

CT 扫描的横断层面，可以清楚显示椎体爆裂的形态和分离移位的特点，尤其能显示骨折片在椎管内的大小和位置及其与脊髓之间的关系。

五、治疗

（一）非手术治疗

这种类型损伤多较严重，经急救和对合并伤的处理后，应施行颅骨牵引，纠正成角畸形，力图恢复颈椎的正常排列，但突入椎管内的骨折片经牵引也很难复位。椎体爆裂性骨折，从其病理角度来说是一种不稳定性骨折，而且三柱均遭损伤。因此，牵引力不宜过大，以防损伤加重或损伤脊髓。任何试图应用加大重量牵引来获得复位的想法都是错误的治疗指导思想。

（二）手术治疗

脊髓损伤多来自椎管前方骨性组织和椎间盘组织，应取颈前路减压。显露椎体前部，将粉碎的椎体骨折片，特别是突入椎管的骨碎片逐一加以清除。骨折椎体上下方椎间盘，包括软骨板在内一并挖出。

取自体髂骨，其长度略长于减压范围的上下长度，将移植骨块嵌入其间隙，既有一定的支撑作用，又有固定融合作用。

如应用椎体牵开器，可使前柱高度和生理弧度的恢复更为理想，同时使用带锁钢板更有利损伤节段术后的稳定。

手术后持续采用颈托固定 2～3 个月或颌颈石膏固定，直至骨折愈合，再采用颈托维持 3 个月。

损伤早期施行急诊手术，必须有充分的术前准备和具备必要的手术条件。伤员全身状况准备，包括纠正水、电解质紊乱，保持呼吸道通畅。通常新鲜损伤，术中出血比较多者，应及时补充必需物质。

（李志浩）

第七节 胸椎损伤

一、胸椎损伤的分类

脊柱骨折多见于颈段及胸腰段，而发生于胸椎者比较少见。在一组 1 209 个脊柱损伤的部位统计显示：颈椎 26.1%，$T_{1\sim10}$占 8.65%，$T_{11}\sim L_1$ 占 42%，$L_{2\sim5}$占 22.4%。通常将 $T_{1\sim4}$称为上胸椎，$T_{5\sim10}$称为中胸椎，$T_{11\sim12}$称为下胸椎。下胸椎位于胸腰段，其发病类型、治疗方法均与腰椎类似，被列入腰椎骨折章节中讨论，本节重点讨论上胸椎和中胸椎骨折的诊治。

与腰椎不同，胸椎脊柱是一完整坚固的骨韧带复合体。它包括肋骨和胸骨，其完整性明显影响胸椎的稳定性。正常情况下，胸椎的椎体前高低于后高 2～3mm，从而形成胸椎生理后凸。椎体的前后径由上至下逐渐增大，椎体横径由 $T_{1\sim3}$逐渐减小，尔后又逐渐增加。其压缩载荷由椎体来承受，拉伸载荷由后方椎弓韧带等承受。胸椎的椎板短而宽，呈叠瓦状，与小关节突一起可防止胸椎的过伸活动。胸椎椎管狭小，故骨折后易造成脊髓损伤。在 $T_{1\sim10}$水平关节突关节的关节面呈冠状位，因此允许胸椎有一定范围的轴向旋转活动，并对向前的移位有较强的抵抗作用。胸椎的稳定性大约为胸腰段的 2～3 倍，主要归因于肋骨框架的加强：在前方肋软骨于胸骨构成胸肋关节，在后方则由肋骨头与相应椎体、椎间盘及横突形成肋椎关节。

由于胸椎在解剖学及生物力学方面的特殊性，其损伤主要有以下特点：①由于胸椎稳定性加强，如发生损伤，所需致伤暴力也更为强大。损伤原因以交通伤和坠落伤为主。②胸椎椎管相对狭窄，当骨性结构破坏时，脊髓损伤发生率也相对较高。③胸椎损伤多由前屈及轴向压缩载荷所致，很少发生旋转移位。

由于脊柱脊髓解剖结构及受伤机制的复杂性，胸腰椎损伤的分类目前尚难以有统一的方法。随着影像诊断学及脊柱生物力学的发展，对脊柱运动节段的三维立体概念有了更确切的了解，亦对胸腰椎损伤分类的完善提供了相关理论基础。下面简要介绍 Hanley 和 Eskay 分类、Magral 及其同事提出的 AO/ASIF 分类以及 Vaccaro 提出的胸腰椎损伤严重度评分系统（thoracolumbar injure score system，TLISS）分类。

（一）Hanley 和 Eskay 分类

（1）压缩性骨折：由轴向压缩载荷与前屈暴力引起，以椎体前部塌陷和前柱破坏为特征。当椎体高度丢失 <50%、成角 <30°时一般为稳定性骨折；反之，如椎体高度丢失 >50%、成角 >30°时则为不稳定骨折。在后者常同时合并后部结构的损伤，如椎板骨折、关节突骨折或脱位、肋骨骨折等。

（2）骨折脱位：一般向前脱位，因同时累及三柱，为不稳定骨折。

（3）爆裂性骨折：为轴向压缩载荷引起的前中柱损伤，以椎体后高丢失、椎体后缘骨折凸入椎管及椎弓根间距增大为特征，为不稳定骨折。由于胸椎的生理后凸，中柱承受轴向压缩载荷比例较小，故此类骨折较少见。

（4）爆裂脱位：由轴向压缩载荷及向前的暴力引起，表现为上一椎体的前脱位和下一椎体的爆裂性骨折，亦属不稳定骨折。其与骨折脱位的区别在于：骨折脱位时相对于向前移位的上一椎体下方椎体较为固定，容易对脊髓造成牵拉损伤；而在爆裂脱位时下一椎体呈爆裂性且多有后部结构的破坏，可能会在损伤瞬间对脊髓产生减压作用，脊髓损伤程度相对较轻。

（二）AO/ASIF 分类

见表 7-2。

表 7-2 脊柱损伤分类

A 型 椎体压缩	B 型 前方及后方结构牵张性损伤	C 型 前方及后方结构旋转性损伤
A1 嵌压骨折	B1 后方韧带结构损伤	C1A 型损伤（压缩）
A1.1. 终板嵌压	（屈曲牵张型损伤）	伴有旋转
A1.2. 楔型嵌压	B1.1. 伴有椎间盘的横贯损伤	C1.1. 楔型旋转骨折
1. 上方楔型嵌压骨折	1. 屈曲半脱位	C1.2. 分离旋转骨折
2. 侧方楔型嵌压骨折	2. 前方脱位	1. 矢状面旋转骨折
3. 下缘楔型嵌压骨折	3. 屈曲半脱位/前方脱位	2. 冠状面旋转骨折
A1.3. 椎体塌陷	伴关节突骨折	3. 钳夹样旋转骨折
A2 分离型骨折	B1.2. 伴有 A 型椎体骨折	4. 椎体分离旋转骨折
A2.1. 矢状面分离骨折	1. 屈曲半脱位 + A 型椎体骨折	C2B 型（屈曲牵张型损伤）

（三）TLISS 分类

Hanley 和 Eskay 分类过于简化，很多骨折类型未能分类；而 AO/ASIF 分类过于繁杂，故都不能很好地用来决定手术适应证。2005 年，Vaccaro 详细阅读各种胸腰椎骨折分类治疗的文献，选取循证医学长期检验，由来自美、加、奥、德、法、瑞典、荷兰和印度的 15 家一级创伤中心的 40 位专家开会研讨后认为新分类必须包括：①骨折的主要形态学特征。②严重性分析。③机械损伤和神经损伤评估。④再生可能性。⑤对前瞻性研究的作用。⑥未来临床研究的适用性。新标准分类决定将胸腰椎骨折通过下述三个方面来评定：①形态学类型（压缩、扭曲、分离）。②后柱复合体状态。③神经状态（椎管形态和脊髓）。最后，三大指标下的每个亚指标都有对应的分数，1 分最轻，4 分最重。形态学：单纯性压缩骨折 1 分，爆裂骨折 2 分，侧移或旋转骨折 3 分，分离骨折 4 分，疑似骨折不积分。后柱复合体完整性：无损伤不积分，不确定损伤积 2 分，明显断裂积 3 分。神经状况：完全损伤积 3 分，这样构成 TLISS。被评为 3 分或 3 分以下不需要手术治疗。4 分介于手术和非手术之间，需要综合考虑。5 分或 5 分以上必须手术治疗。

二、临床表现

患者常有明确的外伤史，如高处坠落、车祸或重物砸伤等的病史。伤后有胸背部的疼痛、活动受限，有脊髓损伤时可出现截瘫症状：双下肢的感觉、运动功能障碍或大、小便功能障碍。有神经根受压时亦可以表现为明显的肋间神经疼痛。损伤局部可以见到软组织肿胀及皮下瘀血，可有后凸畸形。局部有明显触痛及深部叩击痛，有后部韧带结构撕裂时可以触及增宽的棘突间隙。

导致胸椎骨折损伤的暴力通常较为强大，尤其是对于车祸伤或高处坠落伤患者，要密切监测患者的生命体征，注意处理创伤性或失血性休克，检查并及时治疗颅脑、心、肺和腹盆等重要脏器损伤，如创伤性湿肺、血气胸、内脏破裂出血。同时，还应注意全身其他部位的骨折或损伤的处理，如车祸伤容易引起全身多发骨折，而高处坠落常导致颅底、脊柱与跟骨骨折。

对脊髓损伤预后一般难以评估，至少在脊髓休克期后方可进行。若损伤平面以下运动和感觉丧失，而反射恢复，或24~48h后，神经损伤无恢复，则属永久性脊髓损伤。若脊髓损伤平面以下存在少量感觉和运动，则脊髓可能最终完全恢复或至少部分恢复，上述属不完全性脊髓损伤。

三、检查与诊断

胸椎骨折的诊断：胸椎骨折的诊断包括病史采集、物理检查及影像学检查。

详细、准确的病史采集是临床诊断的关键。根据胸椎骨折的特点，病史询问既要系统、全面，又要突出重点，其内容应包括年龄、外伤史、疼痛性质、特点及相关伴随症状等方面，既要了解脊柱骨折局部情况，还要掌握全身整体状况，避免只注重脊柱骨折而忽略内脏器官或其他部位的损伤，以避免不良后果的发生。

其次，正确、熟练的物理检查不仅可以了解脊柱的形态与功能变化、疼痛的具体部位与特征，还可以及时发现并确定全身其他部位的骨折或损伤。其中，对胸椎骨折后神经系统功能的检查与评价也是物理检查的重要内容之一。检查脊髓损伤的诊断方法中，最重要和最敏感的方法是体格检查。伤后应尽早检查患者，由同一检查者在伤后48h重复数次。伤后很难立即确定脊髓损伤的分类。在起初24~48h内，脊髓休克可表现为上运动神经元损伤，即支配区的感觉和运动功能丧失，48h后脊髓功能恢复。小块的皮肤感觉或轻微的肌力是相当重要的发现，但是易被忽视。应正确记录完全性或不全性神经损伤支配区感觉、肌力、反射，并采用标准神经分类法分类。

当然，对于胸椎骨折的准确定位、骨折的分型、治疗方案的选择以及对预后的评估，在很大程度上仍依赖于相关的影像学检查。对于所有怀疑有胸椎骨折的患者均应常规行胸椎正、侧位X线摄片检查。在X线（片）上可以获得整体、直观的印象，可以了解椎体有无骨折、骨折的类型与严重程度、脊椎后突的角度、椎管矢径的改变，以及有无椎板、关节突、横突或棘突的骨折。由于肋骨和胸骨的参与使胸椎成为坚强的整体，活动度很小。冠状面旋转超过50或者移位大于2.5mm，提示胸椎不稳。但若要进一步了解骨折的类型、粉碎程度及椎管内占位情况，仍需行CT检查，以明确骨折的不稳定程度及制订相应的手术治疗方案。CT检查在脊柱骨折脱位也被列为常规检查。MRI可以清晰显示脊椎有无骨折，椎间盘、黄韧带有无破裂，椎管内有无出血，同时，对于爆裂骨折或骨折脱位的病例，还可以准确了解脊髓及神经根受压的程度，椎管内血肿的大小，以及脊髓信号的改变情况与累及范围。而且，MRI还可以区别新发骨折和陈旧性骨折，特别是对于骨质疏松性骨折患者新发骨折部位的判断而言，有着特殊的意义。因为此类患者常有多个椎体的楔形改变（骨折），有时单凭X线（片）或CT常难以准确区分，此时，MRI就有着明确诊断的作用。因为在新发骨折部位，T_1加权像上可以见到组织水肿的信号（骨折椎的低信号改变），而T_2加权像上则可以见到骨折椎的高信号改变。

四、胸椎损伤的治疗

（一）非手术治疗

1. 全身治疗　卧床休息，注意生命体征的监测与维持水、电解质平衡，保证充足的营养及规律的排尿、排便习惯，防止卧床相关并发症，如肺部感染、泌尿系统感染、压疮、深静脉血栓等，并要注意积极观察和治疗其他部位的损伤。

2. 药物治疗　对于有急性脊髓损伤的患者，可采用药物治疗，以减轻脊髓水肿及一系列继发性病理损害。

（1）激素治疗：急性脊髓损伤后8h内，可采用甲泼尼龙冲击疗法。药物越早使用越好，初始剂量为30mg/kg甲泼尼龙，在持续的医疗监护下，15min内静脉注射。大剂量甲泼尼龙注射后应暂停45min，随后以5.4mg/（kg·h）的速度持续静脉滴注23h。以后每天1g，静脉滴注，连用3～5d。使用期间注意预防应急性溃疡出血，可同时加用雷尼替丁或奥美拉唑。

（2）脱水剂治疗：可交替采用甘露醇和呋塞米脱水治疗。20%甘露醇（每6～8h，1～2g/kg，连用3～5d），呋塞米（20mg，每天1～2次，连用3～5d）。使用期间要注意监测肾功能，特别是老年患者。

（3）神经营养药物：胸椎骨折合并脊髓或神经根损伤的患者，可采用维生素及神经生长因子治疗。如口服维生素 B_1（10mg，tid）、维生素 B_{12}（如弥可保0.5mg，tid）及神经生长因子［如单唾液酸四己糖神经节苷脂（GM－1）］，对脊髓或神经损伤的恢复可能有一定的帮助。

（二）常规手术治疗

一般认为胸椎骨折不稳的手术适应证有：椎体前柱压缩>50%，同时伴有后柱损伤；后凸畸形>23°；骨折—脱位和脱位；神经损害进行性加重等。

胸椎骨折的手术方式可分为后路手术、前路手术及前后联合入路手术。具体的手术方式取决于骨折的类型、部位及椎管受侵犯的程度，同时也取决于医师熟悉的手术方式及其治疗倾向。一般而言，如果椎体前柱压缩>50%，同时伴有后柱损伤，神经系统检查正常，适于后路脊柱固定并融合术。椎板切除减压是胸椎损伤的禁忌证。对于不全性脊髓损伤主张前路减压。上胸椎多选择前路，中胸椎多选择后路（图7－19～7－20）。

1. 后路手术　后路手术临床上应用相对广泛，手术创伤相对较小，技术上容易掌握，手术并发症相对较少。标准入路包括后正中、经椎弓根和后外侧入路。

（1）后路复位机制：研究表明，轴向撑开力是使椎管内骨折块复位的主要力量。椎管内骨折块的复位是在轴向撑开力的作用下借助于后纵韧带的伸展，使附着在椎体上的纤维环及其周围的软组织牵引骨折块完成的。但是，对于后纵韧带及后柱结构完全损伤、椎管内骨折块向前旋转、椎管狭窄>50%，以及陈旧性骨折患者，单纯经后路闭合复位则较难取得满意结果。

（2）后路内固定：后路内固定主要包括钉板系统、钉棒系统、钉钩系统三种方式，而固定节段亦由长节段固定发展为短节段三柱固定。三柱短节段固定的主要优点是：①三柱固定较为牢固。②固定节段短，能最大限度地保留脊柱的运动功能。③通过撑开可以起到间接复位、减压的作用。④可经椎弓根或后外侧直接减压。⑤可同时行后外侧植骨融合。

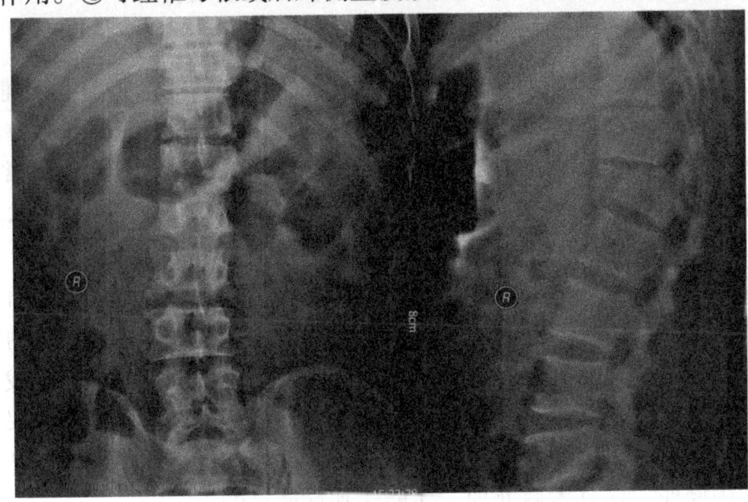

图 7－19　胸椎骨折 8 根钉术前

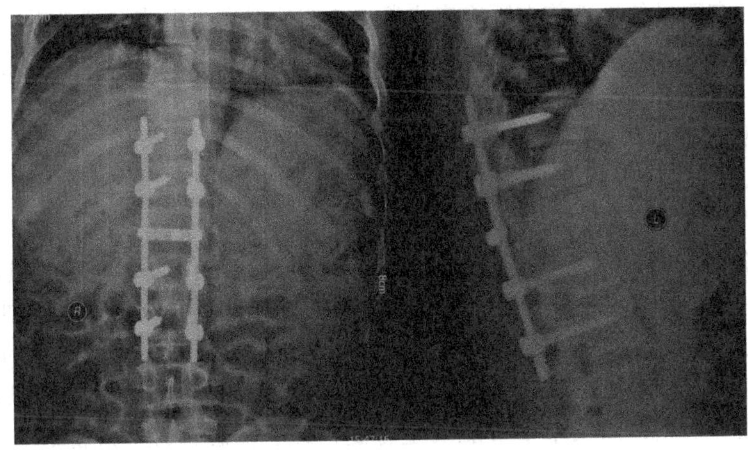

图 7－20　胸椎骨折 8 根钉术后

2. 前路手术　前入路的优势在于可直接暴露脊髓和神经根，对神经组织彻底减压而不需施加任何牵拉动作，减压和融合所涉及的活动节段相对较少。但手术创伤相对要大，并有损伤大血管的危险。标准的手术入路为经胸膜腔切口和胸膜外切口。

20 世纪 70 年代，Dunn 等最先报道胸腰椎骨折前路器械固定技术。此后，Mcaffee、Kaneda、Dunn 等相继开展了前路手术，并证明前方入路是一项安全的手术。由于前路手术能直接解除致压物，恢复脊柱的对位；同时，前柱承载着脊柱主要的载荷分布，而前柱手术能实现前柱的骨性融合并重建脊柱前柱的高度。因此，前路手术正日益受到推崇。

一般认为，前柱手术的适应证为：①胸椎陈旧性骨折（伤后 2 周以上），脊髓前方受压。②严重骨折脱位椎管侵占 >50%，椎体高度丢失 >70%，后凸 >20°～30°。③后路内固定复位不满意，脊髓前方压迫未解除。④后路内固定失败，脊髓重新受压。⑤陈旧性胸椎骨折后凸畸形并发迟发性截瘫。常用于胸椎前路固定的器械类型有 Kaneda、Z－plate、Ventrofix 等胸腰椎前路固定系统，特别是 Z－plate 及 Ventrofix 系统以其可通过撑开来矫正后凸及侧方畸形，而且压缩时可嵌紧骨块的优点而在国内被广泛使用。

（三）微创手术治疗

微创外科的目的是减少组织创伤，减轻术后疼痛，尽快功能恢复，电视辅助的胸腔镜手术（video - assisted thoracoscopic surgery，VATS）是脊柱前方手术的一种新方法。脊柱前方椎体的结构是轴向负重的主要因素，当脊柱畸形和椎体压缩时，恢复脊柱正常生理曲线和维持脊柱稳定固定结构以及解除脊髓腹侧受压，VATS 手术和 EMI - VATS 手术是一种较为理想前路手术方式。

胸腔镜下前路手术优点在于肋间切口小，不需要切除肋骨和使用肋骨牵开器械。利用高清晰度 30°或 0°胸腔镜可提供手术区优良的成像质量和视感效果，达到有效的安全的椎管前方减压，失血少，术后伤口疼痛轻，加速康复过程，降低围术期及其术后并发症。但其缺点为手术麻醉要求高，手术操作难，术者及助手既要掌握传统开胸手术技巧，又要掌握镜下操作技能，要经过长期学习培训；手术时间长。应用此项技术应严格掌握手术适应证，充分术前准备，规范术中操作，认真术后处理，才能达到预期目的。

1. 手术适应证　①不完全性胸段脊髓损伤，经影像学证实椎管前方有致压物，而后方无致压物者。②有明显的脊髓前方压迫症状者。③前柱损伤严重或爆裂骨折，而后部结构未完全破坏的不全瘫者。④逐渐发生瘫痪的晚期病例或陈旧性爆裂骨折者。⑤进行性后凸畸形者。⑥前、中柱不连者。⑦已行后路减压但前方仍有压迫者。

2. 手术禁忌证　①严重骨折脱位者。②不完全性胸段脊髓损伤，影像学检查证实椎管后方有效压物，而前方无效压物者。③后部结构破坏而无前方受压的不全瘫者。④同 VATS/EMI - VATS 技术手术禁忌证。

3. 术前准备　①根据影像学检查分析确定骨折类型、椎体破裂程度、损伤范围和椎管堵塞状况。②仔细检查受伤平面及其相应的神经支配功能。③仔细检查胸椎创伤是否并发气胸、血胸及连枷胸。④仔细检查胸椎创伤是否并发胸腹部脏器损伤。⑤全面检查心、肺、肝、肾及出凝血功能。⑥作好 VATS/EMI - VATS 的常规准备工作。⑦告知患者和家属实施此项技术的优点和缺点，以及术中可能发生脊髓神经、交感神经、腔静脉、奇静脉、胸导管、输尿管（胸腰段）直接或间接损伤，有可能转为开胸手术，以及交代清楚术后可能发生的并发症，征得患方同意和支持。

4. 手术方法

（1）VATS 技术

1）手术操作器械：①常规手术器械。②视频内镜：三芯片摄像头、30°硬端头、氙灯光源、图像逆转监视器、图像记录仪、打印机、光谱仪等。③胸腔镜下器械：骨凿、拉钩、探针、咬骨钳、髓核钳、刮匙、把持器、锤子、起子等。

2）麻醉：双腔导管插管单肺通气麻醉。

3）体位：左侧或右侧卧位。

4）定位：在 X 线透视下确定病变椎体，在皮肤上标出骨折椎体边界，工作通道位于目标的中心，内镜通道于脊柱轴线距离目标椎体头端 2 ~ 3 个肋间隙处。吸引或灌洗通道和牵开通道于工作通道及内镜通道前方约 5 ~ 10cm 处。

5）入路：手术切口开始于内镜通道，在肋间隙切开皮肤，钝性分离胸壁肌肉，暴露胸膜，切口胸壁，开始单肺通气，插入套管（Troca），沿套管插入 30°透镜，然后在内镜监视下，将2、3、4个套管插入胸腔。

6）分离：以 $T_{12} \sim L_1$ 为例，通过前方通道插入扇状牵开器暴露病变区。利用牵开器向下牵拉膈肌，暴露其在脊柱的附着点，以单极电凝标记出膈肌切开线，然后沿此借助内镜剪切开膈肌，保留距脊柱附着处1cm边缘，以便术后闭合膈肌。

7）暴露：切开膈肌，腹膜后脂肪即暴露出来，将其自腰大肌附着点前方推开，自椎体处解剖腰大肌附着处，小心隐藏在腰大肌下方的节段血管，给予分离结扎。暴露 T_{12}、L_1、L_2 椎体。

8）切除：用骨凿打开压缩椎体上终板或下终板处的椎间隙，切除椎间盘和破裂的骨性终板。小心取出椎体骨折的骨块，注意不要去掉脊柱非骨折部。

9）减压：需要行椎管内减压者，应将邻近椎管的部分骨质以高速磨钻去除。先以钝性探子找到椎弓根下缘，然后用 Kerrison 咬骨钳或高速磨钻自上向下去除椎弓根基底部，直至显露出硬膜囊，这样就可以摘除压迫椎管的骨折碎块。

10）植骨：准备植骨床，以双角规测量植骨床的长度和深度，自髂嵴取下三面皮质骨块植入骨缺损部，或用钛网重建脊柱生理曲度。

11）固定：在C形臂X线机透视下，在椎体侧方，肋骨头外缘处，植入椎体螺钉，置入钢板，锁紧螺帽，完成钢板螺钉内固定。

12）闭合：内镜下常规缝合膈肌裂孔，冲洗胸腔，去除血凝块，于肋膈角最下方处放置胸腔引流管。取出套管，缝合所有通道。

（2）EMI－VATS 技术

1）麻醉、体位：同 VATS 技术。

2）定位：C形臂X线机透视下绘出骨折椎体在体表的投影及相应肋间隙和肋骨位置。

3）入路：背正中线与腋后线之间，即骶棘肌外侧缘，以骨折椎体为中心，沿相应肋间隙或肋骨做5～7cm长的皮肤切开。切开肋间肌，暴露肋骨并将肋骨切除5～6cm，取下备作植骨材料。在肋骨床上切开胸膜，让肺脏逐渐塌陷。在相应腋后线上做胸腔镜光源切口，插入 Troca 安装胸腔镜，并安装显微窥视器撑开操作切口。

4）以 $T_{12} \sim L_1$ 为例，牵开膈肌，在距离椎体附着点1cm处切开膈肌脚，此时可暴露腹膜后脂肪及腰大肌。推开腰大肌附着点，暴露椎体及节段血管，电凝或结扎节段血管，暴露骨折椎体。

5）电刀切开压缩椎体上下椎间盘纤维环，摘除椎间盘和破裂的终板软骨。小心摘除向椎管移位的骨碎块，注意摘除时不要破坏非压缩骨折部分。当去除骨碎块时，椎体有大量渗血，可用骨蜡涂封。当脊髓硬膜外静脉丛出血时可用双极电凝止血。

6）脊髓充分减压后，可在压缩椎体的上下椎作凹槽，取三面皮质骨之髂骨块或肋骨嵌入骨缺损部，再以侧方钢板或用钛网、钢板重建脊柱稳定性。

7）缝合膈肌后冲洗创口，肋膈角最低处置胸腔引流管。

5. 操作注意事项

（1）定位结扎骨折椎体及上下椎体的椎横血管。

（2）用电刀切开椎旁软组织，剥离牵开。用骨刀或磨钻头切断肋骨头，暴露骨折椎的椎弓根。在切除肋骨头时必须保护交感神经链，胸导管及肋间动、静脉及肋间神经，必要时可一一结扎。

（3）用磨钻头磨除椎弓根，显露骨折椎的后缘，此时可见骨折块向后压迫硬膜囊。当暴露或切除压迫硬膜囊的骨折块时，出现椎体渗血较多，可以用骨蜡填封。硬膜囊外血管出血，采用双极电凝止血或蛋白胶海绵止血，禁用单极电凝止血。

（4）仔细用骨刀或咬骨钳将压迫脊髓的骨块切除，彻底减压脊髓。在椎体缺损部位填塞髂骨块或异体骨或自固化磷酸钙等补缺。

（5）在减压椎的上、下椎体外侧方钻孔，穿透对侧皮质骨，必须在C形臂X线机透视下进行，以免损伤椎体周围的重要组织。见钻孔定位位置良好，然而按步骤扩大钉道、拧入螺钉、安装钉板系统或钉棒系统，进行椎体前缘撑开。

6. 术后处理

（1）严密观察术后生命体征，对于阻塞性肺病、心血管疾病及高龄患者需术后24h保持人工通气。术后给予小剂量低分子肝素预防血管栓塞。

（2）麻醉清醒后严密观察感觉、运动及括约肌功能变化，并作详细检查和记录。

（3）严密观察胸腔引流瓶的水柱变化、引流量及颜色变化，通常术后24～48h后拔除引流管。

（4）术后应用抗生素及神经营养药物。

（5）术后摄片观察内固定物情况，分别于术后3d、1个月、6个月、12个月复查内固定物情况。

（6）术后第2天开始物理治疗，1h/d；术后第3周起行强化理疗，2～3h/d；术后4～6周下地负重。

（李志浩）

第八节　腰椎损伤

一、腰椎损伤的分类

引起脊柱节段性不稳的因素包括创伤、肿瘤、感染、退变等，其中因急性创伤所致的腰椎骨折是引起腰椎不稳的常见原因之一。

不同的伤力及受伤机制决定了骨折的类型与严重程度。早在1944年，Bohler就提出了胸腰椎骨折的5种损伤机制，即屈曲、伸展、旋转、剪切和轴向负荷。此后，Nicoll于1949年增加了屈曲旋转及侧屈2种损伤机制，并将胸腰椎损伤分为稳定性和不稳定性。1963年，Holdsworth修改和补定了Nicall分类法，认为骨折是否稳定要视后方韧带复合结构的完整性而定。1968年，Kelly和Whitesides提出两柱理论，即椎管形成的空心柱和椎体形成的实心柱，认为骨片向后移位的爆裂型骨折是不稳定的。1983年，Denis提出脊柱三柱分类概念：前柱包括前纵韧带和椎体前1/2，椎间盘的前半部；中柱包括椎体后1/2，椎间盘后半部和后纵韧带；后柱包括椎弓、黄韧带、椎间小关节和棘间、棘上韧带。脊柱稳定性有赖于中柱的完整性。1984年，Ferguson和Allen进一步完善了Denis三柱概念。前柱包括前纵韧带、椎体和椎间盘前2/3；中柱包括椎体和椎间盘后1/3，后纵韧带；后柱包括椎弓、椎间小关节、棘间和棘上韧带，同样认为中柱完整性代表脊柱稳定性。Roy－Camille、Saillant提出的三柱体概念略有不同，中柱包括椎弓根和关节突；后柱包括椎板、横突、棘突及其棘间、棘上韧带，概念更广泛，但同样认为中柱损伤属脊柱不稳定。因此，对包括骨折的三维形态学特征分析及后柱复合体结构完整性等综合因素的评价，是判定腰椎骨折的稳定性与严重性程度，以及决定手术或非手术治疗方式的重要依据。

由于脊柱脊髓解剖结构及受伤机制的复杂性，胸腰椎损伤的分类目前尚难以有统一的方法。随着影像诊断学及脊柱生物力学的发展，对脊柱运动节段的三维立体概念有了更确切的了解，亦对胸腰椎损伤分类的完善提供了相关理论基础。下面简要介绍胸腰椎骨折的 Denis 分类、Gertzbein 分类、载荷分享分类。

（一）Denis 分类

Denis 分类系统是由 Denis 三柱理论发展而来的。三柱中两柱或两柱以上骨折导致脊柱不稳，以稳定程度决定手术还是非手术治疗。Denis 根据三柱改变将骨折分为 4 个主要类型，即压缩骨折、爆裂骨折、安全带型骨折和骨折脱位。压缩骨折属一柱损伤，有固有的稳定性，分为 4 个亚型；爆裂骨折由轴向压缩暴力使前、中柱受累，分为 5 个亚型；安全带型骨折是伸展位后、中柱破坏，分为 4 个亚型；骨折脱位是压缩、拉力、旋转或剪应力下三柱破坏，最不稳定，分为 3 个亚型。

1. 压缩骨折（分为 4 个亚型）　A 型：骨折同时累积上、下终板（占 16%）；B 型：骨折仅累积上终板（占 63%）；C 型：骨折仅累积下终板（占 6%）；D 型：上下终板均无损伤，前面皮质骨折（占 15%）。

2. 爆裂骨折（分为 5 个亚型）　A 型：骨折同时累积上、下终板（占 24%）；B 型：骨折仅累积上终板（占 49%）；C 型：骨折仅累积下终板（占 7%）；D 型：中柱发生爆裂骨折，同时合并旋转损伤，导致侧方半脱位或倾斜（占 15%）；E 型：中柱发生爆裂骨折，前柱受到不对称性的压缩（占 50%）。

3. 安全带型骨折（分为 4 个亚型）　A 型：经过一个水平的骨折（即 Chance 骨折，占 47%）；B 型：经过一个水平的韧带损伤（占 11%）；C 型：两个水平的损伤，中柱骨折（占 26%）；D 型：两个水平的损伤，中柱经过韧带或椎间盘（占 16%）。

4. 骨折脱位（分为 3 个亚型）　A 型：屈曲、旋转损伤；B 型：骨折剪切、脱位损伤；C 型：双侧关节突脱位。

（二）Gertzbein 分类

Gertzbein 分类是基于三种损伤机制：压缩、分离、旋转或剪应力所提出的分类系统，即压缩类、牵张类、轴向旋转类；而且又根据形态学标准把 3 个主要类型各分为 3 个不同亚型。

1. A 型　压缩、轴向载荷有或无屈曲暴力，均有椎体高度丢失，但无后部软组织损伤。A1：楔形压缩骨折；A2：椎体矢状或冠状面上劈裂；A3：爆裂骨折。

2. B 型　分离、暴力横贯前后部分。B1：同 Denis 屈曲分离损伤伴后部软组织损伤；B2：同 Denis 屈曲分离伴椎板、椎弓破坏；B3：伸展分离暴力，始于前方穿过椎间盘，通过后方椎弓或软组织损伤。

3. C 型　多方向移位，有显著移位、不稳定。C1：前后移位；C2：侧方移位；C3：旋转移位。轴向暴力可能结合 C1 或 C3 经椎体压缩或爆裂骨折。

（三）载荷分享分类（load - sharing classification）

Mc Cormack 根据骨折椎体的解剖以积分的方式提出载荷分享分类：

1. 矢状面 CT 扫描椎体粉碎程度　1 分：<30% 椎体粉碎骨折；2 分：30% ~60%；3 分：>60% 椎体粉碎骨折。

2. 骨折片移位程度（水平面 CT 扫描）　1 分：0 ~1mm 移位；2 分：<50% 椎体横面积至少 2mm 移位；3 分：>50% 椎体横面积> 2mm 移位。

3. 后凸畸形程度　1 分：3°；2 分：4° ~9°；3 分：≥10°。

三组相加即为最后总分，分数越高，该段损伤承受轴向载荷的能力越小，该分类不涉及韧带损伤，与损伤机制无关，载荷分享分类不能用来决定手术的适应证。但它可以帮助骨科医师对负荷共享经骨折部位及内固定后脊柱的内植物处传递的特性，可以根据载荷分享指数高低选择前入路或后入路的参考依据。例如，Parker 等依椎体粉碎程度、骨块进入椎管的范围以及后凸畸形程度等三个方面进行打分评定（载荷分享评分）来决定手术入路方式，并通过对一组采用此种评定方式的手术患者进行超过 5. 5 年的临床随访研究，效果良好。具体打分标准是：①在 CT 片矢状面上了解椎体粉碎程度：粉碎程度<30% 为 1 分，30% ~60% 为 2 分，>60% 为 3 分。②在 CT 片横断面上了解骨块进入椎管情况：椎管未受侵为 1 分，骨块移位至少 2mm 但受侵<50% 为 2 分，受侵>50% 为 3 分。③X 线侧位片上观察后凸畸形程度：畸形≤3°为 1 分，4° ~9°为 2 分，≥10°为 3 分，3 ~6 分可单独行后路手术，≥7 分行单独前路手术。

（四）Vaccaro 分类

Denis 分类过于简化，很多骨折类型未能分类；而载荷分享分类不涉及韧带损伤及损伤机制，故都不能很好地用来决定手术适应证。2005 年，Vaccaro 分类中对骨折形态学描述的三种主要特征（压缩、移位/旋转、分离）见图 7 -21。

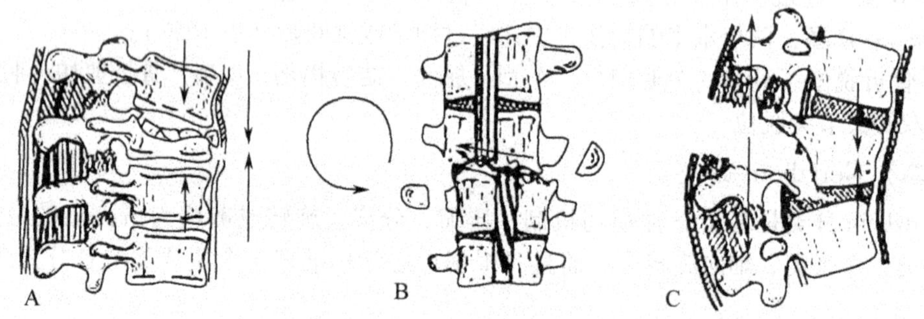

图 7 -21　Vaccaro 分类中对骨折形态学描述的三种主要特征

A. 压缩；B. 移位，旋转；C. 分离

二、临床表现

患者常有明确的外伤史，如高处坠落、车祸或跌倒摔伤的病史。伤后有腰背部疼痛、活动受限，脊髓或神经根损伤时可出现下肢的感觉、运动功能障碍或大小便功能障碍，有神经根受压时亦可以表现为明显的根性疼痛。损伤局部可见软组织肿胀及皮下淤血，可有后凸畸

形。局部有明显触痛及深部叩击痛，有后部韧带结构撕裂时可以触及增宽的棘突间隙。

导致腰椎骨折损伤的暴力通常较为强大，尤其是对于车祸伤或高处坠落伤患者，要密切监测患者的生命体征，注意处理创伤性或失血性休克，检查并及时治疗颅脑、心肺和腹盆等重要脏器的损伤，如创伤性湿肺、血气胸、内脏破裂出血。同时，还要注意全身其他部位的骨折或损伤的处理。如车祸伤容易引起全身多发骨折，而高处坠落常导致颅底、脊柱与跟骨骨折。

三、检查与诊断

腰椎骨折的诊断包括病史采集、物理检查及影像学检查。

详细、准确的病史采集是临床诊断的关键。根据腰椎骨折的特点，病史询问既要系统、全面，又要突出重点，其内容应包括年龄、外伤史、疼痛性质、特点及相关伴随症状等方面，既要了解脊柱骨折局部情况，还要掌握全身整体状况，避免只注重脊柱骨折而忽略内脏器官或其他部位的损伤，以避免不良后果的发生。

其次，正确、熟练的物理检查不仅可以了解脊柱的形态与功能变化、疼痛的具体部位与特征，还可以及时发现并确定全身其他部位的骨折或损伤。其中，对腰椎骨折后神经系统功能的检查与评价也是物理检查的重要内容之一。

当然，对于腰椎骨折的准确定位、对骨折的分型、治疗方案的选择以及对预后的评估，在很大程度上仍依赖于相关的影像学检查。对于所有怀疑有腰椎骨折的患者均应常规行腰椎正、侧位 X 线摄片检查。在 X 线片上可以获得整体、直观的印象，可以了解椎体有无骨折、骨折的类型与严重程度、脊椎后突的角度、椎管矢径的改变，以及有无椎板、关节突、横突或棘突的骨折。对于陈旧性腰椎损伤，有时还需要加摄腰椎动力位片，以了解是否存在腰椎不稳。但若要进一步了解骨折的类型、粉碎程度及椎管内占位情况，仍需要行 CT 检查，以明确骨折的不稳定程度及制订相应的手术治疗方案。MRI 可以清晰显示脊椎有无骨折，椎间盘、黄韧带有无破裂，椎管内有无出血，同时，对于爆裂骨折或骨折脱位的病例，还可以准确了解脊髓及神经根受压的程度，椎管内血肿的大小，以及脊髓信号的改变情况与累及范围。此外，MRI 还可以区别新发骨折和陈旧性骨折，特别是对于骨质疏松性骨折患者新发骨折部位的判断而言，有着特殊的意义。因为此类患者常有多个椎体的楔形改变（骨折），有时单凭 X 线片或 CT 常难以准确区分，此时，MRI 就有着明确诊断的作用。因为在新发骨折部位，T_1 加权像上可以见到组织水肿信号（骨折椎的低信号改变），而 T_2 加权像上则可以见到骨折椎的高信号改变。

四、腰椎损伤的治疗

（一）非手术治疗

1. 一般治疗　卧床休息，注意生命体征的监测与维持水、电解质平衡，保证充足营养及有规律的排尿、排便习惯，防止卧床相关并发症，如肺部感染、泌尿系统感染、压疮、深静脉血栓等，并要注意积极观察和治疗其他部位的损伤。

2. 药物治疗　对于有急性脊髓损伤的患者，可采药物治疗，以减轻脊髓水肿及一系列继发性病理损害。

（1）激素治疗：急性脊髓损伤后 8h 内，可采用甲泼尼龙（MP）冲击疗法。药物越早使用越好，初始剂量为30mg/kg 甲泼尼龙，在持续的医疗监护下，15min 内静脉注射，然后暂停45min，随后以5.4mg/（kg·h）的速度持续静脉滴注23h。以后每天1g，静脉滴注，连用3～5d。使用期间注意预防应急性溃疡出血，可同时加用雷尼替丁或奥美拉唑。

（2）脱水剂治疗：可交替采用甘露醇和呋塞米脱水治疗。20%甘露醇［1～2g/（kg·6～8h），连用3～5d］，呋塞米（每次20mg，1～2次/d，连用3～5d）。用药期间要注意监测肾脏功能，特别是对于老年患者。

（3）神经营养药物：腰椎骨折合并脊髓或神经根损伤的患者，可采用维生素及神经生长因子治疗，如维生素 B_1（10mg，3次/d）、维生素 B_{12}（如弥可保0.5mg，3次/d）以及神经生长因子（如CM－1），对脊髓或神经损伤的恢复可能有一定的帮助。

（二）常规手术治疗

腰椎骨折的手术方式可分为后路手术、前路手术及前后联合入路手术。具体的手术方式取决于骨折的类型、部位及椎管受侵犯的程度，同时也取决于医师熟悉的手术方式及其治疗倾向。

1. 后路手术　后路手术临床上应用相对广泛，手术创伤相对较小，技术上容易掌握，手术并发症相对要少。标准入路包括后正中、经椎弓根和后外侧入路。

（1）后路复位机制：研究表明，轴向撑开力是使椎管内骨折块复位的主要力量。椎管内骨折块的复位是在轴向撑开力的作用下借助于后纵韧带的伸展，使附着在椎体上的纤维环及其周围的软组织牵引骨折块完成的。但是，对于后纵韧带及后柱结构完全损伤、椎管内骨折块向前旋转、椎管狭窄>50%，以及陈旧性骨折患者，单纯经后路闭合复位则较难取得满意结果。

（2）后路内固定：后路内固定主要包括钉板系统、钉棒系统、钉钩系统三种方式，而固定节段亦由长节段固定发展为短节段三柱固定，以保留腰椎更多的活动度。三柱短节段固定的主要优点是：①三柱固定较为牢固。②固定节段短，能最大限度地保留脊柱的运动功能。③通过撑开可以起到间接复位、减压的作用。④可经椎弓根或后外侧直接减压。⑤可同时行后外侧植骨融合。

2. 前路手术　前入路的优势在于可直接暴露脊髓和神经根，对神经组织彻底减压而不需施加任何牵拉动作，减压和融合所涉及的活动节段相对较少。但手术创伤相对较大，并有损伤大血管的危险。标准的手术入路为胸腹联合切口和腹膜外切口。

20世纪70年代，Dunn等最先报道胸腰椎骨折前路器械固定技术。此后，Mcaffee、Kaneda、Dunn等相继开展了前路手术，并证明前方入路是一项安全的手术。由于前路手术能直接解除致压物，恢复脊柱的对位；同时，前柱承载着脊柱主要的载荷分布，而前柱手术能实现前柱的骨性融合并重建脊柱前柱的高度。因此，前路手术正日益受到推崇。

一般认为，前柱手术的适应证为：①胸腰椎陈旧性骨折（伤后2周以上），脊髓前方受压。②严重骨折脱位椎管侵占>50%，椎体高度丢失>70%，后凸>20°～30°。③后路内固定复位不满意，脊髓前方压迫未解除。④后路内固定失败，脊髓重新受压。⑤陈旧性胸腰椎骨折后凸畸形并发迟发性截瘫。常用于胸腰椎前路固定的器械类型有Kaneda、Z－plate、Ventrofix等胸腰椎前路固定系统，特别是Z－plate及Ventrofix系统以其不但可通过撑开来矫正后凸及侧方畸形，而且压缩时可嵌紧骨块的优点而在国内被广泛使用。

（三）微创手术治疗

微创手术是近年来发展起来的新技术，具有创伤小、出血少、疼痛轻、功能恢复快、减少围术期及其术后并发症的优点。但其缺点为手术操作难度高，需要较长的学习曲线，要求术者既有传统开胸、开腹及脊柱外科手术操作，又要有镜下操作的技能。所以此项技术应严格掌握手术适应证，充分术前准备，规范术中操作，认真术后处理，才能达到预期目的。

（四）后正中小切口前后联合内固定椎体重建术

对根据载荷分享原则确定需行前后路联合手术的胸腰椎爆裂骨折，采用后正中小切口行椎弓根内固定，经半椎板减压和椎弓根切除前方减压，同时行前方椎体重建术，可在使用后路椎弓根器械撑开，矫正后凸畸形的同时，切除小关节突和椎弓根行脊髓前方充分减压，同时行椎体间钛网植骨融合重建前方椎体。手术可在采用一个手术入路的情况下进行后路撑开和脊髓前方椎体减压及椎体重建，同时避免了前路手术的创伤，对需行前后联合手术的胸腰椎爆裂骨折的治疗具有积极的临床意义，而这已得到类似解剖学研究的支持。

国内池永龙等对超过20例根据 Mc Cormack 分类均为前后路手术适应证的患者进行了后正中小切口椎体重建的前后联合手术。经椎弓根器械撑开，椎体高度恢复96%～100%。经CT扫描未见椎管内骨块残留，后凸畸形矫正100%。经影像学评定及短期随访，未见内固定松动、断裂和失效。临床疗效评定佳。

1. 适应证和禁忌证

（1）手术适应证：根据 McCormack 分类为前后路手术适应证的患者。

（2）手术禁忌证：①腰椎单纯压缩性骨折或稳定的爆裂性骨折。②严重心肺疾病及凝血功能障碍。

2. 麻醉和体位

（1）麻醉：气管插管麻醉或局部神经阻滞麻醉。

（2）体位：患者取俯卧位，胸部及两髂棘部垫软枕，腹部悬空，据骨折部位调整手术床伸屈度。

3. 手术步骤

（1）术中定位：将C形臂X线机正位投照，通过体表放置克氏针来确定伤椎的准确部位。

（2）以伤椎为中心做后正中纵切口约6cm，切开皮肤及皮下；潜行切开深筋膜，分离双侧椎旁肌，暴露伤椎及上下相邻椎体的椎板及关节突。

（3）C形臂X线准确定位，伤椎上下椎体双侧椎弓根穿刺，置入椎弓根螺钉各一枚，C形臂X线示位置佳；装双侧连接棒，固定撑开。

（4）取出需减压侧连接棒，切除伤椎减压侧部分椎板、小关节突及部分椎弓根，平行击入2根细克氏针于拟切除椎体的上下缘，可紧贴椎体上下终板。

（5）用骨刀平行于两克氏针间切除椎体骨质，并采用刮匙及椎板咬骨钳切除对侧椎体内骨质，并切除突出于椎管内的骨块，对脊髓及神经根彻底减压。

（6）用咬碎的骨块将椎体前缘填充紧实，注意勿将骨块落入椎管。

（7）选择合适长度及直径的钛网，将咬碎的骨块填充紧实，植入椎体正中。若植入两个钛网，可将先植入钛网推向对侧，然后植入第二个钛网。

（8）严格止血，冲洗；放置引流管，固定；逐层缝合椎旁肌，皮下组织，皮肤。并拍摄术后X线片及CT扫描，检查术中器械置入的位置。

4. 注意事项

（1）准确定位：准确定位可以确定具体的切口部位，避免切口过大，组织剥离范围过大。

（2）浅筋膜组织需通过小切口潜行切开，范围只要显露伤椎上下椎体的进针点即可，不必广泛暴露。

（3）通常先行椎体撑开后再减压：减压时尽量保留伤椎上方椎体的下关节突，对伤椎减压侧的上关节突及椎弓根只做部分切除即可。

（4）插入椎体内定位的克氏针必须尽量与终板平行，椎体切除必须在此范围内进行，防止切破终板，否则将导致钛网放置不稳，易引起术后椎体高度塌陷。

5. 术后处理

（1）严密观察生命体征，观察运动、感觉及括约肌功能变化。

（2）严密观察引流管是否通畅，以及引流物的颜色、数量。若有较多的淡血性液体引出，则可能为脑脊液漏，此时需及早拔出引流管，防止颅内低压及脑疝。若引流血量较多，注意及时补液、输血支持治疗。

（3）术后抗感染3～5d，防止感染。

（4）加强患肢功能锻炼，术后10～12周在腰围保护下可逐渐坐起。

6. 并发症及防治

（1）脑脊液漏：若术后持续引出大量较清亮液体，因考虑脑脊液漏。此时需嘱患者去枕平卧，并及时将引流管拔除，避免颅内低压或脑疝形成。

（2）脊髓或神经根损伤：术中注意用神经剥离子牵开保护脊髓、神经，避免被骨刀或钛网的锯齿状边缘划伤，但亦要避免过度牵拉脊髓和神经，以免损伤。一旦损伤，可于术中及术后给予甲泼尼龙治疗。

（3）钛网位置欠佳：术中切除椎体骨质时需平行切除，并且要切除充分；钛网植入时需注意位置，必要时术中需C形臂X线透视满意后方可关闭切口。

（李志浩）

第八章　关节脱位

第一节　概述

凡构成关节的骨端关节面脱离正常位置，引起关节功能障碍者，称为关节脱位。以青壮年男性多，儿童与老年人较少。儿童脱位多合并有骨骺分离。关节脱位多发生在活动范围较大、活动较频繁的关节。在大关节脱位中，以肩关节为最多，其次为肘关节、髋关节及颞颌关节。上肢脱位较下肢脱位多见。

一、病因分析

1. 外因　多由强大的直接或间接暴力作用所致。以间接暴力（跌仆、挤压、坠落、传达、杠杆、扭转暴力所致）。且暴力方向不同，引起关节脱位的类型也不同。如患者在肩关节外展、外旋和后伸位跌倒时，不论是手掌或肘部着地，地面的反作用力都可向上传导，引起肩关节前脱位。而直接暴力也可造成关节脱位，如髋关节的中心性脱位，但较少见。

2. 内因

（1）生理特点：主要与年龄、性别、体质、局部解剖结构特点等有关。如男性工作多，繁重；关节活动范围较大，故脱位较女性多见，此外，儿童因体重轻，关节软骨富有弹性，缓冲作用大，关节周围韧带和关节囊柔软而不易撕裂，虽遭受暴力，但不易脱位（小儿桡骨头半脱位例外）多见骨骺损伤。

（2）病理因素：先天性关节发育不良，易产生先天性脱位；关节和近关节的病变（如化脓、结核、肿瘤）常导致病理性脱位。体质虚弱，关节囊和关节周围韧带松弛，较易发生脱位，如先天性髋关节脱位。过度膝外翻及股骨外髁发育不良等，是髌骨习惯性脱位的病理基础。关节内病变或近关节的病变，可引起骨端或关节面损坏，引起病理性关节脱位。如化脓性关节炎、骨髓炎、骨关节结核等疾病的中、后期，可并发关节脱位。习惯性脱位因关节囊和关节周围其他装置的损坏未得到修复，而变得薄弱，受轻微外力，即可发生关节脱位。

二、分类

1. 按脱位的原因分

（1）外伤性脱位：正常关节因遭受暴力而引起脱位者，临床上最常见。

（2）病理性脱位：关节结构被病变破坏而产生脱位者。

（3）习惯性脱位：两次或两次以上反复发生脱位者，称为习惯性脱位。该类脱位多由外伤性脱位未得到有效治疗，尤其脱位复位后，未予充分固定，或无固定，而致关节囊和关节周围其他装置的损伤未得到修复，变得薄弱，在正常工作和生活中，受轻微外力，或不是因外伤所致，而是在关节活动时，由于肌肉收缩使原来已不稳定的关节突然发生脱位，这种脱位最常见于肩关节和髌骨。

（4）先天性脱位：因胚胎发育异常，导致先天性骨关节发育不良而发生脱位者。如先天性髋关节脱位、先天性髌骨脱位及先天性膝关节脱位。

2. 按脱位的方向分类　分为前脱位、后脱位、上脱位、下脱位及中心性脱位。如肩关节脱位时按脱位后肱骨头所在的位置可分为：前脱位、后脱位。髋关节脱位时，按股骨头所在位置可分为：前脱位、后脱位及中心性脱位。四肢及颞颌关节脱位以远端骨端移位方向为准，脊柱脱位则以上段椎体移位方向而定。

3. 按脱位的时间分类　分为新鲜脱位和陈旧性脱位。一般来说，脱位在 2～3 周以内者为新鲜脱位，发生在 2～3 周以上者，称为陈旧性脱位。

4. 按脱位程度分类

（1）完全脱位：组成关节的各骨端关节面完全脱出，互不接触。

（2）不完全脱位：又称半脱位，即组成关节的各骨端关节部分脱出，部分仍互相接触。

（3）单纯性脱位：系指无并发症的脱位。

（4）复杂性脱位：脱位合并骨折，或血管、神经、内脏损伤者。

脱位分类的目的，是为了给辨证论治提供参考，指导治疗，以便选用相应手法，提高手法复位成功率。各种分类在一个病中可同时出现。

三、诊断要点

关节脱位的诊断，主要根据临床症状、体征及 X 线摄片。

1. 一般症状

（1）疼痛和压痛：关节局部出现不同程度的疼痛，活动时疼痛加剧。单纯关节脱位的压痛一般较广泛，不像骨折的压痛点明显。

（2）肿胀：关节脱位时，关节周围软组织损伤，血管破裂，筋肉出血，组织液渗出，充满关节囊内外，继发组织水肿，因而短时间内出现肿胀，单纯性关节脱位，肿胀多不严重，且较局限。合并骨折时，多有严重肿胀，伴有皮下瘀斑，甚至出现张力性水疱。

（3）功能障碍：任何已脱位的关节，都将完全丧失或大部丧失其运动功能，包括主动运动和被动运动，甚至有时可影响到协同关节的运动，如踝关节脱位后，会影响距下关节的运动。

2. 特有体征

（1）关节畸形：脱位后，骨关节面端脱离了正常位置，因而出现畸形，关节骨性标志的正常关系发生改变，破坏了肢体原有轴线，与健侧对比不对称。如肩关节前脱位呈“方肩”畸形；肘关节后脱位呈“靴样”畸形；髋关节后脱位时，下肢呈屈曲、内收、内旋和短缩即“黏膝不能开”畸形等。

（2）关节盂空虚：关节脱位后，肱骨头脱出关节盂，造成关节盂空虚，表浅关节比较容易触摸辨别。如肩关节脱位后，肱骨头完全离开关节盂，肩峰下出现凹陷，触摸时有空虚感。

（3）弹性固定：脱位后，骨端位置改变，关节周围未撕裂的肌肉痉挛、收缩，可将脱位后的骨端保持在特殊位置上，若对脱位关节作被动运动时，虽然有一定活动度，但存在弹性阻力，去除外力后，脱位的骨端又回复到原来的特殊位置。

3. X 线拍片检查　常规拍摄关节 X 线片，进一步明确脱位方向和类型，删除骨折，脊柱脱位可增加 CT、MRI 等检查。其主要目的有：判断脱位的程度和方向；判断有无合并骨折；判断有无其他病理改变；检查关节复位和骨折复位是否完全。

X 线检查有指导手法复位，康复锻炼的作用，并可用于鉴别疗效，估计预后。如在术前未摄 X 线片，不了解脱位的程度、性质以及有无合并骨折或其他病理改变，则有可能发生复位手法上的错误，如合并的骨折复位不全或产生病理骨折等。若在术后未摄 X 线片，则可能对关节是否已经复位发生判断上的错误，甚至有骨折片嵌在关节内而未被发现。

四、并发症的防治

脱位的并发症是指组成关节的骨端移位可引起的其他组织损伤，有早期并发症和晚期并发症两种。

1、早期并发症

（1）骨折：多发生于关节邻近的骨端或关节盂边缘。脱位并发骨折可由以下因素引起：一是骨端的相互撞击，如髋关节后脱位并发髋臼后上缘骨折；一是肌肉强力收缩产生的撕裂性骨折，如肩关节脱位并发肱骨大结节撕脱性骨折。大多数骨折块不大，脱位整复后，骨折亦可随之复位。此外，由于剪切暴力和机体应力相互作用，脱位还可并发其他类型骨折，如肩关节脱位并发肱骨外科颈骨折。

（2）神经损伤：神经挫伤，通常观察 3 个月左右，如神经功能无恢复迹象，应施行神经探查术。若有神经断裂的可能性，经过 1 个月左右的观察，如无神经功能恢复迹象，应及早施行神经探查术，若断离，应及时行神经吻合术。多因暴力引起脱位的骨端牵拉或压迫神经干而造成。如肩关节脱位时腋神经损伤；髋关节后脱位时，坐骨神经被股骨头压迫或牵拉等。脱位并发神经干损伤多为挫伤，极少数造成神经断裂。

（3）血管损伤：多由脱位的骨端压迫、牵拉关节周围的重要血管引起。常为血管挫伤，亦可发生血管撕裂伤。如肩关节前脱位合并腋动脉损伤；肘关节后脱位，肱动脉受压的损伤；膝关节脱位，腘动脉遭到挤压而致的血运受阻等。这类动静脉损伤，一般可随着关节的复位而逐渐恢复。复位成功后，肢体血运仍无改善，或发生大血管破裂者，应做急症处理，施行手术探查、手术修补、断端吻合或结扎血管。

（4）感染：临床上多见于开放性关节脱位未及时清创或清创不彻底所致。在清创以前，应做创口细菌培养和抗生素敏感试验。轻者创口感染，重者并发关节化脓性感染。此外，还可发生特异性感染，如破伤风，气性坏疽等。为了保护关节软骨，要严密缝合关节囊，关节腔内不放引流。

2. 晚期并发症

（1）关节僵硬：关节内、外的血肿机化后，形成关节内滑膜反折等处粘连以及关节囊及其周围的韧带、肌腱、肌肉等组织的挛缩，而发生关节僵硬。

（2）骨化性肌炎：本症常发生于肘关节。脱位时或强手法推拿，关节被动屈伸时损伤了关节附近的骨膜，并骨膜下血肿与周围组织血肿相沟通，随着血肿机化和骨样组织形成，可引起骨化性肌炎。好发于肘、膝、肩、髋等关节周围。

（3）创伤性关节炎：由于脱位时关节软骨面被损伤，造成关节面不平整，或整复操作不当，关节之间关系未完全复原，日久导致部分关节面磨损，活动时引起疼痛。后期可发生关节退行性变和骨端边缘骨质增生。下肢因负重较上肢多而发生率高，尤以膝关节多见。

（4）骨的缺血性坏死：常见于股骨头、腕舟骨、月骨、距骨等。因暴力致关节囊和关节内、外的韧带损伤，并且使这些组织内的血管遭到损伤，致骨的血液循环受到破坏，发生骨缺血性坏死。其好发部位有股骨头、腕舟骨、月骨、距骨等。

（5）腱鞘炎：多因脱位时肌腱和腱鞘牵拉摩擦引起。损伤后肌腱充血、水肿，日久增厚粘连，形成腱鞘炎。如肩关节脱位后期，可形成肱二头肌长头腱鞘炎。

五、临床治疗方法

脱位治疗目的，是恢复受损关节的正常解剖关系及功能。应根据脱位的不同原因、类型决定其治疗方案。

1. 新鲜脱位的治疗

（1）早期复位：时间越早，越易复位。常采用拔伸牵引、旋转屈伸、提按端挤等手法轻巧地整复，应争取一次性复位成功。合并骨折时，一般先整复脱位，骨折往往随之复位。

（2）麻醉的应用：麻醉可使痉挛的肌肉松弛，便于整复成功，减轻患者痛苦。根据脱位关节的位置可选择全身麻醉、臂丛神经阻滞、硬膜外麻醉等。对于肌肉不紧张的新鲜脱位，不用麻醉亦可复位成功；或仅选用止痛剂、镇痛剂，即可进行复位。

（3）手法整复：根据脱位的方向和骨端所处的位置，选用适当手法。手法操作时，术者与助手应熟悉病变，了解手法操作步骤，密切配合，动作宜缓慢、轻柔、持续，避免粗暴、反复的手法复位。

（4）固定：脱位固定的器材有牵引带、胶布、绷带、托板、三角巾、石膏等。一般脱位应固定2~3周，不宜过长，否则易发生组织粘连、关节僵硬，影响疗效。固定是脱位整复后巩固疗效的重要措施之一，将肢体固定在功能位，或关节稳定的位置上，可减少出血，使损伤组织迅速修复，并可预防脱位复发和骨化性肌炎。

（5）药物治疗：临床一般采用三期辨证使用。对损伤初期有瘀者，宜采用攻利法，常用的方法有攻下逐瘀法、行气活血法、清热凉血法；损伤中期，瘀未尽去，筋骨未连，故宜采用和法，以和营生新，接骨续筋，常用的方法有和营止痛法、接骨续损法、舒筋活络法；损伤后期，气血损耗，应采用补法，常用的有补气养血法、补养脾胃法、补益肝肾法、温经通络法。

1）早期：伤后1~2周内，应以活血化瘀为主，佐以行气止痛，内服可选用活血止痛汤、肢伤一方、云南白药等，外用药则可选用活血散、消定膏等。

2）中期：伤后2~3周，应以和营生新、接骨续筋为主。内服可选用壮筋养血汤、肢伤二方等，外用药可选用舒筋活络药膏等。

3）后期：受伤3周以后，应补养气血、补益肝肾、强壮筋骨。内服可选用补肾壮筋汤、肢伤三方等，外治可选用五加皮汤、海桐皮汤熏洗。

（6）康复疗法

1）运动疗法：运动可促进血液循环，加快损伤组织的修复，预防肌肉萎缩、骨质疏松及关节僵硬等并发症的发生。活动范围由小到大，循序渐进，持之以恒，但又要防止活动过猛，尤其要避免粗暴的被动活动。

2）物理治疗：通过适当的温热疗、光疗、超声波等疗法可以消除淤血，促进渗液吸收，减少瘢痕粘连，并改善局部血液循环，活跃细胞代谢，促进组织修复。

3）作业治疗：对一些年老体弱或病情较复杂的患者还应予作业疗法以帮助患者提高生活质量、就业和重返社会，以达到综合康复的目的。

2. 陈旧性脱位的治疗　关节脱位未能在伤后2～3周内复位，称之为陈旧性脱位。脱位日久，由于关节囊内、外血肿机化，瘢痕组织充填在关节腔内，关节周围软组织已粘连、挛缩，从而造成整复的困难。

（1）手法闭合复位：伤后1～3个月以内，属单纯性陈旧性脱位，关节尚有一定活动范围，当用手牵拉时，脱位的骨端能随之移动者可采用手法复位。手法复位应在充分麻醉下施行，用力要稳，力量要持续，切忌粗暴。

（2）手术复位：适于手法复位失败、脱位并发骨折或韧带肌腱断裂需修补，并发血管神经损伤需探查者及开放性脱位。伤期较长，关节在脱位时损伤较重，以致关节周围的软组织形成广泛粘连，而且由于关节长期处在畸形位置，周围肌肉发生挛缩，这种陈旧性脱位是手术复位的适应证。

（3）骨牵引：在一些髋关节陈旧性后脱位的病例，应用10～14天骨牵引，使股骨头拉到髋臼的水平，有助于手法或手术复位成功。

（4）其他治疗方法：某些陈旧性脱位、习惯性脱位，由于患者年龄太大，关节软骨面已明显破坏及残缺，关节复位后功能不理想，可选择其他手术措施，如关节融合术、关节成形术、截骨术等。

六、临床康复方法

脱位的骨科治疗和康复治疗的目的一致，都是为了功能恢复，因此两者须密切配合，骨科治疗时应考虑到功能恢复，内外固定应利于早期活动，在骨科处理后及时开始合理与充分的康复治疗，功能锻炼应尽早开始。

复位、固定和功能锻炼是祖国医学治疗脱位的三个主要环节。功能锻炼是康复治疗的主要手段。各种类型的脱位，包括开放性脱位和非开放性脱位等，经妥善复位，固定处理后均应及时开始康复治疗。康复治疗应包括局部的和全面的功能锻炼，理疗也被广泛使用。尽早开始康复治疗有助于促进脱位关节的功能恢复，防止和减少中晚期并发症的发生。即使脱位时伴有一些早期并发症如骨折、神经损伤或血管损伤等，在找出原因，作了必要的骨科处理后，也应注意适当加强康复治疗，予受损关节以一定的应力刺激，改善肢体血液循环，以促进损伤恢复。但若有局部炎症、化脓性骨髓炎、病理性脱位（结核、肿瘤、骨病）时禁忌功能锻炼。关节内血肿，伤口局部有异物或骨折与脱位尚未妥善整复时也应暂缓功能锻炼。

（李　勇）

第二节　颞颌关节脱位

颞颌关节脱位，又称下颌关节脱位，亦称失欠颊车、落下领、颌颊脱下，俗称吊下巴。多发于老年人及体质虚弱者。

颞颌关节是由下颌骨的一对髁状突和颞骨的一对下颌关节窝组成。髁状突和关节窝均在关节囊内，关节囊较薄弱而松弛，尤以关节囊的前壁为甚。关节盘内有一纤维软骨关节盘，此盘呈卵圆形，上下面均凹陷，与关节囊紧密相连，对颞颌关节的稳定有一定作用。颞颌关节是人体头面部唯一能活动的关节，属左右联动关节，它的主要运动是下颌骨的下掣（开口）上提（闭合），前伸、后退及侧转。

颞颌关节脱位是临床上常见的脱位之一，按脱位时间和复发次数，分为新鲜性、陈旧性和习惯性脱位3种；按脱位侧别，可分为单侧脱位和双侧脱位两种；按下颌骨的髁状突脱出的方向，可分为前脱位和后脱位两种。临床所见的颞颌关节脱位多为前脱位、单侧脱位或双侧脱位，后脱位很少见，仅见于合并关节后壁严重骨折的患者，外方或上方脱位极罕见。

一、病因病机

颞颌关节脱位与内因、外因有密切关系，直接暴力、间接暴力均可发生。

1. 张口过大　在大笑、打呵欠，张口拔牙时操作不慎，麻醉时开口器安放失当，均可引起颞颌关节一侧或双侧脱位。张口过大时，下颌骨的髁状突及关节盘都可过度向前滑动，落入关节结节的前窝，发生颞颌关节前脱位。

2. 外力打击　常见于外力打击在张口状态下，外力向前下方作用于下颌角或颊部，关节囊的侧壁韧带不能抗御外来暴力，则可形成单侧或双侧颞颌关节前脱位。

3. 杠杆力作用　多发生在咬、啃较大硬物时，在单侧上下臼齿之间，硬物为支点，翼外肌、嚼肌为动力，颞颌关节处于不稳定状态，肌力拉动下颌骨向前下滑动，多形成单侧前脱位，亦可发生双侧前脱位。

4. 肝肾虚损　老年人和久病体质虚弱者，《伤科汇纂·颊车骨》云："夫颌颏脱下，乃气血不能收束关窍也"。老年人和小孩体质虚弱者，均有程度不同的气血不足，肝肾虚损，筋肉失养，经筋松弛，因此容易发生习惯性颞颌关节脱位。

颞颌关节在正常情况下，闭口时髁状突位于下颌窝内，张口讲话、咀嚼、唱歌等均有较大的滑移运动。张口过大，当髁状突向前滑至关节结节之上，即处于不稳定位置，此时，关节囊被拉松、拉长，但并未破裂，若遭受外力打击，或翼外肌、嚼肌的痉挛和下颌韧带的紧张，都可推动下颌骨向前继续滑移，当髁状突移位超越关节结节的最高峰，即滑移至关节结节之前，不能自动落回到下颌窝内时，即形成颞颌关节前脱位。

二、诊断要点

多有过度张口或暴力打击等外伤史。脱位后，即呈口半开，不能自动开合，语言不清，吞咽困难，口涎外溢等症状。单脱与双脱又各有其特点，分述如下。

1. 双侧前脱位　局部酸痛，下颌骨下垂，向前突出。下颌骨下垂，颏部突向正前方，上下齿列不能咬合，下齿列突于上齿列之前，双侧咬肌痉挛，呈块状隆起，面颊变成扁平状，在双侧颧弓下方可触及下颌骨髁状突，双侧耳屏前方下关穴处，可触及一明显凹陷，并有空虚感。

2. 单侧前脱位　口角歪斜，下颌骨向前突出，并向健侧倾斜，患侧低于健侧。在患侧颧弓下可触及下颌骨髁状突，在患侧耳屏前方下关穴处，可触及一凹陷。

3. 习惯性脱位　临床表现同双侧前脱位和单侧前脱位，脱位次数2～3次以上。

4. 陈旧性脱位　临床表现同双侧前脱位和单侧前脱位，脱位时间2周以上。

三、临床治疗

1. 手法整复

(1) 双侧脱位口腔内复位法：患者坐较低的凳上，头身倚墙，尽量放松面部肌肉，将口张大。术者站在患者面前，先用拇指在颊车穴揉按数遍，以松解咀嚼肌的痉挛，然后，用无菌纱块数层包缠术者拇指，防止污染患者口腔和预防复位时被患者咬伤。准备就绪后，术者将双手拇指伸入到患者口中，指尖尽量置于两侧最后一个下臼齿的嚼面上，其余手指放于两侧下颌骨下缘，用拇指先上下摇晃下颌数遍，使咬肌、翼内肌、翼外肌及颞肌松弛，然后将臼齿向下按压，余指协调地将下颌骨向上端送并后推。听到滑入的响声，两拇指迅速滑向牙齿外侧，随即从口腔内抽出，以防嚼肌的反射性收缩，引起骤然闭合，咬伤拇指，同时嘱患者上下齿咬紧，复位结束（图 8－1）。

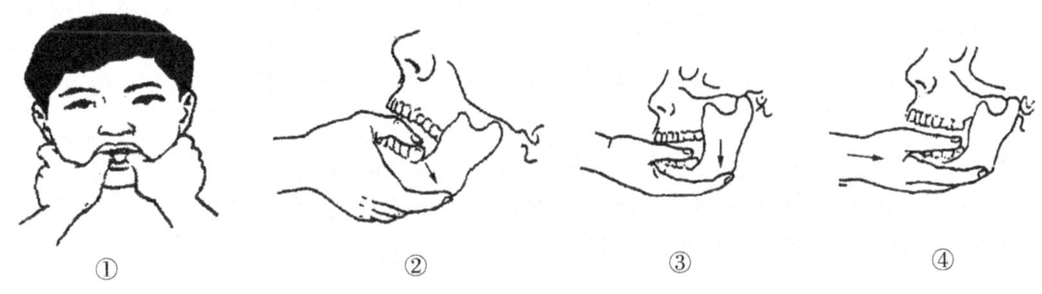

图 8－1 口腔内复位法

(2) 单侧脱位口腔内复位法：若为颞颌关节单侧脱位，术者两拇指亦置于下臼齿上，健侧拇指仅做象征性复位动作，余指将健侧轻轻夹住，以起到固定作用即可。患侧拇指向下向后用力压，余指逐渐向上提拉下颌骨的前部，再向后推，下颌骨髁状突即可滑回下颌窝内，复位即告成功。

(3) 口腔外复位法：术者站在患者前方，手法前的准备同口腔内复位法，但拇指不需纱布包缠。术者双手拇指分别置于两侧下颌角处，其余手指托住下颌体，首先双拇指向下按压下颌骨，用力由轻到重，当下颌骨有滑动时，余指协调地向后方推送，髁状突便可滑到下颌关节窝内，常伴有入臼响声，说明复位成功。此法多用于习惯性颞颌关节脱位。

(4) 点穴复位法：手法前的准备同口腔内复位法。术者双手拇指置于患者髁状突前缘下关穴位处，用力由轻到重，向后向下压挤髁状突，当患者两下颌部酸麻，两颞部困胀，口内流涎，嚼肌松弛。此时，术者两手的示指、中指托住两下颌角，以环指、小指托往下颌体，向后向上端送，脱位即可复位（图 8－2）。

(5) 软木复位法：如脱位 3 周后仍未整复者，为陈旧性脱位。因其周围的软组织已有程度不同的纤维性变，用上述方法整复比较困难者，可用此法，在局部麻醉下将高 2cm 的软木块置于两侧下臼齿咬面上，然后上抬颌部，由于杠杆作用，可将髁状突向下方牵引而滑入颌窝内。

2. 固定方法　复位成功后，把住额部维持闭口位，用四头带兜住下颌部，四头分别在头顶上打结（图 8－3）。固定时间 1～2 周。习惯性颞颌关节脱位固定时间为 1～2 个月。以维持复位后的位置，使被拉松拉长的关节囊和韧带得到良好修复，防止再脱位。在固定期间，患者不可用力张口，宜吃软食，1 个月内避免咬嚼硬食。布带要保持向上的拉力，但不宜过紧，应允许张口超过 1cm。

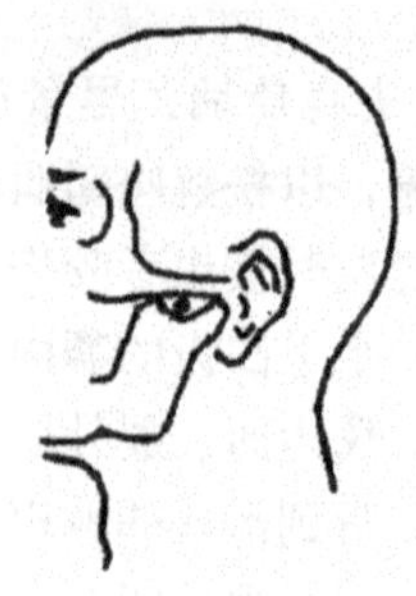

图 8-2　点穴复位法

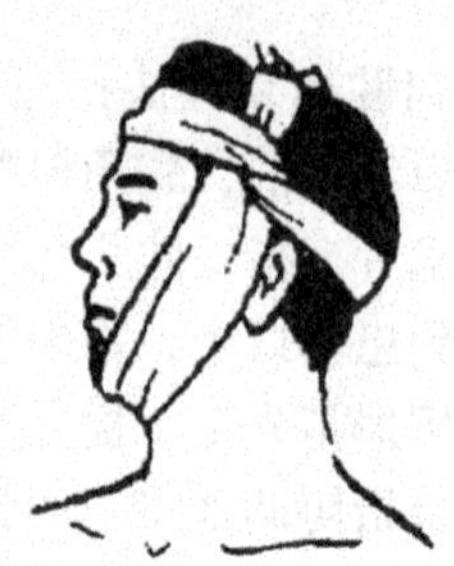

图 8-3　四头带固定法

3. 药物治疗　初期宜舒筋活血，促使筋络舒展，气血畅通运行，可内服舒筋活血汤、复元活血汤。中后期以补肝肾、壮筋骨、养气血为主，常用壮筋养血汤、补肾壮筋汤、八珍汤等。习惯性脱位应重用补气血、壮筋骨之法。外用药物，可用舒筋止痛水、正骨水等涂擦患侧关节周围，每日 2~3 次。

4. 康复治疗　早期在固定期间，经常主动作咬合锻炼，以增强嚼肌的牵拉力，指导患者自行按摩。以双手拇指或中指、示指放在翳风穴或下关穴上，轻揉按摩，以酸痛为度，每日 3~5 次，每次按揉 50~100 次，2 周为一疗程，至痊愈为止。

5. 其他疗法

（1）硬化剂关节腔内注射法：习惯性脱位，可在局部浸润麻醉下，于张口位分别向两侧关节囊注入 5% 鱼肝油酸钠 0.5ml，经 2~3 次治疗，多可使关节囊纤维化和收缩，限制颞颌关节活动，预防再脱位。

（2）手术治疗：新鲜和习惯性颞颌关节脱位手法复位容易成功，不需手术治疗。陈旧性脱位手法复位较为困难，若关节周围粘连严重，手法复位失败后，可行切开复位或髁状突切除术。

（3）按摩：鼓励患者自行按摩。即用双手拇指或中、示指置于翳风穴或下关穴上，轻揉按摩，以酸痛为度，每天 3~5 次，每次按摩 50~100 次，至痊愈为止。

（李　勇）

第三节　颞颌关节功能紊乱

一、病因病机

本症病因较复杂。可能与精神因素、两侧关节发育不对称、单侧咀嚼、关节负荷过重以及关节面局部外伤或受凉、受寒等有关。从功能性紊乱逐渐发生器质性改变。早期病变仅表现为功能异常，中期可发生软组织结构的松弛，而晚期则逐渐发生骨结构的破坏。

二、症状与诊断

本病主要症状为张开闭合或咀嚼时疼痛，关节有摩擦音或弹响，开闭口困难。偶伴有耳堵塞感、耳鸣及听力减退等。局部压痛，典型的压痛点在髁状突的外侧及其后方，有摩擦音或弹响；下颌运动障碍、僵硬或超限运动等。

三、临床治疗

1. 一般治疗　急性期予以口服消炎止痛类药物，局部痛点封闭止痛治疗或用中药消肿止痛药外敷。

2. 手法治疗　患者坐于台前，两上肢屈肘置于台上，头侧歪，健侧枕于前臂，患侧在上，术者先在颞颌关节周围按摩2～3分钟，再于下关穴及颞颌关节部一指禅点压，力量由轻到重，重量以患者能忍受为度，如是反复5～8次，约5分钟，然后，再局部按摩1～2分钟。该手法可达到舒筋活血、疏通经络、解痉止痛的作用。1周2～3次，5次为1个疗程。

3. 注意事项　治疗期间，不宜张口过大，如大笑、唱歌等，也不宜咀咬硬物。

（李　勇）

第四节　肩关节脱位

肩关节脱位，也称肩肱关节脱位。古称肩胛骨出、偶骨骱失或肩骨脱臼。肩关节脱位在全身关节脱位中居第2位，好发于20～50岁的男性，女性则少见。肩关节由肩胛骨的关节盂与肱骨头构成球凹关节，关节盂小而浅，肱骨头大，呈半球形，面积为关节盂的3～4倍，加之关节囊及韧带薄弱松弛，不稳定的结构和活动度大，使其易于脱位。肩关节前上方有喙突，后上方有肩峰，两者之间有喙肩韧带，关节囊上部有喙肱韧带和冈上肌腱，后面有冈下肌和小圆肌腱，前面有肩胛下肌，但下部缺少韧带肌腱的加强和支持，故易发生前下方脱位，后脱位则罕见。

一、病因病机

1. 先天性或发育性因素

（1）骨骼因素：①肩盂发育不良：包括肩盂臼面曲率过深与肱骨头球面曲率不相适应；肩盂后下缘发育不良所致纵径过小；肩盂前后径过窄所致横径过小；盂肱关节后张角过大使肩盂过度后倾。②肱骨头发育不良：包括肱骨头后上方缺损；肱骨头前倾角过大等。

（2）软组织因素：中胚叶发育缺陷所致全身性关节囊及韧带松弛症易发生肩关节不稳定。

2. 外伤因素　肩关节脱位的病因有直接暴力和间接暴力两种。直接暴力损伤较少，以间接暴力损伤为主。

（1）直接暴力：临床较为少见，多因打击或者冲撞，跌倒、车祸或其他原因等所致外力直接作用于肩关节后方，而使肱骨头向前脱位。此外，当肱骨头过度内旋，肩关节前方受到冲击时，亦可造成肱骨头向后冲破关节囊而造成后脱位。

（2）间接暴力：肩关节脱位多由传达暴力或杠杆作用力引起，临床最多见。

1）传达暴力：患者侧向跌倒，手掌向下撑地，躯干倾斜，患肢外展外旋位，手掌或肘后着地，暴力由掌面沿肱骨纵轴向上传达到肱骨头，使肱骨头冲破薄弱的关节囊前壁，向前滑出，造成肩关节前脱位。

2）杠杆作用力：当上肢处于过度高举、外旋、外展位时向下跌倒，或习惯脱位者外旋外展位高举上肢（如投篮、投弹、体操、游泳等），肱骨颈冲击肩峰，肱骨大结节于肩峰紧密相连，并形成杠杆力的支点，使肱骨头向前下部滑脱，而引起喙突下脱位或盂下脱位。

肩关节脱位的病理变化为：关节囊撕裂和肱骨头移位。根据脱位后肱骨头的位置可分为前脱位和后脱位两种，前脱位还分为喙突下、盂下、锁骨下及胸腔内脱位（极少见）4 种（图 8 –4①～④）。前脱位较常见，常合并肱骨大结节、肩胛盂撕脱骨折，或肱骨外科颈骨折。后脱位极少见，肱骨头位于肩盂后、肩峰下或肩胛冈下（图 8 –4 ⑤）。可伴有关节盂后缘骨折。另根据脱位的时间与复发次数，又可分为新鲜、陈旧和习惯性 3 种。

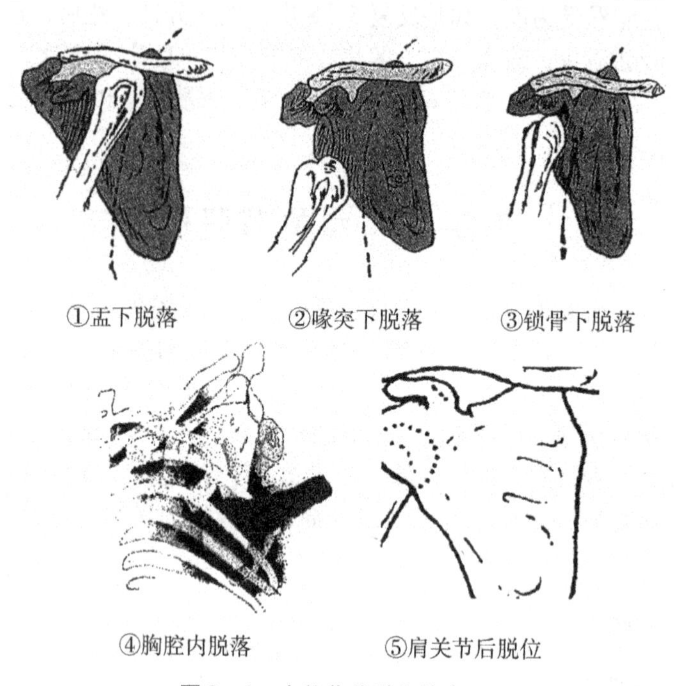

图 8 –4　肩关节前脱位的类型

二、诊断要点

（1）明确外伤史，如车祸、高处坠落、跌伤、运动等。

（2）患者多有明显外伤史，或习惯性脱位者受外力作用，肩部疼痛、肿胀、前脱位则肩关节弹性固定于肩外展 20°～30°位置，功能障碍。肩关节前脱位患者头部常倾向伤侧，常用健手扶托患肢前臂。患肩失去圆形膨隆外形，肩峰突起，肩峰下关节腔空虚，形成典型的“方肩”畸形，搭肩试验（又称 Dugas 征）阳性，直尺试验（又称 Hamilton 征）阳性。此外，肩峰、喙突、大结节三者形成一近似等腰三角形，若有前脱位，则大结节内移，三角关系改变。肩关节后脱位的症状不如前脱位明显，其重要的临床表现为喙突明显突出，肩前部塌陷扁平。

（3）影像学检查：X 线检查（肩关节正侧位片、肩关节 CT 检查等）可明确诊断肱骨头移位的方向与位置，确定脱位的类型，并可判断有无并发骨折。肩关节后脱位应加摄穿胸位 X 线片可协助诊断（图 8 –5、图 8 –6）。

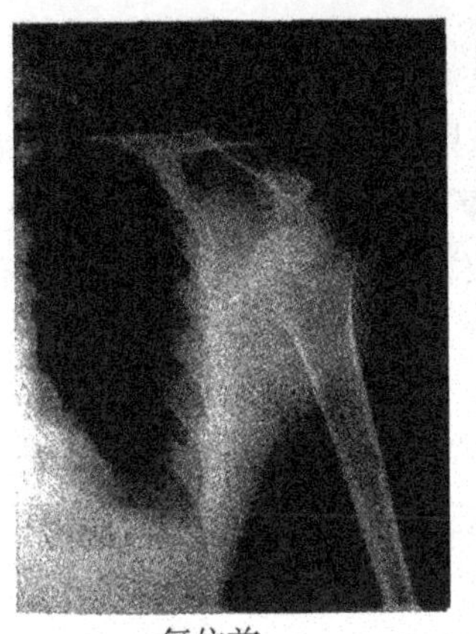

复位前 复位后

图 8-5 肩关节脱位伴肱骨大结节骨折

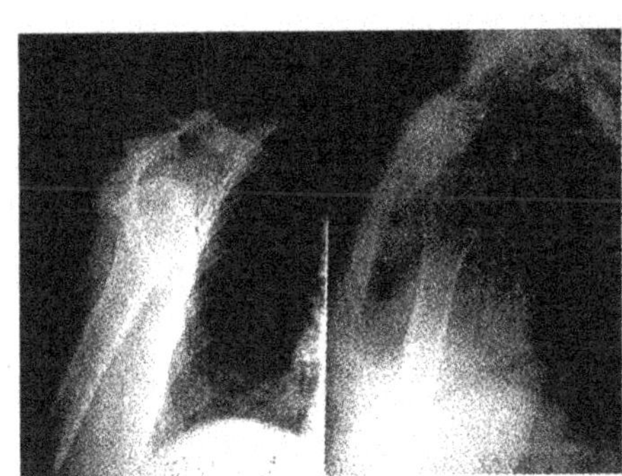

复位前

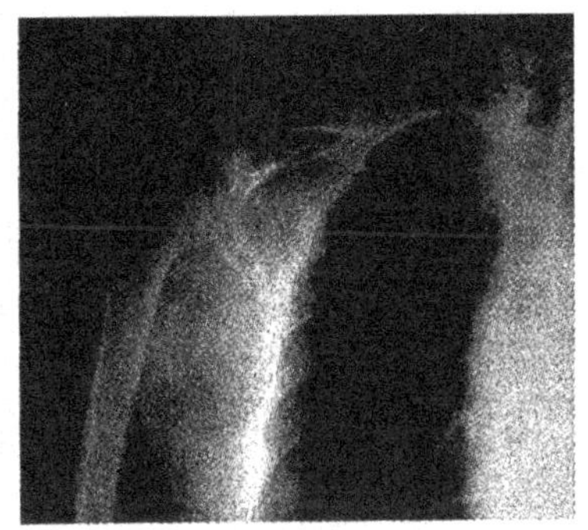

复位后

图 8-6 肩关节脱位

MRI 检查对诊断盂肱下韧带撕裂、关节前和下盂唇损伤具有高敏感度和特异性。

B 超对肩袖破裂的诊断有参考价值，肌电图、肩关节运动分析法对肩关节稳定性的诊断有帮助。

此外要注意患肢有无合并关节盂、肱骨大结节、肱骨外科颈等骨折，以及神经（如腋神经）、血管损伤的表现。

肱骨外科颈骨折与肩关节脱位的鉴别要点见表 8-1。

表 8-1 肱骨外科颈骨折与肩关节脱位鉴别

鉴别要点	肱骨外科颈骨折	肩关节前脱位
“方肩”畸形	无	有
肿胀及瘀斑	局部肿胀明显，可见大片瘀斑	局部肿胀轻，一般无瘀斑
特有体征，弹性固定	肩峰下可触到大结节，无弹性固定，有骨擦音	肩峰下触不到大结节，有空虚感、弹性固定，无骨擦音
上臂长度	较健侧短	较健侧长
特殊检查	搭肩试验阴性	搭肩试验阳性

三、临床治疗

新鲜肩关节脱位，一般不要超过24小时，只要手法应用得当。一般都能成功。复位后需充分固定。合并骨折者，先整复脱位，再整复骨折；陈旧性脱位在1个月左右者，关节内外若无钙化影，亦可采用手法复位。若手法复位失败及习惯性肩关节脱位者，应考虑手术治疗。

1. 整复方法

（1）新鲜肩关节脱位：新鲜肩关节脱位应争取早期手法复位，因早期局部淤肿、疼痛与肌肉痉挛较轻，不需要麻醉；给予止痛药物即可进行复位，复位容易成功。若脱位超过24小时者，常选用血肿内麻醉，其次是针刺麻醉，或者全身麻醉，局部也可先使用中药热敷或者配合手法按摩，以松解肌肉痉挛。

1）拔伸足蹬法：此法在临床上最为常用。具体操作方法是：患者仰卧于床上，用拳大的软布垫于患侧腋下，以保护软组织，切记不可不用。术者立于患侧，用两手握于患者肢腕部，并用近于患者的一足抵于腋窝内，即右侧脱位术者使用右足，左侧使用左足。在肩外旋、稍外展位置沿患肢纵轴方向用力缓慢拔伸，继而徐徐将患肢内收、内旋，利用足跟为支点的杠杆作用，将肱骨头挤入关节盂内。当听到入臼声音时，复位即告成功。使用该方法时足蹬不可用暴力，避免引起腋窝血管神经的损伤。若用此方法而肱骨头未回纳，可能由于肱二头肌长头腱阻挠，可将患肢进行内、外旋转，使肱骨头绕过肱二头肌长头腱，然后接着按照上述方法进行复位（图8－7）。

2）椅背复位法：公元846年，唐·蔺道人在《仙授理伤续断秘方》中首次描述了应用椅背作为杠杆支点整复肩关节脱位的方法，书中载：“凡肩胛骨出，相度如何整，用椅当圈住胁，仍以软衣背盛簟，使人一捉定，两人拔伸，却坠下手腕，又着屈着手腕，绢片缚之”。此方式是让患者坐于靠背椅上，把患肢放在椅背上外，腋肋紧靠椅背，用衣服垫于腋部，避免受伤，然后一人扶住患者和椅背，术者握住患肢，先外展、外旋拔伸牵引，再慢慢内收将患肢下垂，然后内旋屈肘复位，使用绷带固定（图8－8）。

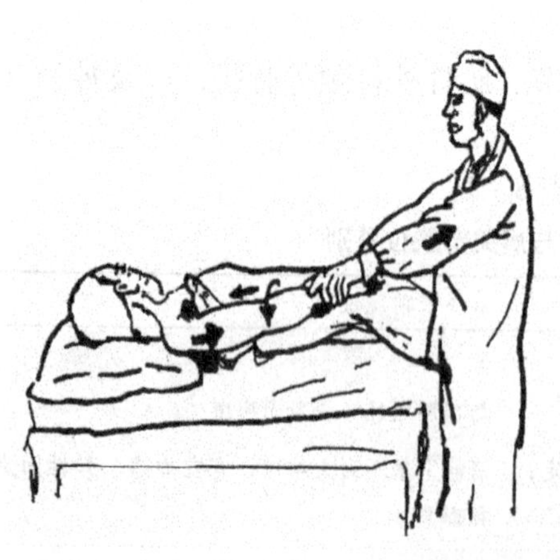

图8－7　肩关节脱位拔伸足蹬复位法

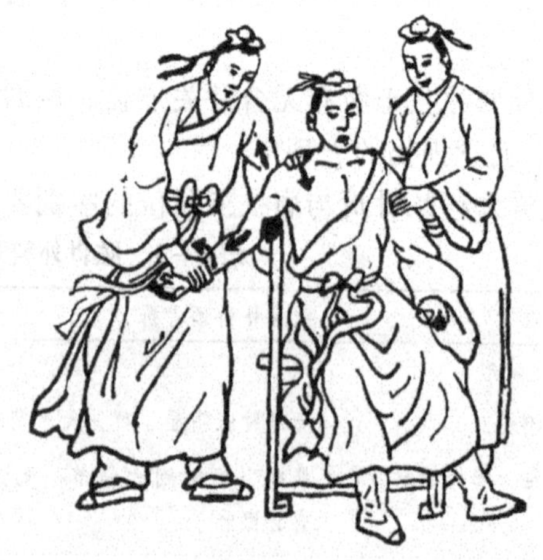

图8－8　肩关节脱位椅背复位法

3）拔伸托入法：清·胡廷光引《陈氏秘传》载：“肩膊骨出臼，如左手出者，医者以右手叉患者左手，如右手出者，医者以左手叉患者右手，却以手掌推其腋，用手略带伸其手，如骨向上，以手托上”。此法患者坐位，术者站于患肩外侧．以两手拇指压其肩峰，其余手指插入腋窝把住肱骨上端内侧。第一助手站于患者健侧肩后，两手斜形环保固定患者，第二助手一手握患者肘部，一手握腕上部，外展外旋患肢，由轻而重地向前外下方作拔伸牵引。与此同时，术者插入腋窝的手将肱骨向外上方钩托，第二助手逐渐将患肢向内收、内旋位进行拔伸，直至肱骨头有回纳感觉，复位即告成功（图 8－9）。

4）膝顶推拉法：《伤科汇纂》记载：“令患人安坐于凳上，医者侧立其旁，一足亦踏于凳上，以膝顶于胁肋之上，两手将患肢肩膊擒住，往外拉之，以膝往里顶之，骤然用力，一拉一顶，则入臼矣。比之用肩头掮者，更为简捷矣。”此法让患者坐于凳上，术者于患者同一方向立于患侧。以左侧脱位为例，术者左足立地，右足踏于患者所坐等上，将患者外展 60°～80°，并以拦腰状绕过术者身后，术者以左手握其腕，紧贴于左髂上，右手擒住患者左肩峰，右膝屈曲小于 90°，膝部顶于患者腋窝，右膝顶右手推，左手拉，并同时左身转，徐徐用力，然后右膝抵住肱骨头部向上用力一顶，即可复位（图 8－10）。

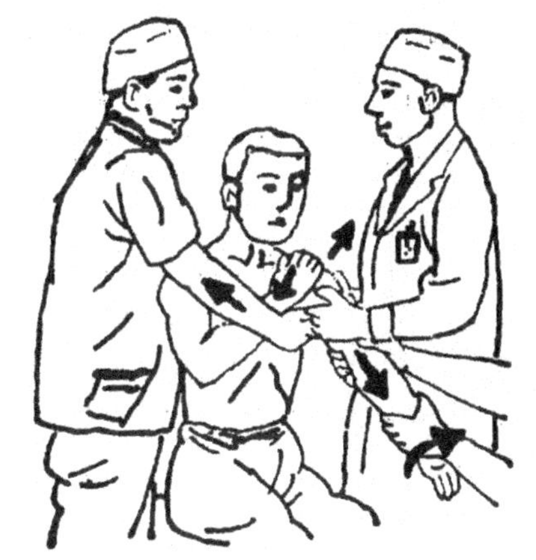

图 8－9　肩关节脱位拔伸托入法

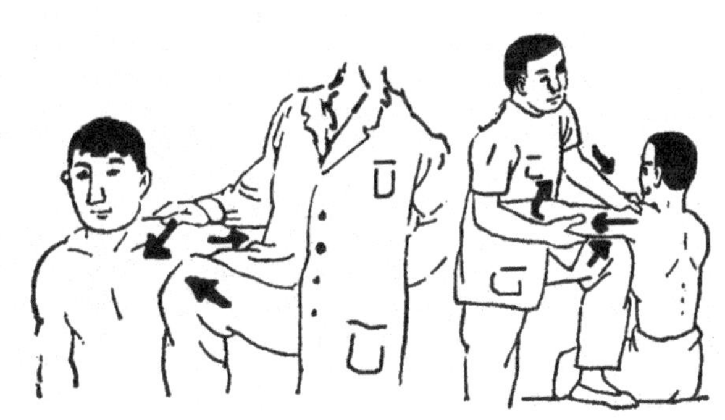

图 8－10　肩关节脱位膝顶推拉法

5）牵引回旋法：患者取坐或者卧位，术者站于患侧，以右肩关节前脱位为例，术者用右手把住患肢肘部，左手握住手腕。右手徐徐向下牵引，同时外展、外旋上臂，以松开胸大肌的紧张，使肱骨头回到关节盂的前上缘。在上臂外旋牵引位下，逐渐内收其肘部，使之于前下胸壁相连。此时肱骨头已由关节盂的前上缘向外移动，关节囊的破口逐渐张开。在上臂高度内收下，迅速内旋上臂；肱骨头便可通过扩大的关节破口滑入关节盂内，并可闻及入臼声。此法应力较大，肱骨颈受到相当大的扭转力，因此它多在其他手法失败后选用，但操作亦轻稳谨慎，若用力过猛，可引起肱骨外科颈骨折，尤其是骨质疏松的老年患者更应注意（图 8－11）。

（2）陈旧性肩关节脱位

1）陈旧性肩关节前脱位：陈旧性肩关节脱位，过去多需手术切开复位，但某些患者术后功能恢复仍不理想。用手法复位治疗亦可成功，且一般无并发损伤。若处理不当也可造成臂丛神经损伤、肱骨外科颈骨折等严重并发症。

手法复位适应证：凡脱位在 3 周以上，年轻力壮，无明显骨质疏松且关节似有一定活动范围，无并发骨折及血管神经损伤，X 线显示关节内外未骨化者。

手法复位前，先在肩外展位作尺骨鹰嘴牵引1~2周，儿童可作皮肤牵引，结合推拿按摩及中药熏洗以舒筋活络。并在麻醉下，持续牵引，作肩关节各方向的被动活动，用力适当，手法宜轻，范围逐渐增大，以松解关节与周围的粘连，使关节周围挛缩的肌肉松弛，然后可采用下述手法整复：

a．卧位杠杆整复法：在全身麻醉下，患者取仰卧位，选助手3人，一助手用宽布带套住患者胸部向健侧牵引，另一助手扶住竖立的手术台旁木棍，第三助手牵引患肢，外展120°左右。术者双手握住肱骨上端，在同时用力后，令第三助手牵引患臂徐徐内收，利用木棍为杠杆的支点，迫使肱骨头复位（图8－12）。

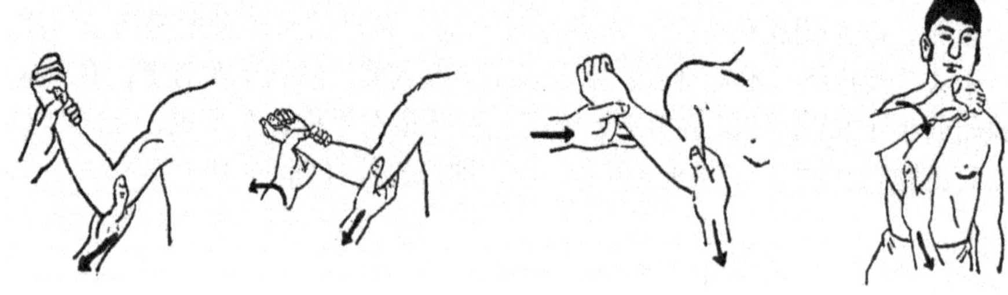

图8－11　肩关节脱位牵引回旋法

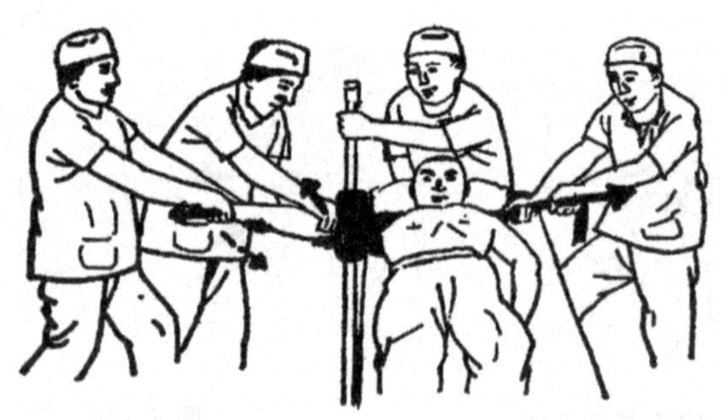

图8－12　卧位杠杆整复法

b. 立位杠杆复位法：在臂从麻醉或者局部麻醉下，患者取坐位。助手2人分别站于患者前后侧，用一圆木（硬木制成，直径3~4cm，中段均匀地包扎棉花纱布，约20cm）至于患侧腋下，两助手肘部抬住圆木两端，向上抬高，使患者位于抬肩位。术者站于患者前外侧，双手分别握住患臂中、下部，使患肢外展45°，并用力向下拔伸。同时摇转上臂，当肱骨头松动后除去木棍，一助手站于健侧，双手指交叉扣紧，抱住患侧胸部腋下，使其身体不向患侧倾斜。术者以一手继续握住患肢上臂进行拔伸，另一手顶住患侧肩峰，余指插入患侧腋下提托肱骨头，同时外旋，逐渐内收上臂，闻及入臼声音，可告复位成功。当肱骨头松动时，也可选用拔伸托入法。

c. 牵引回旋法：做好陈旧性肩关节脱位复位前的各项准备，如牵引、活动解凝等，然后在肌间沟麻醉下，如果麻醉效果欠佳，再配合肩部局部麻醉，也可用全麻，务必要求麻醉充分。麻醉后再采用牵引回旋复位法。

2）习惯性脱位：习惯性肩关节在临床中十分常，可严重影响患者生活质量，保守治疗效果欠佳。

肩关节的稳定结构可分为主动及被动稳定结构两大类。前者包括三角肌、肱二头肌和肩袖肌群，后者包括肩盂的几何外形、盂唇、关节囊及盂肱韧带。一般认为在肩关节活动范围的极限位置，盂肱韧带明显紧张，起到重要的肩关节稳定作用；在肩关节最大活动范围以内，盂肱韧带较松弛，主动稳定结构及肩盂的外形、盂唇对肩关节稳定起重要作用。盂唇可以明显加深肩盂的深度，肩关节反复脱位会损伤肩盂前下方的关节软骨并破坏相应部位的盂唇组织。软骨盂唇的缺损会导致肩盂边缘高度的降低，从而进一步影响肩关节的稳定性。盂唇可增加近50%肩盂深度，如果切除盂唇，可使肩关节抵抗肱骨头脱位的能力降低20%。盂肱韧带的稳定作用与肢体的位置紧密相关。在肩关节外展0°时，肩胛下肌与盂肱中韧带是保持肩关节前方稳定的重要结构；外展45°时，盂肱中韧带和盂肱下韧带前束为肩关节保持前方稳定的重要结构；而当肩关节外展>45°时，盂肱下韧带腋窝部和后束为保持肩关节前方稳定的最重要结构。肩关节习惯性脱位最常见的病理损伤一即是由于肱骨头脱位及复位时所产生的剪切应力所造成的盂唇关节囊韧带复合体的撕裂。

针对该项脱位，可进行肩关节 MRI 检查，治疗主要使用肩关节镜子下进行关节囊、韧带的修补。

（3）固定方法：复位后，用胸壁绷带固定法，将上臂保护在内收内旋位，肘关节屈曲90°。1周后解除固定，改为屈肘悬吊，并进行手指、腕关节活动。2周后解除悬吊固定，可作理疗、体疗、按摩，中药熏洗和肩部自主活动。一般3个月后肩关节可恢复或接近正常功能。

2. 药物治疗　初期以活血化瘀、行气止痛为主，可内服舒筋活血汤或肢伤一方、活血止痛汤、云南白药、活血丸、三七总甙片、血府逐瘀胶囊等；外用消肿散、双柏散或活血散、定痛膏、好及施、东方活血膏、伤科跌打酒等。

中期以和营生新，续筋为主，内服壮筋养血汤、跌打营养汤、续筋活血汤、肢伤二方等，外用活血散、接骨续筋膏或舒筋活络药膏、复方南星止痛膏、好及施、伤科跌打酒等。

后期以补益气血、强壮筋骨为主，内服壮筋养血汤、生血补髓汤、补肾壮筋汤、虎潜丸、肢伤三方等；解除外固定后外治以海桐皮汤或上肢损伤方、骨外洗方熏洗。

3. 功能锻炼　固定初期鼓励患者练习腕部和手指活动，如：抓空增力、上翘下钩等。1周后除去上臂固定，仅悬吊前臂做练习肩关节的屈伸活动。2~3周后解除固定后，逐步作肩关节的各种主动锻炼，如：双手托天，小云手、手拉滑车、手指爬墙等。

很多原因可以造成肩关节僵硬、疼痛，其中最常见的是粘连性关节囊纤维炎或冻结肩。粘连性关节囊纤维炎病因不明，多发生于40~60岁，女性多发（女男比例约1.3：1），好发于左侧（左右侧比例约1.3：1）。病理表现为关节内的滑膜广泛血管化，无炎症细胞浸润，关节囊由成纤维细胞和胶原组成，造成关节囊容量的减小，从而直接导致盂肱关节活动度的降低。这种病理变化的机制仍是肌肉骨骼医学的不解之谜。根据关节各向活动度的下降，尤其是肩外旋受限，很容易作出冻结肩的诊断。另外，令人惊奇的是这种疾病具有自限性，即使未经治疗，也常常在平均2.5年内自愈，而药物和理疗的效果多不显著。如果患肩功能严重受限或患者强烈要求尽快改善症状，可以行关节镜下的关节囊松解。关节镜下关节囊松解术可以在局麻下门诊手术，术后症状可立即得到缓解。然而，术后通过物理治疗来保持手术获得的肩关节内外旋活动度是至关重要的，最终的手术效果很好。

陈旧性肩关节前脱位与后脱位的康复治疗在不同固定后，应视病情具体而定，一般2周后解除固定，改为屈肘悬吊并进行手指、腕关节活动。3 周后解除悬吊固定，练习肩关节各方向活动，如左右开弓、手指爬墙、手拉滑车等，可配合理疗、按摩，中药熏洗和针灸等治疗，防止肩关节软组织挛缩与粘连，按摩推拿动作宜轻柔禁暴力，否则易引起骨化性肌炎发生。一般 2 ~3 个月后肩关节可恢复或接近正常功能。

（李　勇）

第五节　肘关节脱位

肘关节脱位是肘部最常见的损伤，占全身各大关节脱位的第一位，约占 1/2，多发生于青少年，儿童和老年人少见，多为间接暴力所致。按脱位的方向，可分为前脱位，后脱位两种，后脱位最为常见。

由于尺骨冠状突较鹰嘴突低，所以对抗尺骨向后移位的能力较对抗前移位的能力差，常易导致肘关节向后脱位。肘关节由肱桡关节，肱尺关节和上尺桡关节所组成（图 8 －13）。这 3 个关节共包在一个关节囊内，有一个共同的关节腔。肘关节从整体上来说，以肱尺部为主，与肱桡部，上尺桡部协调运动，使肘关节作屈伸动作。构成肘关节的肱骨下端呈内外宽厚、前后扁薄状，其两侧的纤维层则增厚而形成桡侧副韧带和尺侧副韧带，关节囊的前后壁薄弱而松弛。

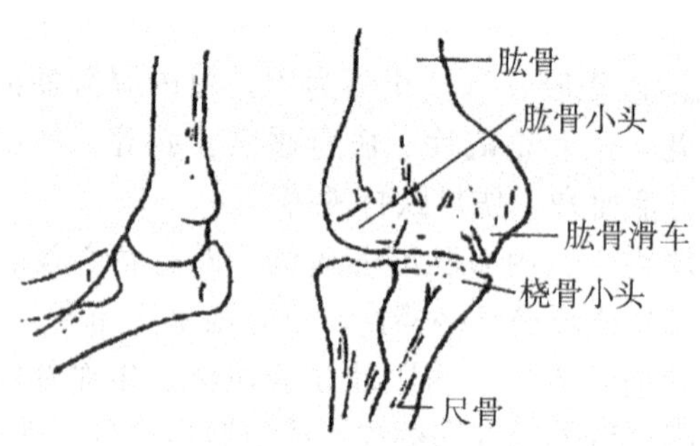

图 8 －13　正常肘关节

一、病因病机

1. 后脱位　多由间接暴力所造成，患者跌倒时，上肢处于外展后伸位，肘关节伸直，手掌触地，外力沿尺骨纵轴上传，使肘关节过度后伸，以致鹰嘴尖端急骤撞击肱骨下端的鹰嘴窝，在肱尺关节处形成杠杆作用，使止于喙突上的肱前肌及肘关节囊的前壁被撕裂，肱骨下端前移位，尺骨半月切迹和桡骨小头同时滑向肘后方形成肘关节后脱位并时常合并冠状突或桡骨小头骨折（图 8 －14）。

2. 前脱位　多因直接暴力所致。跌倒时，肘部于屈曲位，而尺骨鹰嘴突着地，全身重量推动鹰嘴骨，使肘关节前方韧带撕裂，肘关节筋腱断裂，鹰嘴突移位于肱骨下端前方而成肘关节前脱位。前脱位临床少见，常并发鹰嘴骨折（图 8 －15），偶尔可出现肘关节分离脱位，因肱骨下端脱位后插入尺桡骨中间，使尺桡骨分离。

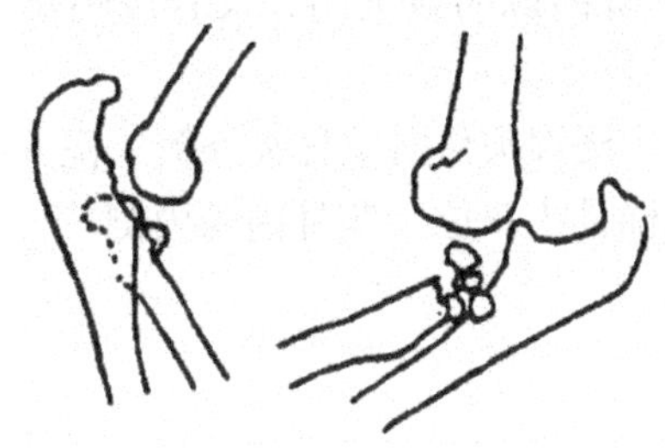

图 8-14 肘关节后脱位合并骨折

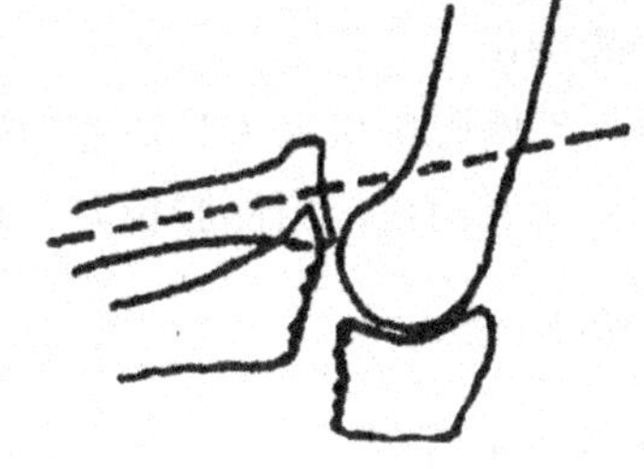

图 8-15 肘关节前脱位合并鹰嘴骨折

3. 侧方脱位 由于环状韧带和骨间膜将尺桡骨比较牢靠地夹缚在一起，所以脱位时尺桡骨多同时向背侧移位。由于暴力作用不同，尺骨鹰嘴和桡骨头除向后移位外，有时还可以向桡侧或尺侧移位，形成肘关节侧方移位，向桡侧移位又可称为肘外侧脱位，向尺侧移位称为肘关节内侧脱位。

4. 陈旧性肘关节脱位 肘关节脱位若超过 3 周未得到复位，即属陈旧性脱位。陈旧性肘关节脱位大多为失治误治所致，其症状同新鲜脱位，只是由于时间增长，血肿机化，肌腱韧带和软组织挛缩粘连而使手法复位困难。

脱位时肘窝部和肱三头肌腱被剥离，骨膜、韧带、关节囊被撕裂，以致在肘窝形成血肿，该血肿容易发生骨化，影响复位后肘关节的活动功能。另外，肘关节脱位可合并肱骨内上髁骨折，有的还夹入关节内而影响复位，若忽视将会造成不良的后果。移位严重的肘关节脱位，可能损伤血管与神经，应予以注意。

二、诊断要点

1. 诊断依据

（1）有外伤史。

（2）肘部肿胀、疼痛，压痛、畸形、弹性固定，肘后三点正常关系改变，肘外径增宽，功能障碍。

（3）X 线摄片检查可明确诊断及了解是否合并骨折。

2. 临床分类

（1）肘关节后脱位：肘关节肿胀、疼痛、压痛。肘关节弹性固定于 150°～160°左右的半屈曲位，呈靴状畸形，尺骨鹰嘴后突，肘后三点骨性标志的关系失常，前臂较健侧短缩，关节前后径增宽，左右径正常，鹰嘴上方凹陷或有空虚感。肘窝可能触及扁圆形光滑的肱骨下端，肘关节后外侧可触及脱出的桡骨小头。肘关节功能障碍。

X 线正位见尺桡骨近端与肱骨远端相重叠，侧位见尺桡骨近端脱出于肱骨远端后侧，有时可见喙突或桡骨小头骨折。

（2）肘关节前脱位：肘关节肿胀，疼痛，肘关节过伸，屈曲受限，肘窝部隆起，肘前可触及脱出的尺桡骨上端及尺骨鹰嘴，前臂较健侧变长，前臂有不同程度的旋前或旋后。

X 线侧位可见尺骨鹰嘴突出于肘前方，或合并尺骨鹰嘴骨折，尺桡骨上段向肘前方移位。

（3）肘关节侧方脱位：肘部呈严重的内翻或外翻畸形。肘关节内侧或外侧副韧带、关节囊和软组织损伤严重，肘部内外径增宽。内侧脱位时肱骨外髁明显突出，尺骨鹰嘴和桡骨小头向内侧移位；外侧脱位时，前臂呈旋前位，肱骨内髁明显突出，尺骨鹰嘴位于外髁外方，桡骨小头突出。

X线可见外侧脱位尺骨半月切迹与外髁相接触，桡骨头移向肱骨头外侧，桡骨纵轴移向前方，前臂处于旋前位。内侧脱位时，尺骨鹰嘴、桡骨小头位于肱骨内髁内侧。

三、鉴别诊断

（1）肱骨髁上骨折。

（2）二者均有肘部肿痛及靴状畸形。前者好发于10岁以下儿童，肿胀明显，多伴有皮下瘀斑，髁上压痛明显，肘后三角关系正常，有骨擦音或异常活动，但无弹性固定，被动活动明显受限。

（3）肘部扭挫伤：肘部呈弥漫性肿胀、疼痛、功能障碍较轻，常见青紫瘀斑，肘内后压痛明显，肘后三角关系正常，无弹性固定与关节盂空虚，X线片无骨折、脱位征象。

四、临床治疗

1. 保守治疗

（1）手法复位外固定：肘关节脱位应以手法整复为主。一般复位固定3周后去除外固定作功能锻炼。合并血管神经损伤者早期应密切观察，必要时行手术探查。对于陈旧性肘关节脱位，经手法整复失败者，可采用切开复位术。

1）后脱位复位法

a. 拔伸牵拉屈肘法：患者正坐凳上，助手持握患肢上臂下端，术者一手持握患腕，相对牵引，另一手拇指向下按压肱骨远端，余四指扣住患肘鹰嘴，在牵引同时，逐渐屈曲肘关节90°～135°，即可复位（图8－16）。

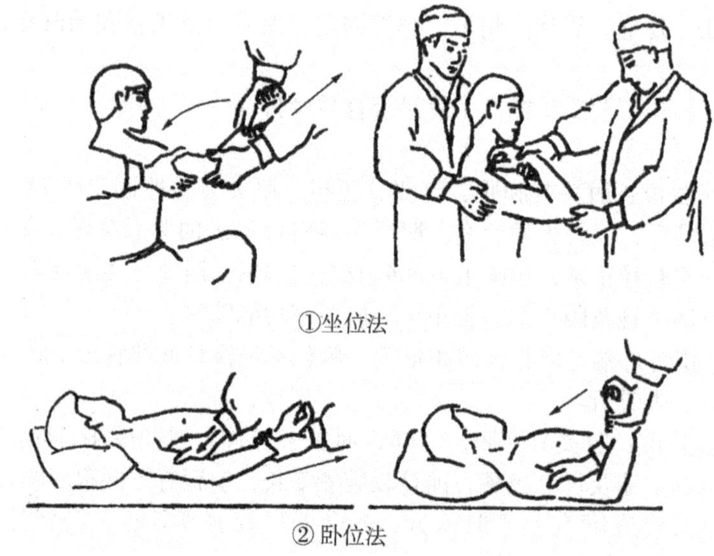

①坐位法

②卧位法

图8－16　拔伸屈肘复位法

b. 手牵足蹬法：患者仰卧，术者站于患者外侧，用布缚绑其患者前臂，系于腰间，伸足踏其腋下，抓正前臂，倒腰向后，徐徐拔伸，以大拇指着力强按肱骨下端，以一手四指扣其肘后，另四指托其尺骨上端，屈曲肘关节，即可复位（见于《伤科汇纂》）。

c. 固定：肘关节后脱位用上法复位后，肘关节恢复无阻力的被动屈伸活动，其后用小夹板或长臂石膏托，或不用夹缚，三角巾悬吊前臂在功能位制动 2 ~3 周后，拆除固定，进行康复锻炼。

2）前脱位复位法：应遵循原路返回原则。如鹰嘴是从内向前脱位，复位时由前向内复位。术者一手握住肘部，另一手握住腕部，稍加牵引，保持患肢前臂旋内同时在前臂上段向后加压，听到复位的响声，即为复位。再将肘关节被动活动 2 ~3 次，无障碍时，将肘关节屈曲 135°用小夹板或石膏固定 3 周。

合并有鹰嘴骨折的肘关节脱位，复位时前臂不需牵引，只需将尺桡骨上段向后加压，即可复位。复位后不作肘关节屈伸活动试验，以免导致骨折再移位，将肘关节保持伸直位或过伸位，此时尺骨鹰嘴近端向远端挤压，放上加压垫，用小夹板或石膏托固定 4 周。

3）侧方脱位复位法：术者双手握住肘关节，以双手拇指和其他手指使肱骨下端和尺桡骨近端向对方向移动即可使其复位。伸肘位固定 3 周后进行康复锻炼。

4）陈旧性肘关节脱位：患者取坐位或卧位，上臂和腕部分别由两名助手握持，作缓慢强力对抗牵引，术者两手拇指顶压尺骨鹰嘴突，余手指环握肱骨下端，肘关节稍过伸，当尺骨鹰嘴和桡骨头牵引至肱骨滑车和外髁下时，缓缓屈曲肘关节，若能屈肘 90。以上，即为复位成功。此时鹰嘴后突畸形消失，肘后三角关系正常，肘关节外形恢复。复位成功后，将肘关节在 90° ~135°范围内反复屈伸 3 ~5 次，以便解除软组织卡压于关节间隙中，再按摩上臂、前臂肌肉，旋转前臂及屈伸腕、掌、指关节，以理顺筋骨，行气活血。然后将肘关节屈曲 90°位以上，即可复位。行尺骨鹰嘴骨牵引，重量 6 ~8kg，时间约 1 周。肘部、上臂行推拿按摩，并中药熏洗，使粘连、挛缩得以松解。在臂丛麻醉下，解除骨牵引，进行上臂、肘部按摩活动，慢慢行肘关节屈伸摇摆、内外旋转活动，范围由小到大，力量由轻到重，然后在助手上下分别牵引下，重复以上按摩舒筋手法，这样互相交替，直到肘关节周围的纤维粘连和瘢痕组织以及肱二、三头肌得到充分松解，伸展延长，方可进行整复。复位后，用石膏托或绷带固定 2 周，去除固定后，改用三角巾悬吊 1 周。

2. 手术治疗　手法复位失败或有严重并发症。对于陈旧性肘关节脱位手法复位不成功者及骨化性肌炎明显者，可采用切开复位及关节切除术，根据关节软骨面损伤的情况决定，因关节软骨面完整是保证术后关节功能的主要条件。一般术后肘关节功能改善比较满意。常用术式有：①开放复位内固定术。适应于手法复位失败者；②肘关节形成术或固定术。适于陈旧性脱位；③关节囊和侧副韧带修补术，适应于侧副韧带损伤严重者；④肱二头肌肌腱止点移位术。适用于习惯性脱位；⑤冠状突加骨阻挡术，适应于习惯性脱位。

3. 药物治疗　早期多为瘀血阻络，治以活血祛瘀、消肿止痛。中期为气血留滞，治以行气活血，舒筋通络。后期为肝肾不足，治以补益肝肾，壮骨强筋。外敷用消定膏或活血散等，每隔 2 ~3 日换药一次，肿胀消退后改用外洗药方，至功能恢复。

4. 康复治疗　肘关节脱位经复位后的康复治疗以运动疗法为主，一般用石膏托或绷带固定将患肢悬挂于胸前 2 周。1 即日开始在胸前固定位做指、腕主动练习。每个动作重复 5 ~6 次，可每天增加 2 次左右，达到 20 次。1 周后，在同上准备姿势下增加指、腕的抗阻练习。第 3 周起，改用三角巾悬吊 1 周，同上准备姿势下作：肘旋前、旋后练习。

恢复期，去除悬挂带，增加肘关节后伸和前屈的主动运动，动作缓慢、柔和、幅度逐渐扩大。肘前屈和后伸的主动和助力练习。肘前屈和后伸的抗阻肌力练习。

患者从第3周起，逐步增加肘前屈、后伸、内旋和外旋的主动牵伸、被动牵引练习。

鼓励患者早期行肩、腕、手指各关节的活动。解除固定后，练习肘伸、屈及前臂旋转主动活动。禁止强力扳拉，防止关节周围软组织发生损伤性骨化。

此外，在运动疗法的同时可视病情而采用各种不同的物理治疗或针灸等疗法以期获到综合康复治疗的满意疗效。

（李　勇）

第六节　桡骨头半脱位

小儿桡骨头半脱位又称为“牵拉肘”，俗称“肘错环”或 Malgaigne 半脱位等。多发生于4岁以下幼儿，1～3岁发病率最高。男孩多于女孩。左侧比右侧多。因幼儿桡骨头发育尚不完全，头颈直径几乎相等，环状韧带也比较松弛，所以在外力的作用下，桡骨头即被环状韧带卡住发生，而半脱位。

一、病因病机

本病多由于腕和前臂被牵拉所致。桡骨头被环状韧带包绕，此韧带将桡骨头紧紧固定在尺骨桡切迹外侧。环状韧带借助肘关节的桡侧副韧带远侧纤维与肱骨附着。在尺骨桡切迹下缘和桡骨颈内侧缘有一纤维束附着，称方韧带。骨间膜的上缘为一斜形纤维束，起自鹰嘴，止于桡骨粗隆，其为斜索，走行方向与骨间膜相反。幼儿在肘关节伸直位前臂受外力牵拉肘，发育不完全的桡骨头不能良好地将环状韧带嵌于桡骨颈上，在外力作用下环状韧带滑出桡骨颈部而嵌于桡骨头顶部和肱桡关节之间，阻碍了肘关节和前臂的旋转功能。小儿行走时，大人握其前臂上提或被迫牵拉，如楼梯或跌倒时拉起等，均是引起本病的常见原因。

二、诊断要点

（1）明确外伤史，幼儿患肢有无牵拉损伤史。

（2）临床症状与体征。

（3）X线检查无异常表现。

三、临床治疗

1. 手法整复　术者一手握住患侧手腕部牵引，另一手握住其肱骨下端及肘关节，拇指压住桡骨头外侧处，并少施压力，持握患腕之手在牵引的同时，手掌向内旋转，在旋转的同时，外侧拇指常可感到弹响声，然后屈曲肘关节，便已复位。若个别内旋不能复位，可再伸直肘关节，并向外旋转、屈曲肘关节，则可复位。复位后，少待片刻，患儿肘部疼痛消失，则能屈肘取物或上举。

2. 康复治疗　复位后无需特殊固定，嘱家长近期内在日常生活中避免牵拉患肢，以防再脱。若为习惯性脱位，可将患肢悬吊屈肘功能位于胸前1～2周。

（李　勇）

第七节 腕部脱位

一、月骨脱位

腕骨中以月骨脱位最常见，可向掌侧或背侧脱出。月骨，古名高骨，上接桡骨下端，下邻头状骨，左右分居舟骨、三角骨。在维持腕的稳定性、协调桡腕关节、腕间关节运动等方面起着重要作用。腕骨中以月骨最易脱位。月骨掌侧为四方形、背侧较尖，侧面观呈半月形，远端为一凹面，头状骨坐落在其凹面上，近端为凸面，与桡骨远端的凹面形成关节，内侧与三角骨、外侧与舟状骨互相构成关节面。正常 X 线片月骨正位观为四方形，侧位为新月形。由于月骨形状似月，前宽后窄，脱位以向掌侧脱出最为常见，向背侧脱位极少见。由于月骨的前面为腕管，故月骨掌侧脱位可压迫正中神经（图 8－17）。

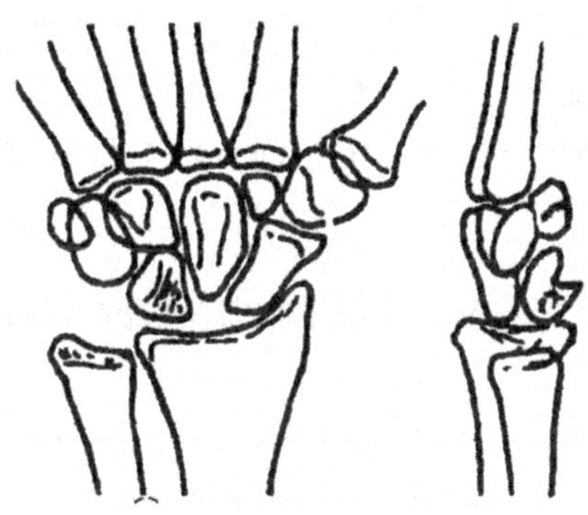

图 8－17 月骨前脱位

（一）病因病机

月骨脱位多为传达暴力所致，不慎跌倒，手掌着地，手腕极度背伸位受伤。月骨被桡骨下端和头状骨挤压向掌侧移位，舟月骨间韧带、月三角韧带、月头掌侧韧带及关节囊破裂造成月骨周围脱位，头状骨位于月骨的背侧，此时月骨压迫屈指肌腱，腕由背伸而转为掌屈，头状骨从背侧挤压月骨的背侧，从而使桡月背侧韧带断裂造成月骨向掌侧脱位。

月骨坏死的病理改变为骨细胞变性、坏死，骨质硬化，其周围的骨组织脱钙，呈现疏松现象。继后则骨碎裂，局限性骨组织吸收，呈囊样改变。最终由于肌张力和负重的压力，坏死骨块变形，而导致邻近骨端边缘增生，形成骨刺，又继发创伤性关节炎。

从侧位观可见头状骨纵轴与桡骨纵轴相一致，月骨则向掌侧旋转 90°甚至超过 90°脱位，将正中神经、屈指和屈拇肌腱向掌侧推移。因为营养月骨的细小血管经韧带进入月骨，当月骨脱位时，桡月背侧、掌侧等韧带有扭曲或断裂，血运遭到破坏，极易造成月骨缺血性坏死。

（二）诊断要点

（1）有明显外伤史，受伤时手掌着地、腕部背伸。

（2）腕部掌侧疼痛肿胀，鼻烟窝肿痛、压痛明显，并有纵轴叩击痛。局部隆起，腕关节屈曲位，不能背伸，中指不能完全伸直。

（3）握拳时第3掌骨头明显塌陷，叩击该掌骨头，则明显疼痛。

（4）脱位的月骨压迫正中神经出现急性腕管综合征，正中神经支配的桡侧3个半指掌侧麻木、活动受限、拇指不能对掌。

（5）X线斜位片可见舟骨骨折征。正位片显示月骨由正常的四方形变成三角形，月骨凸而转向头状骨，头状骨向近侧移位；侧位片可见月骨凹面与头状骨分离而转向掌侧，凸面向背侧。月骨可旋转90°~270°（见图8－18）。

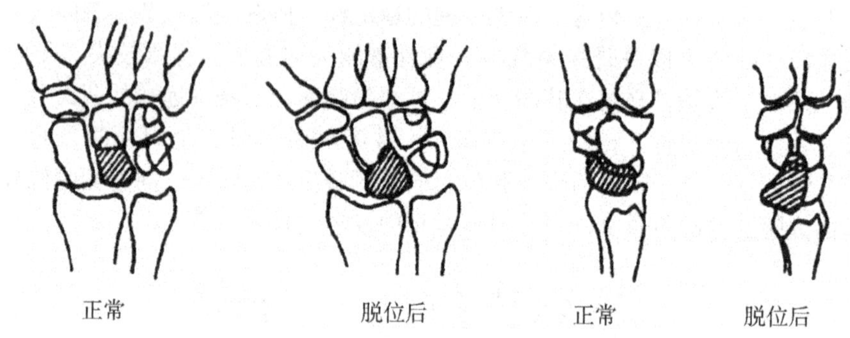

图8－18　正常月骨与脱位后X线片对照

（三）临床治疗

1. 保守治疗　对于新鲜月骨脱位，应及早在臂丛麻醉或局麻下手法复位。

（1）手法复位

1）拇指整复法：患者取坐位，麻醉生效后，肘关节屈曲90°，前臂中立位，患腕背伸位。两助手分别握住肘部和手指对抗牵引，在拔伸牵引下，前臂旋后，徐徐使前臂旋后（即仰掌），腕关节逐渐背伸，使桡骨与头状骨之间的关节间隙加宽，术者两手握住患者腕部，两手拇指用力推压月骨凹面的远端，迫使月骨进入桡骨和头状骨间隙，助手同时使腕在对抗牵手中逐渐掌屈至45°，当感到有复位声响，中指可以伸直时，则表明已复位，复查X线片以证实（图8－19）。

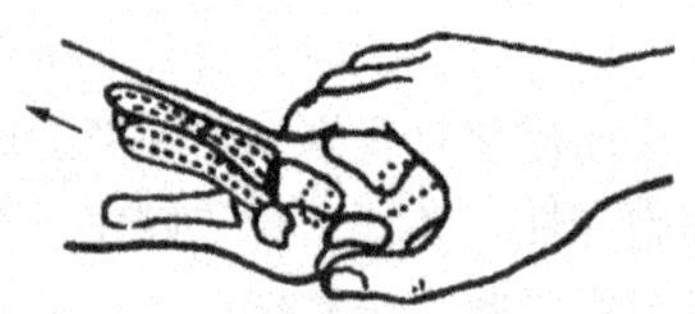

图8－19　月骨掌侧脱位拇指整复法

2）针拨复位法：患者端坐位，麻醉生效后，在严格无菌操作及X线透视下，两助手趁患腕背伸对抗牵引，术者用20号注射针头或细钢针，顶月骨凹面的远端，使之复位，然后固定患腕子掌屈45°（图8－20）。

2. 手术治疗

（1）适应证

1）陈旧性脱位。

2）手法复位失败者。

3）月骨坏死及合并创伤性关节炎。

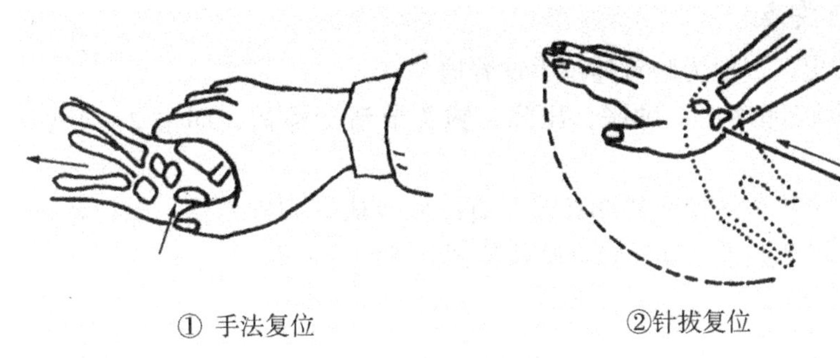

① 手法复位　　②针拔复位

图 8 -20　月骨脱位复位法

（2）术式

1）切开复位术：适应于手法整复失败者。

2）月骨摘除术：适应于部分陈旧性脱位及月骨坏死合并创伤性关节炎。

3. 固定方法　复位后，用石膏托或塑形夹板将腕关节固定于掌屈约 45°位，1 周后改为腕中立位，再固定 2 周。

4. 药物治疗　三期辨证治疗，内服与外敷相结合，药物同肘关节脱位所用。

5. 康复治疗　康复治疗应嘱患者以练功活动为主，早期固定时主动作掌指关节与指间关节屈伸活动，3 周后解除固定，逐渐进行腕关节主动屈伸活动，同时行理疗及中药熏洗综合康复疗法。月骨切除术后，固定 1 周即可开始腕关节功能锻炼，一般以后对腕关节功能影响不大。

二、舟骨、月骨周围腕骨脱位

舟骨月骨周围脱位系指除舟、月骨与桡骨远端仍保持正常关系外，腕部诸骨向掌侧或背侧脱出。

（一）病因病机

跌倒时，腕背伸位手掌着地，地面反冲力作用于掌骨和远端腕骨，以致腕骨间韧带及关节囊破裂，月骨仍保持。在原位，其他腕骨向后、向上、向外侧移位，造成舟骨月骨周围脱位，此种脱位是月骨与头状骨之间的脱位（图 8 -21）。

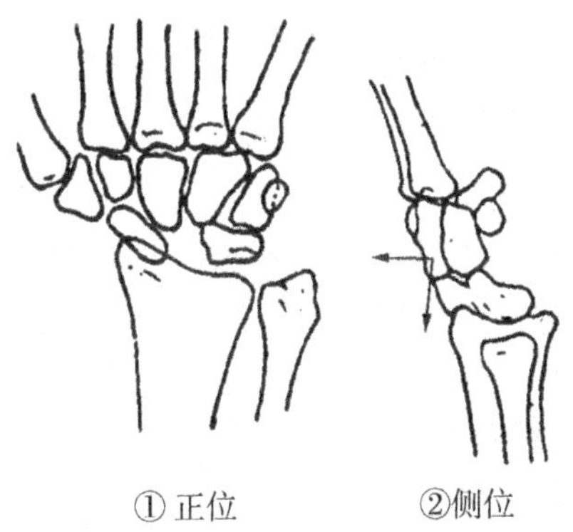

① 正位　　②侧位

图 8 -21　舟骨月骨周围腕骨脱位

（二）诊断要点

（1）有外伤史，一般为腕背伸位手掌着地。

（2）脱位后腕部疼痛、肿胀、压痛，腕关节活动障碍，叩击 2 ~ 4 掌骨头时，腕部疼痛。

（3）X 线正位片示腕骨向桡侧移位，有时腕骨诸骨辨别不清，侧位片可见月骨与桡骨远端仍保持正常解剖关系，其他腕骨则移位到月骨的后上方。

（三）鉴别诊断

1. 腕三角纤维软骨损伤　腕尺持续疼痛及压痛，突然旋转或抗阻力旋转疼痛加重，碘剂造影可见三角软骨破裂，而无关节脱位征。

2. 腕关节韧带损伤　痛点局限于受损韧带的起止点，活动腕部痛剧。如下尺桡韧带撕裂，则见尺骨小头隆起，按之有浮动感，慢性韧带损伤，局部广泛疼痛及放散痛，腕活动时可有响声。X 线片无骨折、脱位现象。

3. 月骨脱位　腕掌侧隆起、压痛，中指难伸，手桡侧感觉障碍。X 线片仅见月骨从腕骨中脱出。

（四）临床治疗

1. 手法整复　复位前患者取坐位，两助手，一助手牵前臂上端，另一助手充分旋后位牵引手指，对抗牵引 3 ~ 5 分钟，术者两拇指由背侧，向掌侧、尺侧用力推压脱位之腕骨，即可复位。

2. 固定　复位后，将腕关节用小夹板或石膏托固定于屈曲 45°，位 3 周后解除固定。

3. 康复治疗　早期用夹板或石膏托固定期间，可行掌指及指指之间的功能锻炼，3 周后解除固定可行腕关节功能活动。后期可配合中药熏洗。以防止关节粘连及功能障碍。

三、腕掌关节脱位

单纯闭合性腕掌关节脱位少见，故易漏诊。但有时可见开放性腕关节脱位及脱位并发骨折。

（一）病因病机

腕掌关节脱位多为直接暴力所致，跌仆，坠落时，手掌撑地或手背着地，腕关节过度背伸或掌屈所致，也有机械挫伤或过度旋拧损伤。一般造成第一掌腕关节脱位者较为多见。

（二）诊断要点

（1）有外伤史。

（2）腕关节肿胀、疼痛、畸形明显，手背隆起，伸指肌腱紧张。若用手检查时，可摸到第一掌骨头向外突出，第一腕掌关节处凸出，肿胀明显。如用手向下压迫，即能复位，且听到骨入骱声，但松手则又滑脱。

（3）X 线摄片检查可明确诊断。

（三）临床治疗

1. 非手术治疗

（1）第 1 腕掌关节脱位：患者坐位，局麻下，助手握前臂，术者一手握患腕拇指（可用绷带系在拇指上牵拉），在外展位拔伸牵引，另一手拇指置于第 1 掌骨基底部，由背侧向掌侧推挤，迫使其复位。

（2）第 2 ~ 5 掌关节脱位：患者仰卧位，臂丛麻醉，前臂旋前位，助手握患者第 2 ~ 5 指作牵引，术者双手环抱腕部，在对抗牵引的同时向背侧端提，两拇指将掌骨基底部由背侧向掌侧用力按压。

2. 固定　整复后，可外敷消肿药膏如消定膏，绷带包扎，在腕部背侧放一平垫，桡骨下端骨折夹板固定，屈肘中立位，绷带或三角巾搭项悬挂胸前，或用短臂石膏固定于功能位，固定 2 周。

3. 康复治疗　固定期间经掌活动患侧上肢肩、肘及脂间关节。去除固定后，逐步练习腕关节及掌指关节的功能活动，直至功能恢复。

（李　勇）

第八节　掌指关节及指间关节脱位

一、掌指关节脱位

掌指关节脱位多见于拇指和示指，第 2 ~ 5 掌指关节脱位均合并有掌骨间关节脱位。掌指关节由掌骨头和第 1 节指骨基底构成，第 2 ~ 5 指的掌指关节为球窝关节，有屈、伸、内收、外展与环转的运动功能，关节的两侧均有副韧带、对关节起稳定作用。掌指关节脱位以向掌侧脱位者居多，且第 1 ~ 2 掌指关节脱位较多见，多发于青年人（图 8 – 22）。

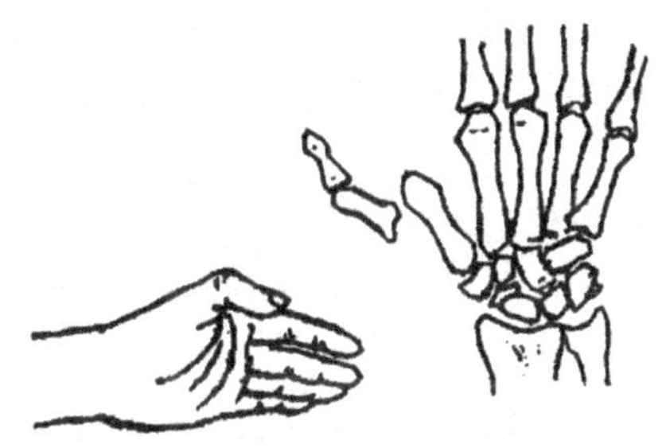

图 8 – 22　掌指关节脱位

（一）病因病机

当手指受到过伸暴力，可使其掌侧关节囊撕裂，掌骨头突出关节囊而滑向掌侧皮下，指骨基底移于掌骨头背侧而成背侧脱位；手指过度屈曲，受到强大外力挫伤，掌骨头移向背侧，指骨基底部移于掌骨头掌侧而成掌侧脱位。后者较少见。如关节囊裂口较小或肌腱将掌骨颈嵌住，则形成纽扣被扣眼卡夹样脱位造成复位困难。

（二）诊断要点

（1）有明显外伤史。

（2）腕部肿胀、疼痛、畸形，掌指关节过伸，短缩，指间关节屈曲，呈弹性固定，主动伸屈活动障碍，掌指关节掌侧可触及掌骨头。若为侧方脱位，指侧有侧屈畸形，掌指关节前、侧方可触及掌骨头。

（3）X线检查正位片可见关节间隙消失，斜位片可见明显脱位。

（三）鉴别诊断

掌指关节、指间关节扭挫伤，伤后关节剧痛，迅即肿胀，畸形不明显，掌指关节不能主动伸直，手指活动受限。X线片无骨折脱位征象。

（四）治疗

掌指关节脱位复位较容易，整复后须注意是否合并有韧带断裂。若有，需按韧带损伤治疗。对背侧脱位采用倒程逆施复位法，患者坐位，助手固定前臂，术者一手持牵患指，一拇指捏持掌骨，先顺势拔伸牵引，扩大畸形，然后在牵引下，推指骨基底部向掌侧即可复位。对嵌卡性脱位，不能牵拉患指，因越牵拉，嵌卡越紧，不易复位（图8-23）。

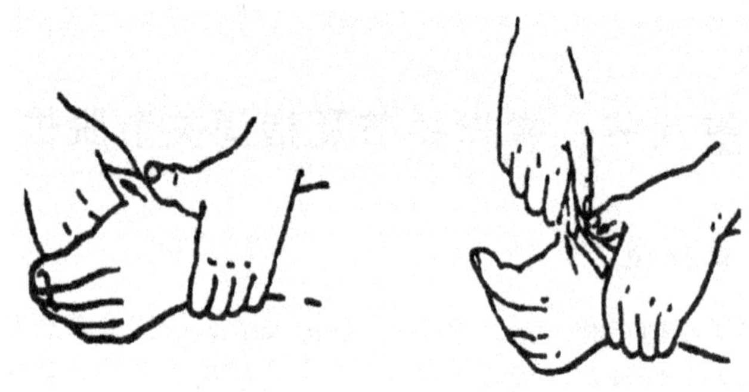

图8-23　掌指关节整复法

1. 非手术治疗

（1）拇指掌指关节脱位：在臂丛麻醉下，患者座位，术者用一绷带绕结于患者拇指上进行过伸位持续牵引，另一手拇指置于患者基底部背侧向远端推挤，同时逐渐屈曲拇指掌指关节，即可复位。

（2）第2~5掌指关节脱位，用塑形夹板、铝板或石膏条将拇指腕掌关节固定在轻度前屈、外展及掌位。第2~5腕掌关节脱位，在掌骨基底部背侧加压垫，用塑形夹板固定腕掌关节于功能位，固定3~4周。

（3）固定复位后保持掌指关节稍屈曲位，用铝条或石膏条固定2~3周。

2. 手术治疗

（1）适应证：嵌卡性脱位，手法复位失败；合并骨折，骨折片明显分离移位，旋转或嵌入关节间隙，导致手法复位失败，或复位后不能维持对位者；合并侧副韧带断裂者，则需手术修补侧副韧带；陈旧性掌指关节脱位可行关节融合术。

（2）手术：对于嵌卡性脱位经手法治疗失败者，多次手法整复失败或有软组织嵌夹阻碍复位及陈旧性脱位。可选用切开复位术适应于手法复位失败者。掌指关节成形术，适应于陈旧性脱位者。

（3）固定：术后用背侧石膏托或支具控制掌指关节，防止过伸即可，但勿绝对制动。

3. 康复治疗　复位后，早期可行患肢各远侧指间关节的活动；拆除固定后行掌指及指间关节的功能锻炼。

术后外固定于功能位3~4周，进行逐步功能锻炼，后期配合理疗、中药熏洗以恢复关节功能。

二、指间关节脱位

多见于青壮年及体力劳动者。多向背侧伴侧方移位，掌侧脱位罕见。

（一）病因病机

多因直接暴力使关节极度过伸、扭转或侧方挤压造成关节囊破裂、侧副韧带撕裂而引起，甚至伴有指骨基底部骨片撕脱。脱位的方向大多是远节指骨向背侧移位，同时向侧方偏移。向掌侧移位者非常少见。

（二）诊断要点

（1）有外伤史。

（2）局部肿胀、疼痛、压痛、畸形明显，手指呈背伸或侧弯、弹性固定，功能丧失。X线检查可明确基底部有无骨折。

（3）X 线摄片检查可明确诊断。

（三）鉴别诊断

指骨骨折：亦有手指肿痛、屈伸障碍，但可见成角畸形及锤状指畸形，有骨擦音及异常活动，无弹性固定。X 线片有骨折征。

（四）临床治疗

1. 非手术治疗　患者坐凳上，一助手固定前臂，术者一手拉脱位的患指远端，一手持住近端指骨。先顺势拔伸牵引，视其情况采用提按手法，提按指骨远端，并屈曲之，即可复位。复位后以胶布粘贴将指间关节固定在 90°，外敷消肿药膏如消定膏，绷带包扎 2 ~ 3 周。

2. 手术治疗

（1）适应证

1）手法整复失败或复位后不能维持对位者。

2）合并侧副韧带断裂者。

3）陈旧性指间关节脱位。

（2）术式

1）切开复位内固定术。. 适应于手法复位失败者。

2）侧副韧带修补术。适于侧副韧带断裂者。

3）指间关节成形术或功能位融合术。适应于陈旧性脱位。

3. 药物治疗　初期宜用活血化瘀，消肿止痛药物，如活血舒肝汤、接骨七厘片；后期以壮筋骨、通利关节为原则可服用筋骨痛消丸等。外敷活血止痛膏，解除固定后可配合药物熏洗，以恢复其功能。

4. 康复治疗　手法整复后，关节固定于功能位，早期需重视患指以外手指的功能锻炼，取出固定后，可作患指指间关节的主动屈伸活动，活动范围由小到大，逐渐进行。此种损伤，多有关节肥大，骨膜增生症状。

术后外固定于功能位 3 ~ 4 周，同上逐步进行功能锻炼，并配合理疗、中药熏洗以恢复关节功能。

（何　伟）

第九节　髋关节脱位

髋关节的结构相当稳定，只有强大的暴力才可引起脱位，其发病率在大关节脱位中为第三位。故患者多为活动力强的青壮年男性，以后脱位多见。髋关节骨性结构由髋臼和股骨头组成。髋臼位于髋骨外侧中部，朝向前外下方。髋臼下缘之缺口，由位于髋臼切迹之间的横韧带弥补，使之成为完整的球窝。通过髋臼切迹与横韧带之间的小孔，圆韧带动脉进入股骨头。髋臼及横韧带四周镶以一圈关节盂缘软骨，借以增加髋臼深度。股骨头呈球状，其2/3纳入髋臼内。

除骨性稳定外，关节囊及周围韧带、肌肉对髋关节的稳定亦起重要作用。髋关节关节囊坚韧，由浅层的纵行纤维及深层的横行纤维构成。关节囊的前后均有韧带加强，这些韧带与关节囊的纤维层紧密交错，以致不能互相分离。髂股韧带位于髋关节囊之前，呈倒"Y"形，位于股直肌深面，与关节囊前壁纤维层紧密相连。其尖端起于髂前下棘，向下分为两束，分别抵于转子间线的上部及下部。在伸髋及髋外旋时，该韧带特别紧张。在髋关节的所有动作中，除屈曲外，髂股韧带均保持一定紧张状态。髋关节脱位时，即以此韧带为支点，使患肢保持特有的姿势；而在整复髋关节脱位时，亦利用此韧带为支点复位。

根据脱位后股骨头所处在髂前上棘与坐骨结节连线的前、后位置，可分为前脱位、后脱位及中心性脱位。根据脱位后至整复时间的长短，可分为新鲜及陈旧脱位，前脱位又可分为耻骨部脱位和闭孔脱位，后脱位又可分为髂骨部脱位和坐骨部脱位。脱位超过 3 周以上为陈旧性脱位。临床上以后脱位多见。

一、病因病机

直接暴力和间接暴力均可引起脱位，以间接暴力多见。髋关节结构稳定，一旦发生脱位，则说明外力相当强大，因而在脱位的同时，软组织损伤亦较严重，且往往合并其他部位多发损伤。本病多因车祸、塌方、堕坠等引起（图 8－24）。

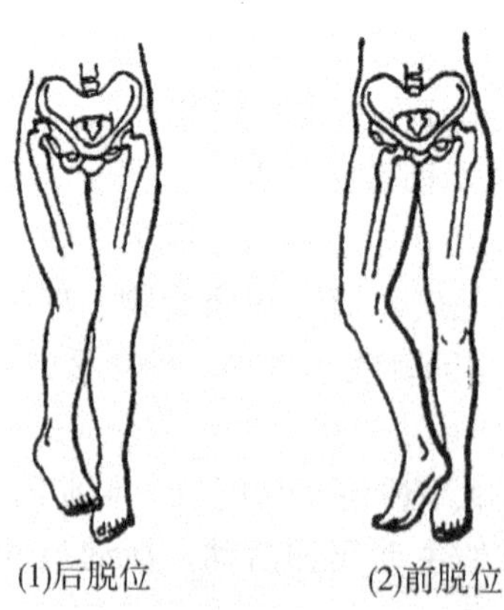

(1)后脱位　(2)前脱位

图 8－24　髋关节脱位的畸形

1. 后脱位　后脱位多因间接暴力所致。当屈髋 90°时，过度内旋内收股骨干，使股骨颈前缘紧抵髋臼前缘支点。此时，股骨头位于较薄弱的关节囊后下方，当受到前方来自腿部、膝前向后及后方作用于腰背部向前的暴力作用时，可使股骨头冲破关节囊而脱出髋臼，发生后脱位。或当屈髋 90°，来自膝前方的暴力由前向后冲击，暴力可通过股骨干传递到股骨头，在造成髋臼或股骨头骨折后发生脱位。关节囊后下部撕裂，髂股韧带多保持完整。

2. 前脱位　当髋关节因外力强度外展、外旋时，大转子顶部与髋臼上缘接触，股骨头因受杠杆作用而被顶出髋臼，突破关节囊的前下方，形成前脱位。脱位后，若股骨头停留在耻骨支水平，则为耻骨部脱位，可引起股动、静脉受压而出现下肢血循环障碍；若股骨头停留在闭孔，则成为闭孔脱位，可压迫闭孔神经而出现麻痹。

3. 中心性脱位　暴力从外侧作用于大转子外侧时，可传递到股骨头而冲击髋臼底部，引起臼底骨折。当暴力继续作用，股骨头可连同髋臼的骨折块一同向盆腔内移位，成为中心性脱位；或当髋关节在轻度外展位，顺股骨纵轴加以冲击外力，也可引起中心性脱位。中心性脱位必然引起髋臼骨折，骨折可成块状或粉碎。中心性脱位时，关节软骨损伤一般较严重，而关节囊及韧带损伤则相对较轻。严重的脱位，股骨头整个从髋臼骨折的底部穿入骨盆，股骨颈部被髋臼骨折片夹住，复位困难。

4. 髋关节外侧脱位　因临床上极少见，目前尚无成熟的分型。

5. 陈旧性脱位　超过 3 周，则为陈旧性脱位。此时，主要是周围肌腱、肌肉挛缩，髋臼内有纤维瘢痕组织充填，撕破的关节囊裂口已愈合，血肿机化或纤维化后包绕股骨头；长时间的肢体活动受限，可发生骨质疏松及脱钙。

有时，特别强大的暴力可在造成脱位的同时造成股骨干骨折。发生时，多是先造成脱位，然后暴力或杠杆力继续作用于股骨干再造成骨折。此种类型较常见于后脱位。

二、临床分型

根据脱位的方向，分为 4 种类型：后脱位、前脱位、中心性脱位及外侧脱位。

（1）Thompson 和 Epstein 按髋关节后脱位合并骨折的程度将髋关节后脱位分为 5 型，该分型缺少髋关节后脱位合并股骨颈骨折类型。

Ⅰ型：单纯脱位或伴有髋臼后壁小骨折片。

Ⅱ型：股骨头脱位伴有髋臼后壁一大的骨折片。

Ⅲ型：股骨头脱位伴有髋臼后壁粉碎骨折。

Ⅳ型：股骨头脱位伴有髋臼后壁和髋臼顶骨折。

Ⅴ型：股骨头脱位伴有股骨头骨折。

（2）髋关节前脱位分型

1）闭孔型：此型多见，股骨头脱位于闭孔前，可分为 3 型。

Ⅰ型：单纯脱位。

Ⅱ型：股骨头脱位伴有股骨头骨折。

Ⅲ型：股骨头脱位伴有髋臼骨折。

2）耻骨型：此型较少见，股骨头脱位于前上方，达耻骨横支水平。亦可分为 3 型：

Ⅰ型：单纯脱位。

Ⅱ型：股骨头脱位伴有股骨头骨折。

Ⅲ型：股骨头脱位伴有髋臼骨折。

（3）Carnesale 根据髋臼的分离和移位程度将髋关节中心性脱位分为 3 型。

Ⅰ型：中央型脱位，但未影响髋臼的负重穹隆部。

Ⅱ型：中央型脱位伴骨折，影响负重的穹隆部。

Ⅲ型：髋臼有分离伴髋关节向后脱位。

（4）髋关节外侧脱位因临床上极少见，目前尚无成熟的分型。

三、诊断要点

有明显的外伤史，伤后患髋疼痛、肿胀，功能障碍，畸形并弹性固定。不同方向脱位，有不同表现。

1. 后脱位　伤后患髋痛，患肢呈屈曲、内收、内旋及缩短的典型畸形。大粗隆向后上移位，常于臀部触及隆起的股骨头。髋关节主动活动丧失，被动活动时出现疼痛加重及保护性痉挛。若髂股韧带同时断裂（少见），则患肢短缩、外旋。X 线摄片检查见股骨头呈内旋内收位，位于髋臼的外上方，股骨颈内侧缘与闭孔上缘所连的弧线（申通线）中断。对每一例髋关节后脱位的患者都应该认真检查有无坐骨神经损伤，且应注意有无同侧股骨干骨折。

2. 前脱位　患肢疼痛，呈外展、外旋和轻度屈曲的典型畸形，并较健肢长。在闭孔附近或腹股沟韧带附近可扪及股骨头。若股骨头停留在耻骨上支水平，则压迫股动、静脉而出现下肢血液循环障碍，可见患肢大腿以下苍白、青紫、发凉，足背动脉及胫后动脉搏动减弱或消失。若停留在闭孔内，则可压迫闭孔神经而出现麻痹症状。拍摄 X 线片可见股骨头在闭孔内或耻骨上支附近，股骨头呈极度外展、外旋位，小转子完全显露。

3. 中心性脱位　髋部肿胀多不明显，但疼痛显著，下肢功能障碍。脱位严重的，患肢可有短缩，大转子不易扪及，阔筋膜张肌及髂胫束松弛。骨盆分离及挤压试验时疼痛，有轴向叩击痛。若骨盆骨折血肿形成，患侧下腹部有压痛，肛门指检常在伤侧有触痛。X 线检查可显示髋臼底部骨折及突向盆腔的股骨头，CT 检查可明确髋臼骨折的具体情况。

4. 陈旧性脱位　症状、体征同上述，但时间已超过 3 周，弹性固定更为明显。X 线照片检查可见局部血肿机化，或时间长而出现股骨头、颈部骨质疏松，或有关节面呈不规则改变。陈旧性脱位以后脱位多见。脱位可合并髋臼缘骨折或股骨干骨折。臼缘骨折一般在 X 线摄片上可显示，而临床上不易扪及，可因骨折块大而压迫或直接刺伤坐骨神经。强大暴力造成的股骨干骨折，可见除髋关节脱位症状外，并有患侧大腿肿胀、疼痛，异常活动和骨擦音，并有成角、缩短畸形。患处压痛及纵轴叩击痛明显。X 线摄片显示：当后脱位合并股骨干上 1/3 骨折时，近折端内收，或骨折向内成角；前脱位合并骨折时，近近端呈极度屈曲、外展畸形。

四、鉴别诊断

1. 股骨颈骨折　见表 8－2。

表 8－2　股骨颈骨折与髋关节脱位的鉴别要点

鉴别要点	股骨颈骨折	髋关节脱位
发病年龄	老年人多见	多发生青壮年
病因	有外伤史，暴力不大	强大暴力引起

续　表

鉴别要点	股骨颈骨折	髋关节脱位
伤肢情况	伤肢缩短，呈外旋、外展畸形，功能障碍	后脱位时伤肢呈屈曲，内收、内旋、缩短畸形；前脱位时呈外展、外旋、屈曲、增长畸形、功能障碍
大粗隆	不变或上移	后脱位上移，前脱位下移或触不清
特有体征	有骨擦音，无弹性固定	有弹性固定，无骨擦音
X线片	可见骨折部位及类型	可见脱位类型及是否合并骨折

2. 髋部扭挫伤　局部肿痛较明显，常有皮下瘀斑，功能障碍较轻，可呈保护性姿态（如拖拉步态、骨盆倾斜等），无关节盂空虚及弹性固定。X线摄片检查无异常。

五、临床治疗

髋关节脱位合并股骨头骨折、髋臼骨折等的治疗可参阅相关章节，本节重点阐述单纯性髋关节脱位的治疗。新鲜髋关节脱位应尽早复位，延迟治疗其关节软骨面退变和股骨头缺血坏死率则显著增加。如患者一般情况差，应积极改善，待生命体征平稳后再行整复。

1. 整复方法　新鲜脱位，一般以手法闭合复位为主；陈旧性脱位，力争手法复位，若有困难，可考虑切开复位；脱位合并臼缘骨折，一般随脱位的整复，骨折亦随之复位；合并股骨干骨折，先整复脱位，再整复骨折。手法复位在全身麻醉或腰麻下进行，如果难以复位则行手术切开复位。

（1）后脱位复位手法

1）屈髋拔伸法（Allis法）：患者仰卧于木板床或铺于地面的木板上，助手以两手按压髂前上棘以固定骨盆，术者面向患者，弯腰站立，骑跨于患肢上，用双前臂、肘窝扣在患肢腘窝部，使其屈髋、屈膝各90°。先在内旋、内收位顺势拔伸，然后垂直向上拔伸牵引，使股骨头接近关节囊裂口，略将患肢旋转，促使股骨头滑入髋臼，当听到入臼声后，再将患肢伸直，即可复位。

2）回旋复位法：患者仰卧，助手以双手按压双侧髂前上棘固定骨盆，术者立于患侧，一手握住患肢踝部，另一手以肘窝提托腘窝部，在向上提拉的基础上，将大腿内收、内旋，髋关节极度屈曲，使膝部贴近腹壁，然后将患肢外展、外旋、伸直。在此过程中，听到入臼声，复位即告成功。因为此法的屈曲、外展、外旋、伸直是一连续动作，形状恰似一个问号“?”（左侧）或反问号“⸮”（右侧），故亦称为划问号复位法（图8－25）。

3）拔伸足蹬法：患者仰卧，术者两手握患肢踝部，用一足外缘蹬于坐骨结节及腹股沟内侧（左髋脱位用左足，右髋脱位用右足），手拉足蹬，身体后仰，协同用力，两手可略将患肢旋转，即可复位。

4）俯卧下垂法：患者俯卧于床缘，双下肢完全置于床外。健肢由助手扶持，保持在伸直水平位。患肢下垂，助手用双手固定骨盆，术者一手握其踝关节上方，使屈膝90°，利用患肢的重量向下牵引，术者在牵引过程中，可轻旋患侧大腿，用另一手加压于腘窝，增加牵引力，使其复位。

（2）前脱位复位手法

1）屈髋拔伸法：患者仰卧于铺于地面的木板上，一助手将骨盆固定，另一助手将患肢微屈膝，并在髋外展、外旋位渐渐向上拔伸至屈髋 90°；术者双手环抱大腿根部，将大腿根部向后外方按压，可使股骨头回纳髋臼内。

2）侧牵复位法：患者仰卧于木板床上。一助手以两手按压两髂前上棘以固定骨盆，另一助手用一宽布绕过大腿根部内侧，向外上方牵拉，术者两手分别扶持患膝及踝部，连续伸屈患髋，在伸屈过程中，可慢慢内收内旋患肢，即感到腿部突然弹动，同时可听到响声，畸形随着响声消失，此为复位成功。

3）反回旋法：其操作步骤与后脱位相反，先将髋关节外展、外旋，然后屈髋、屈膝，再内收、内旋，最后伸直下肢。

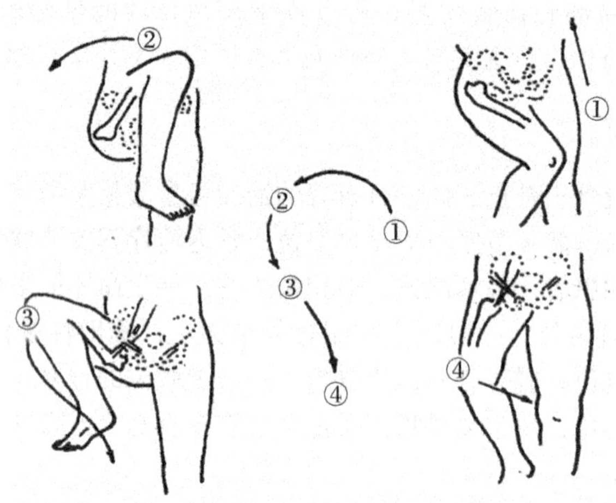

①内收内旋；②屈髋；③外旋外展；④伸髋

图 8－25　髋关节后脱位回旋复位法

（3）中心性脱位复位手法

1）拔伸扳拉法：若轻微移位，可用此法。患者仰卧，一助手握患肢踝部，使足中立，髋外展大约 30°，在此位置下拔伸旋转，另一助手把患者腋窝行反向牵引。术者立于患侧，先用宽布带绕过患侧大腿根部，一手推骨盆向健侧，另一手抓住绕大腿根部之布带向外拔拉，可将内移之股骨头拉出。触摸大转子，与健侧相比，两侧至对称，即为复位成功。

2）牵引复位法：适用于股骨头突入骨盆腔较严重的患者。患者仰卧位，患侧用股骨髁上牵引，重量 8～12kg，可逐步复位。若复位不成功，可在大转子部前后位骨圆针贯穿，或在大转子部钻入一带环螺丝钉，做侧方牵引，侧牵引重量 5～7kg，在向下、向外两个分力同时作用下，可将股骨头牵出。经床边 X 线摄片，确实已将股骨头拉出复位后，减轻髁上及侧方牵引重量至维持量，继续牵引 8～10 周。用此法复位，往往可将移位的骨折片与脱位的股骨头一起拉出。

（4）陈旧性脱位复位手法：一般来讲，脱位未超过 2 个月者，仍存在闭合复位的可能，可先试行手法复位。在行手法复位前，先行股骨髁上牵引 12 周，重量 10～20kg，由原来的内收、内旋和屈髋位逐渐改变牵引方向，至伸直和外展位，待股骨头牵至髋臼水平或更低，即可在麻醉下行手法复位。施行手法时，用力应由轻到重，活动范围应由小到大，逐步解除股骨头周围的粘连。松动至最大限度，再按新鲜脱位的手法复位。切忌使用暴力，以防发生股骨头塌陷或股骨颈骨折等并发症。如手法复位遭遇困难，不应勉强反复进行而应改行手术治疗。

（5）合并同侧股骨干骨折复位手法：两处损伤的处理顺序，应视具体情况而定。在多数情况下，先处理髋关节脱位为宜。复位方法，用一斯氏针穿过股骨粗隆部或用一螺丝装置拧入股骨近端，用以牵拉复位。有人认为在充分麻醉下，仍有可能通过徒手牵引，同时推挤股骨头而获得复位，并非必须使用辅助牵引装置。对股骨干骨折，多主张行切开复位内固定术。

2. 固定方法　复位后，可采用皮肤牵引或骨牵引固定，患肢两侧置砂袋防止内、外旋，牵引重量57kg，通常牵引3～4周，中心脱位牵引6～8周，要待髋臼骨折愈合后才可考虑解除牵引。合并同侧股骨干骨折者，一般以股骨髁上骨牵引，牵引时主要考虑股骨干骨折的部位及移位方向，时间及注意事项与股骨干骨折相同。

3. 手术疗法

（1）适应证：①脱位合并大块臼缘骨折，妨碍手法复位者，可行切开复位，螺丝钉固定骨折块，修补关节囊。中心脱位，骨折块夹住股骨头难以脱出者，亦可考虑切开复位。②如臼底骨折为粉碎者，则不宜切开复位。③如考虑有坐骨神经、闭孔神经、股动、静脉受压，手法复位不能解除压迫，则应尽快切开复位，以便及时解除压迫。④复位后，持续的足背或胫后动脉搏动消失，是手术探查动脉的指征。⑤坐骨神经损伤，一般是压迫所致。如考虑为臼缘骨折块脱落压迫，要及时去除压迫，使神经早日恢复。⑥陈旧性脱位时间在36个月者，以及上述闭合复位失败者，可行手术切开复位。脱位时间已超过6个月以及上述不宜再复位的患者，截骨术往往是首先考虑的治疗方法，可通过截骨矫正畸形，恢复负重力线，改进功能。

（2）手术方法：①切开复位或切开复位内固定术。②髋关节重建术或融合术。③人工髋关节置换术。

4. 药物治疗　损伤早期，以活血化瘀为主。患处肿胀、疼痛较甚，方选活血舒肝汤；腹胀、大便秘结、口干舌燥苔黄者，宜加通腑泄热药如厚朴、枳实、芒硝等。中期理气活血调理脾胃，兼补肝肾，以四物汤加续断、五加皮、牛膝、陈皮、茯苓等。后期补气血、养肝肾、壮筋骨、利关节，方选健步虎潜丸或六味地黄丸。

5. 练功活动　整复后即可在牵引制动下，行股四头肌及踝关节锻炼。解除固定后可先在床上做屈髋、屈膝、内收、外展及内、外旋锻炼。以后逐步做扶拐不负重锻炼。3个月后，做X线摄片检查，见股骨头血供良好，方能下地做下蹲、行走等负重锻炼。中心性脱位，关节面因有破坏，床上练习可适当提早，而负重锻炼则应相对推迟，以减少创伤性关节炎及股骨头缺血性坏死的发生。

6. 康复治疗

（1）早期：整复后在牵引制动下，可行股四头肌收缩及踝关节屈伸活动，有利于气血畅通，促进肿胀消退，防止肌肉萎缩，恢复软组织力学平衡。

（2）中期：维持牵引固定。继续行股四头肌收缩及踝关节屈伸活动，防止肌肉萎缩，恢复软组织力学平衡。

（3）后期：解除牵引后，可先在床上行屈髋屈膝，及髋关节内收、外展、内旋、外旋等功能活动，以后逐步扶双拐不负重活动；3个月后行MRI或X线检查未发现有股骨头缺血性坏死，方可下地行下蹲、行走等负重锻炼。对于中心型髋关节脱位者，床上练习可适当提早，负重活动相对延迟，以减少创伤性关节炎及股骨头缺血性坏死的发生。

（何　伟）

第十节　膝关节脱位

膝关节脱位比较少见，其发生率占全身关节脱位的0.6%，多见于青壮年人。膝关节是人体最大、结构最复杂的关节。由股骨下端、胫骨上端和髌骨的关节面构成。属屈戌关节。其借助关节囊、内外侧副韧带、前后十字韧带、半月板等相连接的加固，周围有坚强的韧带和肌肉保护而保持稳定。膝关节有向外约15°的外翻角。膝关节的主要功能是负重与屈伸运动，在屈曲位时，有轻度的内、外旋及内收、外展活动。

膝关节由于结构复杂、坚强的韧带和关节囊维持、关节面接触较宽，因此在一般外力下很难使其脱位，只有在遭受强大暴力时，周围软组织大部分被破坏时，其稳定性丧失，才可导致脱位。一旦发生脱位，即伴有广泛的关节囊及韧带撕裂带合并骨折如胫骨结节、胫骨棘、胫骨髁、股骨髁等的撕脱或挤压性骨折及侧副韧带、十字韧带、关节囊等软组织和腘动脉、腘静脉和腓总神经等损伤。半月板也多同时受累及。血管与神经损伤如果诊治不当，可导致严重后果乃至截肢。

膝关节脱位并发血管神经损伤的发生率为50% ~54%，膝关节脱位并发神经损伤的发生率占据16% ~43%。

根据脱位后胫骨上端所处位置及暴力作用方向，可分为膝关节前脱位、膝关节后脱位、膝关节内侧脱位、膝关节外侧脱位、膝关节旋转脱位5种（图8－26），其中以前脱位最常见，其余较少见。前脱位的发生率是后脱位的两倍，内侧脱位仅是前脱位的1/8。根据胫骨髁及股骨髁完全分离或部分分离，可以分为完全脱位或部分脱位。

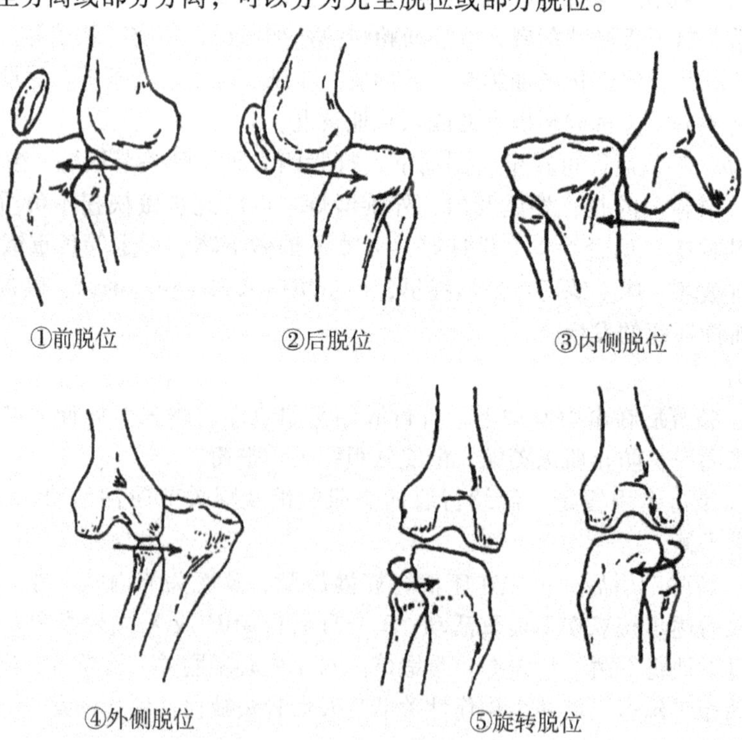

图8－26　膝关节脱位分类

一、病因病机

膝关节脱位由强大的直接暴力及间接暴力引起，以直接暴力居多。其中，前脱位最常见，内、外侧及旋转脱位较少见。如从高处跌下、车祸、塌方等暴力直接撞击股骨下端或胫骨上端。间接暴力则以股骨下端固定而作用于胫骨的旋转暴力多见。根据脱位后胫骨上端所处位置及暴力作用方向，可分为前脱位、后脱位、内侧脱位、外侧脱位和旋转脱位。根据股骨髁及胫骨髁完全分离或部分分离，可分为完全脱位和部分脱位。

1. 前脱位　多为膝关节强烈过伸所致。当膝关节过伸超过30°，或外力由前方作用于股骨下端，或外力由后向前作用于胫骨上端，使胫骨向前移位。此类脱位最常见，多伴有后关节囊撕裂、后十字韧带断裂，或伴有腘动、静脉损伤。

2. 后脱位　当屈膝时，暴力作用于胫骨上端，使其向后移位。多有前十字韧带断裂，腘动、静脉损伤在此型脱位中较常见，约占50%。

3. 外侧脱位　强大外翻力或外力直接由外侧作用于股骨下端，而使胫骨向外侧移位。

4. 内侧脱位　强大外力由外侧作用于胫腓骨上端，使胫骨内移脱位，严重者易引起腓总神经牵拉损伤或撕裂伤。

5. 旋转脱位　强大的旋转外力，使胫骨向两侧旋转脱位，以向后外侧脱位居多，一般移位幅度小，较少合并血管和神经损伤。

膝关节完全脱位时，常造成关节周围软组织的严重撕裂和牵拉伤，多为前、后十字韧带完全撕裂，一侧副韧带断裂和关节囊后部撕裂。

二、诊断要点

有严重外伤史，伤后膝关节剧烈疼痛、肿胀、功能丧失。不全脱位者，由于胫骨平台和股骨髁之间不易交锁，脱位后常自行复位而没有畸形。完全脱位者，患膝明显畸形，下肢缩短，筋肉在膝部松软堆积，可出现侧方活动与弹性固定，在患膝的前后或侧方可摸到脱出的胫骨上端与股骨下端。合并十字韧带断裂时，抽屉试验阳性。合并内、外侧副韧带断裂时，侧向试验阳性。

若出现小腿与足趾苍白、发凉或膝部严重肿胀、发绀，腘窝部有明显出血或血肿，足背动脉和胫后动脉搏动消失，表示有腘动脉损伤的可能；或膝以下虽尚温暖而动脉搏动持续消失，亦有动脉损伤的可能，要立即复位和处理。如果受伤后出现胫前肌麻痹，小腿与足背前外侧皮肤感觉减弱或消失，是腓总神经损伤的表现。膝部正侧位X线摄片，可明确诊断及移位方向，并了解是否合并骨折。

三、鉴别诊断

1. 股骨髁间骨折　亦有膝疼痛。但局部肿胀严重，皮下瘀斑，压痛敏锐，可有骨擦音与异常活动。X线显示骨折线。

2. 胫骨髁骨折　膝部明显肿痛，压痛，瘀斑，功能障碍，可见膝内外翻畸形，可有骨擦音、异常活动及关节内积血。X线片显示骨折和移位情况。

3. 髌腱断裂　膝前部肿痛，髌腱处明显压痛并有空虚感，伸膝功能障碍，伸膝抗阻力试验阳性。X线片见髌骨上移，并可排除骨折和其他脱位。

四、临床治疗

膝关节脱位属急症，一旦确诊，即应在充分的麻醉下，行手法复位。有血管损伤表现，在复位后未见恢复，应及时进行手术探查，以免贻误时机。神经损伤如为牵拉性，则多可自动恢复，故可不做处理。若韧带、肌腱或关节囊嵌顿而妨碍手法复位，应早期手术复位。神经或韧带断裂，如情况允许，亦应早期修补。

1. 整复方法

（1）前脱位：一般在腰麻或硬膜外麻醉下进行，患者取仰卧位。一助手用双手握住患侧大腿，另一助手握住患侧踝部及小腿做对抗牵引，保持膝关节半屈伸位置，术者用双手按脱位的相反方向推挤或提托股骨下端与胫骨上端，如有入臼声，畸形消失，即表明已复位。复位后，将膝关节轻柔屈伸数次，检查关节间是否完全吻合，并可理顺被卷入关节间的关节囊及韧带和移位的半月板。一般均不主张在过伸位直接按压胫骨上端向后，以免加重腘动、静脉损伤（图 8－27、图 8－28）。

（2）后脱位：牵引方法同前脱位。术中一手端托小腿上端向前，另一手按压上端向前，另一手按压大腿下端向后即可。

（3）侧方脱位：牵引同前。术者以双手掌相对推挤膝关节内、外侧的上、下方，即可复位。

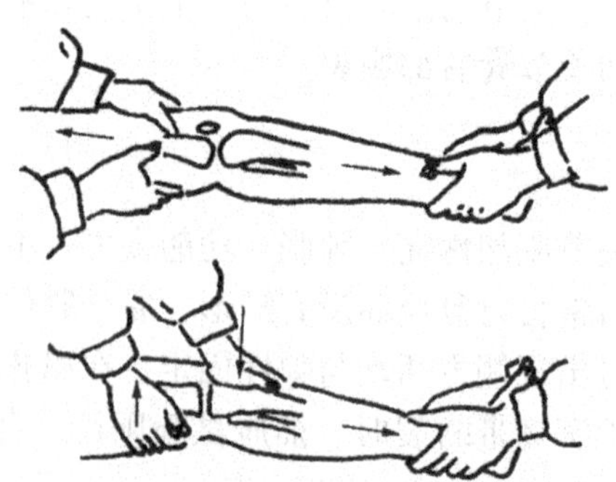

图 8－27　膝关节前脱位复位法

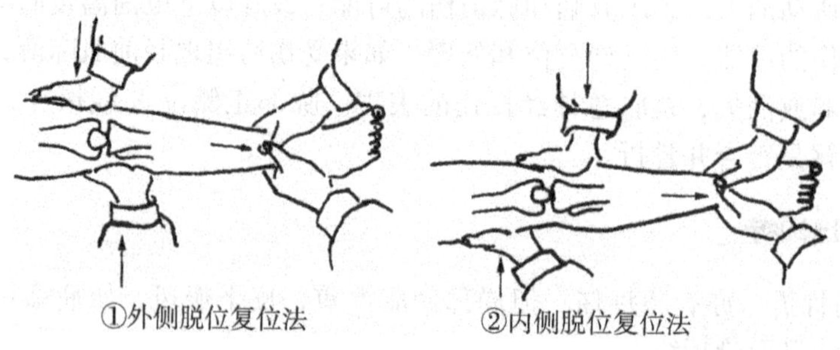

图 8－28　膝关节侧方脱位复位法

2. 固定方法　膝关节加压包扎，用长腿夹板或石膏托屈曲 20°～30°位固定 6～8 周。禁止伸直位固定，以免加重血管、神经损伤。抬高患肢，以利消肿。

3. 手术治疗的适应证　膝关节脱位并发韧带、血管损伤及骨折者，应手术治疗。①切开复位术，适应于手法整复失败或开放脱位。②韧带修补术，适应于重要韧带完全断裂者。③血管或神经探查、修补术，适应于合并神经、血管损伤者。手术不但可修复韧带，而且可检视半月板有无损伤，以便早期处理。关节内如有骨软骨碎屑也可得到及时清理，以免形成关节游离体。合并腘动脉损伤者更应毫不迟疑地进行手术探查及修复。合并髁部骨折者，也应及时手术撬起塌陷的髁部，并以螺栓、拉力螺丝或特制的“T”形钢板固定，否则骨性结构紊乱带来的关节不稳定将在后期给患者造成严重后遗症。

4. 药物治疗　初期以活血化瘀、消肿止痛为主，方用桃红四物汤加牛膝、延胡索、川楝子、泽泻、茯苓，或服用跌打丸等。中后期选用强筋壮骨的正骨紫金丹或健步虎潜丸。

脱位整复后，早期可外敷消肿止痛膏以消肿止痛；中期可用消肿活血汤外洗以活血舒筋；后期可用苏木煎水熏洗以利关节。

5. 中医中药　按三期辨证内外用药。早期宜加用木瓜、牛膝等通经消肿药；后期可加用川断、杜仲、五加皮等补肾壮筋之品；若有神经损伤，中期应配伍全蝎、僵蚕等虫类通经活络药，后期可服黄芪、桂枝五物汤加味。

6. 练功活动　复位固定后，即可做股四头肌舒缩及踝、趾关节屈伸。4 ~ 6 周后，可在夹板固定下，做扶双拐不负重步行锻炼，8 周后可解除外固定。先在床上练习膝关节屈伸，待股四头肌肌力恢复及膝关节屈伸活动等稳定以后，才可逐步负重行走。

7. 康复治疗　复位固定后即可充分做股四头肌收缩及髋、踝关节主动屈伸运动。3 周后开始在保持固定下做膝关节主动屈伸活动。4 ~ 6 周解除固定，下床锻炼。先在床上练习膝关节屈伸，待股四头肌肌力恢复及膝关节屈伸活动稳定以后，才可逐步负重行走。若膝关节不稳，过早负重行走，滑膜易被损伤，常可发生创伤性关节炎。其防治方法是加强股四头肌活动，并配备护膝或支架保护伤肢。

（李　勇）

第十一节　髌骨脱位

髌骨又称“膝盖骨”，是人体最大的籽骨。略呈扁平三角形，底朝上，尖朝下，覆盖于股骨与胫骨两骨端构成的膝关节前面。髌骨上缘于股四头肌腱相连，下缘通过髌韧带止于胫骨结节；两侧为止于胫骨髁的股四头肌扩张部所包绕；其后面的两个斜形关节面，在中央部呈纵嵴隆起，该嵴于股骨下端凹形的滑车关节面相对应，可阻止其向左右滑动。股四头肌中的股直肌、股中间肌及骨外侧肌的作用方向是向外上方，与髌韧带不在一条直线上用力；股内侧肌止于髌骨内上缘，其下部肌纤维呈横位。因此，股内收肌下部纤维的走向及附着点，有效地纠正这一倾向而防止向外滑脱。髌骨在正常伸膝及屈膝时，都位于膝关节的顶点，并不向内、外侧滑动。若出现解剖、生理缺陷时，一般易引起向外侧脱位；向内侧脱位，只是特殊暴力作用下的结果；当股四头肌腱或髌韧带断裂，可向下或向上脱位。

根据其脱位的病因可分为外伤性脱位和习惯性脱位。

一、病因病机

1. 外伤性脱位　外伤性脱位可以因为关节囊松弛，股骨外髁发育不良而髌骨沟变浅平，或伴有股内侧肌肌力弱，或在损伤时大腿肌肉松弛，股骨被强力外旋、外展，或髌骨内侧突然遭受暴力打击，可完全向外脱出。当用力踢东西时，突然猛力伸膝，股四头肌的内侧扩张部撕裂也可引起髌骨向外侧脱位。外侧撕裂而向内侧脱位极少见。当暴力作用下，股四头肌断裂或髌韧带断裂，髌骨移位于下方或上方，有时可夹在关节间隙。

2. 习惯性脱位　由于股四头肌特别是内侧肌松弛，髌骨较正常时小，股骨外髁扁平，并有膝外翻畸形，髌腱的抵止部随着胫骨外翻而向外移位，使股四头肌与髌腱的作用力线不在一条直线上而向内成角。胫骨有外旋畸形时，亦可引起髌骨脱位。轻度外力，有时甚至屈伸膝关节即可诱发脱位。外伤性脱位治疗不当，如股内侧肌未修补或修补不当，亦常为习惯性脱位的主要原因。

二、诊断要点

1. 外伤性脱位　有外伤史，伤后膝部肿胀、疼痛，膝关节呈半屈曲位，不能伸直。膝前平坦，髌骨可向外、内、上、下方脱出。或有部分患者就诊时，髌骨已复位，仅留下创伤性滑膜炎及关节内积血或积液，在髌骨内上缘之股内侧肌抵止部有明显压痛。可通过详细询问病史以帮助诊断。膝部侧、轴位 X 线摄片可见髌骨移出于股骨髁间窝之外。

2. 习惯性脱位　青少年女性居多，多为单侧，亦有双侧患病。有新鲜创伤性脱位病史，或先天发育不良者，可有明显创伤或急性脱位病史。每当屈膝时，髌骨即在股骨外髁上变位向外侧脱出。脱出时伴响声，膝关节畸形，正常髌骨部位塌陷或低平，股骨外髁前外侧有明显异常骨性隆起。局部压痛，轻度肿胀，当患者忍痛自动或被动伸膝时，髌骨可自行复位，且伴有响声。平时行走时觉腿软无力，跑步时常跌倒。膝关节轴位 X 线摄片可显示股骨外髁低平。

3. X 线摄片检查　髌骨位于膝关节外侧股骨外髁处。

三、临床治疗

1. 整复方法　患者取仰卧位，术者站于患侧，一手握患肢踝部，一手拇指握于髌骨外方，使患膝在微屈状态下逐渐伸直的同时，用拇指将髌骨向内推挤，使其越过股骨外髁而复位。复位后，可轻柔屈伸膝关节数次，检查是否仍会脱出。

2. 固定方法　长腿石膏托或夹板屈膝 20°～30°固定 2～3 周；若合并股四头肌扩张部撕裂，则应固定 4～6 周，固定时应在髌骨外侧加一压力垫。

3. 手术治疗的适应证　外伤性脱位，有严重的股四头肌扩张部或股内侧肌撕裂及股四头肌腱、髌韧带或股骨外髁垫高术断裂等，均应做手术修补。习惯性脱位，则以矫正伸膝装置力线为主，如股内侧肌髌前移植术，胫骨结节髌腱附着部内移及内侧关节囊紧缩术，膝外翻畸形截骨矫正术或股骨外髁垫高术。在胫骨上端骨骺闭合前，尽量不做胫骨牵引术，或股骨外髁垫高术。术式：①髌腱外侧半内移术，适应于 12 岁以下患者。②胫骨结节移位术，适于 12 岁以上患者。③截骨术，适于有膝内、外翻畸形者。④股骨外髁垫高术，适于股骨外髁发育不良者。

4. 药物治疗　早期活血消肿止痛，方选活血舒肝汤加木瓜、牛膝；中期养血通经活络，内服活血止痛丸；后期补肝肾、强筋骨，可服健步虎潜丸。

外治：早期可用活血止痛膏以消肿止痛，后期以苏木煎熏洗患肢以舒利关节。

5. 康复治疗　固定后抬高患肢，可作股四头肌收缩、舒张活动。解除外固定后，在无痛状态下循序渐进地进行主、被动屈、伸膝关节，对防止关节僵硬、提高日后功能质量极为有效。因长时间的固定，使关节囊、滑膜、韧带、筋膜不能做功，发生粘连、变性，同时肌群失用性萎缩，致关节僵硬，功能丧失。早期避免负重下蹲，以免再发生脱位。

CPM 机的应用是膝关节外科的一大进展，它可以增加关节软骨的营养和代谢功能，能刺激多能间质细胞的愈合。但 CPM 机的被动运动最终应由主动运动来代替，故早期主动运动不能而忽视。

术后固定后抬高患肢，可作股四头肌收缩、舒张活动。待切口愈合后，除常规运动疗法外，亦可采用中药熏洗患膝，由于药物的作用，促进局部血液循环，改善营养状况，活血化瘀，疏通经络，加上按摩手法，可加速术后造成伸膝装置的较广泛粘连松解，从而缩短康复期。

（何　伟）

第十二节　踝关节脱位

踝关节囊的前后部较松弛，有利于踝关节的屈伸活动。但其内外侧韧带较坚强，以保持踝关节的稳定性。损伤时根据是否有创口与外界相通，常可分为闭合性脱位和开放性脱位。闭合性脱位根据脱位的方向不同，可分为踝关节内侧脱位、外侧脱位、前脱位、后脱位。一般以内侧脱位较为常见，其次为外侧脱位和开放性脱位，后脱位少见，前脱位则极罕见。单纯脱位极为少见，多合并骨折如内、外踝和胫骨前唇或后踝骨折。胫、腓、距三骨构成了踝关节，距骨被内、外、后三踝包围，由韧带牢固固定在踝穴中。内侧的三角韧带起于内踝下端，呈扇形展开，附着于跟骨、距骨、舟骨等处，主要功能是防止足过度外翻。由于三角韧带坚强有力，常可因足过度外翻时，牵拉内踝造成内踝撕脱性骨折。外侧韧带起于外踝尖端，止于距骨和跟骨，分前、中、后三束，主要功能是防止足过度内翻。此韧带较薄弱，当足过度内翻时，常可导致此韧带损伤或断裂，亦可导致外踝撕脱性骨折。下胫腓韧带紧密联系胫腓骨下端之间，把距骨牢固地控制在踝穴之中，此韧带常在足极度外翻时断裂，造成下胫腓联合分离，使踝距变宽，失去生理稳定性。

一、病因病机

1. 内侧脱位　多由间接暴力所致，如由高处跌下，扭伤时足的内侧先着地，或走不平道路，或平地滑跌，使足过度外翻、外旋致伤，常合内、外踝骨折。

2. 外侧脱位　多由间接暴力所致，常见由高处跌下，扭伤足的外侧先着地，或行走凹凸不平道路，或平地滑跌等，使足过度内翻、内旋而致伤，常合内、外踝骨折。其机制与内侧脱位相反。

3. 前脱位　间接或直接暴力所致，如由高处跌下，足跟后部先着地，身体向前倾而致胫腓骨下端向后错位，形成前脱位。或由于推跟骨向前，胫腓骨向后的对挤暴力，可致踝关节前脱位。

4. 后脱位　足尖或前足着地，由后方推挤胫腓骨下端向前。或由高处坠下，前足着地，身体向后倾倒，胫腓骨下端向前翘起，而致后脱位，常合并后踝骨折。

5. 开放性脱位　多由压砸、挤压、坠落和扭绞等外伤所致。其开放性伤口多表现为自内向外，即骨折的近端或脱位之近侧骨端自内穿出皮肤而形成开放性创口，其伤口多污染重，感染率相对增高。

二、诊断要点

1. 诊断依据

（1）有外伤史。

（2）局部肿痛，畸形，足踝功能障碍，踝空、踝穴空虚。

（3）X线摄片检查可确诊，并可显示有无合并骨折（图8－29）。

2. 分类

（1）内侧脱位：伤踝关节肿胀、疼痛、瘀斑，甚者起水疱，踝关节功能障碍，足呈外翻、内旋，内踝不高突，局部皮肤紧张，外踝下凹陷，明显畸形。常合并内、外踝骨折或下胫腓韧带撕裂。

（2）外侧脱位：伤踝关节肿胀甚者起水疱、疼痛、瘀斑，踝关节功能丧失，足呈内翻、内旋，外踝下高突，内踝下空虚，明显畸形，局部皮肤紧张。若合并内、外踝骨折则肿胀、疼痛更甚，伴下胫腓韧带撕裂，则下胫腓联合分离。X线检查可见距骨及其以下向外侧脱出，常合并内、外踝骨折，下胫腓韧带撕裂者，则见胫腓间隙增宽（图8－30）。

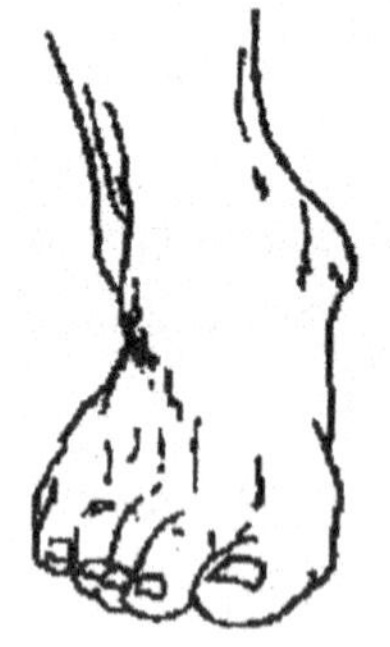

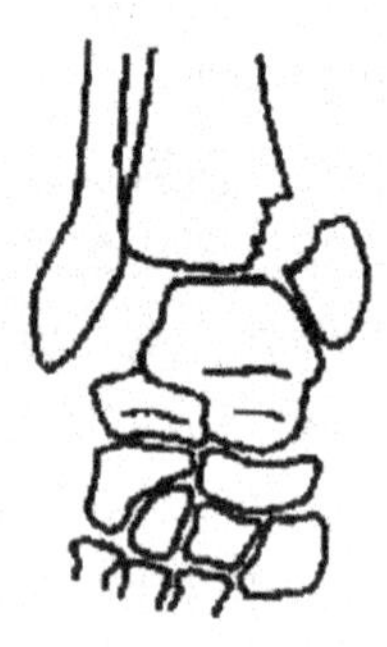

图8－29　踝关节内侧脱位

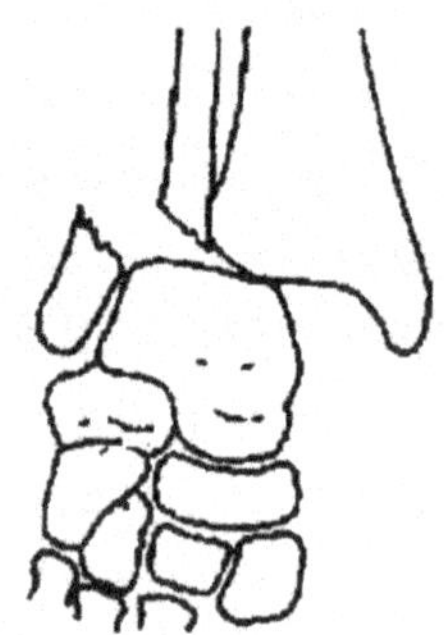

图8－30　踝关节外侧脱位

（3）前脱位：伤踝关节肿胀、疼痛，踝关节功能障碍，足呈极度背伸，不能跖屈，跟腱两侧有胫腓骨远端的骨性突起，跟骨向前移，跟腱紧张，常合并胫骨前唇骨折。X线检查可见距骨及其以下向前脱出，或合并胫骨前唇骨折（图8－31）。

（4）后脱位：伤踝关节肿胀、疼痛，功能障碍，足跖屈，跟骨后突，跟腱前方空虚，踝关节前方可触及突出的胫骨下端，而其下方空虚，常伴后踝骨折。X线检查可见距骨及其以下向后脱出，或合并后踝骨折（图8－32）。

（5）开放性脱位：踝关节肿胀、疼痛，踝关节功能障碍，局部有渗血，伤口多位于踝关节内侧，一般为横形创口，严重者骨端外露，伤口下缘的皮肤常嵌于内踝下方，呈内翻内旋，外踝下高突，内踝下面空虚。X线检查可提示移位的方向及是否合并骨折。

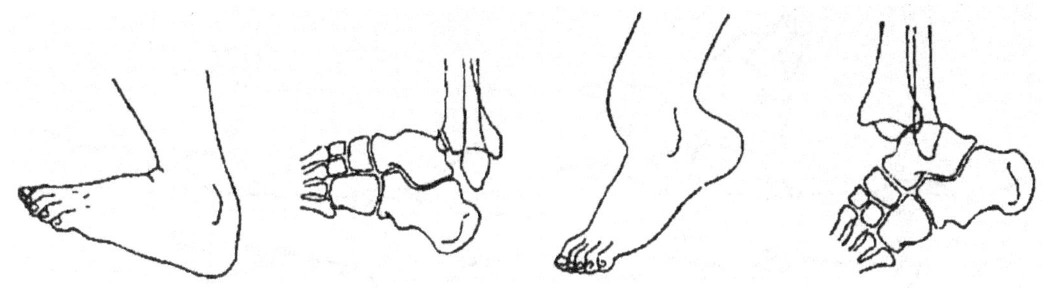

图 8－31 踝关节前脱位　　图 8－32 踝关节后脱位

三、临床治疗

1. 保守治疗

(1) 内侧脱位：患者侧卧，患侧向下，膝关节半屈曲，助手双手固定患肢小腿部，将小腿抬起。术者双手环扣踝关节顺势用力牵引，并加大畸形，然后两手拇指按压内踝骨端向外，其余指用力将踝内翻，使足极度内翻、背伸，即可复位（图 8－33）。

(2) 外侧脱位：患者取健侧卧位，患肢在上，膝关节屈曲，一助手固定患肢小腿部，将小腿抬起。术者双手环扣踝关节，顺势用力牵引，并加大畸形，然后两手拇指按压外踝下方突起部向内，余手指在下向上用力端提，使足极度外翻，即可复位（图 8－34）。

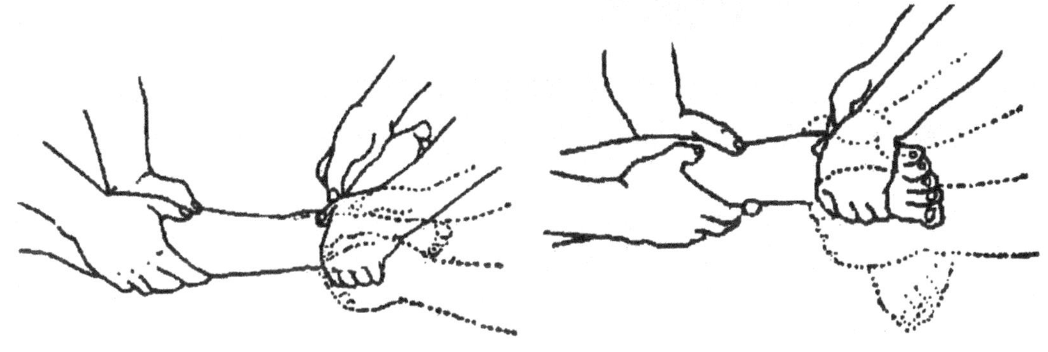

图 8－33 踝关节内侧脱位复位法　　图 8－34 踝关节外侧脱位复位法

(3) 前脱位：患者仰卧位，膝关节屈曲，助手双手固定患肢小腿部，将小腿抬起。术者一手握踝上，一手持足跖部，顺势用力牵引，持踝上之手提胫腓骨下端向前，握足跖的手使足跖屈，向后推按即可复位（图 8－35）。

(4) 后脱位：患者仰卧位，膝关节屈曲，一助手双手固定患肢小腿部，将小腿抬起。一助手一手持足跖部，一手持足跟部，两手顺势，用力牵引，加大畸形。术者用力按压胫腓骨下端向后，同时牵足的助手在牵引的情况下，先向前下提牵，再转向前提，并略背伸，即可复位（图 8－36）。

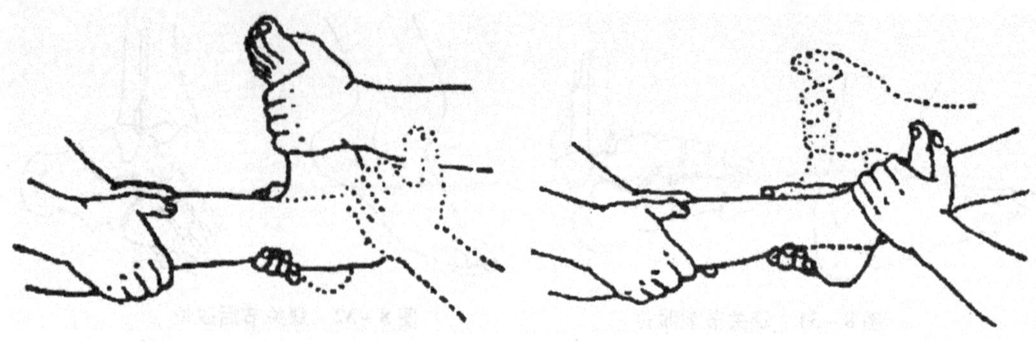

图8－35　踝关节前脱位复位法　　图8－36　踝关节后脱位复位法

2. 固定

（1）内侧脱位：超踝塑形夹板加垫，将踝关节固定在内翻位，单纯性脱位固定3周，合并骨折固定5周（图8－37）。

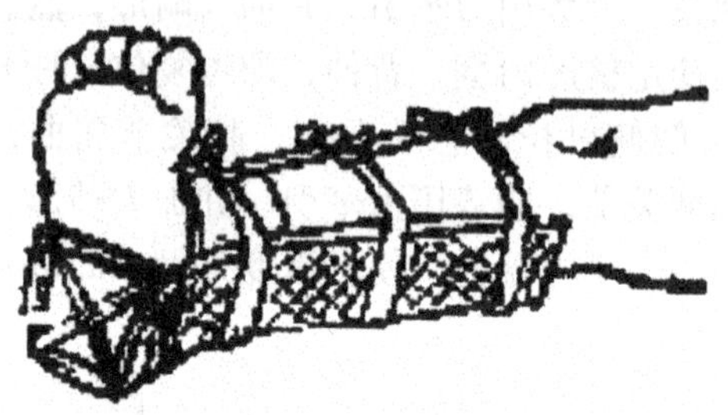

图8－37　踝关节内侧脱位内翻固定

（2）外侧脱位：超踝塑形夹板加垫，将踝关节固定在外翻位，单纯性脱位固定3周，合并骨折固定5周。

（3）前脱位：石膏托固定踝关节于稍跖屈中立位3～4周。

（4）后脱位：石膏托固定踝关节于背伸中立位3～4周。

3. 药物治疗　早期宜活血化瘀、消肿止痛、利湿通络，方选活血舒肝汤加木瓜、牛膝；肿胀消退后，内服通经利节、壮筋骨之筋骨痛消丸；解除固定后，可内服补气血、壮筋骨、强腰膝、通经活络之健步壮骨丸。

对于开放性脱位在治疗上应着重于防止感染及稳定骨折脱位，使关节得以早期进行功能锻炼。伤后6～8小时内，宜彻底清创，常规肌内注射破伤风抗毒素1 500u，复位后对合并骨折进行内固定，争取一期缝合闭合伤口。为早期开始关节功能活动创造条件，缩短了患肢功能恢复时间。

4. 康复治疗　复位后的第三天应行腓肠肌及足趾功能锻炼，3周后解除外固定后行踝关节屈伸功能锻炼。早期固定期间，抬高患肢可行跖趾及趾间关节的活动，以促进局部肿胀的缓解，以防局部粘连。

解除外固定后，在无痛状态下循序渐进地进行主、被动屈、伸踝关节，对防止关节僵硬、提高日后功能质量极为有效。

开放性脱位术后不负重早期功能锻炼，以利于关节功能恢复。

（李　勇）

第十三节　跖跗关节脱位

临床多见，多发生于青壮年。第2～5跖骨向外、向背脱位最常见。直接暴力多致开放性骨折脱位。根据跖骨的移位方向，临床常将其分为外侧脱位、内侧脱位、分歧脱位3种类型。外侧脱位为第2～5跖骨向外侧脱位，内侧脱位为第1跖骨向内侧脱位伴第1跖骨基底部骨折，分歧脱位为第1跖骨向内侧脱位伴第2～5跖骨向外侧脱位同时存在第1跖骨基底部骨折。

跖跗关节脱位是跖跗关节骨端移位，对应关系失常。跖跗关节由前部跗骨（包括3个楔骨与骰骨）与5个跖骨基底部的关节面所组成，其排列方式在冠状面上并非处在同一水平线上，而是由前内斜向后外走行，矢状面关节面是向前下倾斜。在5个跖骨头之间有横韧带相连，在两相邻跖骨底之间有横行的骨间韧带相连，但在1～2跖骨基底部之间无横韧带，有斜韧带与第1楔骨至第2跖骨基底部保持连接。其位置相当于足内缘中点，外缘画一线，亦即足背的中部断面。跖跗关节的跖侧面有较多筋膜和肌腱等软组织保护，结构上较牢固，而其背侧结构就较为薄弱。

一、病因病机

由于外力的作用方向不同，跖骨基底部可向内、外、背、跖的任何一侧脱位。脱位的跖骨可为一个或数个，临床中可见到第1跖骨向内侧脱位并基底外侧骨折，第2～5跖骨向外侧脱位，或两者同时存在。脱位时常伴有局部软组织的严重挫裂伤，有时损伤足背动脉，导致前足部分坏死。跖跗关节脱位多因急剧暴力引起，如高处坠下前足着地、车轮辗轧、扭转等暴力迫使足前段内翻、内收，或前后挤压使足背跷起，或足前部受突然的跖屈暴力，或足趾固定足跟遭受暴力时，或外展暴力，或跖屈和旋后暴力，或跖屈和旋前暴力。跖跗关节可突然跖屈，造成跖跗脱位。

二、诊断要点

（1）明确外伤史。

（2）足背肿胀、压痛，弹性固定，局部可扪及隆突之跖骨头，功能障碍。

（3）X线检查：足正侧位或旋后60°作跖跗关节侧位摄片可见异常。

三、临床治疗

1. 保守治疗

（1）手法整复：若伤后时间较短，肿胀不严重及局部软组织张力不大时，可以行闭合复位。连腰麻下或硬膜外麻下手法整复。助手固定踝关节，术者一手握持跖趾关节处向远端牵拉，另一手按压翘起的骨端即可复位。从两手向内叩合挤压几次。复位后松手又脱位者，可经皮穿针交叉内固定，6～8周拔除固定针。

（2）外固定：复位后以连脚托板固定踝关节90°足中立位3～4周，足弓处加一厚棉垫托，以维持足弓，背侧脱位的跖骨头处加垫，上面再用一硬纸壳（大小以覆盖足背为适度），用绷带将其和足底托板固定在一起。或在足背及其两侧相应部位放好薄棉垫，取两块瓦形硬纸壳内外相扣覆盖，用绷带扎缚数道。

2. 手术治疗

（1）适应证

1）因软组织或碎骨片嵌夹而妨碍闭合复位者。

2）并发骨折、血管损伤需探查者。

3）开放性脱位。

4）复发性或陈旧性脱位。

（2）手术方式

1）切开复位钢针内固定术，适应于手法整复复位、固定失败者。

2）跖跗关节融合术，适应于陈旧性脱位。

3）足内侧骨性突起切除术，适于有骨突畸形者。

3. 药物治疗

（1）内服药：早期应活血化瘀、舒筋活络，内服舒筋活血汤加减。中后期应补肝肾、利关节，内服虎潜丸或补肾壮筋汤。

（2）外用药：早期应活血化瘀、舒筋活络、消肿止痛，外敷消定膏或消肿散等。中后期舒筋活络、利关节，外用八仙逍遥汤或海桐皮汤、下肢损伤方熏洗。

4. 康复锻炼　整复固定后，早期即可作踝关节的屈伸练功活动。3～4 周后可解除固定开始功能锻炼，1 周后再下床锻炼负重行走。

（何　伟）

第十四节　跖趾关节及趾间关节脱位

跖趾关节由第 1～5 跖骨头与趾骨基底部组成。其结构与功能类似掌指关节，主要功能为跖屈、背伸并可内收、外展。其活动范围较掌指关节小，其中背伸又比跖屈小。当全足着地时，跖骨参与形成足纵弓，跖趾关节处于伸展状态。跖趾关节囊薄弱，关节囊的两侧有侧副韧带加强，在 5 个跖骨头之间有足底深横韧带相连。当较大的压缩或背伸力由近节趾骨传导跖骨头时，可使跖趾关节的跖侧关节囊撕裂，从而引起近节趾骨向背侧脱位，它比较常见。跖趾关节脱位多发生于第 1 跖趾关节。

趾间关节脱位是指趾骨与趾骨之间的关节发生分离，好发于拇趾与小趾，此种脱位不多见。趾间关节为滑车关节，有屈、伸活动，但无侧向活动。近侧较远侧活动度大。脱位后有时可自行复位。

跖骨头与近节趾骨构成的关节发生分离，称为跖趾关节脱位。多因踢伤、高处跌落或直接伤所致。临床以第 1 跖趾关节向背脱位多见。因外伤引起近节趾与远节趾骨间关系不正常，称为趾间关节脱位。多因碰、踢伤所致，以拇趾趾间关节脱位较多见。

一、病因病机

1. 跖趾关节脱位　多见于行走或跳跃，因挤压外力或其他使足过伸的暴力（如跳高、跳远时足趾先着地）迫使跖趾关节过伸，近节趾骨基底脱向跖骨头的背侧所致，也有脱向侧方者。第 1 跖骨较长，前足踢碰时常先受力，外力直接压砸亦可累及，故第 1 跖趾关节脱位较多见。

2. 趾间关节脱位　多见于直接踢、碰、顶趾端，引起末节趾骨近端向近节趾骨背侧移位，若有侧副韧带撕裂则可向侧方移位。

二、诊断要点

1. 跖趾关节脱位

（1）明确外伤史。

（2）伤处局部疼痛、肿胀、功能障碍，足趾短缩，跖趾关节过伸，趾间关节屈曲，跖骨头向跖侧突出畸形，关节呈弹性固定。侧方脱位多见于2～5跖趾关节，患足趾歪向一侧，患趾过伸不明显，仅见短缩，其他症状同背侧脱位。

（3）X线检查：跖骨头向跖侧突出，跖趾关节过伸，趾间关节屈曲畸形。

2. 趾间关节脱位

（1）明确外伤史。

（2）伤处疼痛、肿胀、功能障碍，足趾短缩，脱位之趾前后径增大畸形，关节呈弹性固定。

（3）X线检查：趾骨正斜位片可见足趾短缩，脱位之趾前后径增大。

三、鉴别诊断

（1）趾骨骨折：伤趾肿痛，可有成角畸形、瘀斑、骨擦音，骨折处压痛、纵叩痛敏锐，常并发趾周软组织挫伤。X线片有骨折征象。

（2）患趾有明肿痛、瘀斑及压痛，可有成角畸形与骨擦音，无弹性固定，常合并皮肤或指甲损伤。

四、临床治疗

1. 保守治疗

（1）手法复位：因跖趾关节脱位与趾间关节脱位常不易造成韧带损伤，故临床中也无需手术治疗

1）跖趾关节脱位：跖趾关节脱位有时由于跖骨头被关节囊或屈趾肌腱嵌夹交锁，不易复位。在复位时，关键在于将拇趾极度背伸，加大畸形，然后将拇趾近节基底部顶紧第1跖骨背侧，向远端推到跖骨头部，可使嵌顿缓解，即可复位。其他2～5跖趾关节脱位多脱向背侧，趾背伸、跷起、短缩，不能屈 曲，跖骨头突出，复位时牵拉推脱出的趾骨向跖侧，同时屈曲患趾，即可复位（图8－38）。

助手双手握患肢踝关节，术者一手握患足跖部，另一手持患拇趾，或用绷带提牵患趾，先将患趾极度背伸牵引，加大畸形，并同时推基底部向跖骨头远端，持跖部远端的拇指推跖骨头向背侧，当患趾基底部滑到跖骨头远端时，在维持牵引的情况下，将患趾由跖趾关节背伸位，转向跖屈位即可复位。

2）趾间关节脱位：术者一手握踝部，一手捏紧足趾远端，牵引拔伸，即可复位。

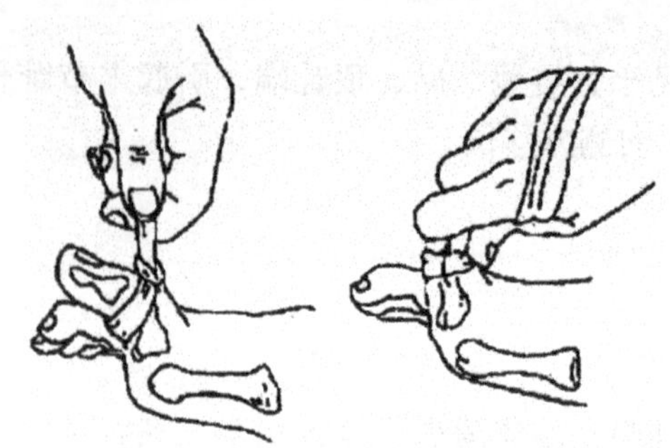

图8-38　跖趾关节脱位复位法

（2）固定

1）跖趾关节脱位：一般不需固定，固定时可用绷带缠绕足部数圈，再以硬纸壳、夹板或压舌板固定跖趾关节于伸直位2~3周。

2）趾间关节脱位：一般不需固定，固定时可用邻趾胶布固定于屈曲位3~4周。

2. 手术治疗

（1）跖跗关节脱位

1）适应证：①因软组织或碎骨片嵌夹而妨碍闭合复位者；②并发骨折、血管损伤需探查；③开放性脱位；④复发性或陈旧性脱位。

2）手术方式：①切开复位钢针内固定术；适应于手法复位、固定失败者；②跖附关节融合术，适应于陈旧性脱位；③足内侧骨性突起切除术，适应于骨突畸形者。

（2）趾间关节脱位

1）适应证：①开放性脱位；②陈旧性脱位。

2）手术方式：①开放复位内固定术，适应于开放性脱位。②关节融合术，适应于陈旧性脱位畸形明显者。

3. 药物治疗　早期宜活血化瘀、消肿止痛通络，内服方选活血舒肝汤加牛膝，外敷消肿药膏如消定膏等；中、后期应强补气血、壮筋骨为主，内服健步虎潜丸，外用海桐皮汤熏洗。

4. 康复治疗

（1）跖趾关节脱位：复位后，局部揉摩舒筋，早期可作踝关节屈伸活动，1周肿胀消退后，可扶拐以足跟负重行走，3周后去除外固定后逐步加强跖趾关节活动并练习行走。中、后期必要时予骨科洗方熏洗患肢，松解局部粘连，达到康复。

（2）趾间关节脱位：治疗同前，注意固定时间的不同。4周后去除固定行指间关节的锻炼。

（何　伟）

第九章　骨科护理

第一节　骨盆骨折护理常规

一、概述

骨盆为一完整的闭合骨环，它由两侧髋骨及骶骨组成，前方由耻骨联合相连接，后方由髂骨与骶骨的关节面形成骶髂关节。骨盆结构坚固，损伤多因高能量外力所致。挤压、撞辗或高处坠落等损伤是骨盆骨折的主要原因，亦可因肌肉强烈收缩引起撕脱骨折；枪伤可引起开放性损伤。骨盆骨折常因出血量大而引起休克。以往对骨盆骨折多采取保守治疗，如牵引、骨盆悬吊或石膏固定等方法，致残率较高，约为50%～60%。20世纪80年代以来，对垂直不稳定骨盆骨折国内外广泛开展切开复位内固定治疗，取得了满意的疗效。

（一）病因

（1）直接暴力是引起骨盆骨折的主要原因，如交通事故、砸伤及高处坠落等。也可以因为肌肉强力收缩引起髂前上棘、髂前下棘、坐骨结节等处骨折。

（2）应力暴力作用于骨盆侧方，先使其前环薄弱处耻骨上下支发生骨折，应力的继续，使髂骨翼向内（或内翻），在后环骶髂关节或其邻近发生骨折或脱位。侧方的应力使骨盆向对侧挤压并变形。

（3）当暴力作用于骨盆后方，使髂骨翼向外翻，先使前环耻、坐骨支骨折或耻骨联合分离，应力继续，髂骨更向外翻，使骶髂关节或其邻近发生损伤，骨盆环的变形是伤侧髂骨翼向处翻或扭转，使与对侧半骨盆分开。

（二）骨折分型

Tile根据骨盆骨折后骨盆是否稳定提出以下分类方法。

1. A型　为稳定骨折，即骨盆后环完整的骨盆前环、骨盆边缘或骶、尾骨骨折。

A_1型：不影响骨盆环完整的撕脱性骨折及耻骨支或坐骨支骨折。

A_2型：稳定的髂骨翼骨折或轻度移位的骨盆环骨折。

A_3型：未累及骨盆环的骶骨或尾骨横断骨折。

2. B型　为部分稳定性骨折，即骨盆的前后环均损伤，骨盆旋转不稳定、垂直稳定。

B_1型：分离型骨折，外旋不稳开书样骨折。

B_2型：侧方挤压型损伤，半侧骨盆内旋不稳定。

B_3型：双侧B型损伤。

3. C型　为旋转及垂直均不稳定型骨折。

C_1：单侧损伤失稳。

C_2：双侧损伤失稳。

C_3：双侧 C 型损伤。

（三）临床表现

1. 局部症状

（1）患者有骨盆部位遭受高能量外伤史。

（2）骨盆部位的皮肤和软组织有挫伤、挤压、开放伤口等受力痕迹。

（3）损伤部位疼痛，肿胀、活动受限及骨擦音。

（4）骨盆分离、挤压试验阳性，骨盆两侧不对称，伤侧髂嵴升高，下肢缩短，“4”字试验阳性，骶髂关节完全脱位时脐棘距不等。

除稳定性骨折外，骨盆骨折除了骨折本身的局部表现的同时，还有由于并发损伤而出现的全身症状，可能较骨折本身更为严重。患者可出现：①失血休克；②腹膜后血肿；③腹腔内脏损伤；④膀胱或后尿道损伤；⑤直肠损伤；⑥腰骶神经丛或坐骨神经损伤（见图 9－1）。

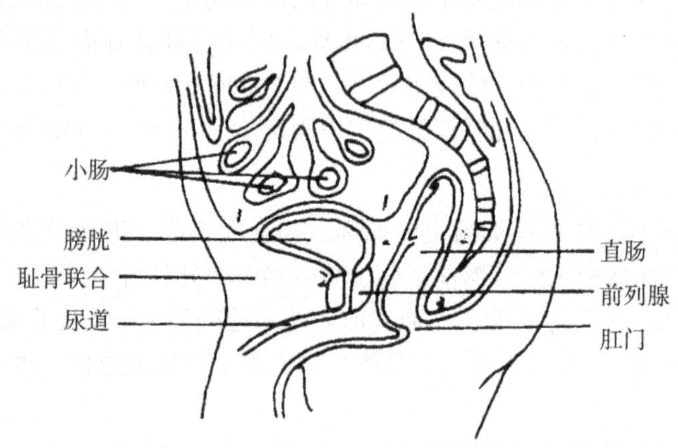

图 9－1　盆腔内脏器

（四）诊断

一般认为根据病史、体格检查和骨盆前后位 X 线所见即可确诊骨盆骨折。对于伴有骨盆骨折的多发伤，应全面体格检查，及时发现合并伤。

1. X 线检查　是诊断骨盆骨折的主要手段，可显示骨折类型及移位情况。

2. CT 扫描　具有以下优点：①能发现 X 线平片不能显示的骨折；②能清楚地立体显示半侧骨盆移位情况；③对髋臼骨折特别适用；④对需行内固定的骨盆骨折，CT 能准确显示复位情况，内固定位置是否恰当及骨折愈合进展情况。

3. B 超检查　以了解腹腔及盆腔内脏器及大血管的情况。

4. 核磁共振　可发现骨盆部位的肌肉、肌腱、韧带、神经等软组织损伤和隐匿的骨折。

（五）治疗

应根据全身情况，首先处理休克及各种危及生命的并发症。患者常因腹膜后大量出血合并休克。应严密观察进行输血、输液，骨盆骨折的输血可达数千毫升，若经积极抢救大量输血后，血压仍继续下降，未能纠正休克，可考虑结扎一侧或两侧髂内动脉，或经导管行髂内动脉栓塞术。膀胱破裂可进行修补，同时作耻骨上膀胱造瘘术。对尿道断裂，宜先放置导管，防止尿外渗及感染，并留置导尿管直至尿道愈合。若导尿管插入有困难时，可进行耻骨上膀胱造瘘及尿道会师术。直肠损伤，应进行剖腹探查，做结肠造口术，使粪便暂改道，缝合直肠裂口，直肠内放置肛管排气。

骨盆骨折是否手术，其主要依据是骨盆环是否稳定和不稳定的程度。

1. 非手术治疗

（1）适应证

1）骨盆环稳定的骨折，如撕脱骨折和无明显移位的骨盆环一处骨折。

2）骨盆环两处损伤而失稳，但影像学上无或轻微移位者。

3）因早期救治需要经卧床、牵引治疗后，影像学证明复位满意者。

4）有手术禁忌或不宜手术治疗的多发伤。

（2）方法

1）对症治疗，卧硬板床休息3～4周。肌肉撕脱骨折者应取放松肌肉的体位，髂前上棘骨折患者置于屈髋位；坐骨结节骨折置于伸膝位。

2）骨盆兜带吊牵引固定：悬吊重量以将臀部抬离床面为宜。5～6周后换用石膏短裤固定。

手法复位，患肢骨牵引。

2. 手术治疗

（1）外固定器固定适用于：①有明显移位的不稳定骨折，特别是并发循环不稳定者，以求收到固定骨盆和控制出血的效果，并有减轻疼痛和便于搬动伤员的作用。②旋转不稳定型骨折。③开放性不稳定型骨折。

（2）开放复位内固定：适用于经非手术治疗后，骨折移位 >1cm，耻骨联合分离 >3cm，累及髋臼的移位骨折以及多发伤者。

二、护理

（一）非手术治疗及术前护理

1. 急救护理

（1）急救：患者入院后迅速建立两条静脉通路，且输液通道应建立在上肢或颈部，而不宜在下肢，以免液体不能有效进入血液循环。及时输血、输液，必要时应行静脉切开，快速、有效地补充液体。

（2）迅速有效的止血、止痛是抢救的关键：由于骨盆多为骨松质，其邻近有动脉和静脉丛，而静脉丛多无静脉瓣阻挡回流，所以骨盆骨折后，患者常出现失血性休克。应及时对骨折部位进行复位固定，防止血管进一步损伤，减轻疼痛。

2. 心理护理　骨盆骨折多由较强大的暴力所致，常常引起严重的合并症，如休克，尿道、膀胱及直肠等损伤。患者伤势较重，易产生恐惧心理。应给予心理支持，并以娴熟的抢救技术控制病情发展，减少患者的恐惧。

3. 饮食　术前加强饮食营养，宜高蛋白、高维生素、高钙、高铁、粗纤维及果胶成分丰富的食物，以补充失血过多导致的营养失调。食物应易消化，且根据受伤程度决定膳食种类，若合并有直肠损伤或有腹胀腹痛，则应酌情禁食。必要时静脉高营养治疗。

4. 卧位　不影响骨盆环完整的骨折，可取仰卧与侧卧交替，侧卧时健侧在下，严禁坐立，伤后1周可取半卧位；影响骨盆环完整的骨折，伤后应平卧硬板床，且应减少搬动。必须搬动时则由多人平托，以免引起疼痛、增加出血。尽量使用气垫床，既可减少翻身次数，又能预防压疮，但床垫充气要足，以不影响骨折稳定为原则。

5. 症状护理

（1）压疮：维持骨盆兜带悬吊有效牵引，牵引量以臀部抬高床面5cm为宜。在骨盆两侧的兜带内置衬垫，以预防压疮。

（2）便秘：鼓励患者多饮水，2 000～3 000ml/d，多食含粗纤维丰富的蔬菜、水果；经常按摩腹部，促进肠蠕动，必要时服用缓泻剂，利于排便。术前日必须排除肠道内淤积的大便，以利手术操作，减轻术后腹胀。

6. 几种不同治疗方法的护理

（1）骨盆悬吊牵引：吊带要保持平坦完整无皱，并要保持吊带宽度适宜，且不要向上、下移动位置；大小便时注意不要使之污染。

（2）下肢牵引：牵引时一般都是双下肢同时牵引，因为如果只牵患侧一方，易使骨盆出现倾斜，容易造成肢体内收畸形，影响以后的走路功能，并可发生腰疼和髋部疼痛。

7. 术前护理　做好危及生命的处理及并发症的预防，患者病情稳定后，根据骨盆损伤的部位，制订合适的手术方案，并做好手术准备工作，术前准备足够的血，会阴区备皮、导尿、清洁灌肠等。

（二）术后护理

1. 生命体征观察　术后严密观察生命体征及神志，与麻醉科医生交班，了解患者术中情况，予以特别护理，应使用心电监护仪器，每15分钟监测体温、脉搏、呼吸、血压一次；留置导尿，准确记录尿量；注意患者神志及皮肤黏膜出血征象，并做详细记录，为抢救提供有利依据；监测中心静脉压或肺动脉楔压，如有严重休克发生，应转入ICU病房实行全面监控治疗。

2. 心理护理　因术后卧床时间长，易产生厌烦情绪，应多开导，并取得家属的支持，共同为患者制定比较周密的康复计划并督促实施，适时鼓励，提高患者治疗的积极性。

3. 饮食　术后继续高蛋白、高维生素、高钙、粗纤维及果胶成分丰富的食物，多吃含粗纤维果胶成分较多的蔬菜、水果。

4. 体位　尽量减少大幅度搬动患者，防止内固定断裂、脱落。术后置于气垫上，或给予骶尾部垫水垫，每2～3小时更换1次，平卧和健侧卧交替换位，以预防压疮。

5. 伤口观察　观察伤口敷料情况，若有渗血、渗液情况，应及时更换，保持敷料清洁干燥，以防感染。观察患肢的血液循环情况。妥善固定引流管，防止扭曲、折叠、脱落，保持负压引流瓶适当负压，以便及时引流出伤口积血，密切观察引流液的颜色、量、性质，并做好记录。

6. 并发症的观察与处理

（1）出血性休克护理

1）尽量减少搬动，如需搬动时，应由3～4个人将患者置于平板担架上，动作应协调一致、平缓，以免增加出血和加重休克。

2）两条静脉通道补液。骨盆骨折患者并发休克时，均会出现不同程度的低氧血症，因此，应及时给予面罩吸氧，改善缺氧。

3）加强生命体征、中心静脉压及尿量的监测。全身情况包括生命体征、意识状态、尿量、皮肤黏膜、甲床毛细血管回流时间、皮肤弹性等，必要时检测中心静脉压、血红蛋白、红细胞计数及血细胞比容等各项指标，以确定是否有休克及程度。导致血容量不足乃至休克的相关因素有：骨盆各骨主要为松质骨，骨折后本身出血较多；其邻近有较丰富的动脉及静脉丛，加之静脉丛多无静脉瓣阻挡回流，骨折后可引起广泛出血。出血量若达 1 000ml 以上，则可能合并有腹腔脏器损伤出血；如合并髂内、外动脉或股动脉损伤，可引起盆腔内更严重出血，甚至因失血过多而死亡。处理：迅速高流量给氧；快速补液输血；保暖（提高室温或用棉被和毛毯保暖，忌用热水袋，以免增加微循环耗氧）。

4）正确及时地采集标本，保证化验标本的准确性。

（2）腹膜后血肿护理：观察有无腹痛、腹胀、呕吐、肠鸣音和腹膜刺激征，并定时测量腹围，以判断是否合并有腹膜后血肿、腹腔脏器损伤及膀胱损伤。由于骨折出血沿腹膜后疏松结缔间隙蔓延到肾区或膈下，形成腹膜后血肿，不仅可造成失血性休克，还可引起麻痹性肠梗阻；严重创伤时可合并腹腔脏器损伤，出现腹腔内出血，表现为腹痛、腹肌紧张，腹腔穿刺抽出不凝血；膀胱充盈时易受直接打击或被骨折刺伤而致膀胱破裂，表现为腹痛明显，并有明显的腹肌紧张、压痛、反跳痛，腹腔可抽出血性尿液。处理：按损伤部位做相应专科处理。在病情稳定后，患者又出现腹胀、腹痛等症状，多为腹腔内血肿刺激而引起肠麻痹或神经紊乱所致，应给予禁食、肛管排气、胃肠减压等处理来缓解症状，同时还应密切观察病情变化。

（3）膀胱、尿道损伤护理

1）观察患者有无血尿、排尿困难或少尿、无尿，以判断其膀胱、尿道损伤情况。如膀胱颈部或后壁破裂，尿液流入腹膜腔，会有明显的腹膜刺激征，导尿时无尿液流出；如发生尿道断裂情况，患者常表现有尿道出血、排尿障碍、疼痛等。

2）尿道损伤的护理　①应妥善固定导尿管，以防脱落。导尿管及尿袋应低于身体，每日更换尿袋，每周更换尿管，防止感染。②保持尿管引流通畅，每日用生理盐水 250 ~ 500ml 进行膀胱冲洗 1 ~2 次，预防血块及分泌物堵塞尿管。③鼓励患者多饮水，以利于尿液的排出。④尿道不完全撕裂时，留置导尿管 2 周并妥善固定；对于行膀胱造口的患者，需保持引流管通畅，防止扭曲或折叠。造口管一般留置 1 ~2 周，拔管前先夹管，观察能否自行排尿，如排尿困难或切口处有漏尿则延期拔管。

3）会阴部护理：①保持会阴部的清洁卫生，每日用温水擦洗会阴部，并用活力碘棉球消毒尿道外口，2 次/天。②对于会阴部软组织开放性损伤的患者，在分泌物多时，可用过氧化氢溶液（双氧水）冲洗擦干，及时更换敷料。

（4）直肠肛门损伤：检查肛门有无疼痛、触痛、出血，必要时做肛门指诊，以确定直肠损伤的部位。护理：严格禁食，并遵医嘱应用抗生素预防感染。若行结肠造口术，保持造口周围皮肤清洁干燥，观察有无局部感染征象。

（5）神经损伤：注意有无会阴区、下肢麻木及运动障碍，以判断有无腰骶和坐骨神经损伤。护理：及早鼓励并指导患者做肌肉锻炼，定时按摩、理疗，促进局部血液循环，防止失用性肌萎缩；对有足下垂者穿丁字鞋或应用衬垫支撑，保持踝关节功能位，防止跟腱挛缩畸形。同时，辅以神经营养药物以促进神经恢复。

（6）压疮的护理：为防止骨折移位，切勿随意搬动或更换体位，但应避免局部皮肤长时间受压而导致压疮的发生，可每2小时用50%红花酒精按摩受压皮肤；合理使用防压器具，以预防压疮的发生。由于患者长期卧床，活动受限，所以要防止并发症发生。患者床铺要保持平整、干燥、无碎屑，保护骨隆突处，可每2小时用50%红花酒精按摩受压皮肤，合理使用防压器具，以防压疮的发生。

7. 功能锻炼　手术后6小时，若患者疼痛不明显，可指导其行患肢的踝关节运动，并鼓励其即行健肢的主动活动；术后5天内，可指导患者行股四头肌的静力收缩运动。

三、健康教育

（1）加强交通事故预防的宣传，参加户外活动应注意安全。

（2）加强对高空作业及井下作业人员的宣教，注意施工的安全性和规范性操作，减少危险的发生。

（3）在现场抢救及搬运患者时，应注意对局部的保护，给予妥善固定，以免加重创伤。

（4）向患者宣教医疗常识，解释自我护理的意义，消除过分依赖的心理，极大程度的调动患者的主观能动性，恢复自理能力。给予患者详细而具体的自理指导，如吃饭、洗脸、刷牙等。

（5）出院指导

1）遵医嘱继续合理用药；定期复诊，不适随诊。

2）合理安排饮食，补足营养，提高体质，促进骨折愈合。

3）按康复计划进行功能锻炼，预防肌肉萎缩和关节僵硬：未影响骨盆环完整的骨折早期可在床上做上肢伸展运动及下肢肌肉收缩活动；1周后可进行半卧位及坐立练习，同时做髋关节、膝关节的伸屈运动；4～6周后下床站立并缓慢行走，逐日加大活动量，然后再练习正常行走及下蹲。影响骨盆环完整的骨折伤后无合并症者卧硬板床，同时进行上肢锻炼；2周后开始练习半卧位，并进行下肢肌肉收缩的锻炼，以保持肌力，预防关节僵硬；3周后在床上进行髋关节、膝关节的锻炼，由被动锻炼逐渐过渡到主动锻炼；6～8周后拆除牵引固定，扶拐行走；12周后逐渐弃拐行走。

4）出院后1个月、3个月复查，检查内固定有无移位及骨折愈合等情况。

（赵　莹）

第二节　常见关节脱位护理常规

一、概述

关节面失去正常的对合关系称为关节脱位（articular dislocation），俗称脱臼。部分失去正常对合关系称为半脱位（part of articular dislocation）。关节脱位多发生于青壮年、儿童，老人较少发生。

（一）病因与分类

1. 按发生的原因分类

（1）创伤性脱位：外来暴力作用于正常关节引起的脱位。

（2）先天性脱位：外界因素或内在原因影响胚胎期发育而导致关节先天发育不良，出生后即出现脱位，而且逐渐加重，如髋关节脱位，是由于髋臼或股骨头先天发育不良引起。

（3）病理性脱位：关节结构发生病变，骨端遭受病变破坏，而引起脱位。如关节结核、类风湿性关节炎等所引起的脱位。

（4）习惯性脱位：创伤性关节脱位后造成关节囊、韧带松弛或在骨附着处被撕脱，使关节存在不稳定因素，轻微外力可导致再脱位，反复发生，称为习惯性脱位。多见于肩关节脱位。

2. 按脱位后时间分类

（1）新鲜脱位。

（2）陈旧性脱位。

3. 按脱位后皮肤是否破损分类

（1）闭合性脱位。

（2）开放性脱位。

关节脱位中以肩关节脱位最为多见，其次为踝、肘、髋关节等。

（二）临床表现

1. 一般症状　关节疼痛、肿胀、淤血斑、局部压痛及关节功能障碍。

2. 特有体征

（1）畸形：脱位的关节处有明显的畸形，如关节变粗大、患肢变短或变长等。

（2）弹性固定：脱位关节周围肌痉挛，关节囊与韧带牵拉，使患肢固定在异常位置，被动运动时感到有弹性阻力。

（3）关节盂空虚：脱位后可在体表摸到关节所在的部位有空虚感。

（三）辅助检查

X 线：可确定脱位的方向、程度、有无合并骨折等。

（四）处理原则

依据病史、临床表现、X 线可确诊。治疗原则：

1. 复位　包括手法复位和切开复位，以手法复位为主。切开复位指征：有关节内骨折，经手法复位失败者；有软组织嵌入，手法难以复位者；陈旧性脱位手法复位失败者。

2. 固定　复位后将关节固定于稳定位置 2～3 周，使损伤的关节囊、韧带、肌等软组织得以恢复。

3. 功能锻炼　在固定期间要经常进行关节周围肌的伸缩活动和患肢其他关节的主动活动。固定解除后，逐步进行患侧关节的主动功能锻炼，并辅以理疗、中药熏洗等，促进关节功能早日恢复。

二、肩关节脱位

（一）病因和病理

肩关节脱位（dislocation of the shoulde）多由间接暴力引起，当身体侧位倒地时，手掌着地，肩关节外展、外旋，使肩关节前方关节囊破裂，肱骨头滑出肩胛盂而出现脱位。也可以发生于患者向后跌倒时，肱骨后方撞击于硬物上肱骨头受到肩峰的阻挡，成为杠杆的支点，迫使肱骨头向前下方脱出。

由于肩关节前下方组织薄弱，所以前脱位最多见。

（二）临床表现

三角肌塌陷，肩部失去正常轮廓成方肩畸形，关节盂空虚。关节盂外可触及肱骨头。搭肩试验（Dugas 征）阳性：表现为患侧手掌搭于健侧肩部时，肘部不能紧贴胸壁。正常时肘部可贴近胸壁。

（三）处理原则

1. 复位　以手法复位为主，常用的复位方式有两种：①Hippocrates 法，或称手牵足蹬法；②Kocher 法，或称牵引回旋复位法。

2. 固定　单纯肩关节脱位复位后用三角巾悬吊上肢，肘关节屈曲 90°，固定于胸前 3 周。

3. 功能锻炼　固定后，疼痛、肿胀减轻，可指导患者健侧缓慢推动患肢外展与内收活动，活动的范围以不引起患肩疼痛为限。固定期间应活动腕部和手指，解除固定后主动锻炼肩关节的活动，应逐渐加大受伤关节的活动范围，促使关节功能的恢复。

三、肘关节脱位

（一）病因和病理

大多由间接暴力引起，患者跌倒时，上臂伸直手掌着地，暴力传递至尺、桡骨上端，尺骨鹰嘴突产生杠杆作用，使其半月切迹移向后上方，肱骨髁则向前脱出，而形成肘关节后脱位。如肘关节从后方受到直接暴力，可产生尺骨鹰嘴骨折和肘关节前脱位，这种脱位较少见。多见于青壮年，其中以后脱位为多见。

（二）临床表现

肘部变粗，上肢变短，鹰嘴后突显著。肘关节弹性固定于半伸直位，大约 45°。肘后三角失去正常关系。

（三）处理原则

1. 复位　大多数采用手法复位，对于手法复位失败的可采用切开复位。

2. 固定　复位后用长臂石膏托固定肘关节于屈曲 90°位，再用三角巾悬吊胸前 2～3 周。

3. 功能锻炼　固定期间可作伸指握拳等练习，同时在外固定保护下做肩、腕关节的活动。外固定去除后，锻炼肘关节的屈伸活动及肘关节周围肌力。应注意以主动锻炼为主，被动活动时动作要轻柔，以不引起剧烈疼痛为度，切忌粗暴，以免引起骨化性肌炎而加重肘关节僵硬。

四、髋关节脱位

（一）病因和病理

强大暴力可导致髋关节脱位（dislocation of the hip）。据脱位后股骨头的位置分为后脱位、前脱位和中心脱位，其中后脱位最为常见。下面以后脱位为例。

髋关节后脱位多由间接暴力引起，当髋关节屈曲，或屈曲内收时，暴力从膝部向髋部冲击，使股骨头穿出后关节囊。或弯腰工作时，重物砸于腰骶部，也可使股骨头向后冲破关节囊而形成脱位。

（二）临床表现

患髋关节疼痛，被动活动时疼痛加剧。患侧下肢呈屈曲、内收、内旋和短缩畸形，臀后隆起，大粗隆位于 Nelaton 线上方，上移明显。

（三）处理原则

1. 复位　手法复位有提拉法（Allis 法）和问号法（Bigelow's 周法）。

2. 固定　髋关节脱位患者复位后用皮牵引将患肢固定于外展中立位 3 ~4 周，或穿丁字鞋固定 3 ~4 周，在此期间不能作盘腿、并腿等动作，以防髋关节再次脱位。3 个月内患肢不能负重，以免缺血的股骨头受压变形，影响正常的行走功能。

3. 功能锻炼　复位固定后行双上肢及患肢踝关节的活动。3d 后进行抬臀练习。去除牵引后指导患者用双拐练习步行。

五、护理

（一）护理评估

1. 健康史　了解患者的受伤经过，有无关节和骨端的肿瘤及炎症等病变，有无反复脱位的病史等。

2. 身体状况　进行体格检查，全面了解患者临床表现，有无脱位后局部体征及全身并发症。并通过 X 线了解脱位的类型及有无并发症。

3. 心理—社会状况　评估患者对疾病的心理反应，有无焦虑、害怕等；评估患者的生活模式、社会角色等是否受到疾病的影响；了解患者对疾病治疗的态度。

（二）护理诊断及医护合作性问题

1. 疼痛　与关节脱位有关。

2. 焦虑　与疼痛有关。

3. 皮肤完整性受损　与使用石膏、夹板有关。

4. 有废用综合征的可能　与患肢制动有关。

5. 知识缺乏　缺乏本病的治疗与康复知识。

（三）护理目标

（1）患者疼痛缓解。

（2）焦虑减轻。

（3）皮肤完整，无损伤。

（4）肢体功能恢复良好。

（5）能正确认识疾病，掌握与疾病相关的治疗和康复治疗。

（四）护理措施

1. 疼痛护理　查明原因，给予及时处理。必要时可遵医嘱给予止痛剂。执行护理操作时动作要轻柔，避免引起不必要的痛苦。脱位后 24 小时内局部冷敷，之后局部热敷，减轻肌痉挛引起的疼痛。

2. 协助医师尽早复位　做好复位前的身体及心理准备，向患者说明复位的目的和方法，以取得患者的合作；复位前给予适当的麻醉，以减轻疼痛，同时使肌松弛，利于复位。

3. 保持有效的固定　复位后将患肢固定于功能位置 2 ~ 3 周，陈旧性脱位手法复位后，固定时间应适当延长。向患者及家属说明复位后固定的目的、方法、重要性及注意事项，防止发生习惯性脱位。固定期间应观察患肢的血液循环，定期检查患肢的感觉和运动，以了解神经、血管损伤的程度和恢复情况。固定时间太长易发生关节僵硬，太短则关节囊达不到修复，容易形成习惯性脱位。

4. 并发症护理

（1）关节脱位伴骨折的患者在治疗和护理时要注意骨折的治疗和愈合。

（2）关节脱位伴神经的牵拉或压迫损伤者，应定期检查患肢的感觉和运动功能，了解神经修复的程度。

（3）在治疗、护理的过程中，应注意改善关节部位及周围组织的血液供应，可采用超声波、电疗、热疗及功能锻炼等措施，防止关节面缺血坏死、创伤性关节炎等潜在并发症的发生。

（4）髋关节后脱位后有发生股骨头坏死的可能性，因此患肢不能过早地负重，3 个月内要定期作 X 线，经 X 线证实股骨头血液循环良好后方可弃拐步行。

5. 指导功能锻炼　向患者及家属说明功能锻炼的重要性和必要性，科学地指导患者功能锻炼，使患者能自觉地按计划进行功能锻炼，防止锻炼不当或过早锻炼引起习惯性脱位。固定期间，应进行关节周围肌的舒缩运动和除患肢外其他未固定关节的主动活动。解除固定后，逐渐加大关节的活动范围，同时配合热敷、理疗、中药烫洗这样有利于增加血液循环，消除肿胀，防止关节僵直和失用性萎缩。

6. 心理护理

（1）对患者表示理解和同情，给予安慰和鼓励，耐心做好解释工作，以减轻紧张心理，同时耐心引导患者了解关节脱臼的相关知识，增加患者对疾病的认识，以便积极配合治疗。

（2）合理安排患者周围环境，将日常生活用物放置于患者能自行取用之处，以利于减少由于活动受限带来的心理问题。

（3）鼓励患者尽可能像从前一样参与家庭及其他社会活动。

7. 健康教育

（1）向患者及家属宣教有关疾病治疗和康复的知识，尤其是注意保持有效固定和坚持功能锻炼，预防习惯性关节脱位发生。

（2）教会患者有关外固定护理及功能锻炼的方法。

（3）让患者了解可能发生的并发症及其预防措施。

（4）教育患者平时如何注意安全，以减少或避免事故发生。

（五）护理评价

（1）患者疼痛是否减轻或消失。

（2）情绪是否稳定，对预后有无信心。

（3）皮肤是否完整，有无损伤。

（4）肢体功能恢复是否良好，有无并发症的发生。

（5）能否正确认识疾病，能否掌握相关的治疗和康复治疗。

（赵　莹）